全国高职高专院校护理类专业核心教材

人体形态与结构

（供护理、助产专业用）

主　编　王家增　高　玲

副主编　胡华麟　徐益荣　张冬青　张敏平

编　者　（以姓氏笔画为序）

王家增（山东医学高等专科学校）

李　明（湖南医药学院）

张冬青（重庆医药高等专科学校）

张敏平（泰山护理职业学院）

赵　鹏（山东医学高等专科学校）

胡华麟（安庆医药高等专科学校）

南姝利（长春医学高等专科学校）

钟璟葭（四川华新现代职业学院）

夏青青（哈尔滨医科大学大庆校区）

夏福友（遵义医药高等专科学校）

徐益荣（江苏医药职业学院）

高　玲（长春医学高等专科学校）

郭新庆（菏泽医学专科学校）

唐国斌（曲靖医学高等专科学校）

蒋　洁（长沙卫生职业学院）

程　创（重庆三峡医药高等专科学校）

中国健康传媒集团

中国医药科技出版社

内容提要

本教材是"全国高职高专院校护理类专业核心教材"之一，书中以立德树人为根本，融入课程思政理念，以培养护理专业技能、综合素养、发展潜力和社会适用性为目标，参照国家护士执业资格考试大纲，以"必需、够用"为度，按系统阐述了人体各器官的形态、结构。全书注重加强教学内容的实用性和基础课程的桥梁作用，适度吸纳了行业发展的前沿知识。本教材为书网融合教材，即纸质教材有机融合电子教材、教学配套资源（PPT、微课、视频、图片等）、题库系统、数字化教学服务（在线教学、在线作业、在线考试），使教学资源更加多样化、立体化。

本教材供高职高专院校护理、助产专业使用。

图书在版编目（CIP）数据

人体形态与结构/王家增，高玲主编．—北京：中国医药科技出版社，2022.6
全国高职高专院校护理类专业核心教材
ISBN 978 – 7 – 5214 – 3140 – 7

Ⅰ.①人… Ⅱ.①王… ②高… Ⅲ.①人体形态学 – 高等职业教育 – 教材 ②人体结构 – 高等职业教育 – 教材 Ⅳ.①R32 ②Q983

中国版本图书馆 CIP 数据核字（2022）第 060052 号

美术编辑 陈君杞
版式设计 友全图文

出版	**中国健康传媒集团**｜中国医药科技出版社
地址	北京市海淀区文慧园北路甲 22 号
邮编	100082
电话	发行：010 – 62227427 邮购：010 – 62236938
网址	www. cmstp. com
规格	889mm × 1194mm $\frac{1}{16}$
印张	18 $\frac{1}{4}$
字数	535 千字
版次	2022 年 6 月第 1 版
印次	2022 年 6 月第 1 次印刷
印刷	三河市万龙印装有限公司
经销	全国各地新华书店
书号	ISBN 978 – 7 – 5214 – 3140 – 7
定价	**69.00 元**

获取新书信息、投稿、为图书纠错，请扫码联系我们。

为了贯彻党的十九大精神，落实国务院《国家职业教育改革实施方案》文件精神，将"落实立德树人根本任务，发展素质教育"的战略部署要求贯穿教材编写全过程，充分体现教材育人功能，深入推动教学教材改革，中国医药科技出版社在院校调研的基础上，于2020年启动"全国高职高专院校护理类、药学类专业核心教材"的编写工作。在教育部、国家药品监督管理局的领导和指导下，在本套教材建设指导委员会和评审委员会等专家的指导和顶层设计下，根据教育部《职业教育专业目录（2021年）》要求，中国医药科技出版社组织全国高职高专院校及其附属机构历时1年精心编撰，现该套教材即将付梓出版。

本套教材包括护理类专业教材共计32门，主要供全国高职高专院校护理、助产专业教学使用；药学类专业教材33门，主要供药学类、中药学类、药品与医疗器械类专业师生教学使用。其中，为适应教学改革需要，部分教材建设为活页式教材。本套教材定位清晰、特色鲜明，主要体现在以下几个方面。

1. 体现职业核心能力培养，落实立德树人

教材应将价值塑造、知识传授和能力培养三者融为一体，融入思想道德教育、文化知识教育、社会实践教育，落实思想政治工作贯穿教育教学全过程。通过优化模块，精选内容，着力培养学生职业核心能力，同时融入企业忠诚度、责任心、执行力、积极适应、主动学习、创新能力、沟通交流、团队合作能力等方面的理念，培养具有职业核心能力的高素质技能型人才。

2.体现高职教育核心特点，明确教材定位

坚持"以就业为导向，以全面素质为基础，以能力为本位"的现代职业教育教学改革方向，体现高职教育的核心特点，根据《高等职业学校专业教学标准》要求，培养满足岗位需求、教学需求和社会需求的高素质技术技能型人才，同时做到有序衔接中职、高职、高职本科，对接产业体系，服务产业基础高级化、产业链现代化。

3.体现核心课程核心内容，突出必需够用

教材编写应能促进职业教育教学的科学化、标准化、规范化，以满足经济社会发展、产业升级对职业人才培养的需求，做到科学规划教材标准体系、准确定位教材核心内容，精炼基础理论知识，内容适度；突出技术应用能力，体现岗位需求；紧密结合各类职业资格认证要求。

4. 体现数字资源核心价值，丰富教学资源

提倡校企"双元"合作开发教材，积极吸纳企业、行业人员加入编写团队，引入一些岗位微课或者视频，实现岗位情景再现；提升知识性内容数字资源的含金量，激发学生学习兴趣。免费配套的"医药大学堂"数字平台，可展现数字教材、教学课件、视频、动画及习题库等丰富多样、立体化的教学资源，帮助老师提升教学手段，促进师生互动，满足教学管理需要，为提高教育教学水平和质量提供支撑。

编写出版本套高质量教材，得到了全国知名专家的精心指导和各有关院校领导与编者的大力支持，在此一并表示衷心感谢。出版发行本套教材，希望得到广大师生的欢迎，对促进我国高等职业教育护理类和药学类相关专业教学改革和人才培养做出积极贡献。希望广大师生在教学中积极使用本套教材并提出宝贵意见，以便修订完善，共同打造精品教材。

全国高职高专院校护理类专业核心教材

建设指导委员会

主 任 委 员　史瑞芬　南方医科大学

常务副主任委员　（以姓氏笔画为序）

龙敏南　福建生物工程职业技术学院

冯连贵　重庆医药高等专科学校

刘运福　辽宁医药职业学院

李松涛　山东医药技师学院

李榆梅　天津生物工程职业技术学院

张震云　山西药科职业学院

陈地龙　重庆三峡医药高等专科学校

陈国忠　江苏医药职业学院

周志宏　益阳医学高等专科学校

周建军　重庆三峡医药高等专科学校

战文翔　山东中医药高等专科学校

袁兆新　长春医学高等专科学校

虢剑波　湖南食品药品职业学院

副 主 任 委 员　（以姓氏笔画为序）

朱庆丰　安庆医药高等专科学校

朱照静　重庆医药高等专科学校

刘国珍　赣南卫生健康职业学院

孙　莹　长春医学高等专科学校

李群力　金华职业技术学院

汪小根　广东食品药品职业学院

沈　力　重庆三峡医药高等专科学校

张　建　天津生物工程职业技术学院

张雪昀　湖南食品药品职业学院

林雪霞　邢台医学高等专科学校

周　博　杨凌职业技术学院

昝雪峰　楚雄医药高等专科学校

姚腊初　益阳医学高等专科学校

贾　　强　山东药品食品职业学院

高璀乡　江苏医药职业学院

葛淑兰　山东医学高等专科学校

韩忠培　浙江药科职业大学

覃晓龙　遵义医药高等专科学校

委　　　　员（以姓氏笔画为序）

王庭之　江苏医药职业学院

兰作平　重庆医药高等专科学校

司　　毅　山东医学高等专科学校

朱扶蓉　福建卫生职业技术学院

刘　　亮　遵义医药高等专科学校

刘林凤　山西药科职业学院

李　　明　济南护理职业学院

李　　媛　江苏食品药品职业技术学院

孙　　萍　重庆三峡医药高等专科学校

何　　雄　浙江药科职业大学

何文胜　福建生物工程职业技术学院

沈　　伟　山东中医药高等专科学校

沈必成　楚雄医药高等专科学校

张　　虹　长春医学高等专科学校

张奎升　山东药品食品职业学院

张钱友　长沙卫生职业学院

张雷红　广东食品药品职业学院

陈　　亚　邢台医学高等专科学校

陈　　刚　赣南卫生健康职业学院

罗　　翀　湖南食品药品职业学院

郝晶晶　北京卫生职业学院

胡莉娟　杨凌职业技术学院

徐贤淑　辽宁医药职业学院

高立霞　山东医药技师学院

康　　伟　天津生物工程职业技术学院

傅学红　益阳医学高等专科学校

全国高职高专院校护理类专业核心教材

评审委员会

数字化教材编委会

主　编　王家增　高　玲

副主编　胡华麟　徐益荣　张冬青　张敏平　张海钰

编　者　（以姓氏笔画为序）

王家增（山东医学高等专科学校）

庄　园（山东医学高等专科学校）

李　明（湖南医药学院）

张冬青（重庆医药高等专科学校）

张海钰（山东医学高等专科学校）

张敏平（泰山护理职业学院）

赵　鹏（山东医学高等专科学校）

胡华麟（安庆医药高等专科学校）

南姝利（长春医学高等专科学校）

钟璟葭（四川华新现代职业学院）

姜　艳（山东医学高等专科学校）

夏青青（哈尔滨医科大学大庆校区）

夏福友（遵义医药高等专科学校）

徐益荣（江苏医药职业学院）

高　玲（长春医学高等专科学校）

郭新庆（菏泽医学专科学校）

唐国斌（曲靖医学高等专科学校）

蒋　洁（长沙卫生职业学院）

程　创（重庆三峡医药高等专科学校）

前 言

人体形态与结构是高职高专护理、助产专业学生的专业基础课程，是一门阐述正常人体形态与结构的科学，是医学教育的重要基础课程，主要介绍正常人体各系统的组成，细胞、组织、器官的结构以及相应的功能，其理论知识和技能为学习后续医学课程以及岗位实习打下坚实的基础。

《人体形态与结构》作为全国高职高专院校护理、助产专业核心教材之一，从构成人体的基本组织、器官、系统和发生发育等方面，阐述了正常人体的形态、结构和功能。编写中以培养护理类专业工作岗位的核心能力为基准，参照国家护士执业资格考试大纲，以"必需、够用"为度，注重理论联系实践，突出专业基础课程的基础和桥梁。教材中按章节编写的"学习目标""导学情景""练一练""目标检测"模块，可以引导学生有重点、有目标地学习和巩固课程内容，提高学习效率。"想一想""看一看""重点回顾""护爱生命"等模块，融入了课程思政，拓展了职业相关知识，有利于启迪学生的临床思维、塑造学生的职业素养。全书插图近 400 幅。内容编排上以系统解剖学为主，名词术语均与系统解剖学统一。

本书编写人员均为具有多年教学和写作经验的教授、副教授或讲师，部分编者还具有丰富的临床工作经验，大家在编写过程中精诚合作，付出了大量的心血。本教材在编写过程中，参考了本专业相关教材。在此，一并向对本教材编写给予大力支持的领导和老师表示衷心的感谢！

由于编者水平所限，书中疏漏、不足之处，敬请读者批评指正。

编 者
2021 年 12 月

目 录

第一章 绪 论

> **学习目标**
>
> **知识目标：**
> 1. **掌握** 人体的构成，解剖学姿势和常用术语。
> 2. **熟悉** 人体形态与结构的定义、分科。
> 3. **了解** 人体形态与结构的学习方法。
>
> **技能目标：**
> 学会运用解剖学方位术语描述人体器官的位置关系。
>
> **素质目标：**
> 培养尊重科学、刻苦学习的精神和科学严谨、精益求精的职业精神。

导学情景

情景描述： 患者，男，35 岁，骑摩托车摔伤来院就诊。查体见患者神志清楚，语言表达流利，左前臂肿胀、变形、活动异常，面部擦伤，两侧膝盖擦伤，无胸闷、头晕、恶心等症状，血压 120/80mmHg。X 线检查可见桡骨中部断裂且轻微移位。诊断：左前臂桡骨骨折。

情景分析： 骨折是最常见的外伤之一，多由摔倒、撞击、跌落等引起，特有体征包括畸形、异常活动、骨擦音或骨擦感。该患者前臂变形且活动异常，结合 X 线检查结果，可以确诊为骨折。

讨论： 前臂骨包括尺骨和桡骨，二者通过桡尺近侧关节、桡尺远侧关节和前臂骨间膜相连，骨折复位后需进行固定，一般要固定在功能位。

学前导语： 人体是结构和功能都十分复杂的有机整体，在学习和工作中多以局部为目标。通过本章的学习，要初步掌握人体的总体概况和分部，能够用规范用语描述人体的基本结构。

一、人体形态与结构的定义及在医学中的地位

人体形态与结构是研究正常人体形态结构、发生发展及其功能的学科，是重要的医学基础课程。学习人体形态与结构既要理解和掌握人体各器官、系统的正常形态结构、位置毗邻和人体的发生发育规律，又要树立正确的职业精神，为后续课程的学习和临床工作打下坚实的基础。

二、人体的组成和分部 微课1

（一）人体的组成

构成人体结构和功能的基本单位是细胞。许多形态相似、功能相近的细胞通过细胞外基质结合在一起构成组织。构成人体的基本组织包括上皮组织、结缔组织、肌组织和神经组织。不同的组织按一定规律有机结合在一起，形成具有一定形态并能完成特定功能的结构称器官，如心、肝、脑、肺、肾等。以完成某一生理功能为核心，许多结构相似、功能相近的器官组合称系统。人体有运动系统、消化系统、呼吸系统、泌尿系统、生殖系统、脉管系统、感觉器官、神经系统和内分泌系统九大系统。

人体的各器官、系统在神经系统和内分泌系统的调节下，相互协调，共同构成一个完整统一的有机体。

👁 **看一看**

细胞

细胞是人体结构和功能的基本单位。人体的细胞由同一受精卵发育分化而来。在发育过程中，细胞为执行特定的生理功能，在形态结构和生理功能上都发生了稳定性差异。细胞的形态有球形、扁平形、立方形、柱状、锥体形和不规则形等，且其形态也随功能状态的变化而变化。人体细胞的大小差异很大，较大的直径约100μm，如成熟的卵细胞；较小的直径只有5μm，如淋巴细胞。人体细胞数量庞大，有40万亿～60万亿个，但它们的构成基本一致，除成熟的红细胞外，都由细胞膜、细胞质和细胞核构成。

（二）人体的分部

人体按形态分为头、颈、躯干和四肢。头的前部称面，颈的后部称项，躯干的前面分胸部、腹部、盆部和会阴，躯干的后面分背和腰，四肢分上肢和下肢，上肢又分为肩、臂、前臂和手，下肢又分为臀、大腿（股）、小腿和足。本书主要按系统讲述人体结构，同一个系统的器官基本上都分布到多个部位；而每一个局部都有多个系统的器官。

三、人体形态与结构常用的方位术语 📱微课2

（一）标准解剖学姿势

标准解剖学姿势是为说明人体局部或器官及结构的位置关系而规定的一种姿势，即身体直立，面向前，两眼向正前方平视，上肢下垂于躯干两侧，手掌向前，两足并拢，足尖向前。在描述人体各结构的相互关系时，无论是标本还是模型，都应以此姿势为准。

（二）人体的轴和面

1. 轴 在标准解剖学姿势的基础上，规定了人体3种互相垂直的轴（图1-1）。

（1）矢状轴 前、后方向，与身体的长轴相垂直。

（2）垂直轴 上、下方向，与身体的长轴一致，垂直于水平面。

（3）冠状轴 左、右方向，与前两个轴相垂直，又称额状轴。

2. 面 根据标准解剖学姿势，人体或局部可做3种互相垂直的切面（图1-1）。

（1）矢状面 沿前、后方向将人体切为左、右两部分的面。通过正中线，将人体分成左、右对等的两部分的矢状面，称正中矢状面。

（2）冠状面 沿左、右方向将人体切为前、后两部分的面为冠状面，又称额状面。

（3）水平面 与矢状面和冠状面都互相垂直的面，将人体分为上、下两部分，又称横断面。

在描述器官的切面时，以器官本身的长轴为准，与其长轴平行的切面，称纵切面；与其长轴垂直的切面，称横切面。

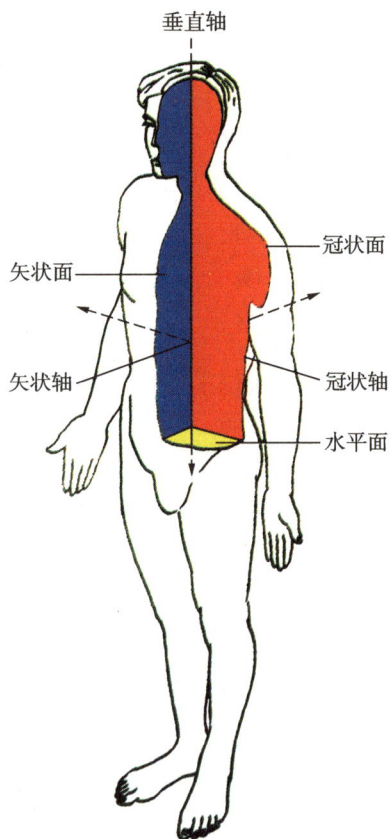

图1-1 人体的轴和面

练一练

通过人体矢状轴和垂直轴做的切面是

A. 矢状面   B. 冠状面   C. 水平面

D. 横断面   E. 垂直面

答案解析

（三）常用方位术语

根据标准解剖学姿势，规定下列方位术语（图1-2）。

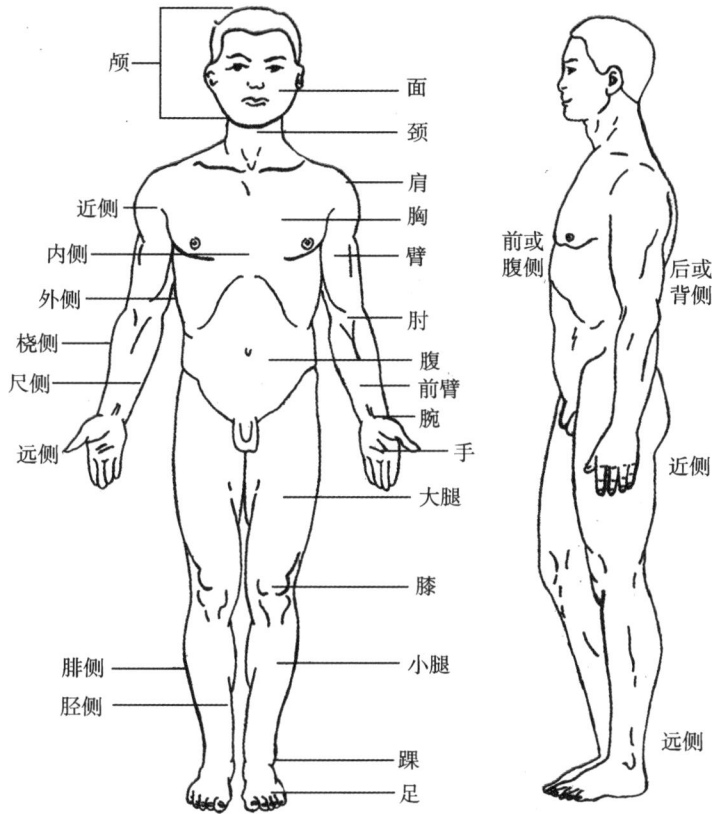

图1-2 方位术语

1. **上和下** 靠近颅顶者为上，靠近足底者为下，在胚胎学中分别称头侧和尾侧。
2. **前和后** 近腹侧者为前，近背侧者为后，在胚胎学中分别称腹侧和背侧。
3. **内和外** 用于与中空器官相关的描述，近内腔者为内，远离内腔者为外。
4. **内侧和外侧** 近人体正中矢状面者为内侧，远离人体正中矢状面者为外侧。
5. **近侧和远侧** 多用于四肢的描述。距肢体根部较近者为近侧，反之为远侧。
6. **浅和深** 以体表为准，近体表者为浅，远体表者为深。

四、人体形态与结构的学习方法

人体形态与结构的学习以观察人体标本和组织切片为主要手段。在学习过程中，应具备以下观点。

（一）进化发展的观点

人体的形态与结构是不断发展进化的。人类的祖先经过了亿万年的进化，形成了现代人的形态与结构。现代人类仍在不断发展变化中，不同年龄、不同社会生活和劳动条件均可影响人体的形态；不同性别、不同地区、不同种族的人之间也存在差异。人类个体的发生发育过程基本经历了人体结构的演化过程。在人体的发育过程中，受内、外环境的影响，人体器官的位置、形态和结构常出现变异和畸形。变异是指出现率较低，对外观和功能不影响或影响较小的个体差异；畸形是指出现率极低，但对外观和功能影响较大的结构异常。畸形和变异常是胚胎发育过程中的返祖或进化现象。因此，运用进化发展的观点，可以更好地认识人体。

（二）局部与整体相统一的观点

人体是由不同的细胞、组织和器官组成的有机整体。学习时，我们通常按不同的结构、器官和系统逐个学习，但各器官间都相互依存，彼此依赖又相互影响。因此，在学习过程中要注意归纳和综合分析，建立平面与立体相结合、局部与整体相结合的理念，从整体上认识人体。

（三）形态结构与功能相联系的观点

人体是结构与功能的统一体，任何结构都有相应的功能；反之，任何功能都有其结构基础。功能的改变又可导致形态的变化，如上肢和下肢的结构基本相似，但由于分工的不同，其具体形态又有明显的区别。人体的器官存在明显的用进废退规律，如加强体育锻炼可使肌肉发达，长期卧床则导致肌肉萎缩、骨质疏松等。学习中要以结构联系功能，以功能来联想结构。

？ 想一想

人体的上肢和下肢统称为四肢，它们的形态结构基本一致，但大小差异很大，为什么？

答案解析

（四）理论联系实践的观点

人体形态与结构是一门形态学科，名词及形态描述多，偏重记忆。因此，学习时必须重视实践，充分利用教材、图谱、标本、模型等，做到图文结合，理论学习与实物观察结合，基础学习与临床应用结合，以加深理解和记忆。

五、人体形态与结构的研究技术

（一）光学显微镜技术

光学显微镜简称光镜，最大的分辨率约 $0.2\mu m$，放大倍数约为 1500 倍，是观察细小结构最常用的工具。最常用的技术是石蜡切片术，其基本程序分取材、固定、脱水、包埋、切片、染色、封片、观察 8 个步骤。石蜡切片的厚度多为 $5\sim10\mu m$。最常用的染色法是苏木精 – 伊红染色，即 HE 染色。苏本精染液为碱性，主要使细胞核内的染色质与胞质内的核糖体着紫蓝色；伊红为酸性染料，主要使细胞质和细胞外基质中的成分着红色。易于被碱性或酸性染料着色的性质分别称为嗜碱性和嗜酸性，与两种染料的亲和力都不强的，则称中性。

除 HE 染色法外，还有特殊染色方法，特异性地显示某种细胞、细胞外基质成分或细胞内的某种结构。如用硝酸银将神经细胞染为黑色，用醛复红将弹性纤维染为紫色，用甲苯胺蓝将肥大细胞的分泌颗粒染为紫红色等。

（二）电镜技术

电子显微镜，即电镜（EM），其原理是用电子束和电子透镜代替光束和光学透镜，使物质的细微结构成像在荧光屏上，分辨率为 $0.1\sim0.2nm$，可放大几万至几百万倍。电镜分透射电镜和扫描电镜，透射电镜用于观察物质的内部结构，扫描电镜则主要用于观察物体的表面结构。

护爱生命

中国的"南丁格尔"王清珍

1951 年初，年仅 15 岁的王清珍入朝参战，任志愿军 45 师卫生员。在上甘岭战役中，她在坑道中护理 20 多名重伤员，给他们喂饭、换药、洗绷带，还要背他们出洞解大小便。有一个危重伤员，不能动弹，尿不出来。她找来导尿管帮其导尿，但还是排不出来。眼看着伤员就要憋死，她俯下身含着导尿管，使劲一吸，帮助伤员成功排尿，转危为安，伤员感动地流泪说："你比我妹妹还亲啊！"。"救命要紧"——是这个十几岁的小姑娘当时唯一的执念。15 军原参谋长张蕴玉将军获悉她的事迹，含泪赋诗："读毕饮泪犹未已，战士功德可齐天。女杰忠贞魂妖娆，血肉光华展情义。"

（王家增）

目标检测

答案解析

单项选择题

1. 下列不符合解剖学姿势的是
   A. 两眼平视前方
   B. 双足并拢
   C. 双手下垂于躯干两侧
   D. 站立于水平面
   E. 抬头挺胸

2. 人体的三种轴不包括
   A. 垂直轴　　B. 冠状轴　　C. 矢状轴　　D. 纵轴　　E. 额状轴

3. 经过垂直轴和冠状轴的面是
   A. 矢状面　　B. 冠状面　　C. 水平面　　D. 纵切面　　E. 横切面

4. 与器官长轴平行的切面是
   A. 矢状面　　B. 冠状面　　C. 水平面　　D. 纵切面　　E. 横切面

5. 人体组成的顺序是
   A. 细胞→组织→器官→系统
   B. 细胞→器官→组织→系统
   C. 细胞→组织→系统→器官
   D. 组织→细胞→器官→系统
   E. 组织→器官→细胞→系统

6. 人体形态与结构的学习方法不包括
   A. 进化发展的观点
   B. 局部与整体相统一的观点
   C. 形态结构与功能相联系的观点
   D. 理论联系实际的观点
   E. 背书即可学以致用

7. 石蜡切片术中最常用的染色法是
   A. 苏木精染色
   B. 伊红染色
   C. 苏木精－伊红染色
   D. 硝酸银比色法
   E. 醛复红染色法

8. 关于电子显微镜的叙述不正确的是
   A. 分别率高
   B. 可观察微小的物质

C. 需要光线照射

D. 可观察细胞内的物质

E. 可观察细胞的表面

9. 下列说法正确是

A. 变异比畸形更常见

B. 畸形比变异更常见

C. 变异影响功能更大

D. 变异和畸形属于返祖现象

E. 多指属于变异

10. 下列说法不正确的是

A. 内和外多用于描述空腔器官

B. 近侧和远侧多用于描述四肢

C. 项属于躯干后面

D. 腰和背在躯干后面

E. 四肢包括上肢和下肢

书网融合……

| 重点回顾 | 微课1 | 微课2 | 习题 |

第二章 基本组织

导学情景

情景描述： 患者，男，33岁，因突发胸痛1小时入院。患者自述1小时前睡觉时无明显诱因突发左前胸剧痛，并向左颈部、左肩部放射。左侧卧位及呼吸时疼痛加重，略感胸闷，出气不顺，无心悸、发热，无头晕、恶心呕吐，无腹痛，大小便正常。既往史、个人史、家族史等均无特殊。检查：X线胸片示心影向两侧增大，状如烧瓶。医院诊断：急性心包炎。

情景分析： 心包炎除狼疮性心包炎外，男性发病率明显高于女性，成人较儿童多见。急性心包炎的典型症状是胸骨后、心前区疼痛。疼痛可放射到颈部、左肩、左臂，也可达上腹部。疼痛性质尖锐，与呼吸运动相关，常因咳嗽、深呼吸、变换体位或吞咽而加重。

讨论： 心包膜上有何种上皮组织？试述上皮组织的结构特点、分类和分布。

学前导语： 急性心包炎是心包膜脏层和壁层的急性炎症，可由细菌、病毒、自身免疫、物理、化学等因素引起，常常伴有胸痛和心包渗液，可以同时合并心肌炎和心内膜炎，也可以作为唯一的心脏病损出现。那么引发该病的诱发因素有哪些呢？

人体结构和功能的基本单位是细胞。大多数细胞通过细胞间质聚在一起，成为一个行使相同功能的细胞群体。结构相似、来源相同、完成相同功能的细胞群和细胞间质构成组织，人体有四大基本组织，即上皮组织、结缔组织、肌组织和神经组织。

第一节 上皮组织

上皮组织简称上皮，主要分布于人体外表面、空腔器官内表面、腺体、感觉器官等处，具有保护、吸收、分泌和排泄等功能。上皮组织具有以下结构特点：①细胞多、形态规则且排列紧密，细胞间质很少；②细胞呈极性分布，即上皮细胞有游离面和基底面，朝向身体表面或有腔器官腔面的，称游离面；与游离面相对、朝向深部结缔组织的一面，称基底面；③上皮呈薄膜状，大都无血管和淋巴管，其营养由深部结缔组织透过基膜提供；④神经末梢丰富，可感受各种刺激；⑤再生能力强，有利于损伤后修复。

根据其功能，上皮组织可分为被覆上皮、腺上皮、感觉上皮等。本节主要叙述被覆上皮和腺上皮。

一、被覆上皮

被覆上皮覆盖于身体表面，或衬贴在体腔和空腔脏器的内表面。根据构成被覆上皮的细胞层数，可将其分为单层上皮和复层上皮两种。根据被覆上皮表层细胞的形态，又可分为多种（表2-1）。

表2-1 被覆上皮的分类和主要分布

上皮的分类			主要分布
单层上皮	单层扁平上皮	内皮	心、血管和淋巴管的腔面
		间皮	胸膜、腹膜和心包膜表面
		其他	肺泡和肾小囊壁层
	单层立方上皮		肾小管和甲状腺滤泡上皮等
	单层柱状上皮		胃、肠、胆囊和子宫等腔面
	假复层纤毛柱状上皮		呼吸管道等腔面
复层上皮	复层扁平上皮	角化的	皮肤的表皮
		未角化的	口腔、食管和阴道等腔面
	变移上皮		肾盏、肾盂、输尿管和膀胱等的腔面

（一）单层扁平上皮

单层扁平上皮又称单层鳞状上皮，由一层扁平多边形的细胞紧密嵌合而成，分布较为广泛。表面观，细胞为多边形且不规则，边缘呈锯齿状，相邻细胞彼此嵌合，核椭圆形，位于细胞中央；侧面观，细胞扁平状，较薄，含核的部分略厚，核呈扁椭圆形，位于细胞中央（图2-1）。

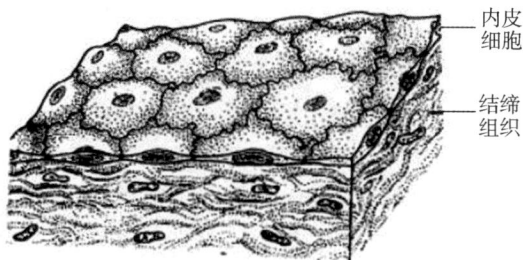

内皮细胞
结缔组织

图2-1 单层扁平上皮

1. 内皮 衬于心、血管和淋巴管腔内表面的单层扁平上皮。内皮薄而光滑，有利于血液循环及物质交换。吸烟、酗酒可导致血管内皮脱落、血栓形成和栓塞，并引起血管硬化。

2. 间皮 贴覆于胸膜、腹膜和心包膜表面的单层扁平上皮。间皮极光滑，能分泌浆液，可减少脏器运动时的摩擦。胸膜炎、腹膜炎及心包炎时，间皮的分泌功能增强，引起胸膜腔、腹膜腔及心包腔积液。

（二）单层立方上皮

单层立方上皮由一层立方形细胞紧密排列而成。表面观，细胞呈六边形或多边形；侧面观，细胞近似正方形，核圆，位于细胞中央（图2-2）。这种上皮主要分布于甲状腺滤泡、肾小管及腺体的小导管等处，具有分泌、吸收和排泄等功能。

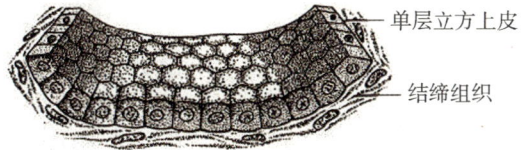

图2-2 单层立方上皮

（三）单层柱状上皮

单层柱状上皮由一层高棱柱状细胞紧密排列而成。表面观，细胞呈多边形；侧面观，细胞为长方形，核呈椭圆形，常靠近细胞基底部（图2-3）。主要分布于胃、肠、子宫、输卵管、胆囊及胆道等器官的内腔面，具有保护、分泌和吸收等功能。在肠道的单层柱状上皮中，还有散在的杯状细胞分布。

图2-3 单层柱状上皮

（四）假复层纤毛柱状上皮 📱微课1

假复层纤毛柱状上皮由形态不同、高矮不一的柱状细胞、杯状细胞、梭形细胞和锥形细胞构成，且所有细胞的基底面都与基膜相连接。由于细胞高矮不一，细胞核所在位置也高低不齐，不在同一平面，故侧面观似多层，但实为一层；柱状细胞最多，游离面有大量的纤毛，因而称为假复层纤毛柱状上皮（图2-4）。这种上皮主要分布于呼吸道的腔面和附睾管等处，具有重要的清洁、保护和分泌等功能。

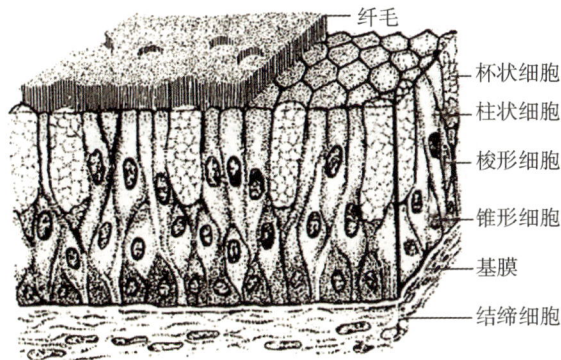

图2-4 假复层纤毛柱状上皮

（五）复层扁平上皮

复层扁平上皮又称复层鳞状上皮，由多层细胞紧密排列而成（图2-5）。表层为数层扁平细胞；中间层由数层多边形细胞构成，相邻细胞间的棘状突起互相连接，形成细胞间桥；紧贴基膜的基底细胞呈矮柱状或立方形，细胞核呈圆形或长椭圆形，核仁明显，具有较强的分裂增殖能力，此层细胞不断增殖，产生新细胞，补充表层脱落的细胞。复层扁平上皮具有耐摩擦和防止异物侵入的作用，受损伤后有较强的再生修复能力。临床上，复层扁平上皮的细胞恶性增生称鳞状上皮癌。

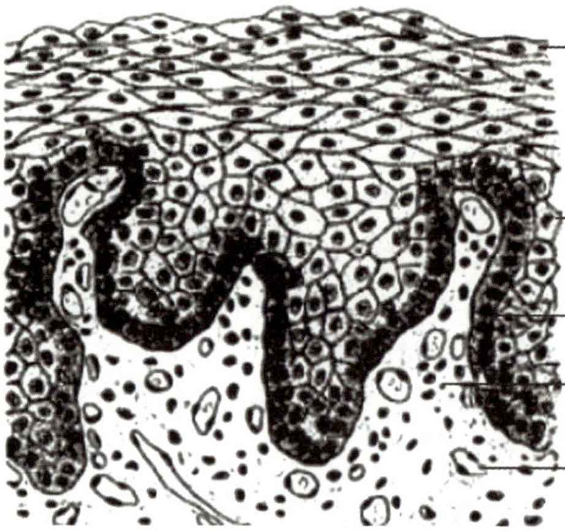

图 2-5　复层扁平上皮

复层扁平上皮根据表层细胞是否发生角化，可分为以下两种。

1. 角化的复层扁平上皮　分布在体表、手掌和脚掌等处，浅层细胞发生角化，即细胞核与细胞器消失，胞质内充满角蛋白。

2. 未角化的复层扁平上皮　分布在口腔、食管和阴道等腔面，浅层细胞不发生角化。

（六）变移上皮

变移上皮又称移形上皮，由多层细胞构成，主要分布于肾盂、输尿管和膀胱等排尿管道的腔面。表层细胞较大，呈伞形或立方形，核大，着色浅，常见双核，可覆盖几个中间层细胞，称盖细胞，具有很强的对抗尿液腐蚀的作用。中间数层细胞呈倒梨形或柱状，胞质浅淡，核小而圆。基底层细胞较小，呈锥体形。变移上皮细胞的形状和层数可随器官的胀缩而改变。如当膀胱空虚时，上皮变厚，细胞层数较多，表层细胞呈较大的立方形；当膀胱充盈时，上皮变薄，细胞层数较少，表层细胞呈扁平形（图 2-6）。

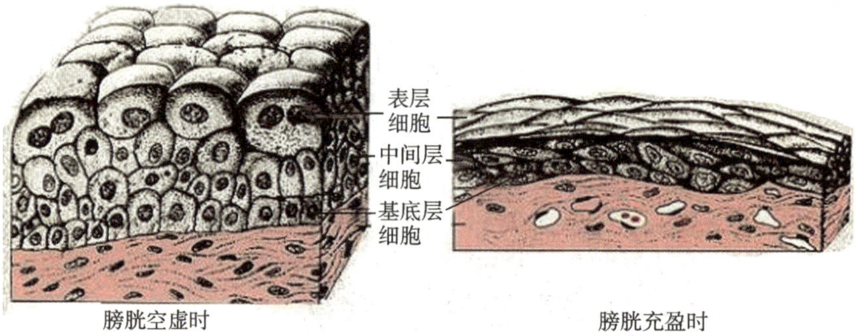

膀胱空虚时　　　　　　　　　　膀胱充盈时

图 2-6　变移上皮

✎ **练一练2-1**

下列哪一项不是上皮组织的特点

A. 由大量形态较规则并排列紧密的细胞和极少量的细胞间质组成

B. 上皮细胞具有明显的极性

C. 上皮组织内一般富有毛细血管

D. 上皮组织内一般富有感觉神经末梢

E. 上皮组织具有保护、吸收、分泌和排泄等功能

答案解析

二、腺上皮和腺

以分泌功能为主的上皮称腺上皮，由腺细胞构成（图2-7）。以腺上皮为主要成分构成的器官称为腺或腺体。

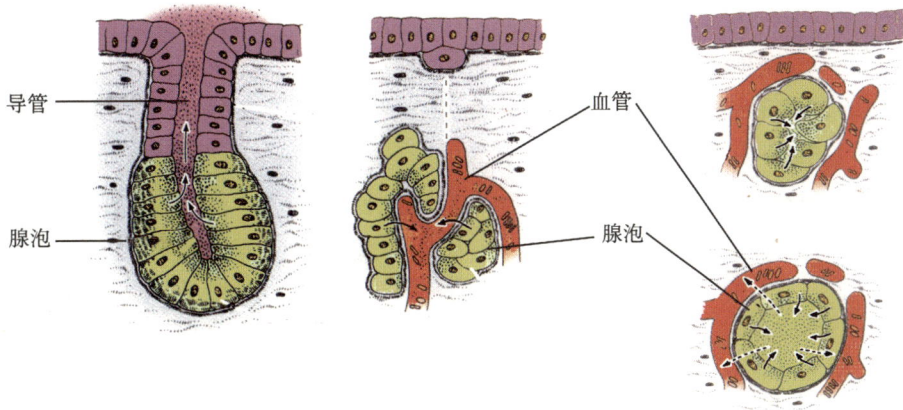

导管

腺泡

血管

腺泡

图2-7 腺上皮

根据腺的分泌物排出方式不同，人体的腺可分为外分泌腺和内分泌腺两类。分泌物经导管排至体表或器官腔内的腺，称外分泌腺，如汗腺、唾液腺等；没有导管，分泌物直接进入血液或淋巴液的腺，称内分泌腺，如甲状腺、肾上腺等。内分泌腺的分泌物称激素。内分泌腺参见第十一章内分泌系统，本节只介绍外分泌腺。

（一）外分泌腺的结构

外分泌腺由分泌部和导管两部分组成。

（1）分泌部 一般由一层腺细胞围成，中央有腺腔，腺细胞合成的分泌物先排入腺腔内，再经导管排出。分泌部的形状可呈管状、泡状和管泡状，管状和管泡状的分泌部常称为腺泡（图2-8）。

浆液性腺泡　　　　　　黏液性性腺泡　　　　　　混合型腺泡
（M示黏液性腺泡，S示浆液性腺泡）

图2-8 腺泡

（2）导管 与分泌部相通，由单层或复层上皮构成，可将分泌物排至体表或空腔脏器的腔内。

（二）分类

（1）根据分泌部的形状，外分泌腺可分为管状腺、泡状腺和管泡状腺。

（2）根据导管有无分支，又分为单腺和复腺。

（3）根据分泌物的性质，外分泌腺可分为浆液性腺、黏液性腺和混合性腺。

三、上皮组织的特殊结构

上皮细胞的游离面、侧面和基底面常形成一些特殊结构，一般由细胞膜和细胞质构成，有的还有细胞外基质参与。

（一）上皮细胞的游离面

1. 微绒毛　是上皮细胞游离面的胞质和胞膜突出形成的微细指状突起，直径约 $0.1\mu m$，其内有许多纵行的微丝，一般只有在电镜下才能辨认。微绒毛扩大了细胞的表面积，有利于细胞的吸收。光镜下，小肠上皮表面的纹状缘和肾小管上皮表面的刷状缘，都是由微绒毛组成的。

2. 纤毛　是上皮细胞游离面的胞膜和胞质突出形成的粗而长的指状突起，直径约 $0.2\mu m$，长 $5\sim10\mu m$，光镜下清晰可见（图 2-9）。电镜下可见纤毛表面为质膜，胞质内含纵行排列的微管。微管的滑动可使纤毛定向摆动。呼吸道上皮表面的纤毛摆动，可清除灰尘、细菌和异物。

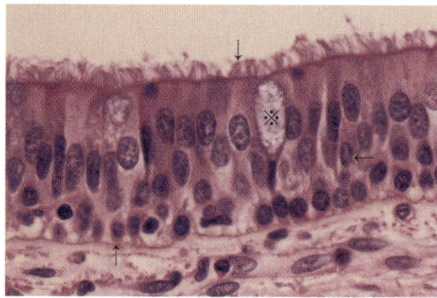

↓纤毛柱状细胞；※标状细胞；←梭形细胞；↑锥形细胞

图 2-9　气管上皮光镜图

（二）上皮细胞的侧面

上皮细胞的侧面形成细胞连接，主要有紧密连接、中间连接、桥粒和缝隙连接（图 2-10）。

1. 紧密连接　又称闭锁小带。是上皮细胞靠近游离面处，相邻细胞面的胞膜外层呈网格状的嵴彼此相对，部分融合形成的紧密连接，细胞间隙消失。紧密连接围绕在细胞顶部四周，呈桶箍状，可封闭细胞间隙，阻止大分子物质进入深部组织。

2. 中间连接　又称粘着小带。是相邻细胞间由较致密的丝状物连接相邻细胞的膜，该处两侧胞膜的胞质面有少量致密物质和细丝。中间连接常位于紧密连接的下方，能加强细胞间的粘着和传递细胞间收缩力。

3. 桥粒　又称粘着斑。呈盘状，位于相邻细胞间隙 $20\sim30nm$ 处，其中有一纵行的致密线，与间隙相应处的细胞膜的胞质面有致密板，微丝附于该板上形成桥粒。桥粒使细胞间连接更为牢固。

4. 缝隙连接　又称通信连接。由相邻细胞的细胞膜呈间断融合形成许多规则小管构成，为细胞间离子交换、冲动传递的通道。

上述 4 种细胞连接，只要有两种或两种以上紧邻存在，则称为连接复合体。细胞连接的破坏，是肿瘤细胞增殖和转移的原因之一。

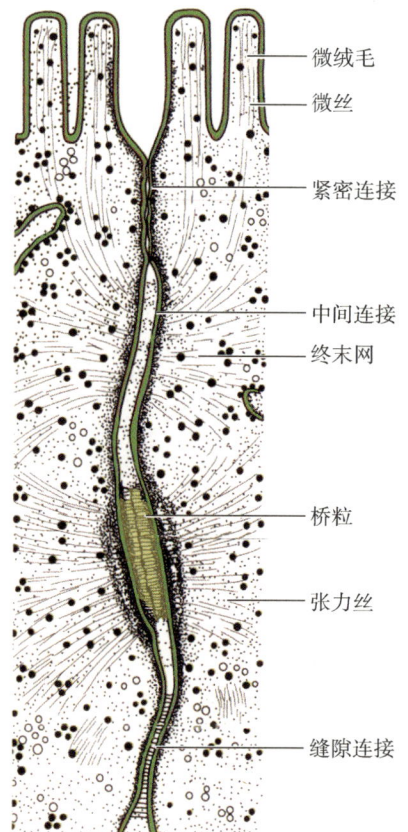

微绒毛
微丝
紧密连接
中间连接
终末网
桥粒
张力丝
缝隙连接

图 2-10　细胞连接

（三）上皮细胞的基底面

1. 基膜　位于上皮基底面与结缔组织之间。光镜下，HE 染色基膜呈粉红色，镀银染色基膜呈黑色。电镜下，基膜分为基板和网板两部分，基板贴近上皮，由上皮细胞产生的基质和细丝组成；网板贴近结缔组织，由结缔组织的成纤维细胞产生的网状纤维和基质构成。基膜对上皮具有支持、连接和固着作用，同时基膜还是半透膜，具有选择性的通透作用，有利于上皮细胞与深部结缔组织进行物质交换。

2. 半桥粒　位于上皮细胞基底面，具有桥粒的一半结构，主要功能是加固上皮细胞与基膜的连接。

3. 质膜内褶　上皮细胞基底面的细胞膜向胞质中突入折叠，形成许多内褶，其间有杆状的线粒体，此结构称质膜内褶（图 2-11），主要见于肾小管和外分泌腺的纹状管。质膜内褶扩大了细胞基底部的表面积，有利于水和电解质的转运。

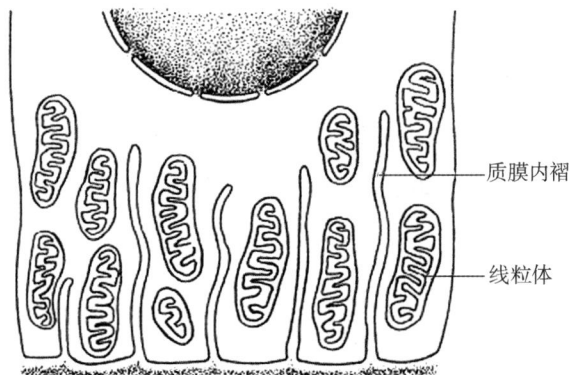

图 2-11　质膜内褶超微结构模式图

👁 **看一看**

显微镜

　　显微镜是观察微细结构的必备工具，分为光学显微镜和电子显微镜。光学显微镜（简称光镜，LM）利用放大透镜聚集光线。在光镜下，光线通过薄的组织切片，可使所观察的物体放大到 2000 倍。电子显微镜（简称电镜，EM）以电子发射器代替光源，以电子束代替光线，以电磁透镜代替光学透镜，最终将放大的物像投射到荧光屏上进行观察。目前常用的电镜一般有透射电镜和扫描电镜。透射电镜能将物体放大几千倍、几万倍甚至 100 万倍，用于观察细胞内部和细胞间质的超微结构。扫描电镜是将电子束穿过镀有金膜的标本，在标本表面反射形成三维图像，用于观察细胞、组织和器官的表面立体结构。

第二节　结缔组织

PPT

　　结缔组织由少量细胞和大量的细胞间质构成。其结构特点是：①细胞数量少、种类多，细胞间质丰富；②细胞无极性；③血管和神经末梢丰富；④有共同的起源，均来源于胚胎时期的间充质。

　　结缔组织是人体分布最广，种类最多，功能最复杂的一类组织，具有支持、连接、营养、防御和保护等功能。广义的结缔组织包括固有结缔组织、软骨组织、骨组织、血液。狭义的结缔组织仅指固有结缔组织，包括疏松结缔组织、致密结缔组织、脂肪组织和网状组织（表 2-2）。

表 2 - 2　结缔组织分类

分类		分布
固有结缔组织	疏松结缔组织	细胞、组织和器官之间
	致密结缔组织	皮肤真皮、肌腱、韧带及部分器官被膜
	脂肪组织	皮下组织、器官之间和器官内
	网状组织	淋巴组织、淋巴器官和骨髓
软骨组织		气管、肋软骨及会厌等
骨组织		骨骼
血液		心及血管

一、固有结缔组织

由细胞和细胞间质构成，细胞间质包括纤维和基质。

（一）疏松结缔组织

疏松结缔组织又称蜂窝组织，分布最广泛，器官之间、组织之间和细胞之间都有，具有连接、支持、营养、防御等功能。疏松结缔组织细胞少、种类多，细胞间质内基质多、纤维少且排列稀疏（图2－12）。

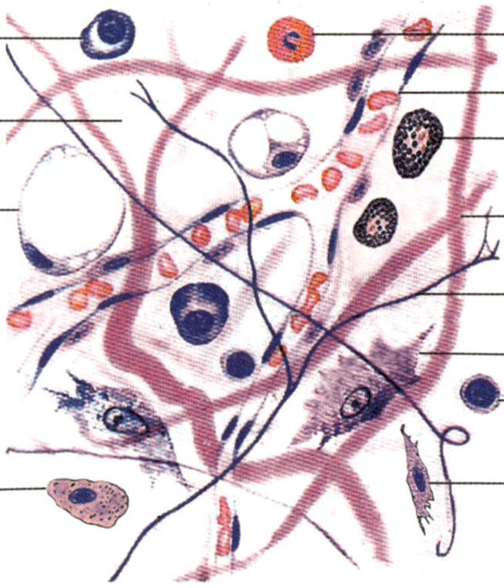

图 2 - 12　疏松结缔组织

1. 细胞　疏松结缔组织内的细胞种类多，包括成纤维细胞、巨噬细胞、浆细胞、肥大细胞、脂肪细胞、白细胞和未分化的间充质细胞等。各类细胞的数量和分布可因疏松结缔组织所处部位和功能状态不同而不同。

（1）成纤维细胞　数量最多，是疏松结缔组织中的主要细胞。功能活跃时，胞体大，突起多；核大淡染，呈卵圆形，核仁明显；胞质较丰富，弱嗜碱性（图2－12）。电镜下，胞质内有较多的粗面内质网和高尔基复合体。功能静止状态的成纤维细胞，称纤维细胞，细胞较小，呈长梭形；胞核小而细长，着色深；细胞质少，嗜酸性；电镜下，胞质内粗面内质网少，高尔基复合体不发达。

成纤维细胞能产生结缔组织的纤维和基质，故结缔组织受损时，成纤维细胞能形成新的细胞间质，使创伤修复。维生素 C 能促进成纤维细胞产生纤维，故创伤或手术后应足量补充。

（2）巨噬细胞　又称组织细胞，是血液中的单核细胞穿出毛细血管，进入结缔组织后分化而成。巨噬细胞呈圆形、梭形，或因伸出伪足而呈不规则形，形态随功能状态而改变。细胞核小，着色深，呈圆形或椭圆形，常偏于细胞一侧。胞质丰富，呈嗜酸性，含许多空泡和被吞噬的异物颗粒。电镜下，细胞表面布满许多皱褶和微绒毛，胞质内含大量溶酶体、吞噬体、吞饮小泡和残余体（图2-13）。巨噬细胞是一种免疫细胞，具有趋化性、吞噬作用，抗原提呈作用和分泌等功能。

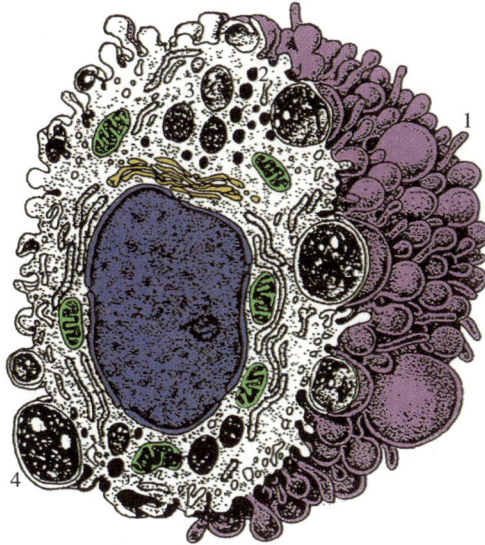

图2-13　巨噬细胞电镜结构模式图
1. 微绒毛；2. 初级溶酶体；3. 次级溶酶体；4. 吞噬体；5. 残余体

（3）浆细胞　又称效应B淋巴细胞。呈圆形或卵圆形，核小而圆，居细胞一侧，核旁有一浅染区，核内有粗大的异染色质块沿核膜呈辐射状分布，故核呈车轮状，胞质丰富，嗜碱性（图2-14）。电镜下，胞质内有大量平行排列的粗面内质网和发达的高尔基复合体。浆细胞能合成和分泌免疫球蛋白，即抗体，参与机体的体液免疫。

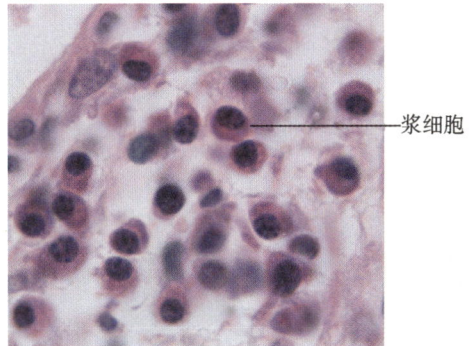

图2-14　肥大细胞、浆细胞

（4）肥大细胞　常沿小血管和小淋巴管分布。胞体较大，呈圆形或卵圆形，核小而圆，染色浅，胞核常位于细胞中央，胞质内充满了粗大的嗜碱性异染颗粒（图2-14）。颗粒内含肝素、组胺、白三烯和嗜酸性粒细胞趋化因子等。肝素有抗凝血的作用，组胺、白三烯和嗜酸性粒细胞趋化因子参与过敏反应。

（5）脂肪细胞　单个或成群分布。胞体较大，呈圆球形或多边形，胞质内含一大的中性脂滴，胞质被其推挤到细胞周缘成为一薄层。胞核被挤压成扁圆形，连同核周部胞质，呈新月形位于细胞一侧。在HE染色切片中，脂滴被溶解而呈空泡状。脂肪细胞能合成和储存脂肪，参与脂类代谢。

（6）未分化的间充质细胞　是一种分化程度较低的干细胞，形态类似成纤维细胞，多分布于毛细血管周围。具有多向分化的潜能，当机体炎症或损伤修复时可增殖分化为成纤维细胞、脂肪细胞、内皮细胞和平滑肌细胞等。

（7）白细胞　疏松结缔组织中尚可见以变形运动穿出血管壁的血液中的白细胞，如中性粒细胞、嗜酸性粒细胞、淋巴细胞等，具有防御功能。

? 想一想2-1

花粉过敏与疏松结缔组织中哪些细胞有关？

答案解析

2. 纤维　包埋在基质内，分为胶原纤维、弹性纤维和网状纤维三种。

（1）胶原纤维　数量最多，新鲜时呈乳白色，故又称白纤维。HE 染色切片中呈粉红色，纤维粗细不等，呈波浪形，分支交错成网（图 2-12）。电镜下，胶原纤维由更细的胶原原纤维集合而成，具有横纹结构。胶原纤维韧性大，抗拉力强，弹性较差。

（2）弹性纤维　新鲜时呈黄色，故又称黄纤维。HE 染色切片中，纤维较细，呈淡红色，折光性强，断端卷曲，不易与胶原纤维区分（图 2-12）。电镜下，弹性纤维由均质状的弹性蛋白和微原纤维束组成，弹性纤维富有弹性，容易被拉长及复原。

（3）网状纤维　数量少，纤维细，分支多，相互交织成网。网状纤维表面被覆蛋白多糖和糖蛋白，HE 染色着色很浅，很难分辨，而用硝酸银染色可染成棕黑色，故又称嗜银纤维（图 2-15）。网状纤维主要分布于网状组织，也分布在结缔组织与其他组织交界处、造血器官、淋巴组织和内分泌腺等。

3. 基质　是一种无色透明，具有一定黏性，无定形胶状物。填充在细胞和纤维之间，由蛋白多糖、糖蛋白和组织液等组成。

（1）蛋白多糖　又称黏多糖，是基质的主要成分，由大量的糖胺多糖和蛋白质结合而成的复合物。糖胺多糖中透明质酸含量最多，透明质酸可使基质形成有许多小孔的分子筛，阻止大分子物质和细菌在组织内扩散。如溶血性链球菌能产生透明质酸酶，分解透明质酸，破坏分子筛，使感染在组织中迅速扩散，形成丹毒和蜂窝织炎。

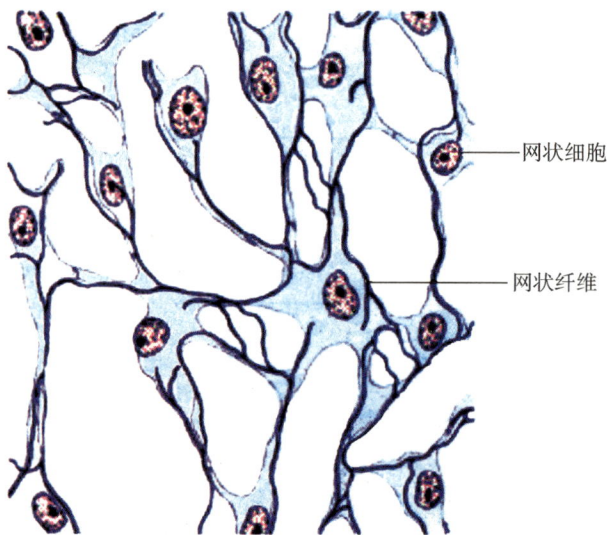

图 2-15　网状纤维

（标注：网状细胞、网状纤维）

（2）糖蛋白　是基质内另一类生物大分子物质，包括纤维粘连蛋白、层粘连蛋白等。它们参与基质分子筛的构成，也是细胞迁移的桥梁。

（3）组织液　从毛细血管动脉端，溶解有电解质、单糖等小分子的水通过毛细血管壁，渗入细胞间质中，成为组织液。细胞通过组织液与血液进行物质交换，吸取营养物质，排出代谢产物。在病理情况下，基质中的组织液生成增加或回流减少，从而导致水肿或脱水。

（二）致密结缔组织

致密结缔组织的组成成分与疏松结缔组织相似，但以纤维为主，细胞的种类和数量较少，主要是成纤维细胞。按纤维排列是否规则，可将其分为规则致密结缔组织和不规则致密结缔组织两种（图

2-16）。规则致密结缔组织主要由大量密集、平行排列的胶原纤维束和纤维束之间的腱细胞构成，分布于肌腱和韧带等处；不规则致密结缔组织主要由粗大的胶原纤维纵横交织，形成致密的板层结构，纤维间含少量基质和成纤维细胞，主要分布于皮肤的真皮、器官的被膜等处。致密结缔组织具有连接、支持和保护作用。

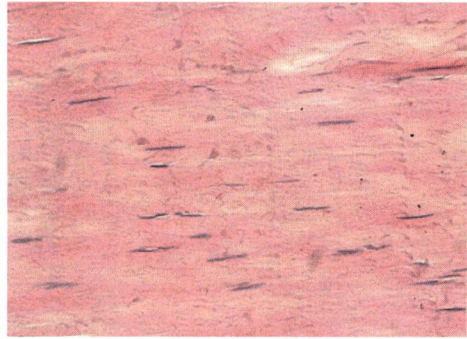

不规则致密结缔组织　　　　　　　　　规则致密结缔组织

图 2-16　致密结缔组织

（三）脂肪组织

脂肪组织由大量脂肪细胞聚集而成，常被结缔组织分隔成若干小叶，主要分布于皮下组织、肾周围、肠系膜、网膜等处。脂肪组织具有储存脂肪、保温、缓冲外界压力等作用（图 2-17）。

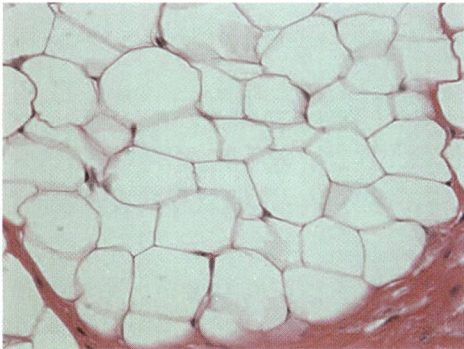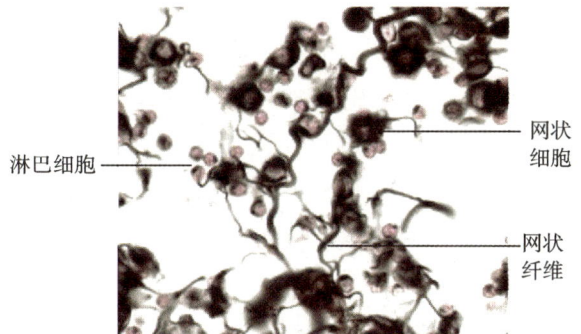

脂肪组织　　　　　　　　　　　　　　网状组织

图 2-17　脂肪组织、网状组织

（四）网状组织

网状组织是构成造血器官和淋巴器官的基本组织成分，主要由网状细胞、网状纤维和基质构成。网状细胞呈星形，有许多突起，突起彼此连接，交织成网。网状纤维位于网状细胞之间，分支交错，也连成网，形成网状细胞依附的支架（图 2-17）。网状组织分布在肝、脾、骨髓及淋巴组织等处，为血细胞发生和淋巴细胞发育提供适宜的微环境。

二、软骨组织和软骨

软骨由软骨组织及其周围的软骨膜构成。软骨较硬，有弹性，主要起支持和保护作用。除关节软骨外，软骨表面被覆薄层致密结缔组织，即软骨膜。软骨膜内有血管、淋巴管、神经和骨祖细胞，其血管可为软骨组织提供营养。软骨膜与周围结缔组织相连续，主要起保护作用。

（一）软骨组织

软骨组织是一种固态的结缔组织，主要由软骨细胞、软骨基质和纤维构成。

1. 软骨细胞 包埋在软骨基质中，软骨细胞所在的基质腔隙称软骨陷窝。软骨细胞的形态和分布有一定的规律，在软骨周边的细胞较小，呈扁圆形，常单个分布，与软骨表面平行排列，为幼稚的软骨细胞。软骨中央的细胞较大而成熟，呈圆形或椭圆形，常成群分布，每群多为2~8个细胞，由同一个幼稚软骨细胞分裂而来，故称同源细胞群（图2-18）。电镜下，成熟的软骨细胞胞质内含有丰富的粗面内质网和发达的高尔基复合体。软骨细胞具有合成、分泌软骨基质和产生纤维的功能。

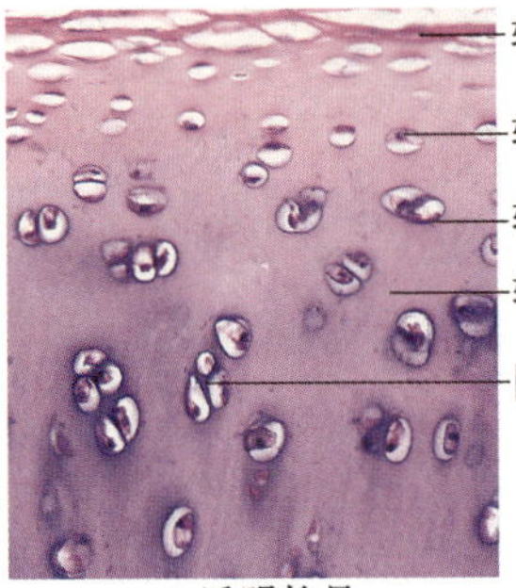

A.透明软骨 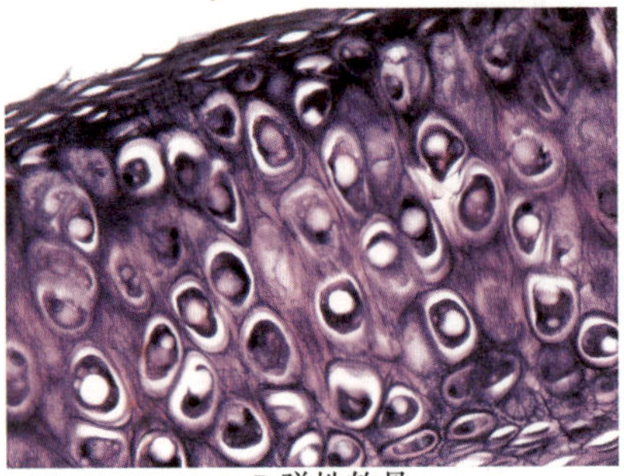　　　　　　　　　B.弹性软骨 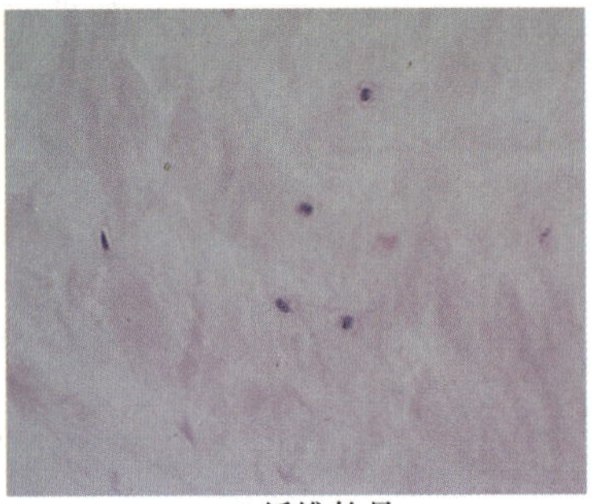　　　　　　　　　C.纤维软骨

图2-18　软骨组织

2. 软骨基质 即软骨细胞产生的细胞间质，是由纤维和无定形基质组成的凝胶状物质，富有韧性，主要成分是蛋白聚糖和水。软骨基质中有许多腔隙，称软骨陷窝。陷窝周围基质密度大，染色深，称软骨囊。纤维埋于基质中，有胶原纤维、弹性纤维和胶原原纤维三种。在不同的软骨中，纤维的种类有差异。

（二）软骨的类型和结构

根据软骨基质中纤维种类的不同，软骨可分为透明软骨、弹性软骨和纤维软骨（图2-18）。

1. 透明软骨 因新鲜时呈半透明而得名，分布较广，包括肋软骨、关节软骨、呼吸道软骨等。透明软骨含极细的胶原原纤维，且折光率与基质接近，故光镜下不易分辨。透明软骨具有较强的抗压性，有一定的弹性和韧性，但在外力作用下较其他类型软骨更易断裂。

2. 弹性软骨 分布于耳郭、会厌等处，因有较强的弹性而得名，新鲜时呈黄色。组织结构与透明软骨类似，但所含纤维成分为大量交织排列的弹性纤维。

3. 纤维软骨 分布于椎间盘、关节盘及耻骨联合等处，新鲜时呈乳白色。其内有大量平行或交叉排列的胶原纤维束，因此具有很强的韧性。纤维软骨软骨细胞较小而少，成行排列于纤维束之间。

三、骨组织和骨

骨是由骨组织、骨膜等构成的坚硬器官，主要起支持、运动和保护作用。骨中含有大量的钙、磷等矿物质，人体90%以上的钙以骨盐形式存在于骨的细胞间质中，是机体的钙、磷贮存库。

（一）骨组织

骨组织是骨的结构主体，一种坚硬而具有一定韧性的固态结缔组织，由细胞和大量钙化的细胞间质构成。

1. 细胞间质 又叫骨基质，即钙化的细胞间质，由有机成分和无机成分构成，含水较少。有机成分包括大量胶原纤维和少量无定形基质，胶原纤维占90%，基质呈凝胶状，具有粘合胶原纤维的作用。无机成分又称骨盐，约占65%，含量可随年龄的增长而增加，主要成分是羟基磷灰石结晶。骨盐沉积于成板层状排列的胶原纤维上，形成骨板。

骨板成层排列，骨板之间充填有机成分和无机成分，相邻骨板的胶原纤维相互垂直排列。在长骨干及短骨、扁骨和不规则骨的表面，多层骨板规则而紧密结合，构成骨密质。长骨骺端及短骨、扁骨和不规则骨的中心区，数层不规则的骨板形成片状或针状的骨小梁，骨小梁交织成海绵状，形成骨松质。

2. 细胞　骨组织的细胞有骨祖细胞、成骨细胞、骨细胞和破骨细胞4种，其中骨细胞数量最多，包埋于骨基质内，其他细胞均位于骨组织的周边部（图2-19）。

（1）骨祖细胞　又叫骨原细胞，是骨组织的干细胞，位于骨膜内。光镜下，细胞较小，呈不规则的梭形，胞质较少，弱嗜碱性；核呈椭圆形或细长形。在骨生长、改建或骨折修复时，骨祖细胞分裂活跃，并能分化为成骨细胞。

（2）成骨细胞　分布在骨组织表面，单层排列，胞体较大，呈立方形或矮柱状；胞质嗜碱性，细胞核大而圆，位于远离骨组织的一端，核仁明显（图2-19）。电镜下可见大量的粗面内质网和发达的高尔基复合体。成骨细胞有许多小突起，并与相邻的成骨细胞和骨细胞的突起形成缝隙连接。成骨细胞具有合成和分泌胶原纤维和基质的功能，即形成类骨质，类骨质钙化形成骨基质。当成骨细胞被类骨质包埋后，便成为骨细胞。

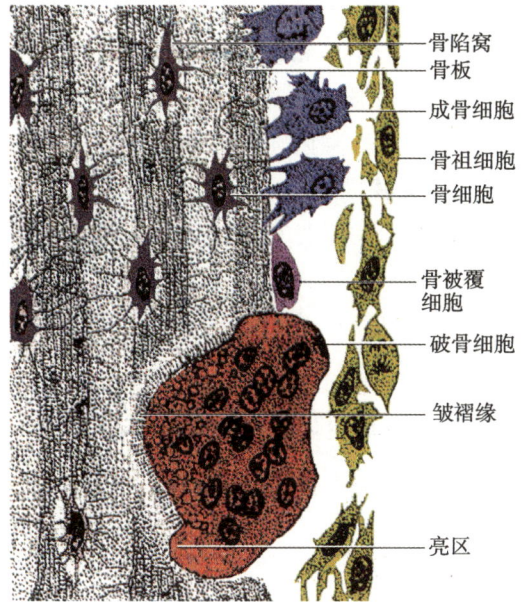

图2-19　骨组织中各种细胞结构模式图

（3）骨细胞　是一种多突起的细胞，单个均匀分布于骨板之间或骨板内。骨细胞胞体较小，呈扁椭圆形，向周围发出许多细长突起；胞质较少，呈嗜酸性（图2-19）。骨细胞埋于骨质内，胞体所处的腔隙称骨陷窝，骨陷窝周围有许多呈放射状排列的小管，称为骨小管。骨细胞突起位于骨小管内，相邻骨细胞的突起之间形成缝隙连接，传递骨细胞间信息。相邻骨陷窝通过骨小管彼此连通，骨陷窝和骨小管内含有组织液，通过组织液的循环，保证了骨细胞的营养物质供给和代谢产物的排出。

（4）破骨细胞　由多个单核细胞融合而成，数量较少，常位于骨组织表面。破骨细胞胞体大，一般含有2~50个细胞核，胞质呈嗜酸性。破骨细胞具有很强的溶解和吸收骨质的作用，与成骨细胞相辅相成，共同参与骨的形成和改建。

（二）长骨的结构

长骨由骨膜、骨密质、骨松质、骨髓、关节软骨及血管、神经等构成。

1. 骨密质　由排列规则且结合紧密的骨板构成，肉眼看致密无空隙，故又名密质骨，主要分布于长骨骨干和骨骺外侧。骨板排列方式有3种。

（1）环骨板　与骨干表面平行，环绕骨干内、外表面排列的骨板，分别称内环骨板和外环骨板。外环骨板较厚，有10~40层，其外面有骨外膜包裹。内环骨板较薄，仅由几层骨板组成，其内面衬有薄层骨内膜。骨干中有与骨干长轴近似垂直走行的管道，称穿通管，也称福尔克曼管，内含血管、神经和骨祖细胞等，骨膜中的血管和神经由此进入骨组织内（图2-20）。

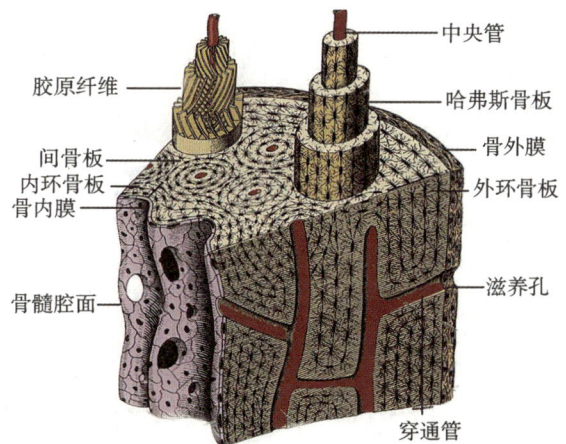

图2-20　长骨骨干立体结构模式图

（2）骨单位　又叫哈弗斯系统，呈圆筒状，是长骨起支持作用的主要结构，位于内、外环骨板之间。骨单位以中央管（又叫哈弗斯管）为中心，周围有 4~20 层呈同心圆排列的骨板，其长轴与骨干长轴平行，中央管与穿通管相联通，构成血管和神经的通路（图 2-20）。

（3）间骨板　位于骨单位之间或骨单位与环骨板之间，呈三角形或不规则形的骨板（图 2-20）。间骨板是骨生长和改建时骨单位或环骨板未能被吸收的残留部分。

2. 骨松质　分布在长骨的骨骺和骨干的内侧面，由大量针状或片状骨小梁相互连接的立体多孔隙网格结构，孔隙内充满红骨髓。骨小梁由数层平行排列的骨板和骨细胞构成。

3. 骨膜　除关节面由透明软骨覆盖外，骨的内、外表面均覆盖一层结缔组织膜，分别称骨内膜和骨外膜。骨内膜衬在骨髓腔面、穿通管和中央管的内表面及骨小梁的表面，较薄，纤维细而少。骨外膜分两层，外层为致密结缔组织构成，较厚，主要含粗大的胶原纤维束；内层结构疏松，纤维少，含骨祖细胞和小血管、神经等。骨膜不仅能保护、营养骨组织，而且在骨的生长、改建、修复过程中起重要作用。

（三）骨的发生

骨由胚胎时间的间充质分化而来。骨的发生有膜内成骨和软骨内成骨两种方式。膜内成骨是在原始结缔组织内直接形成骨，如额骨、顶骨、颞骨、枕骨、锁骨等扁骨和不规则骨。软骨内成骨是间充质先形成透明软骨雏形，继而软骨逐步替换成骨，人体的大多数骨，如躯干骨和四肢骨等都以此种方式成骨。虽然骨的发生方式不同，但过程基本相同：间充质细胞先在骨发生处分化形成骨祖细胞，再进一步增殖分化为成骨细胞，成骨细胞分泌类骨质，并将自身包埋于其中后转化成骨细胞，最终类骨质钙化为骨基质，从而形成骨组织。

四、血液

血液是心血管系统中循环流动的红色液体，由血浆和血细胞组成，属特殊的结缔组织。成人血液量约 5L，占体重的 7%~8%。

（一）血浆

血浆相当于细胞间质，约占血液容积的 55%。血浆的主要成分是水，约占 90%，其余成分包括血浆蛋白（白蛋白、球蛋白、纤维蛋白原等）、脂蛋白、酶、激素、无机盐和多种营养代谢物质。血液凝固时，溶解状态的纤维蛋白原转变为固态的纤维蛋白，将细胞成分及大分子的血浆蛋白包裹起来，形成血凝块，并析出淡黄色的透明液体称血清。血清不含纤维蛋白原。

（二）血细胞

血细胞约占血液容积的 45%，悬浮于血浆中，包括红细胞、白细胞和血小板。通常采用外周血涂片，经 Wright 和 Giemsa 染色，在光镜下观察血细胞的形态结构（图 2-21）。血细胞的形态、数量、百分比和血红蛋白的含量测定，称血液细胞学检查，即血象（表 2-3）。患病时，血象常有显著变化，临床上将其作为疾病诊断和治疗的重要依据之一。

表 2-3　血细胞的分类与正常值

分类	正常值
红细胞 RBC	$(3.5~5.5) \times 10^{12}/L$
	男性：$(4.5~5.5) \times 10^{12}/L$，血红蛋白 Hb：120~160g/L
	女性：$(3.5~5.0) \times 10^{12}/L$，血红蛋白 Hb：110~150g/L

续表

分类		正常值		
白细胞 WBC		$(4.0 \sim 10.0) \times 10^9/L$		
	有粒白细胞	中性粒细胞 N 50%~70%		
		嗜酸性粒细胞 E 0.5%~3%		
		嗜碱性粒细胞 B 0%~1%		
	无粒白细胞	单核细胞 M 3%~8%		
		淋巴细胞 L 20%~30%		
血小板 Plt		$(100 \sim 300) \times 10^9/L$		

1. 红细胞（RBC） 呈双凹圆盘状，中央较薄，周缘较厚，直径为 $6 \sim 8.5\mu m$，正常成人外周血中红细胞的量为 $(3.5 \sim 5.5) \times 10^{12}/L$，是数量最多的血细胞（图 2-21）。

成熟红细胞无细胞核和细胞器，胞质内充满血红蛋白（Hb）。正常成人血液中血红蛋白含量男性为 $120 \sim 160g/L$，女性为 $110 \sim 150g/L$。血红蛋白具有结合与运输 O_2 和 CO_2 的功能，为组织细胞提供 O_2，带走其所产生的部分 CO_2。红细胞形态和数量的改变以及血红蛋白质和量的改变超出正常范围，则为病理现象。当红细胞少于 $3 \times 10^{12}/L$ 或血红蛋白低于 $100g/L$ 时，即为贫血。

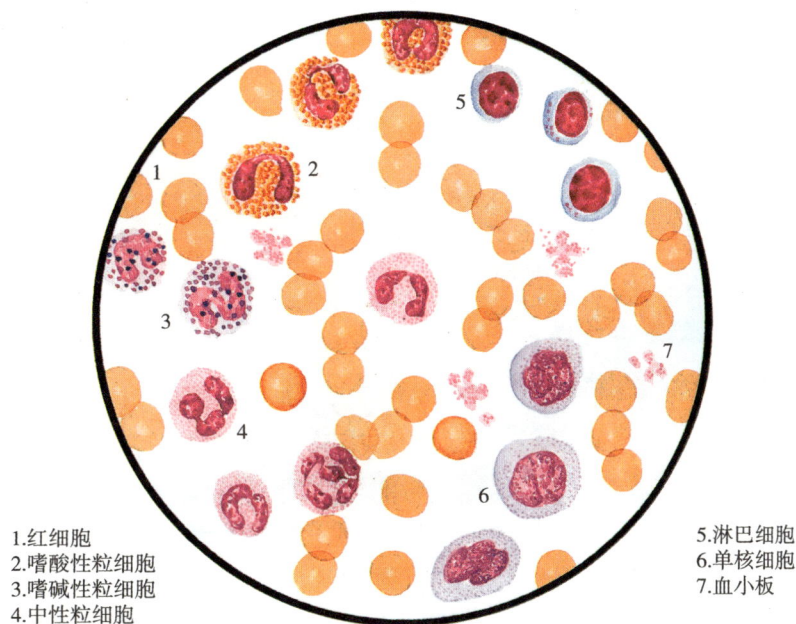

1.红细胞
2.嗜酸性粒细胞
3.嗜碱性粒细胞
4.中性粒细胞

5.淋巴细胞
6.单核细胞
7.血小板

图 2-21 血涂片

网织红细胞是未完全成熟的红细胞，用煌焦油蓝染色时，由于网织红细胞内含少量核蛋白体，故可见蓝色的细网状结构。正常成年人外周血中网织红细胞占血细胞总数的 0.5%~1.5%，新生儿可达 3%~5%。临床上，网织红细胞的计数可作为贫血等某些血液性疾病诊断、疗效判断和预后估计的指标之一。

2. 白细胞 （WBC）为无色有核的球形细胞，一般较红细胞大，数量远比红细胞少，正常成人血液中白细胞的正常值为 $(4.0 \sim 10.0) \times 10^9/L$，男女无明显差别。白细胞能以变形运动的方式穿过毛细血管壁，进入周围组织，发挥防御和免疫功能。根据白细胞胞质内有无特殊颗粒，可分为有粒白细胞和无粒白细胞。有粒白细胞根据特殊颗粒的嗜色性，又分为中性粒细胞、嗜酸性粒细胞和嗜碱性粒细

胞；无粒白细胞分为单核细胞和淋巴细胞。 📱微课2

（1）中性粒细胞（N）　数量最多，占白细胞总数的 50%~70%，直径 10~12μm，核呈杆状或分叶状，一般分 2~5 叶，以 2~3 叶多见（图 2-22）。刚从骨髓入血的幼稚中性粒细胞核多呈杆状，以后形成分叶状，一般认为分叶越多，细胞越衰老。当机体严重感染时，血涂片中杆状核或 2 叶核的细胞比例增多，即幼稚的中性粒细胞增加称核左移。当骨髓造血功能障碍时，4~5 叶核的细胞比例增多，即衰老的中性粒细胞增多称核右移。中性粒细胞胞质中含有很多细小的、分布均匀的淡红色中性颗粒。电镜下，这些颗粒有膜包被，分为特殊颗粒和嗜天青颗粒两种，颗粒内均含丰富的酶。

中性粒细胞具有很强的趋化性和吞噬、防御功能。在趋化因子的刺激下，中性粒细胞以变形运动穿出毛细血管，聚集到细菌侵犯部位，吞噬细菌并进行消化。在吞噬细菌后中性粒细胞自身也死亡，成为脓细胞。在急性化脓性炎症时，除白细胞总数增加外，中性粒细胞的比例也常显著增高。

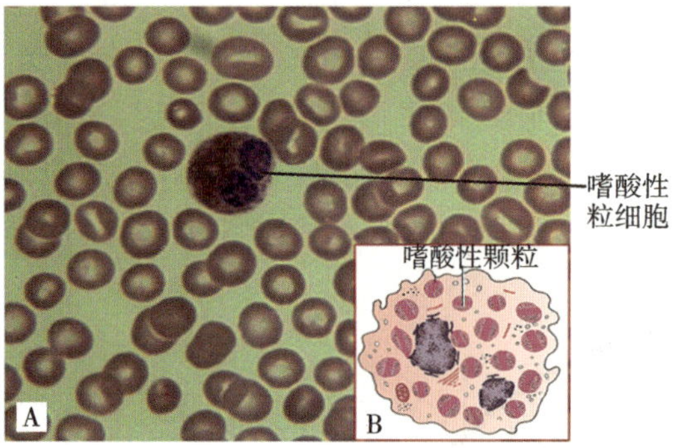

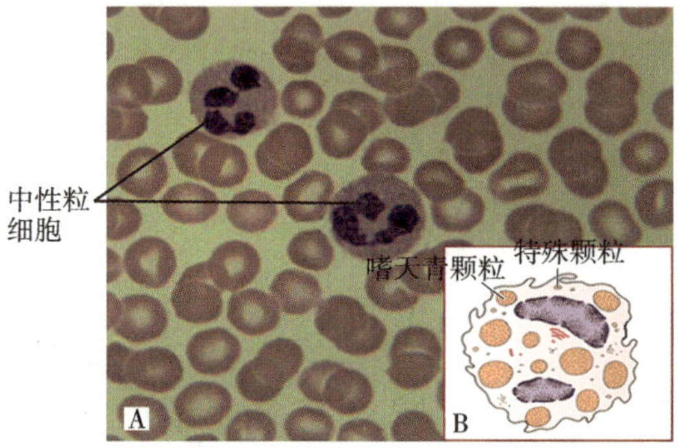

图 2-22　有粒白细胞
A. 油镜图（Wright 染色）　B. 电镜模式图

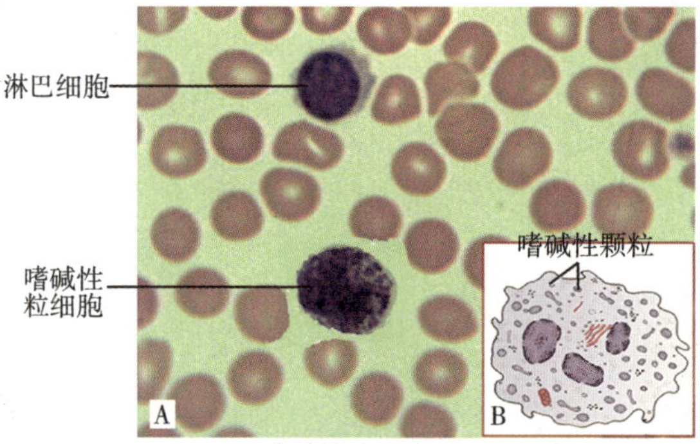

（2）嗜酸性粒细胞（E）　占白细胞总数的 0.5%~3%，直径为 10~15μm，核常分 2 叶，胞质内充满粗大的、分布均匀的橘红色嗜酸性颗粒。电镜下，颗粒多呈椭圆形，有包膜，内含颗粒状基质及长方形结晶体（图 2-22）。嗜酸性粒细胞也具有趋化性、吞噬作用和变形运动的能力。它对组胺、抗原抗体复合物、嗜酸性粒细胞趋化因子等均有趋化性，能吞噬抗原抗体复合物，并分泌组胺酶、阳离子蛋白等减轻过敏反应和杀灭寄生虫。因此，在过敏性疾病或寄生虫感染时，血液中嗜酸性粒细胞增多。

（3）嗜碱性粒细胞（B）　占白细胞总数的 0~1%，直径为 10~11μm，细胞核分叶或呈 S 形、不规则形，着色较浅，隐约可见。胞质内充满大小不等、分布不匀的蓝紫色嗜碱性颗粒（图 2-22）。颗粒内含肝素、组胺和嗜酸性粒细胞趋化因子等，细胞质中还含有白三烯。故嗜碱性粒细胞的功能与肥大细胞相似，具有抗凝和参与过敏反应等功能。

（4）单核细胞（M）　　占白细胞总数的3%～8%，细胞呈圆形或椭圆形，直径为14～20μm，是体积最大的白细胞。细胞核形态多样，可呈肾形、马蹄铁形或不规则形等，着色较浅。胞质较多，呈弱嗜碱性，常染成蓝色，内含许多细小的浅紫色嗜天青颗粒（图2-23）。单核细胞具有活跃的变形运动、趋化性和吞噬功能，能吞噬细菌和异物，并能分化为巨噬细胞。

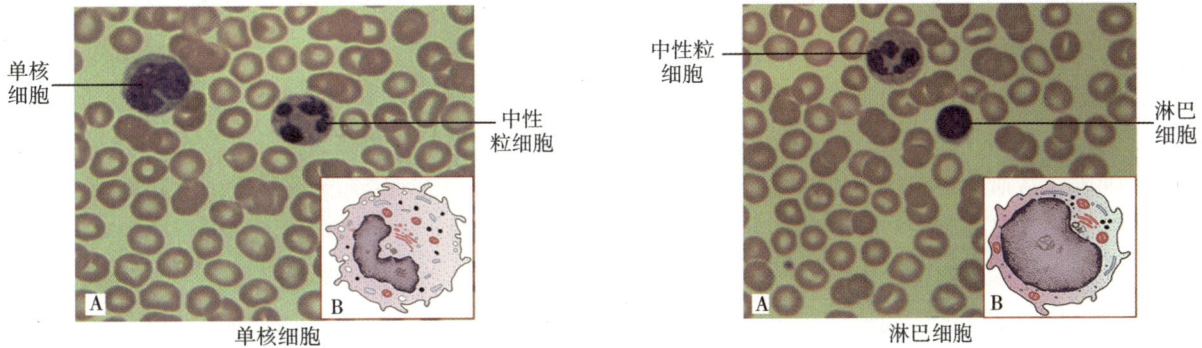

图2-23　无粒白细胞

A. 油镜图（Wright 染色）　　B. 电镜模式图

（5）淋巴细胞（L）　　数量较多，占白细胞总数的20～30%，呈圆形或卵圆形，大小不等。血液中的淋巴细胞大部分为直径6～8μm的小淋巴细胞，小部分为直径9～12μm的中淋巴细胞。直径为13～20μm的大淋巴细胞只存在于淋巴组织中。小淋巴细胞的核为圆形，一侧常有浅凹，染色质浓密呈块状，着色深。中淋巴细胞的核染色质略稀疏，着色略浅。淋巴细胞的胞质为嗜碱性，蔚蓝色。小淋巴细胞的胞质很少，在核周形成很薄的一圈，中淋巴细胞的胞质较多，胞质中含嗜天青颗粒。电镜下，淋巴细胞的胞质内含大量的游离核糖体、溶酶体和粗面内质网等（图2-23）。根据淋巴细胞的来源、形态结构、表面标志及功能，将其分为T细胞、B细胞、K细胞和NK细胞。淋巴细胞是主要的免疫细胞，在机体防御疾病过程中发挥关键作用，具体见免疫系统。

3. 血小板（Plt）　　又称血栓细胞，是由骨髓内巨核细胞胞质脱落而成的细胞质碎块，体积很小，直径为2～4μm，多形性，无细胞核。在循环血液中，一般呈双凸盘状，当受到机械或者化学刺激时，则伸出突起，呈不规则形。在血涂片上，血小板呈星形或多角形，常成群分布于血细胞之间（图2-24）。

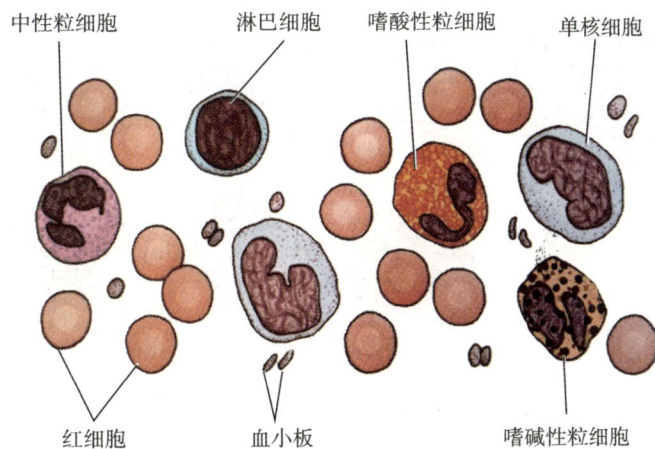

图2-24　血小板

正常成人血小板数量为（100～300）×10⁹/L。血小板少于100×10⁹/L，则为血小板减少，见于各种原因所致的血小板减少性紫癜症和再生障碍性贫血等。血小板除参与止血、凝血过程外，还有保护血管内皮，参与内皮修复，防止动脉粥样硬化等作用。

4. 血细胞的发生　体内的血细胞都有一定的寿命，每天都有一定数量的血细胞衰老死亡，又有相同数量的血细胞在骨髓生成并进入血液，从而使外周血中各种血细胞的数量和比例保持相对稳定。血细胞的发生是在一定的微环境和某些因素的调节下，由造血干细胞向成熟血细胞连续变化的过程。人的血细胞最早发生于胚胎第 3 周卵黄囊壁的血岛，卵黄囊退化后，先后由肝、脾、骨髓等造血。

（1）造血器官和造血干细胞　出生后，骨髓成为主要的造血器官，胎儿及婴幼儿的骨髓都是红骨髓。约从 5 岁开始，长骨骨髓腔内逐渐出现脂肪组织，变为黄骨髓。而成人的红骨髓主要分布在扁骨、不规则骨和长骨骺端的骨松质中，造血功能活跃。造血干细胞是生成各种血细胞的原始细胞，又称多能干细胞。造血干细胞具有多向分化的能力，即能分化形成不同的造血祖细胞。造血祖细胞是造血干细胞分化的几种定向的干细胞，造血祖细胞已失去多向分化能力，只能向一个或几个血细胞系分化，故又称为定向干细胞。造血干细胞最早起源于胚胎早期的卵黄囊壁的血岛，当胚体建立血液循环后，造血干细胞随血流依次迁移到肝、脾、骨髓等器官分化成血细胞。出生后，红骨髓的造血功能保持终生。

（2）血细胞发生过程　造血干细胞——造血祖细胞——各系血细胞。

（3）血细胞发生过程的形态演变（图 2-25）　血细胞的发生是一个连续变化的过程，一般都要经历原始、幼稚和成熟三个阶段。各系血细胞的发生共同规律如下：①胞体由大变小，但巨核细胞则由小变大；②胞核由大变小，红细胞核最后消失，粒细胞的核由圆形逐渐变成杆状直至分叶，巨核细胞的核由小变大，呈分叶状，核内染色质由细疏逐渐变粗密，核的着色由浅变深，核仁由明显渐至消失；③胞质由少变多，嗜碱性由强变弱，但单核细胞和淋巴细胞仍保持嗜碱性；胞质内的特殊结构或蛋白成分从无到有，并逐渐增多；④细胞分裂能力从有到无，但淋巴细胞仍保持较强的潜在分化能力。

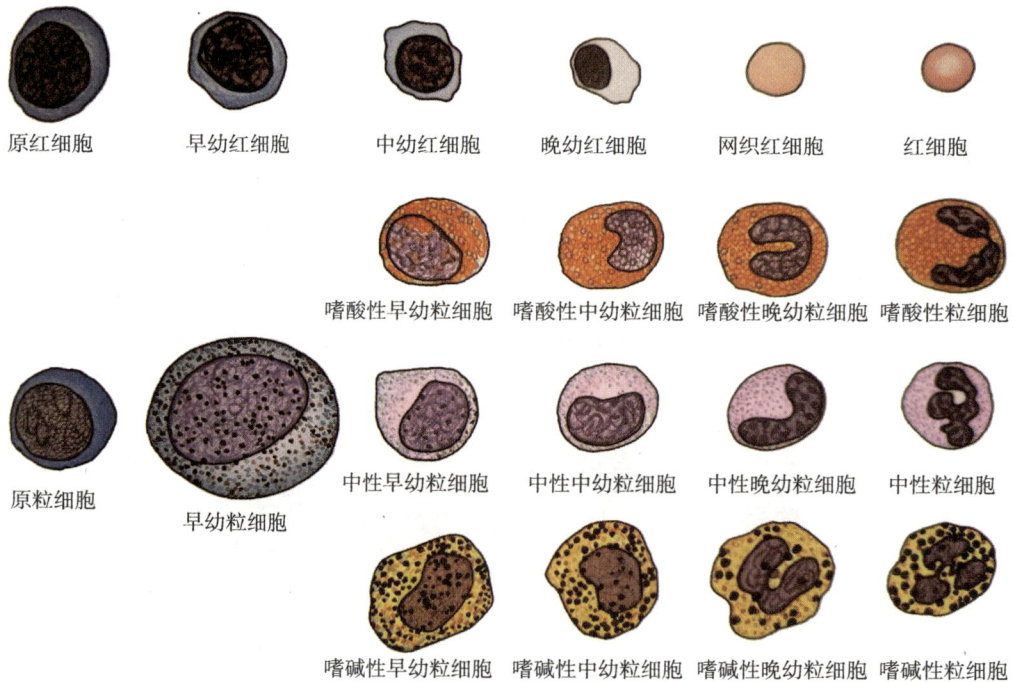

图 2-25　血细胞发生示意图

💜 **护爱生命**

白血病是一类造血干细胞的恶性克隆性疾病，主要症状为发热、贫血、淋巴结肿大、乏力、多汗等，临床可分为急性白血病和慢性白血病。我国白血病的发病率约为十万分之三，与亚洲其他国家相近，低于欧美国家。在恶性肿瘤所致的死亡中，白血病分别居第 6 位（男）和第 7 位（女），在儿童及

35 岁以下成人中则居第 1 位，男性发病率高于女性（1.81∶1）。白血病的病因尚不完全清楚。

　　早期发现、早期治疗对降低白血病患者的死亡风险、延缓病情进展及提高生存率有益。因此，避免暴露在某些化学物质环境中（如苯及相关化学制品），戒烟，有血液病家族史及血液疾病病史人群定期进行体检等，可有效预防白血病的发生。

（蒋　洁）

第三节　肌组织

　　肌组织由肌细胞和细胞间的少量疏松结缔组织构成。肌细胞具有收缩和舒张的功能。肌细胞呈细长纤维状，故又称肌纤维。肌细胞的细胞膜称肌膜，细胞质称肌质或肌浆，肌质中的滑面内质网称肌质网。肌质内含有大量平行排列的肌丝，它是肌纤维舒缩的物质基础。

　　根据肌纤维的结构和功能特点，将肌组织分为骨骼肌、心肌和平滑肌。骨骼肌和心肌的纤维都有明暗相间的横纹，属横纹肌；平滑肌的纤维无横纹，属非横纹肌。骨骼肌的收缩受意识支配，属随意肌；心肌和平滑肌的收缩不受意识控制，属不随意肌。微课3

一、骨骼肌

　　骨骼肌借肌腱附着于骨骼上，也有少数不附着于骨骼上，如食管壁的骨骼肌。骨骼肌主要由肌纤维构成。包绕每条肌纤维周围的少量结缔组织称肌内膜；若干条肌纤维平行排列形成肌束，包绕肌束周围的结缔组织称肌束膜；若干条肌束构成一块肌肉，包绕其周围的结缔组织称肌外膜，结缔组织内含有丰富的毛细血管和神经，对骨骼肌纤维具有支持、连接、营养和调节等作用（图 2 -26）。

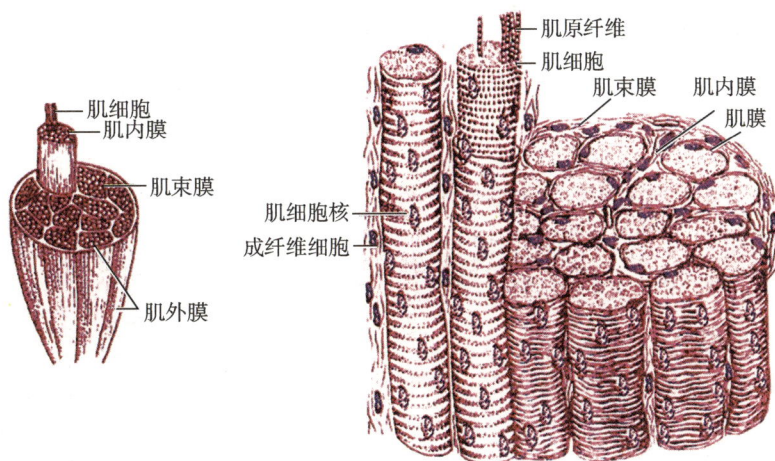

图 2 - 26　骨骼肌结构模式图

（一）骨骼肌纤维光镜结构

　　骨骼肌纤维呈长圆柱形，直径 $10 \sim 100\mu m$，长 $1 \sim 40mm$，最长可达 12cm。骨骼肌纤维是多核细胞，每条肌纤维含有几十个甚至上百个细胞核，位于周边或肌膜下方，呈扁椭圆形，染色质较少，着色较浅（图 2 -27）。骨骼肌纤维的横断面呈圆形或多边形，大小较一致，可见多个核，紧贴周边或肌膜下。肌质内含有大量与肌纤维长轴平行排列的肌原纤维，呈细丝状，直径 $1 \sim 2\mu m$。每条肌原纤维上都有明暗相间的带，由于每条肌原纤维的明带和暗带都整齐地排列在同一平面上，因此使肌纤维呈现出明暗相间的横纹（图 2 - 28）。暗带又称 A 带，明带又称 I 带。暗带中央染色浅的窄带，称 H 带，H 带中央有一条深色的 M 线。明带中央有一条深色的 Z 线。相邻两 Z 线之间的一段肌原纤维称肌节，每个肌节由 1/2I 带 + A 带 + 1/2I 带组成，是骨骼肌纤维结构和功能的基本单位。

纵切面	横切面

图 2 - 27 骨骼肌纵、横切面光镜图（油镜）
▲骨骼肌纤维；→骨骼肌细胞核

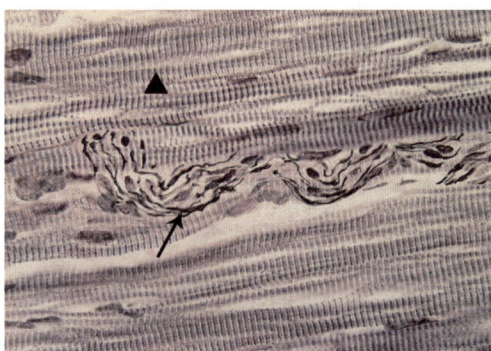

图 2 - 28 骨骼肌光镜图（Giemsa 染色）（油镜）
▲骨骼肌纤维；→骨骼肌细胞核

（二）骨骼肌纤维电镜结构

骨骼肌纤维在电镜下可见大量沿肌纤维长轴平行排列的肌原纤维，另有横小管、肌浆网、线粒体、糖原、脂滴等（图 2 - 29）。

1. 肌原纤维 电镜下，每一条肌原纤维由 1000 ~ 2000 条细而密的平行排列的粗、细肌丝组成。粗肌丝位于肌节的 A 带，中央借 M 线固定，两端游离。细肌丝位于 Z 线的两侧，一端固定于 Z 线，另一端游离，插入粗肌丝之间，直达 H 带的外缘。因此，I 带内只有细肌丝，H 带内只有粗肌丝，而除 H 带以外的 A 带内既有粗肌丝又有细肌丝（图 2 - 30）。在肌原纤维横切面上，每条粗肌丝周围均匀排列着 6 条细肌丝，每条细肌丝周围有 3 条粗肌丝。

（1）**粗肌丝** 又称肌球蛋白丝，由许多肌球蛋白分子有序排列构成。肌球蛋白分子呈豆芽状，分头部和杆部，在头、杆部连接点及杆上有两处类似关节的结构，可以屈曲转动。每条粗肌丝中，肌球蛋白分子的杆部朝向中央 M 线，头部则朝向两端的 Z 线，并突出于粗肌丝表面形成横桥。肌球蛋白的头部具有 ATP 酶的活性以及与肌动蛋白结合的能力。当头部与细肌丝的肌动蛋白接触时，ATP 酶被激活，分解 ATP 并释放能量，使横桥发生屈伸运动，牵拉细肌丝滑动。

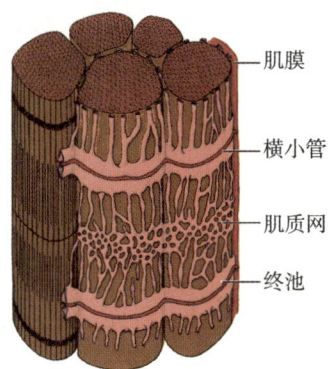

肌膜
横小管
肌质网
终池

图 2 - 29 骨骼肌纤维超微结构立体模式图

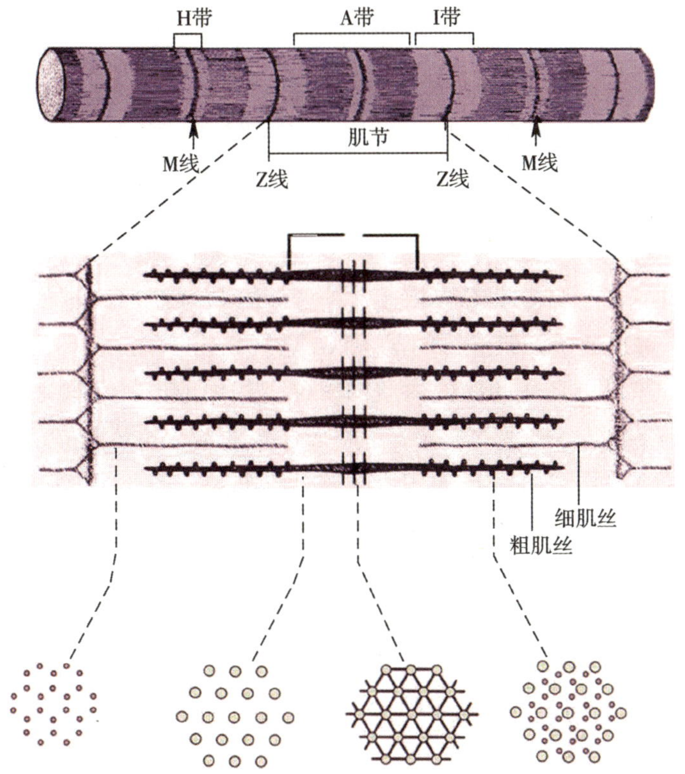

图 2-30 骨骼肌肌原纤维超微结构模式图

（2）细肌丝 又称肌动蛋白丝，由肌动蛋白、原肌球蛋白和肌钙蛋白构成。肌动蛋白是细肌丝的结构蛋白，由许多球形的肌动蛋白单体连成串珠状链，并相互缠绕成双股螺旋链。每个肌动蛋白单体都有一个能与肌球蛋白头部相结合的位点。原肌球蛋白和肌钙蛋白属于调节蛋白，在肌动蛋白与肌球蛋白的相互作用中起调节作用。原肌球蛋白由较短的双股螺旋多肽链组成，分子首尾相接形成长链，当肌纤维舒张时，嵌于肌动蛋白双股螺旋链的浅沟内，恰好盖在肌动蛋白单体与肌球蛋白头部相结合的位点上。肌钙蛋白由三个球形亚单位组成，分别简称为 TnT、TnC、TnI。TnT 是和原肌球蛋白相结合的亚单位。TnC 是能与 Ca^{2+} 相结合的亚单位。TnI 是抑制肌动蛋白和肌球蛋白相互作用的亚单位（图 2-31）。

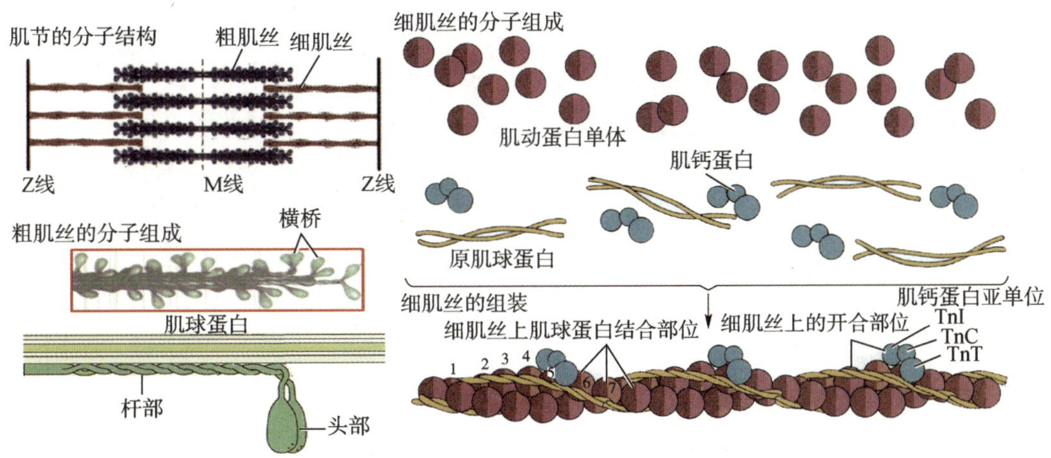

图 2-31 粗细肌丝分子结构模式图

当肌纤维收缩时，粗肌丝牵拉细肌丝向 M 线滑行，使 I 带和 H 带同步缩窄，肌节随之缩短；当肌纤维舒张时，肌节伸长，相邻两 Z 线间距增大，I 带和 H 带相应地增宽；A 带宽度在舒缩时均不改变。

骨骼肌纤维收缩时，其肌节的变化是

A. 仅 I 带缩短　　　　B. 仅 A 带缩短　　　　C. I 带、A 带均缩短

D. 仅 H 带缩短　　　　E. I 带、H 带均缩短

2. 横小管　又称 T 小管，是肌膜向肌质内凹陷形成的横向行走的小管，位于明、暗带交界处（图 2-29）。相邻肌原纤维同一水平的横小管互相通连，并包在每条肌原纤维的周围，横小管开口于肌细胞表面，能将肌膜的兴奋快速地传到肌纤维内部。

3. 肌质网　是肌原纤维周围特化的滑面内质网，位于相邻两条横小管之间，由纵小管和终池构成（图 2-29）。沿肌原纤维长轴纵行排列的部分称纵小管；纵小管末端横向扩大且相互吻合成环形不规则的扁囊，称终池。两个终池及其间的横小管构成三联体。肌质网具有浓缩、贮存和释放 Ca^{2+} 的作用。肌质网膜上有丰富的钙泵和钙通道，能逆浓度梯度将肌质中的 Ca^{2+} 泵入肌质网内储存。当肌质网膜接受兴奋时，钙通道开放，使肌质网内储存的 Ca^{2+} 释放到肌质。

二、心肌

心肌分布于心脏和邻近心脏的大血管根部，主要由心肌纤维组成，心肌纤维具有自动节律性，缓慢而持久，属于不随意肌。

（一）心肌纤维光镜结构

心肌纤维呈短圆柱状，长 20~150μm，直径 6~22μm，常有分支且彼此吻合成网。心肌纤维多为单核，偶可见双核，核呈卵圆形，位于细胞中央。胞质较丰富，内含线粒体、糖原、少量脂滴和脂褐素。心肌纤维也有明暗相间的横纹，但不如骨骼肌明显。在碘酸钠-苏木精染色标本中，相邻心肌纤维连接处染色较深的结构称闰盘。心肌纤维的横断面大小不等，部分断面可见细胞核，且位于细胞中央（图 2-32，图 2-33）。

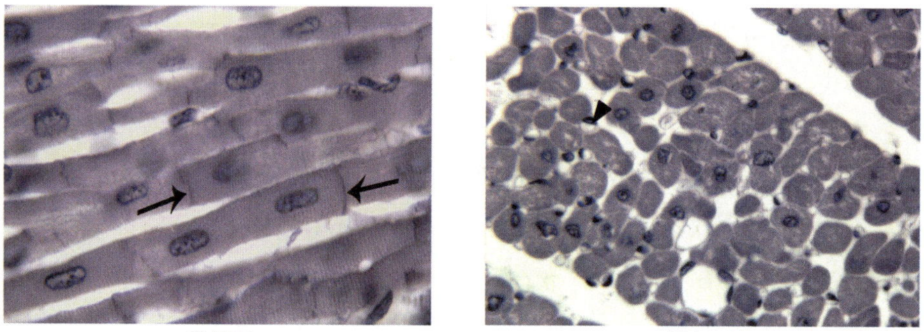

纵切面　　　　　　　　　横切面

图 2-32　心肌光镜图碘酸钠-苏木精染色（油镜）

→闰盘；▲毛细血管

（二）心肌纤维电镜结构

电镜下心肌纤维的结构有如下特点（图 2-34）：①肌原纤维较少，为粗细不等的肌丝束和肌丝区，肌丝束间线粒体丰富。②横小管较粗，位于 Z 线水平。③肌质网较稀疏，纵小管不发达，终池扁小，仅存在于横小管一侧，故多为二联体，三联体很少。④闰盘位于 Z 线水平，常呈阶梯状相嵌（图 2-35），其中横向部分有中间连接和桥粒，起牢固连接的作用。纵向部分为缝隙连接，起传递电信号

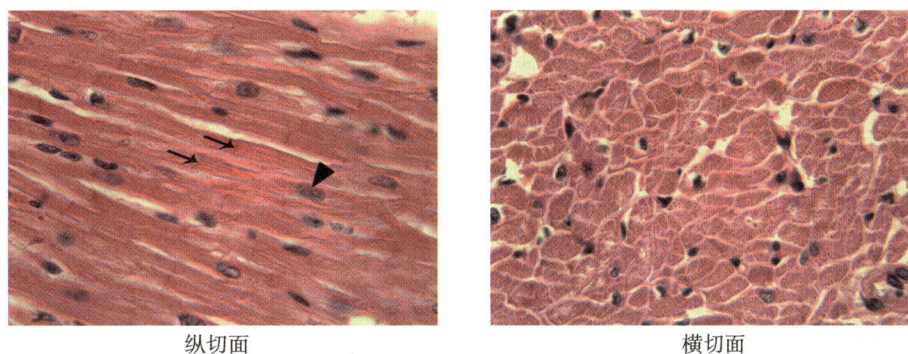

纵切面　　　　　　　　　　横切面

图 2 – 33　心肌纵、横切面光镜图（油镜）

→闰盘；▲心肌细胞核

的作用，以保证心肌纤维同步收缩。⑤心房肌纤维的胞质内有一些分泌颗粒，内含心钠素，具有排钠、利尿和扩张血管、降低血压的作用。

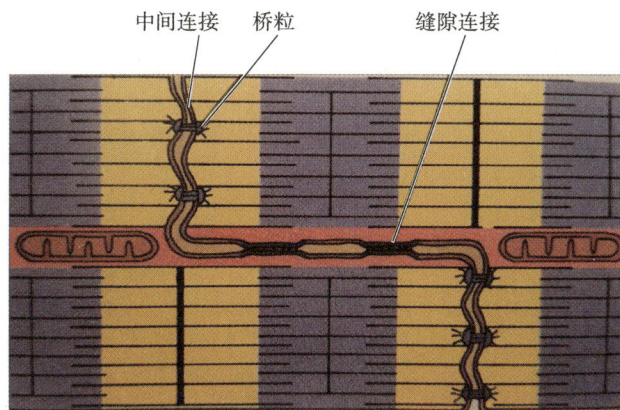

图 2 – 34　心肌电镜结构模式图

中间连接　桥粒　　　缝隙连接

图 2 – 35　心肌闰盘电镜结构模式图

❓ 想一想2-2

钙通道阻断剂是治疗高血压常用药物之一。为什么钙通道阻断剂能用于降血压？

答案解析

三、平滑肌

平滑肌广泛分布于内脏器官和血管壁等处，由平滑肌纤维构成，收缩呈阵发性，缓慢而持久，属于不随意肌。

（一）平滑肌纤维光镜结构

平滑肌纤维呈长梭形，细胞中央有一个长椭圆形或杆状的核，收缩时核扭曲呈螺旋状，肌质嗜酸性，无肌原纤维，无横纹。肌纤维长短不一，短则 $20\mu m$，长可达 $500\mu m$。平滑肌纤维常相互平行、成束或分层分布，且同一束或同一层内的肌纤维按同一方向排列。横断面上平滑肌纤维呈大小不等的圆形断面，部分中央能见到细胞核（图 2 – 36）。

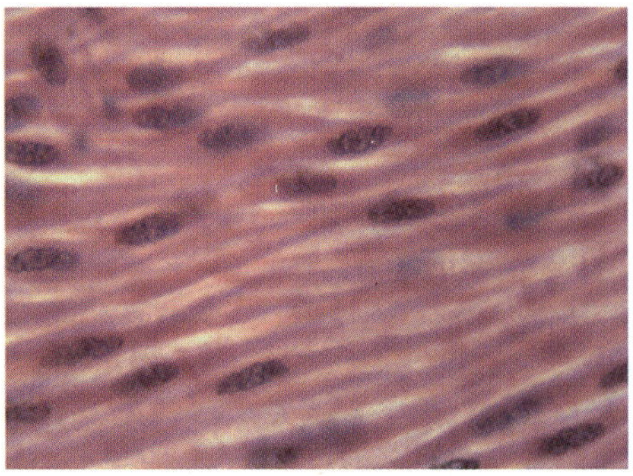

纵切面 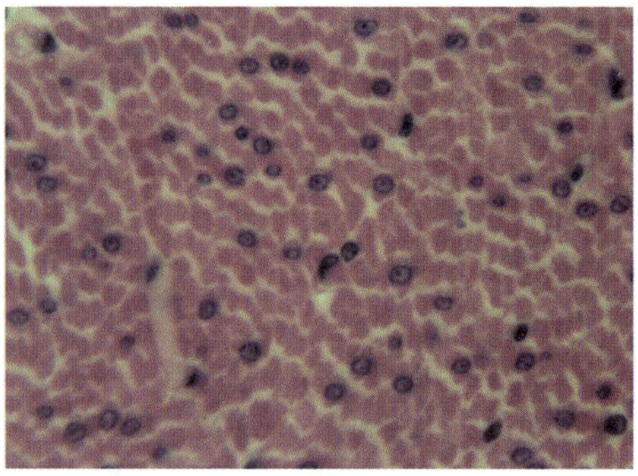　　　　　　　　　　　横切面

图 2 - 36　平滑肌纵、横切面光镜图（油镜）

（二）平滑肌纤维电镜结构

平滑肌纤维的肌膜向内凹陷只形成小凹，不形成横小管。肌质网不发达，只形成小管泡状结构，位于肌膜下和小凹附近（图 2 - 37）。平滑肌纤维也含有粗、细肌丝以及发达的细胞骨架。细胞骨架主要由密斑、密体和中间丝构成。粗肌丝和细肌丝形成肌丝束。细肌丝一端固定于密体或密斑，另一端游离。粗肌丝则均匀分布于细肌丝之间。若干条粗肌丝和细肌丝聚集成一个肌丝单位，又称收缩单位。当肌丝滑行时，细胞骨架的收缩使平滑肌纤维呈螺旋形扭曲，扭曲使平滑肌纤维长轴缩短。平滑肌纤维之间有较发达的缝隙连接。

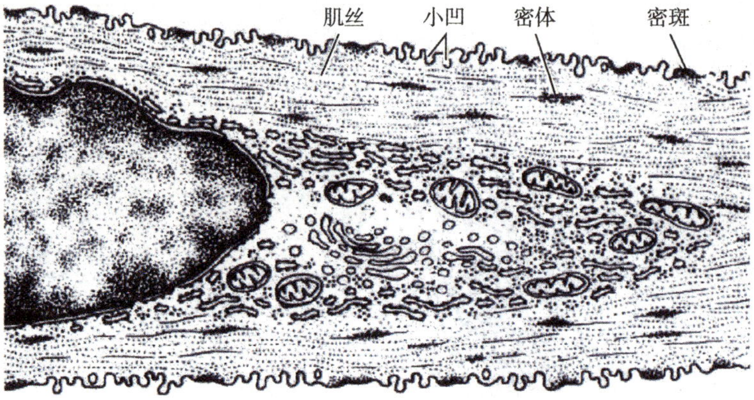

图 2 - 37　平滑肌电镜结构模式图

👁 看一看

骨骼肌的收缩

骨骼肌收缩是运动的力量之源，而骨骼肌的收缩能力与其肌纤维类型密切相关。根据骨骼肌肌纤维的形态特征与生物学特征性分类方法很多；而根据肌纤维的收缩速度，可分为慢肌和快肌。

粗肌丝中的肌球蛋白重链是决定骨骼肌肌纤维收缩快慢的关键物质。肌球蛋白重链至少有 9 种异型体，慢肌主要表达 Ⅰ 型和 Ⅱa 型，表达 Ⅰ 型的肌纤维收缩速度慢，阈值低，最不易疲劳，适用于维持姿势的平衡；表达 Ⅱa 型的肌纤维收缩较快，产生的张力较低，但不易疲劳，适合于持久的快速运动。快肌主要表达 Ⅱx 型和 Ⅱb 型，表达 Ⅱx 型的肌纤维收缩较快，阈值低且不易疲劳，可持续保持张力；表达 Ⅱb 型的肌纤维收缩最快，张力大但易疲劳，适合于爆发性的高张力快速运动。肌纤维的类型主要由遗传基因决定，但后天的训练也可以改变肌纤维的类型及其在肌肉中的比例，比如运动员可通过科学训练增加运动能力。

第四节 神经组织

PPT

神经组织主要由神经细胞和神经胶质细胞构成。神经细胞又称神经元，具有接受刺激、产生兴奋和传导冲动的功能。神经胶质细胞遍布于神经元之间，对神经元起支持、营养、保护和绝缘等作用，并参与神经递质和活性物质的代谢。

一、神经元 🅴 微课4

（一）神经元的结构

神经元是神经系统结构和功能的基本单位，由胞体和突起两部分组成，形态各异，大小不一（图2-38）。

1. 胞体 主要位于神经系统中枢部的灰质和周围部的神经节内，是神经元营养和代谢的中心。形态多样，常呈星形、锥形、圆形和梭形等；核大而圆，着色浅，核仁明显；细胞质又称核周质，除含一般细胞器和发达的高尔基复合体外，还有丰富的尼氏体和神经原纤维。

（1）尼氏体 分布于胞质内呈嗜碱性斑块状或颗粒状（图2-39），其形状、数量和分布，在不同神经元或不同功能状态下均不相同。电镜下尼氏体由发达的粗面内质网和游离核糖体构成。尼氏体是神经元的合成中心，能够合成酶、结构蛋白、神经调质和神经递质等。

（2）神经原纤维 镀银染色呈交织排列的棕褐色细丝状结构（图2-40）；电镜下为成束排列的微丝、微管和神经丝。神经原纤维构成神经元的细胞骨架并参与物质运输。

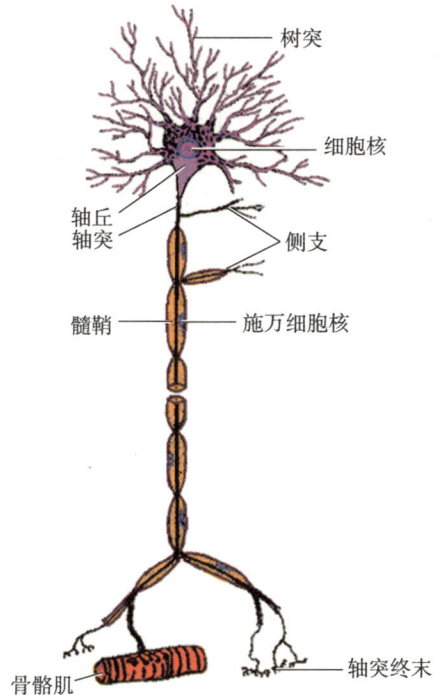

图2-38 运动神经元模式图

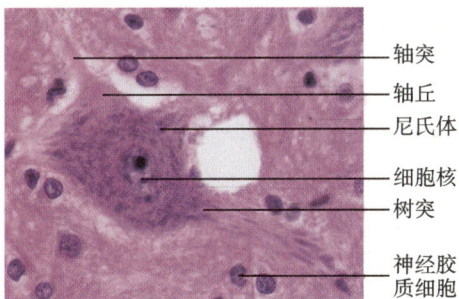

图2-39 脊髓运动神经元光镜结构图（HE染色）

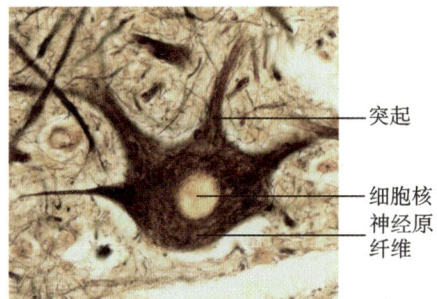

图2-40 脊髓运动神经元光镜结构图（银染）

2. 突起 神经元的突起包括树突和轴突。

（1）树突 每个神经元有一个或多个树突，直径不一，多呈树状分支，分支上有许多树突棘，是神经元形成突触的主要部位。树突能接受刺激，并将兴奋传向胞体。

（2）轴突 每个神经元只有一个轴突，长短不等，主干分支较少，末端分支较多，形成轴突终末。胞体的轴突起始处呈锥体形，称轴丘。轴突的细胞膜称轴膜，细胞质称轴质，轴质内无尼氏体和高尔基复合体。轴突的主要功能是将兴奋沿轴膜传向轴突终末，再传导至其他神经元和效应器。此外，轴突还有物质运输功能称轴突运输，包括顺向轴突运输和逆向轴突运输。

（二）神经元的分类

1. 按神经元突起的数量分类

（1）假单极神经元　由胞体发出一个突起，但在不远处呈"T"字形分为两支，一支进入中枢神经系统，称中枢突；另一支到达支配的器官，称周围突。

（2）双极神经元　有一个轴突和一个树突。

（3）多极神经元　有一个轴突和多个树突。

2. 按神经元的功能分类

（1）感觉神经元　又称传入神经元，多为假单极神经元，胞体位于脑神经和脊神经节内，周围突接受刺激，并将刺激经中枢突传向中枢。

（2）运动神经元　又称传出神经元，一般为多极神经元，胞体位于灰质内和自主神经节内，树突接受中枢的指令，轴突将指令传向效应器，支配效应器的活动。

（3）中间神经元　又称联络神经元，主要为多极神经元，位于感觉神经元和运动神经元之间，约占神经元总数的99%。它们能接受、加工、传递和分析各种信息，构成中枢内复杂的神经网络，是学习、记忆和思维的形态基础。

3. 按神经元释放的神经递质和神经调质分类

（1）胆碱能神经元　释放乙酰胆碱。

（2）肾上腺素能神经元　释放去甲肾上腺素。

（3）胺能神经元　释放多巴胺、5－羟色胺等。

（4）氨基酸能神经元　释放 γ－氨基丁酸、甘氨酸和谷氨酸等。

（5）肽能神经元　释放脑啡肽、P物质和内啡肽等。

（三）突触

突触是神经元与神经元之间或神经元与非神经元之间特化的细胞连接，是神经元传递信息的重要结构。根据突触传递信息的方式分为电突触和化学性突触两种。

1. 电突触　即相邻两个神经元间的缝隙连接。这种连接以电讯号传递信息，不需要神经递质，传导具有双向性。

2. 化学性突触　神经元之间最常见的连接方式，以神经递质为媒介传递信息，一般所谓的突触都是指化学性突触。根据连接部位的不同可分为轴－体突触、轴－树突触、轴－轴突触、轴－棘突触和树－树突触（图2－41）。

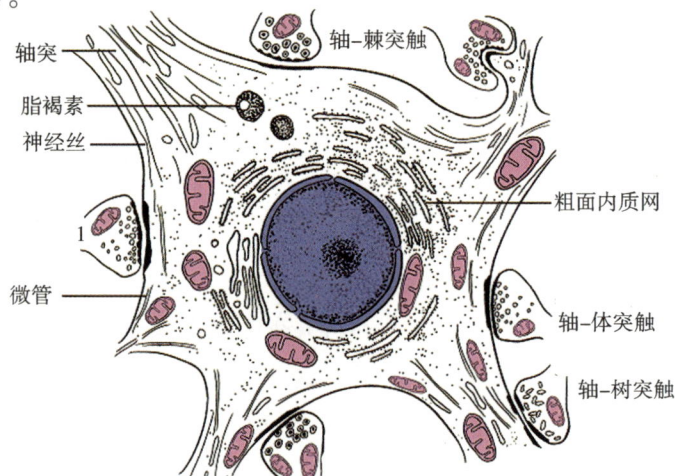

图2－41　多极神经元及其突触超微结构模式图

电镜下，化学性突触可分为突触前成分、突触间隙和突触后成分三部分。（图 2 – 42）

（1）突触前成分　包括突触前膜和突触小泡。突触前膜是轴突终末与另一个神经元接触处胞膜特化增厚的部分。突触小泡是突出前成分的特征性结构，内含神经递质和神经调质。

（2）突触后成分　包括突触后膜和受体。突触后膜是与突触前膜相对应的神经元的胞体或树突胞膜特化增厚的部分。受体位于突触后膜上，可特异性地结合突触前膜释放的神经递质，引发突触后神经元或效应细胞的兴奋或抑制。

（3）突触间隙　突触前膜和突触后膜之间的狭小间隙，宽 15～30nm，是神经递质释放和与受体结合的场所。

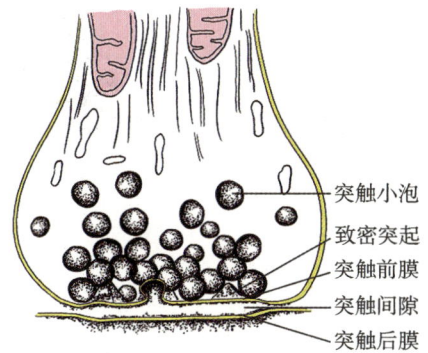

突触小泡
致密突起
突触前膜
突触间隙
突触后膜

图 2 – 42　化学性突触超微结构模式图

二、神经胶质细胞

神经胶质细胞广泛分布于中枢及周围神经系统内，对神经元起支持、营养、保护和绝缘等作用。

（一）中枢神经系统的神经胶质细胞

1. 星形胶质细胞　是体积最大、数量最多的神经胶质细胞，分为原浆性星形胶质细胞和纤维性星形胶质细胞。前者多分布于脑和脊髓灰质内，细胞呈星型，突起多且粗短，有些突起末端膨大形成脚板，与毛细血管内皮、基膜共同构成血 – 脑屏障。星型胶质细胞能合成和分泌多种生长因子和神经营养因子，对神经元的发育、分化、功能的维持以及神经元的可塑性有重要作用。后者多分布于脑和脊髓的白质内，胞突长而直，分支较少，胞质内有丰富的原纤维（图 2 – 43，图 2 – 44）。

2. 少突胶质细胞　多分布于白质的神经纤维之间和灰质的神经元胞体周围，它们在神经纤维之间排列成行，参与形成中枢神经纤维的髓鞘。

3. 小胶质细胞　数量少，主要分布于大脑、小脑和脊髓的灰质内，具有吞噬作用，是单核 – 巨噬细胞系的一部分。

4. 室管膜细胞　分布在脑室及脊髓中央管的腔面，可分泌脑脊液。

胶质界膜
有髓神经纤维
少突胶质细胞
毛细血管
内皮细胞
有髓神经纤维
星形胶质细胞
神经元
小胶质细胞
室管膜细胞

图 2 – 43　中枢神经系统神经胶质细胞与神经元和毛细血管的关系模式图

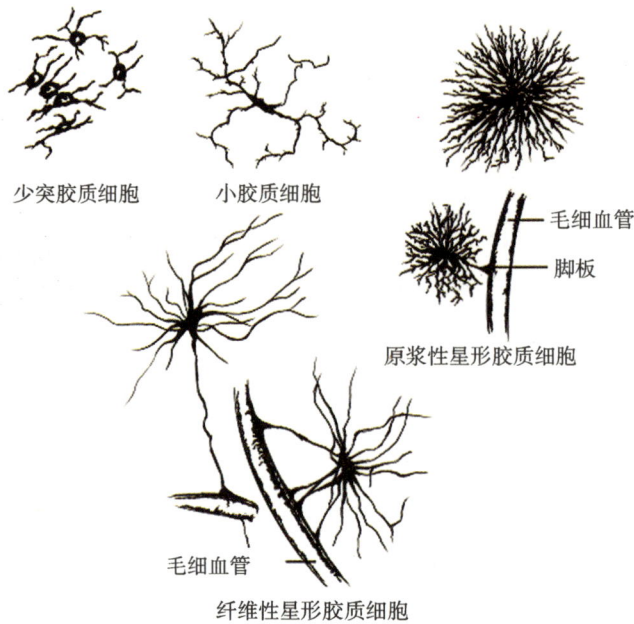

图 2-44　中枢神经系统的神经胶质细胞系模式图

(二) 周围神经系统的神经胶质细胞

1. 神经膜细胞　又称施万细胞，细胞呈薄片状，细胞质较少，细胞膜呈同心圆状包裹轴突，形成周围神经系统中有髓神经纤维的髓鞘。

2. 卫星细胞　又称被囊细胞，是神经节内包裹神经元胞体的一层扁平或立方形细胞，参与构成神经节。

三、神经纤维和神经

(一) 神经纤维

神经纤维是由神经元的长突起（轴突和长的树突）及包裹它们的神经胶质细胞（神经膜细胞和少突胶质细胞）构成。神经纤维根据有无完整的髓鞘分为有髓神经纤维和无髓神经纤维两大类。

1. 有髓神经纤维　脑神经和脊神经中的纤维大多属于有髓神经纤维。有髓神经纤维的中轴是神经元的长突起，称轴索。轴索表面的节段性鞘状结构，称髓鞘。周围神经系统中的髓鞘由施万细胞构成，中枢神经系统中的髓鞘由少突胶质细胞构成。每两节髓鞘之间缩窄的部分称为郎飞结（图 2-45），结与结之间的一段神经纤维称结间体（图 2-46，图 2-47）。有髓神经纤维的神经冲动在郎飞结上跳跃式传导，传导速度快。

图 2-45　神经纤维束（局部纵切面）光镜图

施万细胞
内侧胞质

施万细胞
外侧胞质

轴突

髓鞘

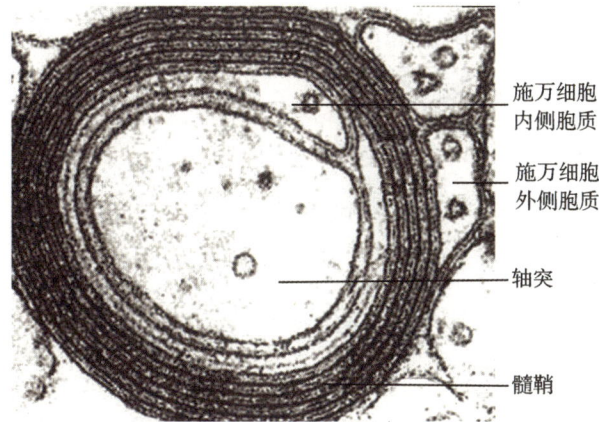

图 2-46 有髓神经纤维（横切面）电镜图

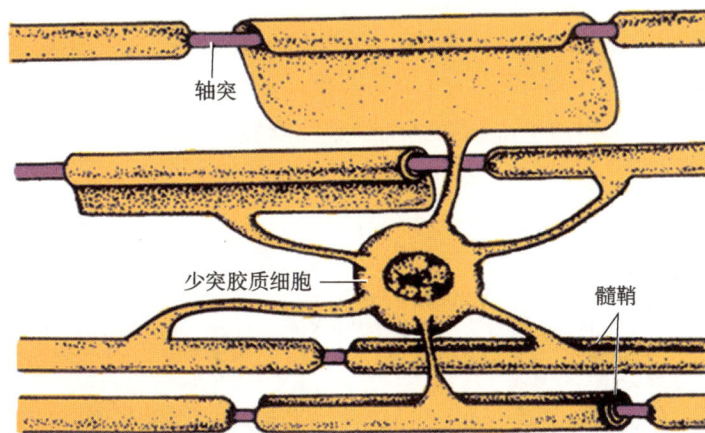

轴突

少突胶质细胞

髓鞘

图 2-47 少突胶质细胞与中枢有髓神经纤维关系模式图

2. 无髓神经纤维 由很细的轴索和包在它外面的神经膜细胞构成，没有髓鞘和郎飞结，神经冲动沿着轴膜作连续性传导，故传导速度慢。

（二）神经

周围神经系统中许多神经纤维平行排列，外包结缔组织膜形成索状的神经纤维束，许多大小不等的神经纤维束聚集在一起，外包较厚的结缔组织外膜构成神经（图 2-48）。

四、神经末梢

神经末梢是周围神经纤维的终末部分，以多种多样的末梢装置遍布在全身。根据其生理功能，可分为感觉神经末梢和运动神经末梢。

神经束膜

神经纤维束

神经外膜

图 2-48 坐骨神经横切面光镜图

（一）感觉神经末梢

感觉神经末梢是感觉神经元周围突的末端，它们通常和其周围的组织共同构成感受器。根据感受器的分布和功能可分为四大类。

1. 游离神经末梢 是感觉神经周围突终末细小的分支，无髓鞘，多分布在表皮、角膜、黏膜上皮、浆膜及结缔组织内，能感受冷热、轻触和疼痛等刺激（图 2-49）。

图 2-49 表皮内游离神经末梢模式图

2. 触觉小体 是形式多样，大小不一的椭圆形小体，其长轴与表皮垂直，内有很多触觉细胞，外包结缔组织被膜，主要分布于皮肤的真皮乳头内，以手指掌侧皮肤内最多，能感受触觉（图 2-50）。

3. 环层小体 广泛分布于皮下组织、腹膜、肠系膜、韧带和关节囊等处，呈大小不一的卵圆形小体，中央为棒状圆柱体，外包多层扁平细胞和结缔组织，裸露的轴索伸入圆柱体内（图 2-51），能感受压觉及振动觉。

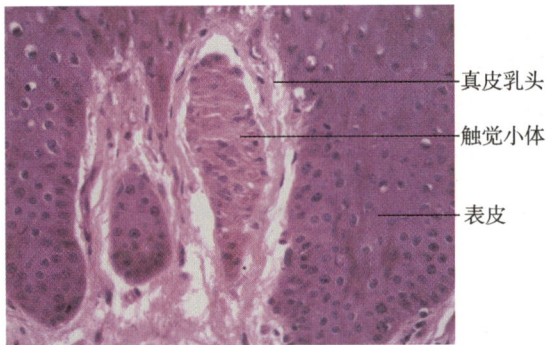

图 2-50 触觉小体光镜图

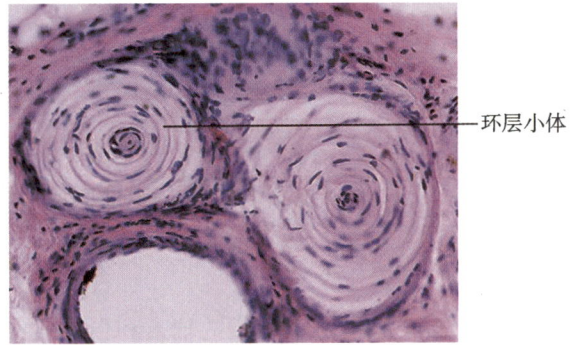

图 2-51 环层小体光镜图

4. 肌梭 为分布于骨骼肌内的梭形小体，表面为结缔组织被膜，内有几条细小的骨骼肌纤维，称梭内肌纤维；裸露的轴索进入肌梭后包绕梭内肌纤维（图 2-52）。肌梭是一种本体感受器，能感受肌纤维的牵拉、舒缩变化，在调节骨骼肌的活动中起着重要作用。

（二）运动神经末梢

运动神经末梢是运动神经元的轴突在肌组织或腺体的终末结构。它与骨骼肌、平滑肌及其他组织共同构成效应器。按分布部位可分为内脏运动神经末梢和躯体运动神经末梢两类。

1. 内脏运动神经末梢 分布于内脏、血管平滑肌、心肌和腺体等处，是由内脏神经节发出的无髓神经纤维的末梢，反复分支后终末形成的串珠样膨大，附着于肌纤维表面或穿行于腺体细胞之间。支配平滑肌、心肌的

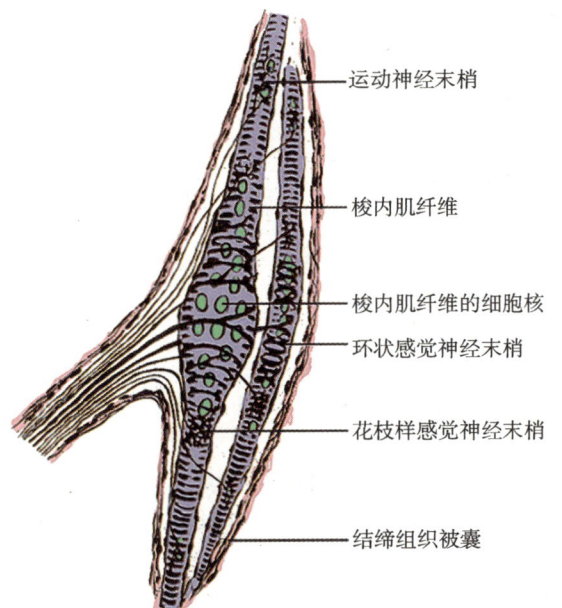

图 2-52 肌梭模式图

舒缩和腺体的分泌活动（图 2 – 53）。

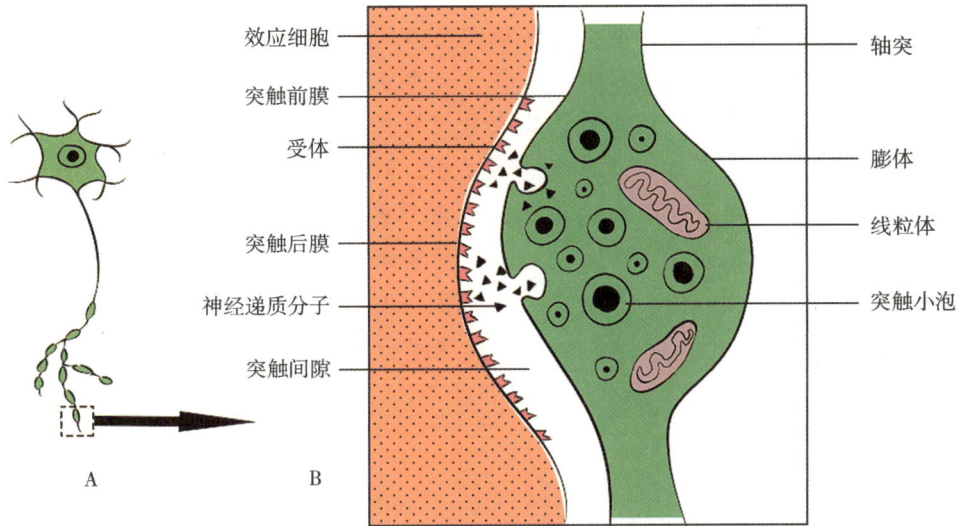

效应细胞
突触前膜
受体
突触后膜
神经递质分子
突触间隙

轴突
膨体
线粒体
突触小泡

A　　　　B

图 2 – 53　内脏运动神经纤维（A）及其末梢与膨体超微结构模式图（B）

2. 躯体运动神经末梢　分布到骨骼肌的运动神经纤维，在接近肌纤维处失去髓鞘，裸露的轴突在骨骼肌纤维表面形成爪状分支，在连接处的肌膜上形成卵圆形的运动终板，又称神经肌连接（图 2 – 54，图 2 – 55），属于一种突触结构（图 2 – 56）。

运动终板

图 2 – 54　运动终板模式图

运动终板
骨骼肌纤维
轴突

图 2 – 55　运动终板光镜图

髓鞘
轴突
施万细胞
线粒体
突触小泡
（含乙酰胆碱）
肌细胞核
肌细胞膜

突触前膜
突触间膜
突触后膜
肌丝

图 2 – 56　运动终板超微结构模式图

💕护爱生命

　　阿尔茨海默症又称老年痴呆症，得名于其发现者德国神经科医生阿诺斯·阿尔茨海默。它是一种病因未明的原发性、退行性脑变性疾病。该病多见于老年人，隐匿起病，病程缓慢，且不可逆，临床上以智能损害为主。病理可见患者大脑皮质形成大量淀粉样的蛋白沉积，即老年斑；神经元中出现许多咬合成团的神经元纤维及空泡变性。随着病情的发展，脑细胞广泛死亡，大脑皮质弥漫性萎缩，沟回增宽，脑室扩大，尤其是统管记忆功能的海马区最为严重。大脑作为思维、认知和记忆的中心，其功能逐渐丧失。但支配骨骼肌的运动神经元，却极少受到牵连，患者仍能举手投足，成为可以活动的植物人。研究表明，该病的发病率随年龄的增长而递增，60 岁发病率为 1.0%，70% 岁为 4.1%，80 岁为 13.0%，90 岁为 32.3%。目前全球约有 3650 万人患有该病。老年痴呆症已成为威胁老年人健康的"四大杀手"之一。

（李　明）

目标检测

答案解析

一、单项选择题

【A 型题】

1. 被覆上皮的分类依据是

　　A. 上皮细胞的排列层数　　　　　B. 表层细胞的形状

　　C. 上皮组织的分布　　　　　　　D. 上皮细胞的排列层数和表层细胞的形状

　　E. 上皮组织的分布和功能

2. 内皮是指

　　A. 衬贴在心、血管和淋巴管腔面的单层扁平上皮

　　B. 衬贴在肺泡和肾小囊壁层等处的单层扁平上皮

　　C. 衬贴在口腔、食管和阴道等腔面的未角化的复层扁平上皮

　　D. 衬贴在胸膜、心包膜和腹膜表面的单层扁平上皮

　　E. 衬贴在甲状腺滤泡、肾远端小管和视网膜的单层立方上皮

3. 对复层扁平上皮的描述，下列错误的是

　　A. 由多层细胞组成　　　　　　　B. 表层细胞是扁平鳞片状，又称复层鳞状上皮

　　C. 中间层为多边形细胞　　　　　D. 基底细胞为立方形或矮柱状，具有旺盛的分裂能力

　　E. 损伤后再生修复能力较差

4. 以下对变移上皮的描述，错误的是

　　A. 分布于膀胱、输尿管、肾盂和肾盏

　　B. 分表层细胞、中间层细胞和基底细胞

　　C. 细胞形状可随器官的收缩与扩张状态而变化，细胞层数不变

　　D. 表层细胞较大较厚，称盖细胞

　　E. 细胞形状和层数可随器官的收缩与扩张状态而变化

5. 内、外分泌腺的主要区别是

　　A. 胚胎来源不同　　　　　　　　B. 是否由腺上皮组成

C. 分泌物的化学性质　　　　　　D. 分泌物的合成途径

E. 分泌物的排出方式

6. 关于疏松结缔组织的描述，错误的是

A. 细胞间质少　　　　　　　　　　　　B. 细胞分散在细胞间质中

C. 细胞间质由纤维、基质和组织液组成　　D. 存在的细胞类型较多

E. 来源于胚胎时期的间充质

7. 巨噬细胞是由下列哪种细胞分化的

A. 间充质细胞　B. 网状细胞　　　C. 单核细胞　　　D. 巨核细胞　　　E. 中性粒细胞

8. 疏松结缔组织中数量最多，最常见的细胞是

A. 浆细胞　　　B. 肥大细胞　　　C. 巨噬细胞　　　D. 成纤维细胞　　　E. 白细胞

9. 变态反应的发生与肥大细胞释放哪种物质有关

A. 肝素　　　　　　　　　B. 组胺　　　　　　　　　C. 白三烯

D. 嗜酸性粒细胞趋化因子　　E. 组胺和白三烯

10. 下述哪种不是结缔组织间质的纤维

A. 胶原纤维　B. 弹性纤维　　　C. 网状纤维　　　D. 神经原纤维　　　E. 胶原原纤维

11. 依功能状态的不同而有不同名称的细胞是

A. 巨噬细胞　B. 肥大细胞　　　C. 浆细胞　　　D. 成纤维细胞　　　E. 间充质细胞

12. 由单核细胞穿出毛细血管，进入结缔组织分化而成细胞是

A. 巨噬细胞　B. 肥大细胞　　　C. 浆细胞　　　D. 成纤维细胞　　　E. 间充质细胞

13. 血液中数量最多和最少的白细胞是

A. 中性粒细胞和单核细胞　　　　　　B. 淋巴细胞和嗜碱性粒细胞

C. 中性粒细胞和嗜碱性粒细胞　　　　D. 淋巴细胞和单核细胞

E. 淋巴细胞和嗜酸性粒细胞

14. 有粒与无粒白细胞的区别依据是

A. 有无嗜天青颗粒　　　　　　　　B. 核的形态

C. 有无特殊颗粒　　　　　　　　　D. 胞质量的多少

E. 细胞的形状

15. 区别三种有粒白细胞的主要依据是

A. 特殊颗粒的数量　　　　　　　　B. 特殊颗粒的嗜色性

C. 嗜天青颗粒的数量　　　　　　　D. 嗜天青颗粒的嗜色性

E. 细胞核的分叶情况

16. 肌节由

A. A 带组成　　　　　　　　　　　B. A 带 + A 带组成

C. 1/2 I 带 + A 带 +1/2 I 带组成　　　D. I 带 + A 带 + I 带组成

E. I 带 + A 带组成

17. 骨骼肌纤维三联体的结构是

A. 由一条横小管与其两侧终池构成　　　B. 由两条横小管与其中间终池构成

C. 由两条纵小管及其中间终池构成　　　D. 由一条横小管和一个终池构成

E. 由两条纵小管和一条横小管构成

18. 关于骨骼肌纤维的描述，错误的是

A. 形成横纹的结构基础是肌原纤维的明、暗带   B. 肌浆网即是肌纤维内特化的粗面内质网

C. 肌纤维内储存钙离子的部位是肌质网   D. 横小管是肌膜向肌质内凹陷形成

E. 肌纤维呈长圆柱状，无分支

19. 以下对肌原纤维的描述，错误的是

   A. 沿肌纤维长轴纵行排列   B. 表面有单位膜包绕

   C. 由肌丝组成   D. 有肌质网包绕

   E. 有明暗相间的横纹

20. 心肌纤维内的钙离子主要储存于

   A. 肌质网   B. 肌质   C. 线粒体   D. 肌红蛋白   E. 横小管

21. 心肌的闰盘处有

   A. 中间连接、桥粒、紧密连接   B. 中间连接、桥粒、缝隙连接

   C. 紧密连接、桥粒、缝隙连接   D. 连接复合体、缝隙连接

   E. 链接复合体、桥粒、紧密连接

22. 光镜下心肌纤维与骨骼肌纤维区别，错误的是

   A. 二种肌纤维的大小和粗细不同

   B. 骨骼肌纤维有横纹，心肌纤维没有横纹

   C. 骨骼肌纤维没有闰盘，心肌纤维有闰盘

   D. 骨骼肌含有多个胞核，大多位于周边，心肌纤维只有1~2个胞核，位于中央

   E. 骨骼肌纤维没有分支，心肌纤维有分支

23. 关于尼氏体的分布，最准确的是

   A. 胞体和轴突内   B. 胞体和树突内

   C. 胞体内   D. 突起内

   E. 胞核内

24. 电镜下，尼氏体是

   A. 粗面内质网和高尔基复合体   B. 粗面内质网和线粒体

   C. 粗面内质网和游离核糖体   D. 滑面内质网和线粒体

   E. 滑面内质网和游离核糖体

25. 合成酶、神经递质的结构是

   A. 神经原纤维   B. 尼氏体

   C. 线粒体   D. 高尔基复合体

   E. 溶酶体

26. 来源于血液细胞的神经胶质细胞是

   A. 星形胶质细胞   B. 少突胶质细胞

   C. 小胶质细胞   D. 施万细胞

   E. 卫星细胞

27. 形成中枢神经系统有髓神经纤维髓鞘的细胞是

   A. 纤维性星形胶质细胞   B. 原浆性星形胶质细胞

   C. 小胶质细胞   D. 少突胶质细胞

   E. 施万细胞

28. 参与构成血-脑屏障的神经胶质细胞是

A. 星形胶质细胞

B. 室管膜细胞

C. 小胶质细胞

D. 少突胶质细胞

E. 施万细胞

29. 以下对神经元的描述，错误的是

A. 细胞都呈星状多突形

B. 细胞突起可分为树突和轴突两类

C. 胞质内有发达的粗面内质网

D. 胞质内有许多神经原纤维

E. 神经元细胞核位于中央，大而圆

30. 关于突触的描述，错误的是

A. 是神经元与神经元之间、或神经元与非神经元之间特化的细胞连接

B. 分为电突触和化学突触

C. 化学突触由突触前成分、突触间隙和突触后成分构成

D. 电突触指细胞之间的紧密连接

E. 突触可完成细胞间的信息传递

31. 关于神经纤维的描述，错误的是

A. 由轴索和外包的神经胶质细胞构成

B. 分有髓神经纤维和无髓神经纤维两种

C. 有髓神经纤维有郎飞结

D. 有髓神经纤维的传导速度快

E. 无髓神经纤维的传导速度快

【B 型题】

(32 ~33 题共用备选答案)

A. $(3.5 \sim 5.5) \times 10^{12}/L$

B. $(4.0 \sim 10) \times 10^{9}/L$

C. $(100 \sim 300) \times 10^{9}/L$

D. $110 \sim 140g/L$

E. $120 \sim 150g/L$

32. 正常成人外周血中白细胞的值大致为

33. 男性 Hb 的正常含量为

(34 ~36 题共用备选答案)

A. I 带

B. H 带

C. A 带

D. H 带之外的 A 带

E. I 带和 A 带

34. 肌原纤维中只有细肌丝的部位是

35. 肌原纤维中只有粗肌丝的部位是

36. 肌原纤维中有粗、细肌丝的部位是

二、简答题

1. 试述上皮组织的分类及其分布。

2. 试述疏松结缔组织中主要细胞的光镜结构及功能。

3. 简述血细胞的分类、各类血细胞的光镜结构及功能。

4. 简述神经元物质运输的方式及与临床的相关性。

书网融合……

重点回顾　　微课1　　微课2　　微课3　　微课4　　习题

第三章 运动系统

学习目标

知识目标：

1. 掌握 运动系统的组成及功能；骨的形态、分类；全身骨的名称及骨性标志；骨连结及关节的构造；全身骨骼肌的标志。

2. 熟悉 椎骨间的连结、脊柱和胸廓的整体观；身体各关节；躯干和四肢浅层肌的名称、位置及主要功能。

3. 了解 骨与骨之间的连结；颅的整体观和新生儿颅的特性；肌的形态、构造、起止；头肌的组成。

技能目标：

能够熟练地辨认运动系统主要组成及结构，为后续课程的学习打下良好的基础。

素质目标：

培养学生敬畏生命、关爱患者的职业素养。

导学情景

情景描述： 患者，男，53 岁。车祸后 6 小时右大腿剧烈疼痛，不能站立，急诊入院。体格检查见患者意识清楚，无胸痛、呕吐，皮肤无活动性出血；心率 130 次/分，血压 85/65mmHg，右大腿肿胀，可听及骨擦音。X 检查右侧股骨骨折，诊断为右侧股骨骨折。

情景分析： 四肢骨折是运动系统的常见损伤，引起四肢骨折的原因有多种，及时了解病因，结合临床表现，选择合理的处理方法对患者的康复至关重要。

讨论： 引起骨折的原因有哪些？发生骨折后如何急救？

学前导语： 四肢骨折是运动系统的常见病，发生骨折后局部往往会表现出畸形、反常活动、骨擦感或骨擦音等骨折的三大特有体征，并可伴有发热、休克等全身表现；正确识别骨折、采取正确的处理方法是促进骨折愈合的重要保障。

运动系统由骨、骨连结和骨骼肌组成，占成人体重的 60%~70%。全身骨借骨连结构成骨骼，形成人体的支架，赋予人体的基本形态；骨骼具有支持体重，保护内脏，为骨骼肌提供附着点等功能。骨骼肌是运动的动力器官，跨越一个或多个关节附着于骨上，在神经系统调控下进行收缩和舒张，牵拉骨产生各种运动。骨是运动的杠杆，骨连结是运动的枢纽。

许多骨和骨骼肌的突起或凹陷在人体表面能够看到或摸到，解剖学称之为体表标志，包括骨性标志和肌性标志。这些标志常用来确定血管、神经的走行和器官位置，临床上还将其作为手术切口和穿刺部位的定位依据。

第一节 骨和骨连结

一、概述

（一）骨

骨主要由骨组织构成，每块骨都是一个器官，具有特定的位置和形态。骨上分布有丰富的血管、神经和淋巴管，有一定的硬度和韧性，具有生长发育、修复、再生和重塑能力以及造血、储备钙、磷等功能。经常锻炼可促进骨的发育，长期失用则出现骨质疏松。

成年人有 206 块骨，约占体重的 20%。按部位分为中轴骨和附肢骨，中轴骨包括颅骨和躯干骨，附肢骨分为上肢骨和下肢骨（图 3-1）。

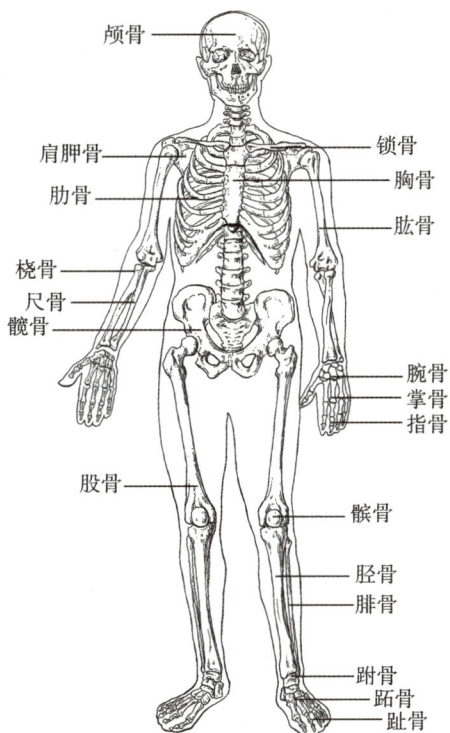

图 3-1 全身骨骼

1. 骨的形态分类 骨按形态可分为长骨、短骨、扁骨和不规则骨四类。

（1）长骨 呈长管状，分一体两端，主要分布于四肢，如肱骨、股骨等。长骨体又称为骨干，位于中部，骨质致密，内有骨髓腔，容纳骨髓。长骨两端膨大称为骺，骺表面有光滑的关节面，面上附着一层关节软骨。骨干与骺的连接处称干骺端，幼年时保留一层骺软骨，是骨干增长的关键部位。

（2）短骨 多呈立方形，常成群分布于连接牢固且运动灵活的部位，如腕骨和跗骨。

（3）扁骨 呈板状，主要构成体腔的壁。如顶骨、胸骨、肋等，对内部脏器起保护作用。

（4）不规则骨 形态不规则，如椎骨、上颌骨等。有些不规骨内含有空腔，称含气骨，如上颌骨和额骨。

另外，位于某些肌腱内的扁圆形小骨称籽骨，髌骨是人体最大的籽骨。

2. 骨的构造 骨主要由骨质、骨膜和骨髓构成（图 3-2）。

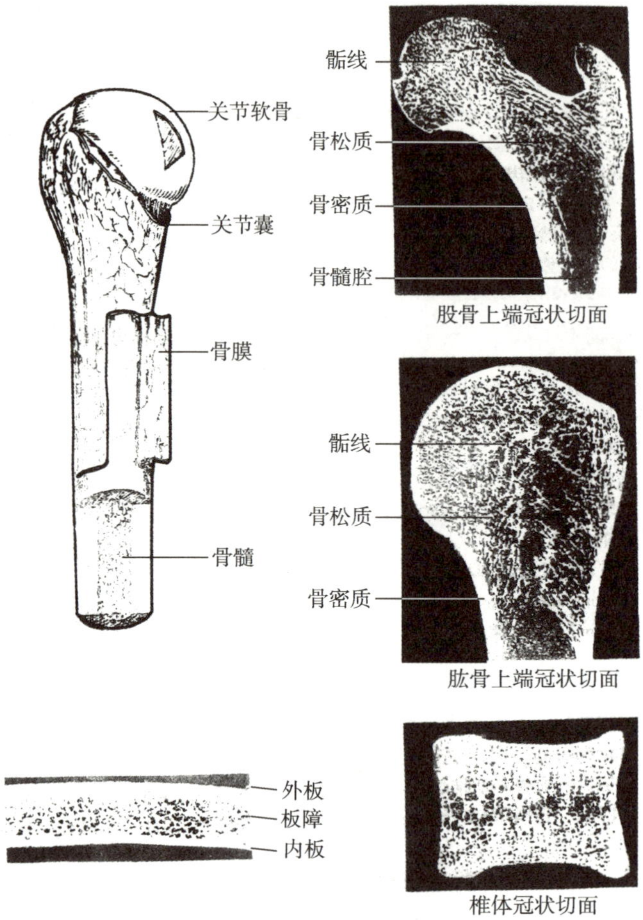

图中标注：关节软骨、关节囊、骨膜、骨髓；髋线、骨松质、骨密质、骨髓腔——股骨上端冠状切面；髋线、骨松质、骨密质——肱骨上端冠状切面；外板、板障、内板；椎体冠状切面

图 3 - 2　骨的构造

（1）骨质　是构成骨的主体成分，由骨组织构成，分为骨密质和骨松质。骨密质分布于骨的外表面及长骨的骨干，致密坚硬，抗压性强。骨松质分布于长骨两端和其他骨的内部，间隙内容纳骨髓，可承受较大的重量。颅盖骨的骨松质称板障，有板障静脉通过。

（2）骨膜　是一层致密结缔组织膜，分布于除关节面以外的骨表面。覆盖于骨表面的骨膜称骨外膜，衬贴于骨髓腔内面和骨松质腔隙内的骨膜称骨内膜。骨膜内含有丰富的血管、神经和淋巴管，对骨生长、再生、修复和感觉具有重要作用。骨折手术中如果骨膜剥离太多或损伤过大，都会导致骨折愈合延迟，甚至不愈合。

（3）骨髓　充填于骨髓腔和骨松质间隙内，分红骨髓和黄骨髓。胎儿和婴幼儿期的骨髓都是红骨髓，含有不同发育阶段的血细胞，故有造血功能。5岁以后，骨髓腔内的红骨髓逐渐被黄色脂肪组织代替，称黄骨髓，失去造血功能。当大量失血或重度贫血时，黄骨髓可转化为红骨髓，恢复造血功能。而长骨两端、短骨、不规则骨和扁骨的骨松质内终生都是红骨髓，因此，当临床疑有造血功能疾病时，常在髂骨或胸骨等处进行骨髓穿刺，检查骨髓象。

3. 骨的化学成分和物理特性　骨的化学成分包括有机质和无机质。有机质主要是骨胶原纤维和黏多糖蛋白，使骨具有韧性和弹性。无机质主要是碱性磷酸钙，使骨具有硬度。两种成分的比例随年龄增长发生变化，成年人有机质和无机质的比例约为3:7，最为合适。

（二）骨连结

骨与骨之间的连接装置称骨连结，按照连结形式分为直接连结和间接连结（图3-3）。

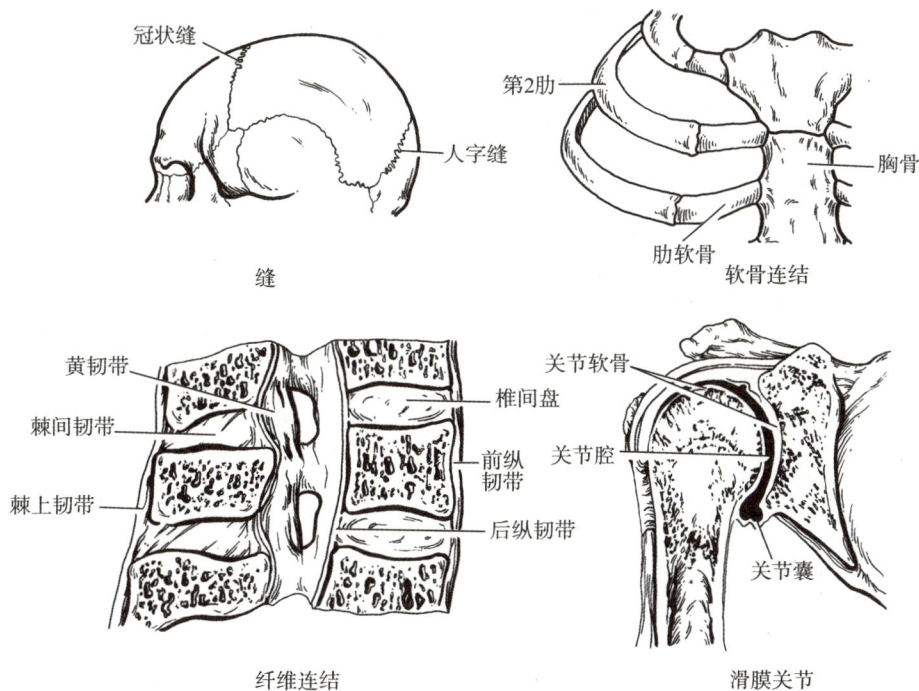

图 3－3　骨连结的类型

1. 直接连结　直接连结是指骨与骨之间借纤维结缔组织、软骨或骨直接相连，其间无间隙，此种连结较牢固，一般无活动或仅能少许活动。直接连结可分为纤维连结、软骨连结和骨性结合三类。

（1）纤维连结　两骨之间借纤维结缔组织相连，可分为①韧带连结：连结两骨的纤维结缔组织呈条索状或膜状，如棘间韧带、前臂骨间膜等；②缝：两骨之间借少量纤维结缔组织相连，如颅骨的矢状缝和冠状缝等；如缝骨化，则成为骨性结合。

（2）软骨连结　骨与骨之间借软骨相连，可分为①透明软骨连结：多见于幼年时期，如长骨骨干与骨骺之间的骺软骨、蝶骨和枕骨的结合等，随着年龄增长，可骨化形成骨性结合。②纤维软骨连结：两骨间借纤维软骨连结，多位于人体中轴承受压力之处，如椎体之间的椎间盘、耻骨间的耻骨联合等，终生不发生骨化。

（3）骨性结合　骨与骨之间借骨组织相连，常由纤维连结或透明软骨连结骨化而成。如骶椎骨之间的骨性结合，髂骨、耻骨、坐骨通过髋臼处的骨性结合融合成一块髋骨。

2. 间接连结　间接连结又称滑膜关节，简称关节，是骨连结的最高级形式，关节的相对骨面相互分离，腔隙内充以滑液，仅借其周围的纤维结缔组织囊相连结，因而一般具有较大的活动性（图3－4）。

图 3－4　关节的结构

（1）关节的基本结构

1）关节面　是构成关节各骨的对应面，多为一凸一凹，凸者称关节头，凹者称关节窝。关节面上覆有一层关节软骨，多数为透明软骨，少数为纤维软骨，关节软骨光滑而富有弹性，有减少摩擦和缓冲震荡的作用。

2）关节囊　为附着于关节面周缘、包裹关节的纤维结缔组织囊，分为外层的纤维膜和内层的滑膜。纤维膜厚而坚韧，富含血管和神经，起连结和固定作用；纤维膜的厚薄与关节的运动功能有关，如上肢关节运动灵活，纤维膜薄而松弛；下肢关节稳固性较强，纤维膜厚而坚韧；在某些特定部位，纤维膜还可增厚形成韧带。滑膜衬贴于纤维膜内面，薄而柔软，可分泌滑液营养和润滑关节软骨；某些关节囊的滑膜表面积大于纤维膜，折叠后突入关节腔形成滑膜襞，有填充和减少摩擦的作用。

3）关节腔　为关节囊滑膜层与关节软骨面共同围成的密闭腔隙，腔内呈负压，有少量滑液，对维持关节稳固性和减少摩擦有一定作用。

（2）关节的辅助结构　除上述基本结构以外，某些关节为适应其功能，还形成了相应的辅助结构，进一步增加了关节的稳固性和灵活性。

1）韧带　是连于相邻两骨之间的致密结缔组织束，有增强关节稳固性和限制关节过度运动的作用。按部位不同，可分为囊外韧带和囊内韧带。囊外韧带多为关节囊的纤维层增后形成，如髋关节的髂股韧带。囊内韧带位于关节囊内，被滑膜包绕，如膝关节的交叉韧带。

2）关节盘　是垫于两关节面之间的纤维软骨，其周缘附着于关节囊内面，将关节腔分为两部分。关节盘多呈中央薄、周缘略厚的圆盘形，可使关节面更加适应，增加关节的稳固性和运动的多样性，减少关节面之间的冲击和震荡。

3）关节唇　是附着于关节窝周缘的纤维软骨，可加深关节窝，增加关节的稳固性。

（3）关节的运动　关节的运动指构成关节的骨围绕关节的运动轴发生的相对位置变化，其形式和幅度与关节的结构密切相关。根据关节的轴，关节的运动形式有以下几种。

1）屈和伸　指关节绕冠状轴进行的运动。两骨间腹侧面夹角变小或肢体与躯干腹侧面夹角变小为屈，反之为伸；但在膝关节和足关节则相反，如小腿向后靠近大腿的运动称为膝关节的屈，足尖上抬、足背向小腿前面靠拢为踝关节的伸，足尖下垂、足背远离小腿前面为踝关节的屈。习惯上，踝关节的伸又称背屈，踝关节的屈又称跖屈。

2）收和展　指关节绕矢状轴进行的运动，向正中矢状面靠拢为收，远离正中矢状面为展。在手指和足趾的运动中，向手指中指和足趾第二趾的靠拢为收，反之为展。

3）旋转　指关节绕垂直轴进行的运动，骨的前面转向内侧称旋内，转向外侧称旋外。前臂和手的旋内亦称旋前，旋外亦称旋后。

4）环转　指运动骨的一端在原位转动，另一端做圆周运动，运动时全骨描绘出一个圆锥形的轨迹。实际上，环转运动是屈、展、伸、收有机整合的接续运动。

5）移动　指两关节面间的相对滑动，运动范围较小。在许多关节，移动可与其他形式的运动同时发生。

❤ 护爱生命

骨质疏松已成为困扰老年人的主要疾病，其发病率已经紧随糖尿病、老年痴呆，跃居老年疾病第三位。骨质疏松症对人体健康的危害是多方面的，如造成腰酸背痛、变矮和驼背。但其最大的危害还是容易发生骨折，发病率为 27.5% ~32.6%，许多患者因此致残。

骨质疏松症已成为当今世界广泛关注的严重社会问题之一。预防骨质疏松症应从两方面着手：一是从儿童期开始，每天喝牛奶，通过经常的户外活动和晒太阳，获取足够的维生素 D；二是加强对高危人群的监测。

二、躯干骨及其连结

（一）躯干骨

躯干骨包括 26 块椎骨、12 对肋和 1 块胸骨。它们分别参与脊柱、胸廓和骨盆的构成。

1. 椎骨 幼年时为 32 或 33 块，包括颈椎 7 块、胸椎 12 块、腰椎 5 块、骶椎 5 块、尾椎 3 ~ 4 块。成年后 5 块骶椎融合成 1 块骶骨，3 ~ 4 块尾椎融合成 1 块尾骨，共 26 块椎骨。

（1）**椎骨的一般形态** 椎骨为不规则骨，由前方的椎体和后方的椎弓构成。椎体和椎弓围成椎孔。所有椎孔相连形成的管道，称椎管，容纳脊髓（图 3-5）。

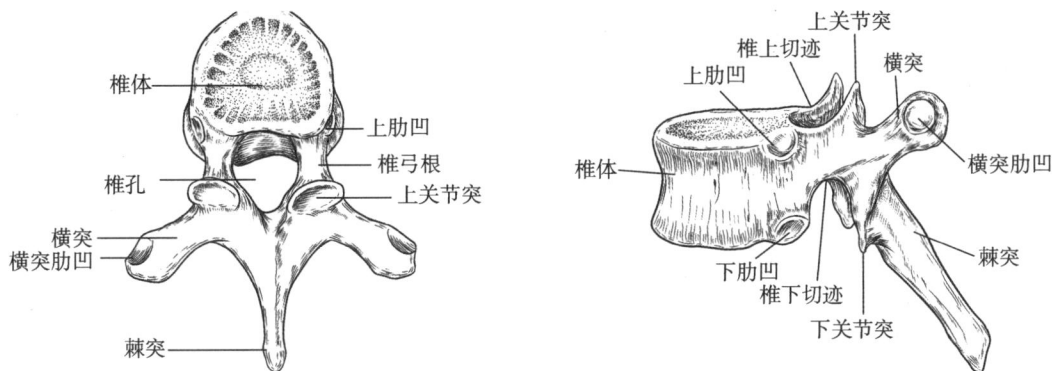

图 3-5 胸椎

1）**椎体** 呈短的圆柱状，是椎骨负重的主要部分。椎体表面为骨密质，内部为骨松质，上、下面粗糙，借椎间盘与相邻椎骨相连。

2）**椎弓** 位于椎骨后部，分为椎弓根和椎弓板。椎弓根连接于椎体后外侧，其上方有较浅的椎上切迹，下方有较深的椎下切迹，相邻椎骨的上、下切迹围成椎间孔，内有脊神经和血管通过。椎弓板为弓形骨板，其上有 7 个突起：横突 2 个，伸向两侧；棘突 1 个，由椎弓后面正中伸向后方或后下方；上关节突 2 个，在椎弓根和椎弓板结合处向上突出；下关节突 2 个，在椎弓根和椎弓板结合处向下突出；相邻的上、下关节突构成关节突关节。

（2）**各部椎骨的主要特征**

1）**颈椎** 椎体较小、椎孔相对较大，横突上有横突孔，第 2 ~ 6 颈椎的棘突较短，末端分叉。颈椎上、下关节突的关节面接近水平位（图 3-6）。

第 1 颈椎又称寰椎，呈环形，无椎体、棘突和关节突，由前弓、后弓及两个侧块构成（图 3-7）。前弓较短，后面正中有齿突凹，与枢椎的齿突相关节。侧块连接前弓和后弓，上面有椭圆形的上关节凹，与枕髁相关节。

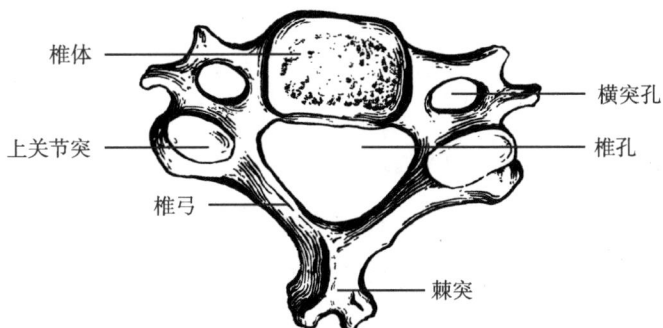

图 3-6 颈椎

第 2 颈椎又称枢椎，其椎体向上伸出齿突，与寰椎的齿突凹相关节（图 3-8）。

第 7 颈椎又称隆椎，棘突特长，末端不分叉，活体易触及，常作为计数椎骨序数的标志。

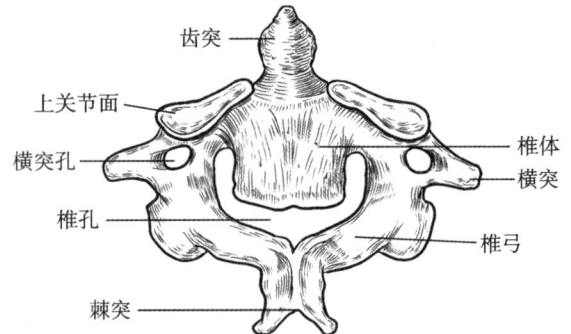

图 3-7 寰椎

图 3-8 枢椎

2）胸椎　椎体从上向下逐渐增大，横断面呈心形。椎体两侧有上肋凹和下肋凹，横突末端前面有横突肋凹，这些肋凹分别与肋骨的肋头和肋结节相关节。上、下关节突的关节面呈冠状位。棘突较长，斜向后下，相邻棘突呈叠瓦状排列。

3）腰椎　椎体粗壮，横断面呈肾形，椎孔呈卵圆形或三角形（图 3-9）。上、下关节突粗大，关节面呈矢状位。腰椎棘突宽而短，呈板状，水平后伸。

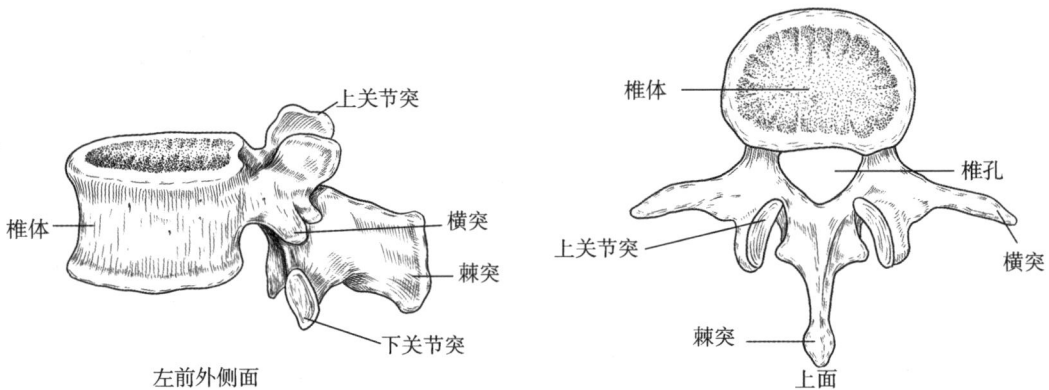

图 3-9　腰椎

4）骶骨　由 5 块骶椎融合而成，呈倒置三角形，底在上，尖在下（图 3-10）。上缘中份向前隆凸，称岬。前面光滑，有四条骶椎融合的痕迹和 4 对骶前孔。背面粗糙，正中线上有隆起的骶正中嵴，两侧有 4 对骶后孔。各骶椎的椎孔连接成骶管，向下开口于骶管裂孔，裂孔两侧向下的突起称骶角，是骶管麻醉的定位标志。骶骨外侧部上份有耳状面，与髂骨的耳状面构成骶髂关节。

5）尾骨　由 3～4 块尾椎融合而成，上接骶骨，下端游离形成尾骨尖（图 3-10）。

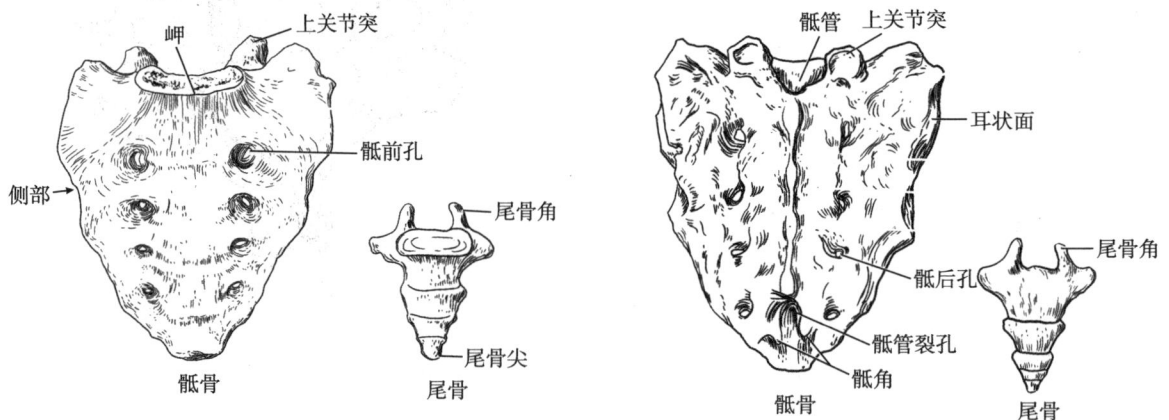

图 3-10　骶骨和尾骨

第1颈椎又称

A. 寰椎　　　　B. 枢椎　　　　C. 隆椎

D. 椎突　　　　E. 骶椎

2. 肋　由肋骨和肋软骨组成，共12对。其中，第1~7对肋的前端直接与胸骨连结，称真肋；第8~12对肋不直接与胸骨相连，称假肋。第8~10对肋通过肋软骨与上位肋软骨相连，形成肋弓。第11~12对肋前端游离于腹壁肌内，又称浮肋。

（1）肋骨　属于扁骨，分为前、后两端和体（图3-11）。后端膨大称肋头，与胸椎的上、下肋凹相关节。肋头向外稍细，称肋颈。肋颈外侧的突起称肋结节，与相应胸椎横突肋凹相关节。肋体扁而长，分内、外侧两面和上、下两缘。内侧面下缘处有肋沟，肋间血管和神经沿此沟走行。肋体后份急转处称为肋角。

（2）肋软骨　位于各肋骨的前端，由透明软骨构成，终生不骨化。

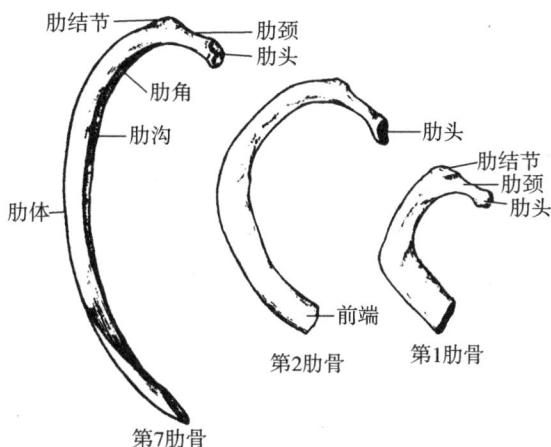

图3-11　肋骨

3. 胸骨　属扁骨，位于胸前部正中，自上而下分为胸骨柄、胸骨体和剑突三部分（图3-12）。胸骨柄上缘中份有凹陷的颈静脉切迹，两侧有和锁骨相连的关节面，称锁切迹。胸骨柄和胸骨体连结处微向前突，称胸骨角，可在体表扪及。胸骨角向两侧平对第2肋，是计数肋的重要标志；向后平对第4胸椎体下缘。剑突薄而尖锐，下端游离。

（二）躯干骨的连结

躯干骨借助骨连结形成脊柱和胸廓，骶骨和尾骨还参与构成骨盆。

1. 脊柱　由椎骨、骶骨、尾骨及其连结构成，上承头颅，下接髋骨，具有支撑体重、传接重力和运动枢纽的作用，并参与构成胸腔、腹腔和盆腔的后壁。微课1

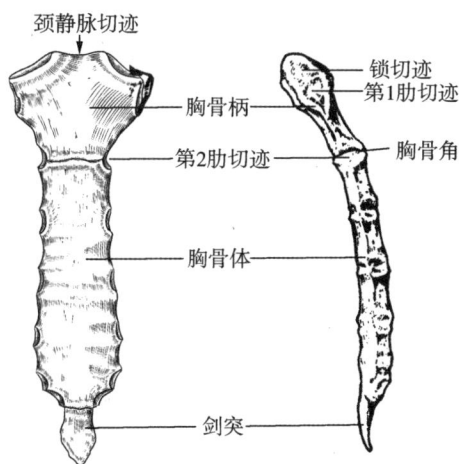

图3-12　胸骨

49

（1）椎骨间的连结

1）椎体间的连结（图3-13）　①椎间盘：连结相邻两个椎体的纤维软骨盘，由周边的纤维环和中央的髓核构成。纤维环由多层呈环形排列的纤维软骨构成，髓核是富有弹性的胶状物。椎间盘坚韧又富有弹性，既牢固连结相邻的两个椎体，又可使两个椎体间有少量的活动。椎间盘易随年龄增长发生退行性变，过度的负重和劳损也可致纤维环破裂，髓核膨出，形成椎间盘突出症。②前纵韧带：位于椎体和椎间盘的前方，呈宽扁带状，上起枕骨，下达第1或第2骶椎，有防止脊柱过度后伸的作用。③后纵韧带：位于椎体和椎间盘的后方，纵贯脊柱全长，可防止脊柱过度前屈和椎间盘向后脱出。

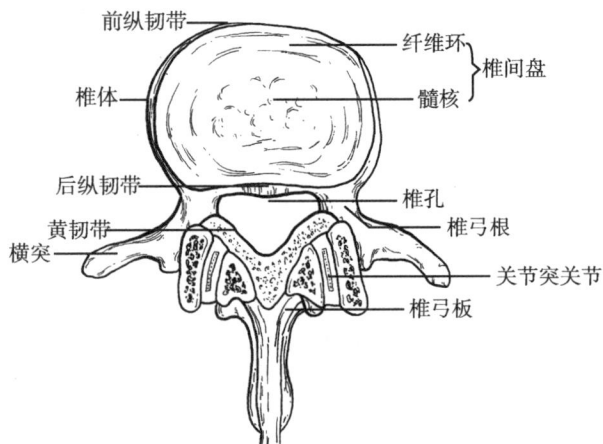

图3-13　椎体间的连结

2）椎弓间的连结（图3-14）　①黄韧带：连结于相邻的椎弓板之间，由弹性纤维构成，厚而坚韧，参与构成椎管后壁，可限制脊柱前屈。②棘上韧带：连于棘突尖端，细长而坚韧，可限制脊柱前屈；第7颈椎以上薄而宽阔，称项韧带。③棘间韧带：连于相邻棘突之间，可限制脊柱前屈。④横突间韧带：连于相邻椎骨横突之间，可限制脊柱侧屈。⑤关节突关节：由相邻椎骨的上、下关节突的关节面构成，只能做轻微滑动。

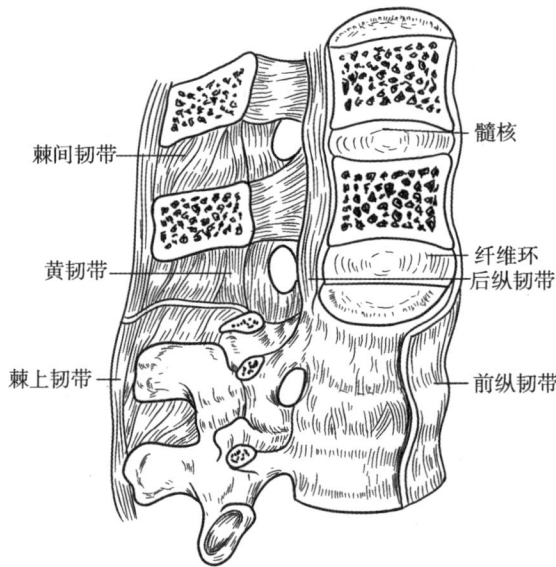

图3-14　椎弓间的连结

3）寰枕关节和寰枢关节　寰枕关节由寰椎的上关节凹与枕骨的枕髁构成，可使头部做前俯、后仰和侧屈运动。寰枢关节由寰椎和枢椎构成，可使寰枢椎连同头部做旋转运动。

（2）脊柱的整体观（图3-15）

1）脊柱的前面观　椎体自上而下逐渐增大，与负重有关。

2）脊柱的侧面观　自上而下可见四个生理弯曲，即颈曲、胸曲、腰曲、骶曲。其中颈曲和腰曲凸向前方，胸曲和骶曲凸向后方。这些生理弯曲增强了脊柱的弹性，有利于维持人体重心平衡和减轻震荡。

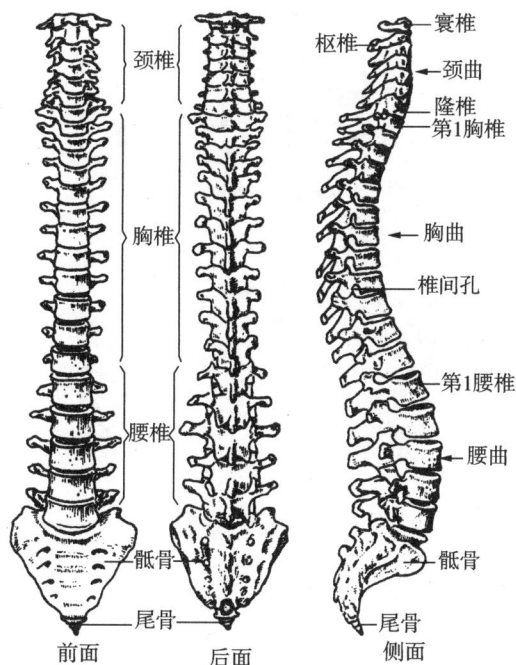

图 3 - 15　脊柱的整体观

3）脊柱的后面观　各部椎骨的棘突连贯成一纵嵴，颈椎棘突短而分叉；胸椎棘突较长，斜向后下方，呈叠瓦状排列；腰椎棘突呈板状水平后伸，棘突间隙较宽，临床上常选择第 3、4 或 4、5 腰椎棘突间隙行腰椎穿刺术。

（3）脊柱的运动　相邻两个椎骨之间的运动范围很小，但整个脊柱的运动范围却很大，可做屈、伸、侧屈、旋转和环转运动。由于颈部和腰部运动灵活，损伤也较多见。

👁 看一看

椎间盘突出症的手术治疗史

1934 年，美国哈佛医学院的 Mixter 和 Barr 首次用手术证实并治愈腰椎间盘突出症。这一贡献被誉为开创了椎间盘手术治疗的时代。1964 年，Lyman Smith 第一次报告用木瓜凝乳蛋白酶注入腰椎间盘内，溶解病变的髓核组织，用以治疗腰椎间盘突出症，开创了"化学溶核术"的历史。1975 年，Hijikata 首次报道应用经皮穿刺髓核摘除术治疗腰椎间盘突出症获得成功。1990 年，Kambin 报告经皮椎间盘镜技术治疗腰椎间盘突出症，于是显微腰椎间盘摘除术作为一种有前途的新的手术方法不断得到发展和改进。

2. 胸廓　由 12 块胸椎、12 对肋、1 块胸骨和它们之间的连结共同组成，可支持和保护胸腔、腹腔内的脏器（图 3 - 16）。

（1）胸廓的连结　①肋椎关节：包括肋头与椎体上、下肋凹构成的肋头关节和肋结节与横突肋凹构成的肋横突关节。②胸肋关节：由第 2~7 对肋软骨与胸骨体相应的肋切迹构成。第 1 对肋软骨与胸骨柄之间为直接连结。

（2）胸廓的形态　成人胸廓呈前后略扁的圆锥形，上窄下宽。胸廓上口较小，由胸骨柄上缘、第一肋和第一胸椎体围成，是胸腔与颈部的通道。胸廓下口宽大，由第 12 胸椎、第 12 对肋、第 11 对肋前端、肋弓和剑突共同围成。两侧肋弓构成向下开放的胸骨下角，剑突又将胸骨下角分成左、右剑肋角。相邻两肋之间形成肋间隙，共 11 对。

图 3 – 16　胸廓

（3）胸廓的运动　胸廓除支持和保护胸腔、腹腔的内脏器官外，还参与呼吸运动。吸气时，在吸气肌的作用下，肋的前端抬高，肋体向外扩展，胸骨上升，胸廓内径增大，胸腔容积增大；呼气时，在重力和呼气肌的作用下，胸廓运动正好相反，使胸腔容积减小。胸腔容积的改变，促成了肺的吸气和呼气。

三、颅骨及其连结

颅骨共 23 块骨（6 块听小骨未计入），包括脑颅骨 8 块和面颅骨 15 块。

（一）脑颅骨 🅔 微课 2

脑颅骨包括额骨、筛骨、蝶骨、枕骨各 1 块，颞骨 2 块，顶骨 2 块（图 3 – 17，图 3 – 18），构成容纳脑的颅腔。额骨、顶骨和枕骨由前向后依次排列，构成颅腔的顶壁，称颅盖；额骨、筛骨、蝶骨和枕骨由前向后顺次连接，构成颅腔的底壁，称颅底；颞骨分居两侧，形成颞区。筛骨的小部分参与组成脑颅，大部分参与构成面颅。

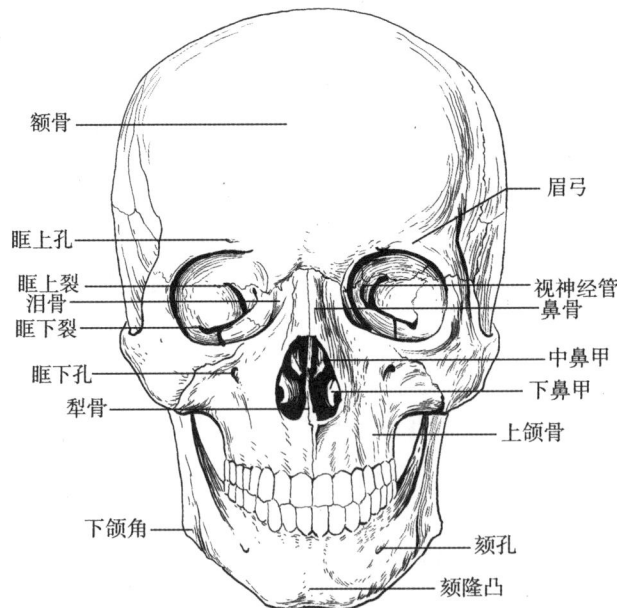

图 3 – 17　颅前面观

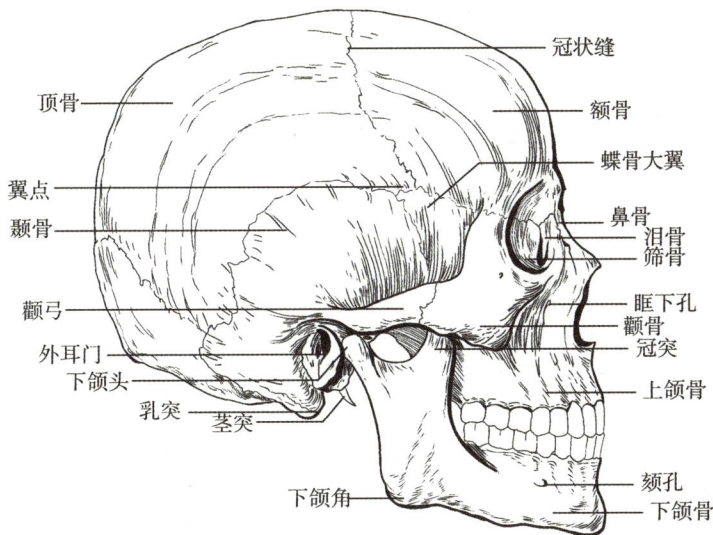

图 3 - 18 颅侧面观

（二）面颅骨

面颅骨包括成对的上颌骨、颧骨、腭骨、鼻骨、泪骨及下鼻甲及不成对的下颌骨、犁骨和舌骨，分别围成眶、骨性鼻腔和骨性口腔。

1. 下颌骨 是面颅骨中最大的骨，呈马蹄铁形，分为一体两支（图 3 - 19）。下颌体位于中间，呈弓形凸向前，其上缘构成牙槽弓，下缘圆钝形成下颌底。下颌体伸向上后方的方形骨板称下颌支，下颌支末梢形成两个突起，前方的称冠突，后方的称髁突，两突起之间为下颌切迹。髁突上端膨大形成下颌头，与下颌窝相关节；下颌头下方缩细称下颌颈。下颌支后缘与下颌底相交处，称下颌角。下颌支内面中央有下颌孔，孔内有下牙槽血管和神经通过，此孔向下经下颌管通颏孔。

图 3 - 19 下颌骨

2. 舌骨 位于下颌骨的后下方，中间是较宽的舌骨体，向后外延伸的长突为舌骨大角，向上后方伸出的短突称舌骨小角（图 3 - 20）。舌骨大角和舌骨体部可在体表摸到。

（三）颅的整体观

1. 颅的顶面观 光滑隆凸，呈前窄后宽的卵圆形，有三条缝：额骨与两侧顶骨连接处形成冠状缝，两侧顶骨连接处

图 3 - 20 舌骨

形成矢状缝，两侧顶骨与枕骨连接处形成人字缝。

2. 颅的后面观 可见人字缝和枕鳞。枕鳞中央最突出的部分是枕外隆凸，由隆凸向两侧呈弓形的骨嵴，称上项线。

3. 颅的侧面观 由额骨、蝶骨、顶骨、颞骨及枕骨构成。颅侧面中部有外耳门，外耳门后方为乳突，前方是颧弓，二者均可在体表摸到。颧弓平面以上为颞窝，颧弓平面以下为颞下窝。颞窝的上界为颞线。颞窝内侧壁前下部由额、顶、颞、蝶四骨会合形成"H"形的缝，是颅最薄弱的区域，称翼点，翼点内面有脑膜中动脉前支经过。

4. 颅的内面观 颅盖内面凹陷，有许多脑回和血管相对应的压迹（图3-21）。颅底内面高低不平，呈三级阶梯状，其前部最高，后部最低，分别称为颅前、中、后窝。各窝内有很多孔和裂，它们大多与颅底外面相通。

（1）颅前窝 由额骨眶部、筛骨筛板和蝶骨小翼构成，正中线上有额嵴、盲孔、鸡冠等结构。筛板上有筛孔与鼻腔相通。

（2）颅中窝 由蝶骨体、蝶骨大翼和颞骨岩部等构成。窝底中央是蝶骨体，体上面的窝为垂体窝，窝的前外侧有视神经管，通眶腔。垂体窝后方的骨性隆起是鞍背，垂体窝和鞍背等统称为蝶鞍，其两侧浅沟为颈动脉沟，沟的前外侧有眶上裂，沟后端的孔称破裂孔，颈动脉沟在破裂孔处续于颈动脉管内口。在蝶鞍两侧颞骨大翼根部，由前内向后外依次可见圆孔、卵圆孔和棘孔。自棘孔起有向后上方行走的脑膜中动脉沟。弓状隆起与颞鳞之间的薄层骨板为鼓室盖。

（3）颅后窝 主要由枕骨和颞骨岩部后面构成。窝的中央有枕骨大孔，孔前上方的平坦斜面称斜坡，孔的前外侧壁有舌下神经管内口，孔的后上方有"十"字形的隆起，其交会处称枕内隆凸，由此向上有上矢状窦沟，向下为枕内嵴，向两侧的浅沟为横窦沟，横窦沟行向前外侧，至乳突内面与乙状窦沟延续，后者终于颈静脉孔。颞骨岩部后面中央有开口朝向前内的内耳门，为内耳道的开口。

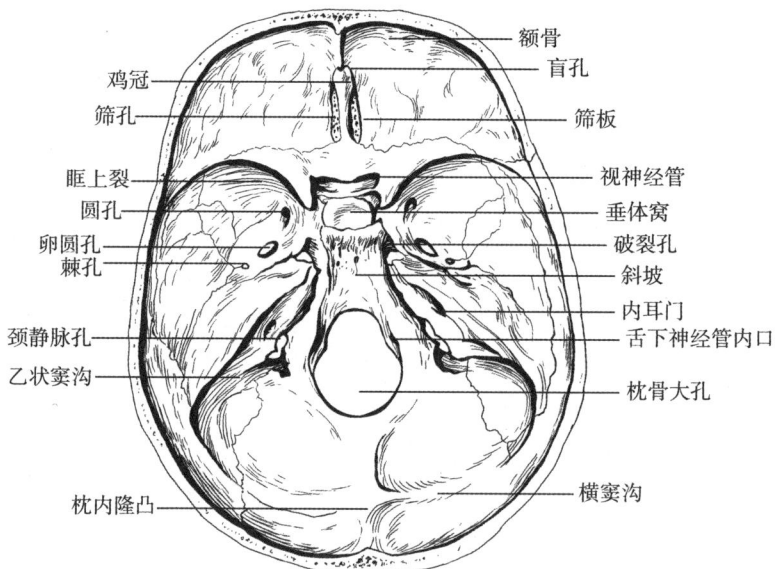

图3-21 颅底内面观

？想一想3-1

颅底发生骨折和颅顶发生骨折，哪一种更严重？

答案解析

5. 颅底外面观　颅底外面粗糙不平（图3－22）。中央有枕骨大孔，枕骨大孔的两侧是枕髁。枕髁的前外上方有舌下神经管外口，外侧有颈静脉孔。颈静脉孔的前方有圆形的颈动脉管外口，后外侧有细长的茎突，茎突根部后方有茎乳孔。颧弓根部后方有下颌窝，下颌窝的前缘隆起是关节结节，二者参与构成颞下颌关节。枕骨大孔前方是骨腭，骨腭正中有腭中缝，腭中缝前端有切牙孔，与切牙管相通。骨腭后端邻接鼻后孔，鼻后孔后方有破裂孔，后外侧有卵圆孔和棘孔。

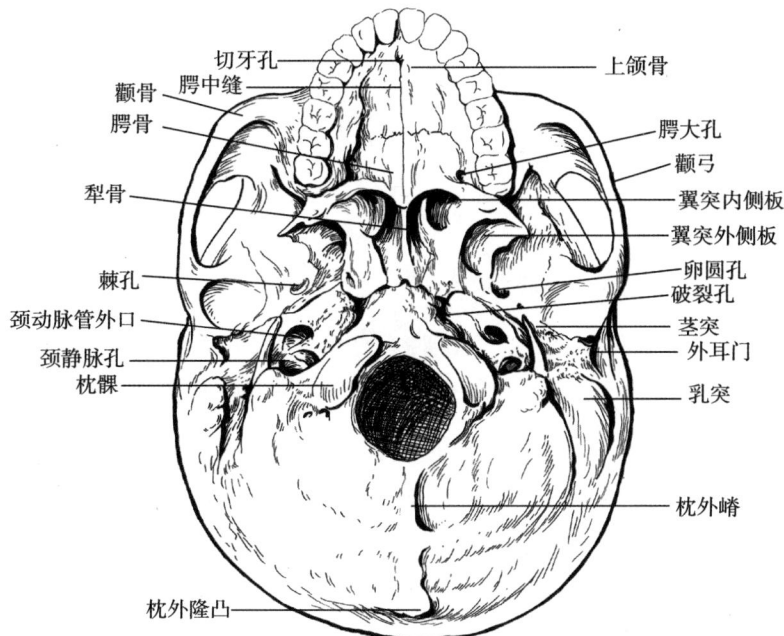

图3－22　颅底外面观

6. 颅的前面观　由上而下可分为额区、眶、骨性鼻腔和骨性口腔（图3－17）。

（1）额区　为眶以上的部分，与眶上缘平行的弓形隆起，称眉弓，左右眉弓之间称眉间。眉弓与眉间都是重要的体表标志。

（2）眶　为一对四面锥体形深腔，底朝向前外，尖向后内，有上、下、内侧、外侧四壁。①底：即眶口，略呈四边形，向前下外倾斜，上缘中、内1/3交界处有眶上孔或眶上切迹，下缘中份的下方有眶下孔。②尖：指向后内，其内侧有视神经管，与颅中窝相通。③上壁：由额骨和蝶骨小翼构成，前外侧部有泪腺窝。④内侧壁：最薄，与筛窦和鼻腔相邻，前下份有长圆形的泪囊窝，此窝向下经鼻泪管与鼻腔相通。⑤下壁：主要由上颌骨眶面构成，壁下方为上颌窦。下壁和外侧壁交界处的后份形成眶下裂，与颞下窝和翼腭窝相通。⑥外侧壁：较厚，由颧骨和蝶骨大翼构成。外侧壁与上壁交界处的后份形成眶上裂，向后通颅中窝。

（3）骨性鼻腔　位于面颅中央，由骨性鼻中隔分为左右两半。骨性鼻中隔由犁骨和筛骨垂直板构成（图3－23）。鼻腔顶主要由筛板构成，借筛孔通颅前窝。底由骨腭构成，前端有切牙管通口腔。外侧壁由上而下有3个向下弯曲的骨片，依次称上、中、下鼻甲，每个鼻甲下方都有相应的鼻道，分别称上鼻道、中鼻道和下鼻道。上鼻甲后上方与蝶骨之间的凹陷称蝶筛隐窝。中鼻甲后方有蝶腭孔，通向翼腭窝。鼻腔前方的开口称梨状孔，通向外界；后方的开口称鼻后孔，向后与咽腔相通。

（4）鼻旁窦　是上颌骨、额骨、蝶骨及筛骨内的骨腔，位于鼻腔周围并开口于鼻腔。①额窦：位于眉弓深面，左右各一，窦口向后下，开口于中鼻道前部。②筛窦：位于筛骨迷路内，呈蜂窝状，分前、中、后三群，前、中群开口于中鼻道，后群开口于上鼻道。③蝶窦：位于蝶骨体内，被内板分隔成左右两腔，此两腔多不对称，分别向前开口于左右侧的蝶筛隐窝。④上颌窦：最大，在上颌骨体内，

图 3-23　骨性鼻腔外侧壁

开口于中鼻道。由于窦口高于窦底，故在直立位时不易引流窦内容物。上颌窦底为上颌骨牙槽突，与磨牙和第二前磨牙的牙根紧邻，前壁的尖牙窝处骨质最薄，易发生牙源性感染。

（四）新生儿颅的特征

新生儿面颅较小，约占颅的 1/8；而成人面颅发育完全，约为颅的 1/4。新生儿颅的额结节、顶结节和枕鳞都是骨化中心部位，发育明显，故从颅顶观察时，呈五角形。颅顶诸骨尚未完全发育，主要借结缔组织膜连接，这些连接处称颅囟（图 3-24），主要有矢状缝与冠状缝相接处的前囟、矢状缝与人字缝相接处的后囟、颞区的蝶囟和后外侧的乳突囟。前囟约在出生后 1~2 岁时闭合，其余各囟都在出生后不久闭合。

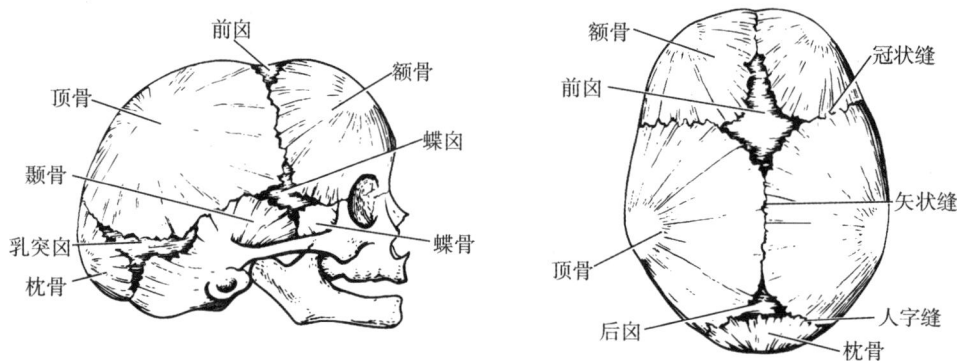

图 3-24　新生儿颅

（五）颅骨的连结

颅骨之间多借缝或软骨直接相连，形成多个腔、孔，容纳、支持和保护脑、感觉器官以及消化系统和呼吸系统的起始部分；仅下颌骨与颞骨间形成颞下颌关节。

1. 直接连结　颅盖骨间多以薄层结缔组织膜构成缝，并可随年龄的增长发生骨化而消失。颅底骨间形成软骨结合，随年龄的增长也可骨化成骨性结合，但破裂孔处终身不发生骨化。

2. 颞下颌关节　颞下颌关节又名下颌关节，由下颌骨的下颌头与颞骨的下颌窝和关节结节构成（图 3-25）。关节囊前后松弛，外侧壁有韧带加强。囊内有关节盘，将关节腔分成上、下两部分。两侧颞下颌关节属联合关节，须同时运动。下颌骨可进行上提、下降、前移、后退和侧方运动。张口时下颌骨下降并向前运动，下颌头滑向前下方，当张口过大时，下颌头可滑至关节结节前下方而造成颞下颌关节脱位。

图 3 - 25　颞下颌关节

四、四肢骨及其连结

四肢骨包括上肢骨和下肢骨,它们均由肢带骨和自由肢骨组成。上、下肢骨的数目和排列方式基本相同,但由于分工的不同,上肢骨轻巧,下肢骨粗壮。

(一) 上肢骨

1. 锁骨　呈"~"形弯曲,横于胸廓前上方 (图 3 - 26)。其内侧端粗大,与胸骨柄的锁切迹相关节,称胸骨端;外侧端扁平,与肩胛骨的肩峰形成关节,称肩峰端。锁骨内侧 2/3 段呈三棱柱形,凸向前;外侧 1/3 段扁平,凸向后;锁骨中、外 1/3 交界处是锁骨骨折最常发生的地方。锁骨可支撑肩胛骨,使肩胛骨远离躯干,保证上肢灵活运动等。

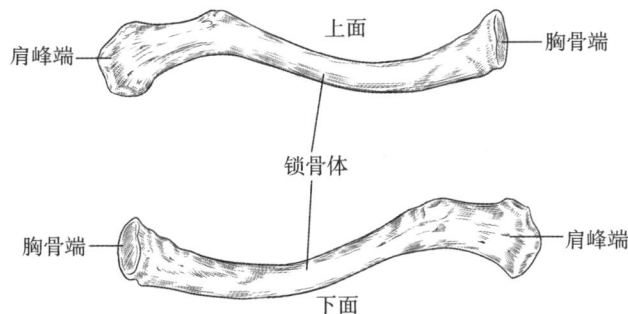

图 3 - 26　锁骨

2. 肩胛骨　是三角形的扁骨,贴于胸廓的后外侧上份,介于第 2~7 肋骨之间 (图 1 - 27)。它有 2 个面、3 个缘、3 个角和 3 个窝。肩胛骨前面为一大的浅窝,称肩胛下窝;后面有一横列的骨嵴,称肩胛冈,冈上、下方的浅窝,分别称冈上窝和冈下窝;肩胛冈向外上方伸展膨大形成肩峰,与锁骨肩峰端相关节。上缘短而薄,外侧份有肩胛切迹,切迹外侧向前伸出的指状突起,形似鸟嘴,故称喙突;内侧缘薄锐,与脊柱相对,又称脊柱缘;外侧缘肥厚,邻近腋窝,又称腋缘。上缘与脊柱缘的相交形成上角,平对第 2 肋;脊柱缘与腋缘相交形成下角,平对第 7 肋或第 7 肋间隙,为计数肋的标志;腋缘与上缘相交形成外侧角,最为肥厚,有朝向外上的梨形关节面,称关节盂,与肱骨头形成肩关节。盂的上、下方各有一小的粗糙隆起,分别称盂上结节和盂下结节。

肩胛冈、肩峰、肩胛骨下角、内侧缘及喙突都可在体表摸到。

3. 肱骨　位于臂部是典型的长骨,分为上、下两端及肱骨体 (图 3 - 28)。上端膨大,称肱骨头,其朝向上后内方的半球形关节面,与肩胛骨的关节盂相关节;肱骨头周围的环形浅沟,称解剖颈。肱

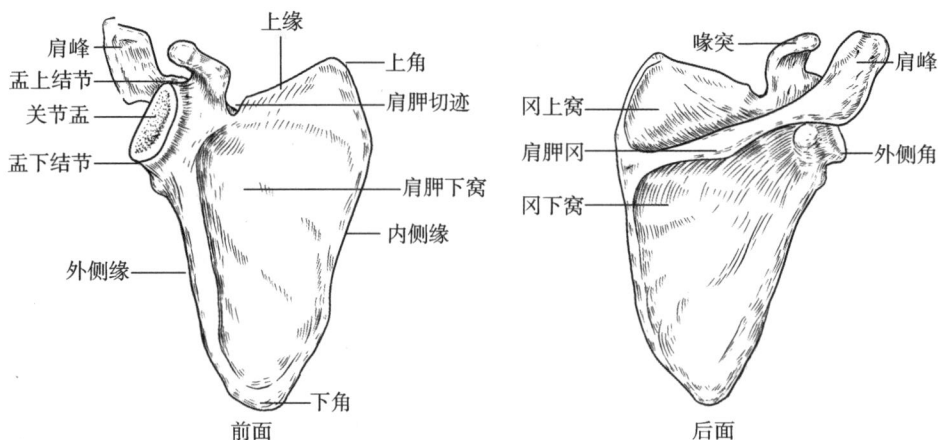

图 3-27 肩胛骨

骨头的外侧面和前面分别有隆起的大结节和小结节，大、小结节向下延长形成大结节嵴和小结节嵴，两结节间的浅沟称结节间沟。上端与体的交界处稍细，称外科颈，为较易发生骨折之处。

图 3-28 肱骨

肱骨体上段呈圆柱形，下段呈三棱柱形，中部的外侧面有粗糙的三角肌粗隆。体后面中部有自内上斜行向外下的浅沟，称桡神经沟，桡神经沿此沟经过，当肱骨中部骨折时易伤及此神经。体的内侧缘近中点处有开口向上的滋养孔。

下端宽扁，外侧部前面呈半球状的关节面称肱骨小头，与桡骨相关节；内侧部呈滑车状的关节面称肱骨滑车，与尺骨形成关节。肱骨小头的外上方和滑车的内上方各有一突起，分别称为外上髁和内上髁。下端的后面，内上髁后方的浅沟，称尺神经沟，尺神经由此经过。滑车后面上方的深窝，称鹰嘴窝，伸肘时容纳尺骨鹰嘴。肱骨下端与体交界处，即相当于肱骨内、外上髁的稍上方，骨质较薄弱，小儿易发生肱骨髁上骨折。

肱骨大结节和内、外上髁都可在体表摸到。

4. 桡骨 位于前臂外侧部（图 3-29），分为一体两端。上端稍膨大，称桡骨头，头顶面的关节凹与肱骨小头相关节；头周缘为环状关节面与尺骨的桡切迹相关节；头下方略细处称桡骨颈，颈下份的前内侧有粗糙的桡骨粗隆。桡骨体呈三棱柱形，内侧缘为薄锐的骨间缘。下端前凹后凸，外侧份向下突出称桡骨茎突，内侧面的关节面，称尺切迹，与尺骨头相关节；下端底面为腕关节面，与腕骨形成桡腕关节。

桡骨茎突和桡骨头都可在体表摸到。

5. 尺骨 位于前臂的内侧部（图3-29），分一体两端。上端粗大，前面的深凹称滑车切迹，与肱骨滑车相关节；切迹后上方的突起称鹰嘴，前下方的突起称冠突，冠突外侧面有桡切迹，与桡骨头相关节；冠突前下方的粗糙隆起，称尺骨粗隆。尺骨体上段粗，下段细，外侧缘锐利与桡骨相对，称骨间缘。下端称尺骨头，其前、外、后三面的关节面与桡骨的尺切迹相关节；下面光滑，借关节盘与腕骨隔开；后内侧端向下的突起称尺骨茎突，比桡骨茎突高约1cm。

尺骨鹰嘴、尺骨后缘全长、尺骨头和茎突，都可在体表摸到。

6. 手骨 包括腕骨、掌骨和指骨（图3-30）。

（1）腕骨 8块，均为短骨，排成近侧与远侧两列。近侧列由桡侧向尺侧依次为：手舟骨、月骨、三角骨和豌豆骨。远侧列由外侧向内侧依次为：大多角骨、小多角骨、头状骨和钩骨。8块腕骨构成的掌面凹陷称腕骨沟。手舟骨、月骨和三角骨的近侧面共同形成椭圆形的关节面，参与构成桡腕关节。

（2）掌骨 5块，属长骨，由拇指侧向小指侧，分别称为第1~5掌骨。掌骨近侧端为底，远侧端为头，中间为体。第1掌骨底有鞍状关节面，与大多角骨构成关节。

（3）指骨 属长骨，共14块，拇指2块，其余各指均为3块，由近侧至远侧，依次称近节指骨、中节指骨和远节指骨。指骨均可分为底、体和指骨滑车。远节指骨的远侧端掌面粗糙，称远节指骨粗隆。

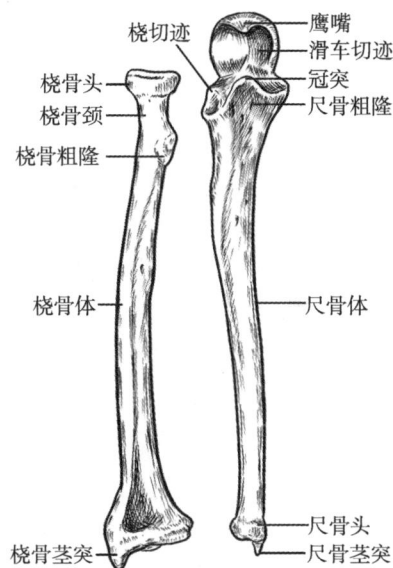

图3-29 尺桡骨

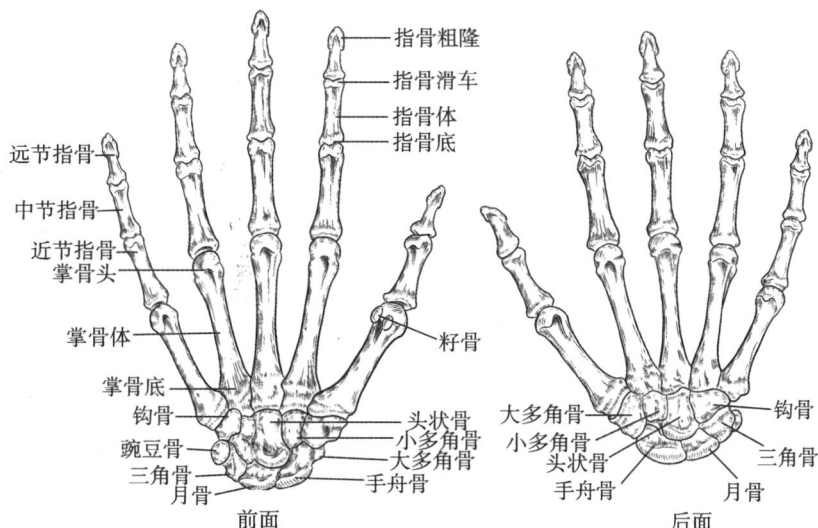

图3-30 手骨

（二）下肢骨

1. 髋骨 是不规则骨，左右各一（图3-31）。由髂骨、耻骨和坐骨融合构成，幼年时期三骨之间为软骨结合，16岁左右发生骨化融合。

髂嵴
髂窝
髂前上棘
髂前下棘
弓状线
髂耻隆起
耻骨梳
耻骨结节
耻骨嵴
闭孔
耻骨联合面

耳状面
髂后上棘
髂后下棘
坐骨大切迹
坐骨棘
坐骨小切迹
坐骨支
耻骨下支

内侧面

髂嵴
髂骨翼
髂后上棘
髂后下棘
坐骨大切迹
坐骨棘
坐骨小切迹
坐骨体
坐骨结节
坐骨支

髂结节
髂前上棘
髂前下棘
髋臼
髋臼切迹
耻骨结节
闭孔

外侧面

图 3-31　髋骨

（1）髂骨　构成髋骨上部，分为髂骨体和髂骨翼。髂骨体肥厚，构成髋臼的上 2/5。髂骨翼扁阔，位于体的上方，上缘肥厚、游离，称髂嵴。髂嵴前端为髂前上棘，后端为髂后上棘；距髂前上棘 5～7cm 处向外的突起，称髂结节；在髂前、后上棘的下方各有一突起，分别称髂前下棘和髂后下棘。髂骨翼内面光滑凹陷称髂窝，髂窝下界的圆钝骨嵴称弓状线，弓状线后端相接的粗糙关节面称耳状面，与骶骨相关节；髂骨外面称臀面，为臀肌的附着处。

（2）坐骨　构成髋骨后下部，分为坐骨体和坐骨支。坐骨体粗壮，组成髋臼的后下 2/5；坐骨体后缘的尖锐突起为坐骨棘，坐骨棘后下有坐骨小切迹，坐骨棘与髂后下棘之间有坐骨大切迹。坐骨体后下部肥厚而粗糙称坐骨结节，是坐立位时的坐骨最低部，可在体表摸到。坐骨结节向前内延续为坐骨支，与耻骨下支连结，围成闭孔。

（3）耻骨　分为耻骨体和上、下支，构成髋骨前下部。耻骨体组成髋臼的前下 1/5，与髂骨体结合处形成髂耻隆起，由此向前内延续为耻骨上支，耻骨上支末端急转向下，形成耻骨下支。耻骨上支上缘的锐利骨嵴称耻骨梳，向后与弓状线相续，向前终止于耻骨结节；耻骨上、下支移行处的内侧面为椭圆形粗糙面，称耻骨联合面。从耻骨结节到耻骨联合面上缘的粗钝上缘为耻骨嵴。耻骨结节和耻骨嵴均可在体表摸到。

髋骨中部朝向下外侧的深窝称髋臼，由髂骨、坐骨、耻骨共同形成。髋臼内半月形的关节面称月状面，中央的凹陷称髋臼窝，髋臼下缘的缺口称髋臼切迹。髋臼与股骨头形成髋关节。

2. 股骨　是人体最长最结实的长骨，其长度约占身高的 1/4，分为一体两端（图 3-32）。上端朝向前内上方，末端膨大呈球形，称股骨头，头下较狭细的部分称股骨颈。颈与体连接处上外侧的隆起称大转子，内下方的隆起称小转子，大、小转子间，前面为转子间线，后面为转子间嵴。大转子是重要的体表标志，可在体表摸到。股骨头关节面近中央处有股骨头凹，有股骨头韧带附着。

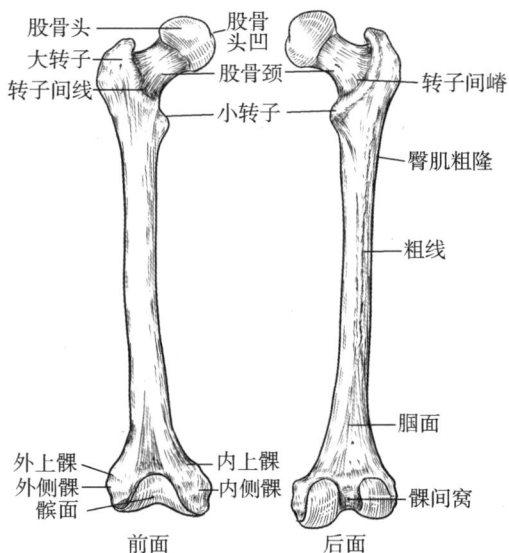

股骨头
大转子
转子间线

股骨头凹
股骨颈
小转子

转子间嵴
臀肌粗隆

粗线

腘面

外上髁
外侧髁
髌面

内上髁
内侧髁

髁间窝

前面　　　后面

图 3-32　股骨

股骨体稍向前弯曲，上段呈圆柱形，中段呈三棱柱形，下段前后略扁。体后面有纵行的骨嵴，称粗线，此线向上续于臀肌粗隆。在粗线中点附近有开口朝下的滋养孔。

下端两个突向下后方的膨大，分别称内侧髁和外侧髁，内、外侧髁前面相连形成的关节面称髌面，后面形成的深窝称髁间窝。两髁侧面突起，分别形成内上髁和外上髁，是重要的体表标志。

2. 髌骨 全身最大的籽骨，位于股四头肌腱内，上宽下尖，前面粗糙，后面有关节面，是维护膝关节正常功能的重要结构（图 3 – 33）。

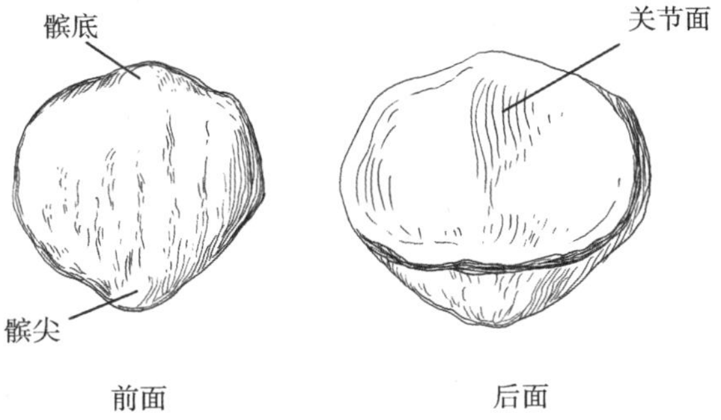

图 3 – 33 髌骨

3. 胫骨 是粗壮的长骨，位于小腿内侧部，分为一体两端（图 3 – 34）。上端膨大，形成内侧髁和外侧髁。两髁顶面中部有粗糙的髁间隆起，髁间隆起的两侧是与股骨内、外侧髁相关节的关节面。外侧髁的后下方有腓关节面，与腓骨头相关节。上端前面的隆起称胫骨粗隆。内、外侧髁和胫骨粗隆都是体表可摸到的重要标志。胫骨体呈三棱柱形，前缘和内侧面都可在体表摸到；外侧缘称骨间缘，有小腿骨间膜附着。体后面上份有斜向下内的比目鱼肌线，上、中 1/3 交界处的附近有开口向上的滋养孔。胫骨下端内侧向下的突起称内踝，可在体表摸到；下端外侧面有腓切迹，与腓骨相关节；下端底面有关节面，与距骨相关节。

4. 腓骨 细长，位于胫骨的后外方，分一体两端（图 3 –34）。上端稍膨大，称腓骨头，与胫骨相关节；头下方缩细，称腓骨颈。体的内侧缘锐利，称骨间缘，有小腿骨间膜附着；体内侧面近中点处有开口向上的滋养孔。腓骨下端膨大，形成外踝，它的内侧面有外踝关节面，参与形成距小腿关节。腓骨头和外踝都可在体表摸到。

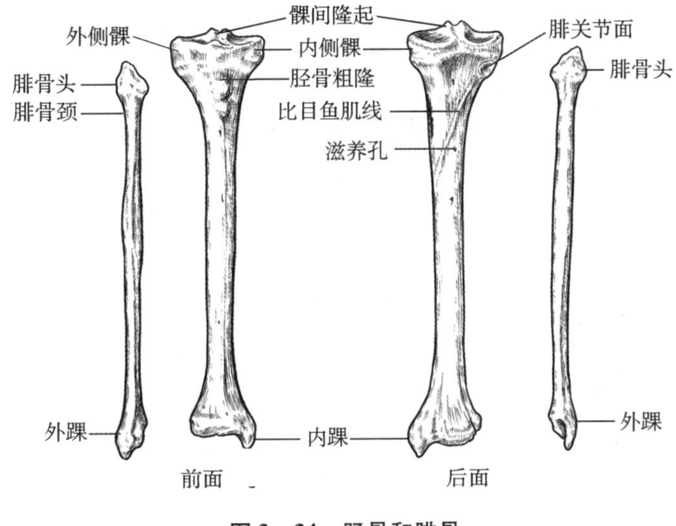

图 3 – 34 胫骨和腓骨

5. 足骨 包括跗骨、距骨和趾骨（图 3 – 35）。

（1）跗骨 共7块，均属短骨，排成前、中、后三列。后列包括前上方的距骨和后下方的跟骨；距骨上面前宽后窄的关节面，称距骨滑车，参与构成距小腿关节；跟骨后端隆突，称跟骨结节。中列为足舟骨，位于距骨的前方偏内侧，其内下方的隆起为舟骨粗隆，是一个重要体表标志。前列由内至外依次为内侧楔骨、中间楔骨和外侧楔骨，以及位于跟骨前方的骰骨。

（2）跖骨 共5块，为长骨，由内侧向外侧依次命名为第1~5跖骨。跖骨的形状和排列与掌骨相当，近侧端为底，中间为体，远侧端称头。第5跖骨底的外侧份突向后，称第5跖骨粗隆，在体表可摸到。

（3）趾骨 共14块，踇趾2节，其余各趾均3节。趾骨的形态和命名与指骨相同。

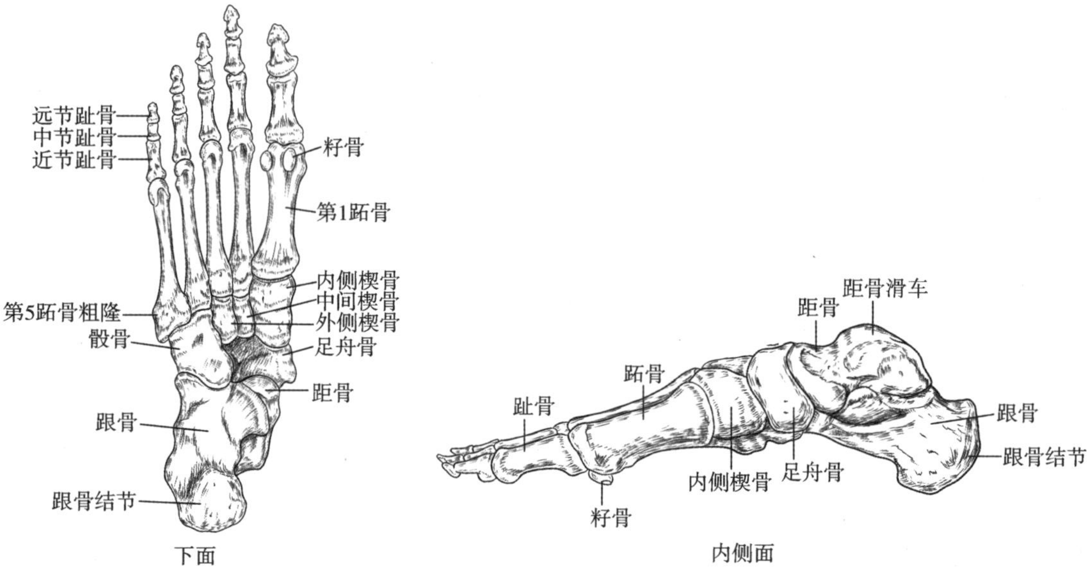

图 3-35 足骨

（三）上肢骨的连结

1. 胸锁关节 是上肢骨与躯干骨之间唯一的骨连结，由锁骨的胸骨端与胸骨的锁切迹以及第1肋软骨的上面构成。胸锁关节内有关节盘（图 3-36）。此关节为多轴关节。

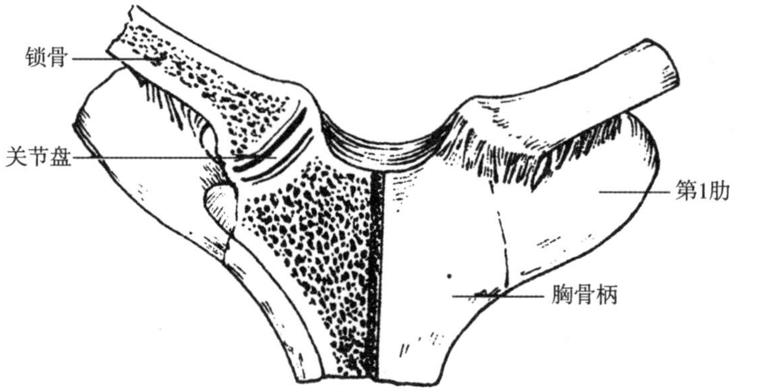

图 3-36 胸锁关节

2. 肩锁关节 由锁骨肩峰端与肩峰关节面构成，属平面关节。关节的上下方都有韧带加强，其中以喙锁韧带最坚韧。连于喙突外侧缘与肩峰前缘之间的喙肩韧带，可防止肱骨头向上方脱位。

3. 肩关节 由肱骨头与肩胛骨的关节盂构成，为典型的球窝关节（图 3-37）。关节盂小而浅，肱骨头较大，仅有 1/4~1/3 的关节面在关节盂内；关节囊薄而松弛，其前、后、上三面有肌和韧带加强，下壁薄弱；关节盂周缘有盂唇，可加深关节盂。肩关节的结构特点决定了肩关节是全身最灵活的关节，可做屈伸、收展、旋内、旋外和环转运动。

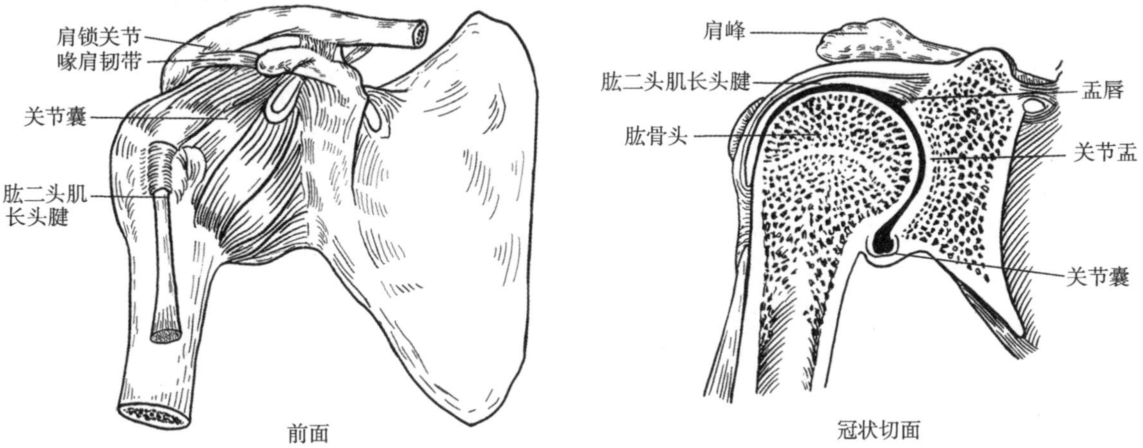

左侧标注：肩锁关节、喙肩韧带、关节囊、肱二头肌长头腱、前面

右侧标注：肩峰、肱二头肌长头腱、肱骨头、盂唇、关节盂、关节囊、冠状切面

图 3 - 37　肩关节

4. 肘关节　为复关节，由肱骨下端与尺、桡骨的近侧端构成，包含三个关节（图 3 - 38）。

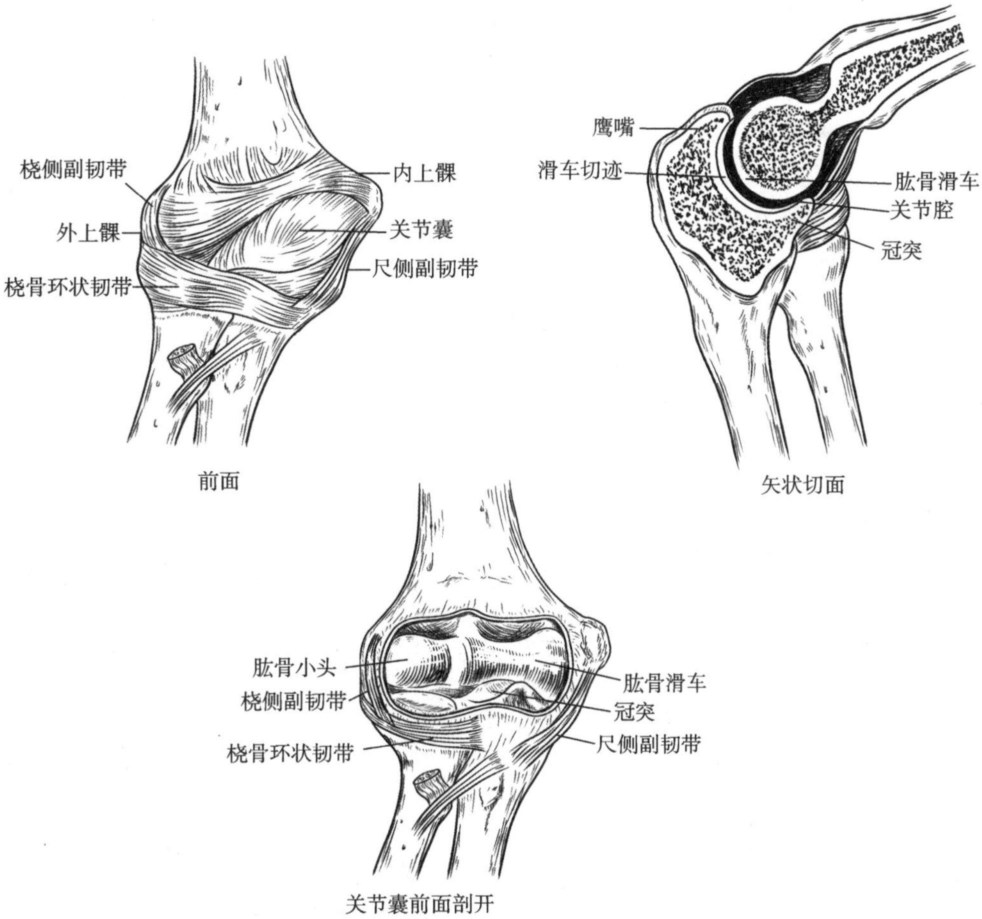

左侧标注：桡侧副韧带、外上髁、桡骨环状韧带、内上髁、关节囊、尺侧副韧带、前面

右侧标注：鹰嘴、滑车切迹、肱骨滑车、关节腔、冠突、矢状切面

下图标注：肱骨小头、桡侧副韧带、桡骨环状韧带、肱骨滑车、冠突、尺侧副韧带、关节囊前面剖开

图 3 - 38　肘关节

（1）**肱尺关节**　由肱骨滑车和尺骨滑车切迹构成。

（2）**肱桡关节**　由肱骨小头和桡骨头关节凹构成。

（3）**桡尺近侧关节**　由桡骨头环状关节面和尺骨桡切迹构成。

　　肘关节的关节囊前、后壁薄弱而松弛，内、外侧壁紧张且有桡侧副韧带和尺侧副韧带加强。关节囊下部的桡骨环状韧带从前、后和外侧包绕桡骨头，在婴幼儿时期，桡骨头正在发育中，环状韧带相对松弛，在肘关节伸直且旋前位时，猛然用力牵拉前臂可导致桡骨头脱位或半脱位。

　　肘关节主要做屈、伸运动，也可参与前臂的旋前和旋后运动。肘关节伸直时，肱骨内、外上髁和尺骨鹰嘴三点在一条直线上；屈肘90°时，上述三点成一等腰三角形。当肘关节脱位时这三个点的位置关系发生改变。

　　5. 前臂骨的连结　包括前臂骨间膜、桡尺近侧关节和桡尺远侧关节（图3-39）。

　　（1）前臂骨间膜　连结于尺骨和桡骨的骨间缘（图3-39）。当前臂处于功能位，即处于旋前和旋后的中间位置时骨间膜最紧张。因此，前臂骨折需固定时，应将前臂固定于功能位，以防止骨间膜挛缩进而影响前臂的旋转功能。

　　（2）桡尺近侧关节　见肘关节。

　　（3）桡尺远侧关节　由尺骨头和桡骨的尺切迹构成。

　　桡尺近侧关节和桡尺远侧关节在前臂旋转运动中为联合关节。桡骨头在原位旋转，桡骨下部转到尺骨内前方，与尺骨形成交叉且手背向前的运动，称旋前；反之，桡、尺骨由交叉转至平行、手背向后的运动，称旋后。

　　6. 手关节　包括桡腕关节、腕骨间关节、腕掌关节、掌骨间关节、掌指关节和指骨间关节（图3-40）。

　　（1）桡腕关节　又名腕关节，是典型的椭圆关节，由桡骨腕关节面和尺骨头下方的关节盘构成关节窝，手舟骨、月骨、三角骨的近侧关节面构成关节头。桡腕关节可作屈、伸、展、收及环转运动。

图3-39　前臂骨的连结

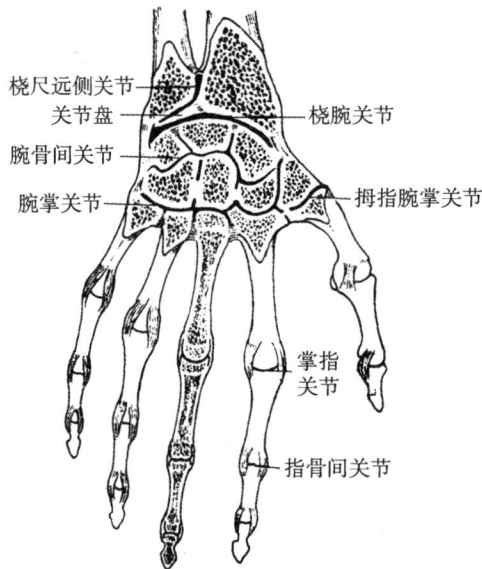

图3-40　手关节

　　（2）腕骨间关节　为各相邻腕骨之间构成的关节。腕骨间关节常和桡腕关节联合运动。

　　（3）腕掌关节　由远侧列腕骨与掌骨底构成。拇指腕掌关节由大多角骨与第1掌骨底构成，是典型的鞍状关节，运动灵活，可做对掌运动。其余的腕掌关节运动范围极小。

（4）掌骨间关节 是第 2~5 掌骨底间的平面关节，关节腔与腕掌关节腔交通。

（5）掌指关节 由掌骨头与近节指骨底构成，可做屈、伸、收、展等运动。手指的收展运动以中指为标准。

（6）指骨间关节 由相邻两节指骨的底与滑车构成，属典型的滑车关节，只能作屈、伸运动。

（四）下肢骨的连结

1. 骨盆 由左、右髋骨和骶骨、尾骨及其连结构成（图 3-41），具有保护骨盆腔内脏器官和支撑体重、传递重力等功能。骨盆以界线分为上方的大骨盆和下方的小骨盆，界线由骶骨岬、弓状线、耻骨梳、耻骨结节、耻骨联合上缘构成。小骨盆有上、下两口，两口之间的腔称骨盆腔。两侧耻骨下支间的夹角称耻骨下角，男性为 70°~75°，女性为 90°~100°。女性骨盆是胎儿娩出的通道，其形态与男性骨盆差异很大（表 3-1）。

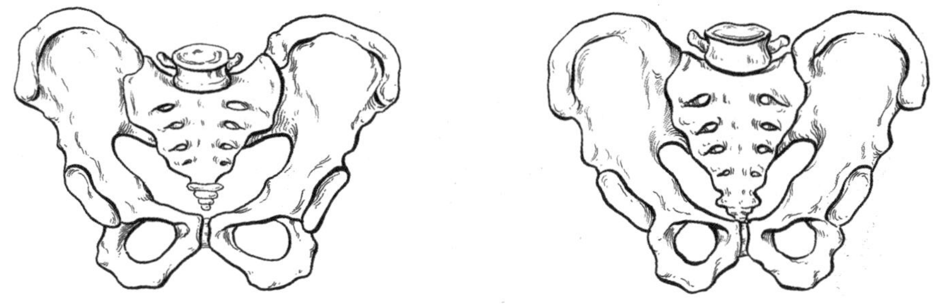

90°~100°
女性

70°~75°
男性

图 3-41 骨盆

表 3-1 骨盆的性别差异

项目	男性	女性
骨盆外形	窄而长	短而宽
骨盆上口	心形、较小	椭圆形、较大
骨盆下口	狭小	宽大
骨盆腔	漏斗形	圆桶形
耻骨下角	70°~75°	90°~100°

2. 髋关节 由髋臼与股骨头构成，是典型的杵臼关节（图 3-42）。髋臼较深，周缘的髋臼唇进一步增加了髋臼的深度；髋臼横韧带封闭髋臼切迹，使髋臼形成完整的圆形，从而使髋臼更好地容纳股骨头。股骨头的关节面约有 2/3 始终位于髋臼内。

关节囊紧张而坚韧，前面附于转子间线，完全包裹股骨颈；后面附于股骨颈中、外 1/3 交界处，仅包裹股骨颈的内侧 2/3 段，所以股骨颈骨折可分为囊内、囊外骨折。关节囊周围有韧带加强，前方有强大的髂股韧带，不仅能加强关节囊，还可限制髋关节过伸，对维护人体直立姿势有很大作用。关节囊后下部较薄弱，髋关节脱位时，股骨头易向下后方脱位。囊内有股骨头韧带，连结于股骨头凹和髋臼横韧带之间，内含营养股骨头的血管。

髋关节可作屈、伸、收、展、旋转和环转运动，但其运动幅度较小，稳固性好，与下肢维持直立和行走相适应。

3. 膝关节 是人体最大、最复杂的关节，由股骨下端、胫骨上端和髌骨构成（图 3-43）。髌骨与股骨的髌面相接，股骨的内、外侧髁分别与胫骨的内、外侧髁相对。

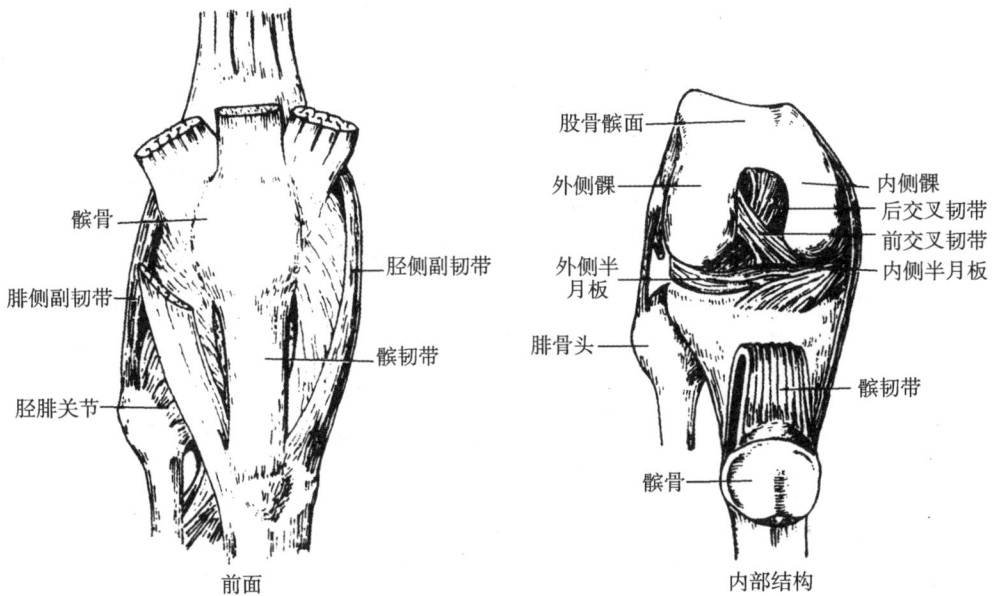

图 3 – 42 髋关节

图 3 – 43 膝关节

关节囊薄而松弛，周围有肌腱和韧带加固。前壁有股四头肌腱和髌骨，内、外侧分别有胫侧副韧带和腓侧副韧带，后壁有腘斜韧带。囊内有交叉韧带，分前、后两条。

在股骨内、外侧髁与胫骨内、外侧髁的关节面之间，有两块纤维软骨板，分别称内侧半月板和外侧半月板。内侧半月板较大，呈"C"形；外侧半月板较小，近似"O"形。半月板既增加了关节的稳固性，又能缓冲压力，吸收震荡，起弹性垫作用。

膝关节属于屈戊关节，主要作屈、伸运动。在半屈位时小腿可作旋转运动，此时半月板和股骨的髁同步运动。

4. 胫腓骨的连结 胫骨和腓骨连结紧密，上端由胫骨外侧髁与腓骨头构成微动的胫腓关节，两骨骨干之间有小腿骨间膜，下端借胫腓前、后韧带构成韧带连结。腓骨基本不参与承重，必要时可以部分切除而不影响小腿功能。

5. 足关节 包括距小腿关节、跗骨间关节、跗跖关节、跖骨间关节、跖趾关节和趾骨间关节（图3-44）。

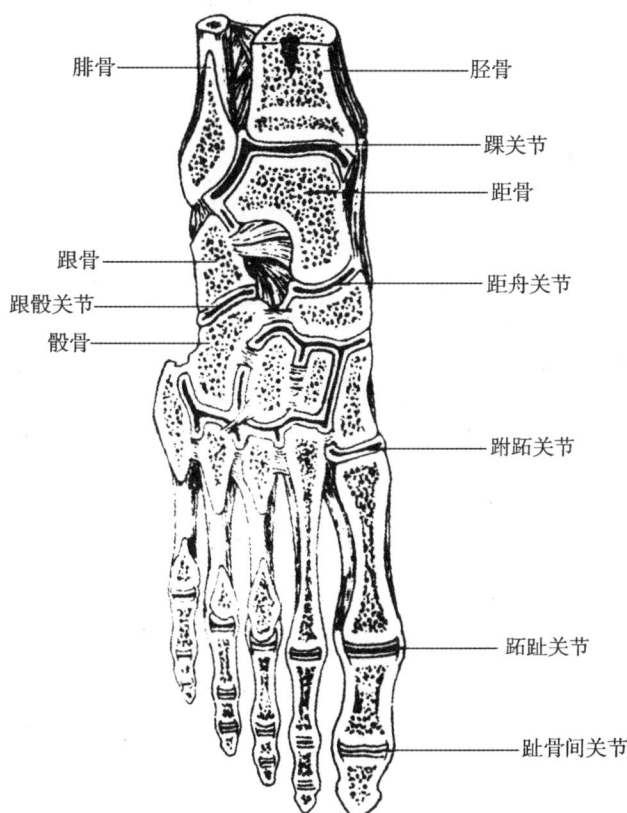

图 3-44 足关节

（1）距小腿关节 即踝关节，由胫、腓骨的下端与距骨滑车构成，关节囊前、后壁薄而松弛，两侧有韧带加强。

（2）跗骨间关节 为各跗骨之间的连结。距跟关节和距跟舟关节合成跗横关节，在功能上是联合关节。

（3）跗跖关节 由楔骨、骰骨和跖骨底构成，属平面关节，可作轻微滑动及屈、伸运动。

（4）跖骨间关节 由第2~5跖骨底毗邻面构成，属平面关节，连结紧密，活动甚微。

6. 足弓 跗骨、跖骨及其连结共同形成的凸向上方的弓形结构，称足弓（图3-45），可分为前后方向的内、外侧纵弓和内外侧方向的横弓。足弓使足底的承重点分布在第1跖骨头、跟结节和第5跖骨头，形成了三角形的支撑点。

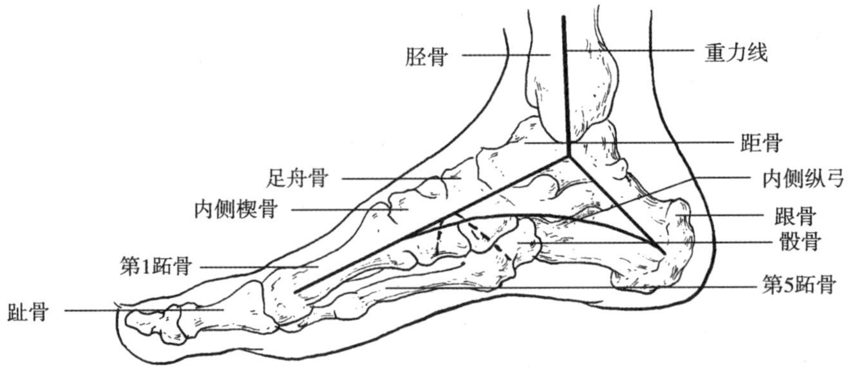

图 3-45　足弓

足弓增加了足的弹性，在运动时可缓冲震荡，保护内脏器官，特别是脑免受震荡。同时，足弓可使足底的血管和神经免受压迫。当足弓发育不良或塌陷时导致扁平足，运动功能受限。

（唐国斌　徐益荣）

第二节　骨骼肌

学习目标

知识目标：

1. 掌握　肌的形态构造；全身各部位主要肌的名称、位置及功能；膈的位置、形态、三个裂孔及通过的结构；腹股沟管、股三角的组成、位置、解剖特点及临床意义。

2. 熟悉　肌的起点、止点、命名原则和辅助结构；躯干、四肢肌的分布情况。

3. 了解　全身各部位肌的分群及名称。

技能目标：

学会运用肌的知识解释运动的过程、临床实践运用；了解部分肌的相关疾病及康复要点。

素质目标：

掌握正确的运动锻炼方式，普及强身健体、健康锻炼的常识。

📖 **导学情景**

情景描述：患者，男，18 岁，既往体健。在校运动会短跑时突发大腿内侧剧烈疼痛，外表可见条索状突起，运动受限，表情痛苦。

情景分析：肌肉拉伤主要以年轻人多见。不同的运动项目可以导致不同部位的肌肉拉伤，拉伤的部位疼痛剧烈，压痛明显，偶尔可闻及断裂声，并伴有肿胀、瘀斑、乏力、关节活动受限等，患者多有外伤史。

讨论：请判断损伤的肌肉，制定初步处理的原则，明确注意事项。

学前导语：生活中，经常会出现肌肉拉伤，主要由直接暴力或间接暴力所致。肌肉拉伤后，患者会自觉疼痛，损伤部位肿胀明显，压痛阳性，叩击痛阴性；严重拉伤还会导致患者负重行走困难和临近关节活动受限。处理措施主要有卧床休息，抬高患肢，给予患肢制动，在受伤 24 小时内进行冰敷，超过 24 小时可以局部进行理疗；禁忌自行对伤处做按摩，以免加重肌肉损伤程度，加重皮下出血。

一、概述 📱微课 3

骨骼肌是运动的动力部分，全身的骨骼肌约有 640 余块，占体重的 40% 左右。每块肌都是一个器官，具有特定的形态、结构和功能，有丰富的血管、神经和淋巴管分布。骨骼肌在神经支配下进行收缩或舒张，是随意肌。

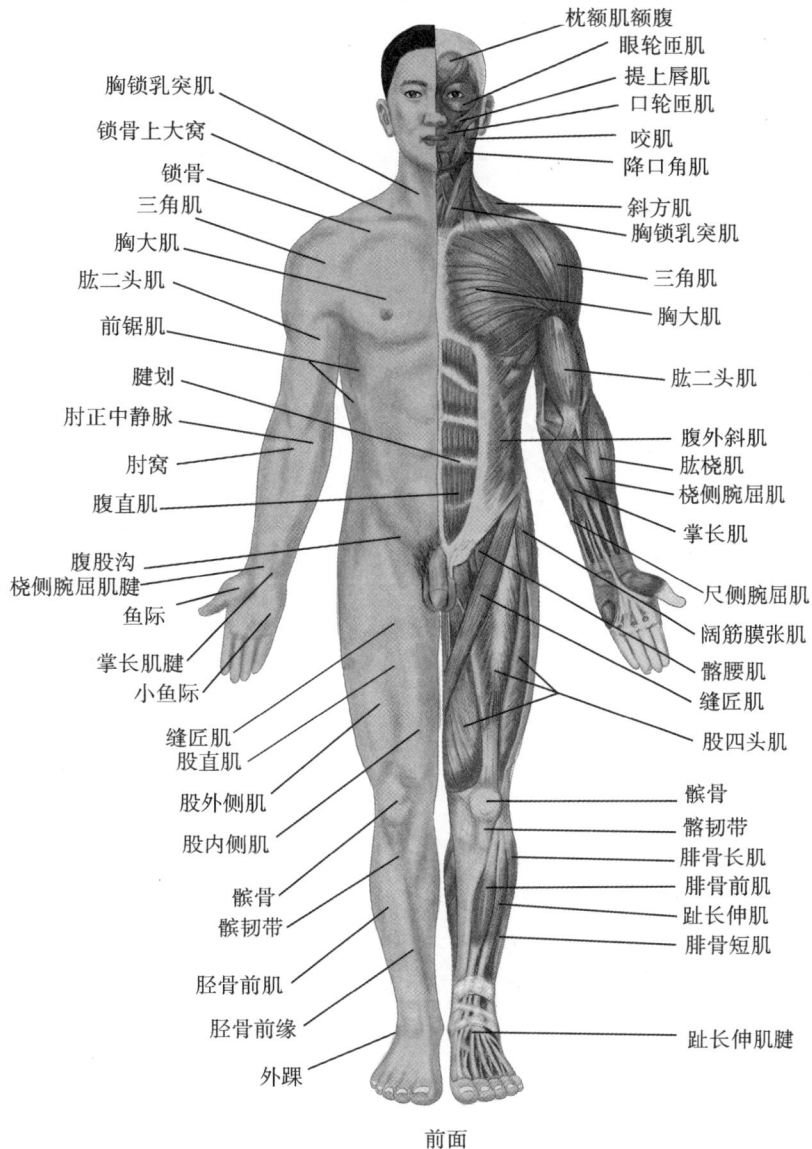

枕额肌额腹
眼轮匝肌
提上唇肌
口轮匝肌
咬肌
降口角肌
斜方肌
胸锁乳突肌
三角肌
胸大肌
肱二头肌
腹外斜肌
肱桡肌
桡侧腕屈肌
掌长肌
尺侧腕屈肌
阔筋膜张肌
髂腰肌
缝匠肌
股四头肌
髌骨
髂胫带
腓骨长肌
腓骨前肌
趾长伸肌
腓骨短肌
趾长伸肌腱

胸锁乳突肌
锁骨上大窝
锁骨
三角肌
胸大肌
肱二头肌
前锯肌
腱划
肘正中静脉
肘窝
腹直肌
腹股沟
桡侧腕屈肌腱
鱼际
掌长肌腱
小鱼际
缝匠肌
股直肌
股外侧肌
股内侧肌
髌骨
髌韧带
胫骨前肌
胫骨前缘
外踝

前面

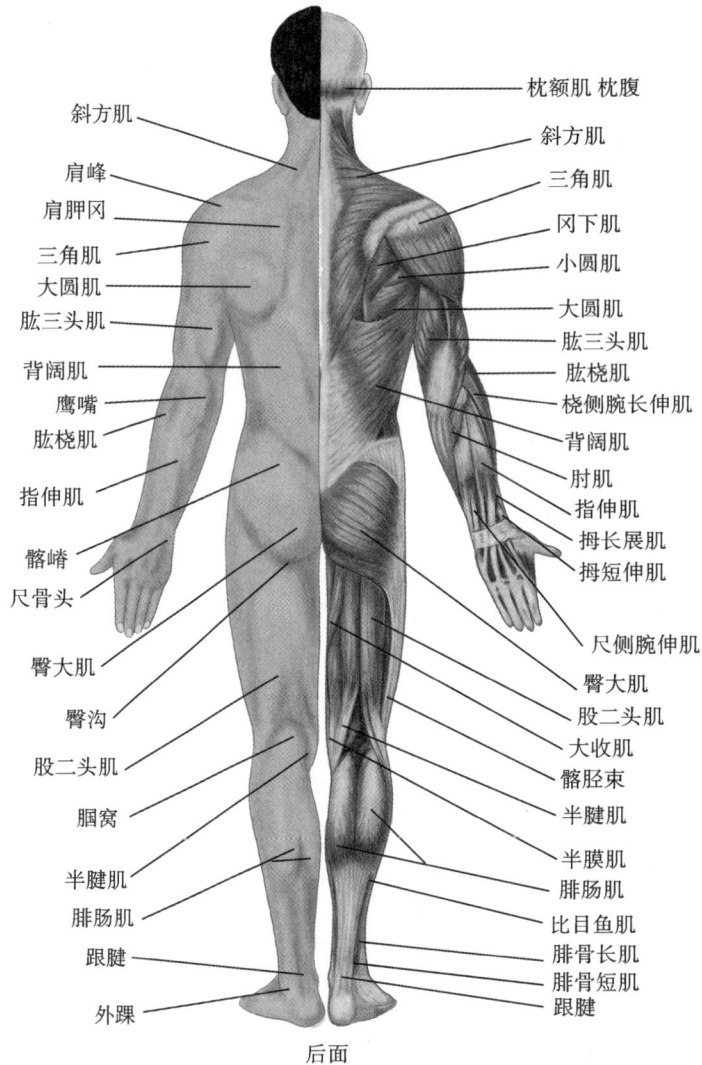

斜方肌	枕额肌 枕腹
肩峰	斜方肌
肩胛冈	三角肌
三角肌	冈下肌
大圆肌	小圆肌
肱三头肌	大圆肌
背阔肌	肱三头肌
鹰嘴	肱桡肌
肱桡肌	桡侧腕长伸肌
指伸肌	背阔肌
髂嵴	肘肌
尺骨头	指伸肌
臀大肌	拇长展肌
臀沟	拇短伸肌
股二头肌	尺侧腕伸肌
腘窝	臀大肌
半腱肌	股二头肌
腓肠肌	大收肌
跟腱	髂胫束
外踝	半腱肌

图 3－46　全身肌

（一）肌的构造和形态

肌由肌腹和肌腱构成。肌腹由骨骼肌纤维组成，具有收缩能力。肌腱由胶原纤维束构成，无收缩能力，起连结和传递力的作用。肌按形态分为长肌、短肌、扁肌和轮匝肌（图 3－47）。

长肌多分布于四肢，肌腹呈梭形，肌腱连于两端，收缩幅度大，能产生大幅度的运动。短肌多分布于躯干深层，具明显的节段性，收缩幅度小，可完成精细运动。扁肌的肌腹和肌腱都呈膜状，其肌腱亦称腱膜。轮匝肌呈环形，围绕于孔列周围，收缩时可关闭孔裂。

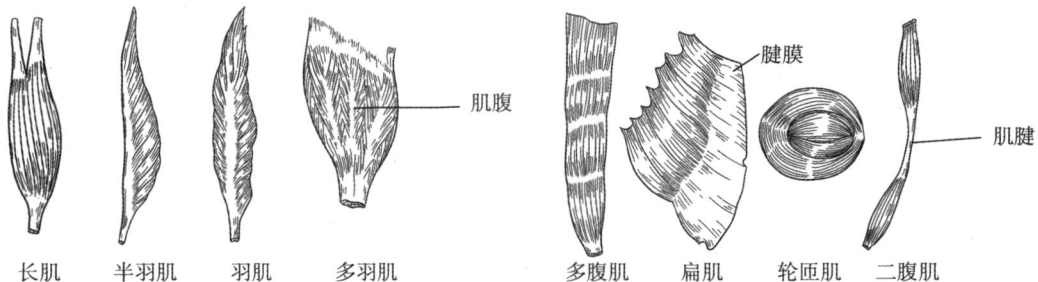

长肌	半羽肌	羽肌	多羽肌	多腹肌	扁肌	轮匝肌	二腹肌

图 3－47　肌的形状

（二）肌的起止和作用

肌通常借肌腱连于两块及以上的骨上，中间跨过一个或多个关节。肌收缩时，两骨发生位置变化，产生运动。位置相对固定骨上的附着点称为肌的起点，又称定点；另一骨上的附着点称为止点，又称动点。通常将接近身体正中面或靠近四肢近侧端的附着点称为肌的起点或定点，另一端称为止点或动点（图3－48）。在一定条件下，起点和止点可以相互转换。

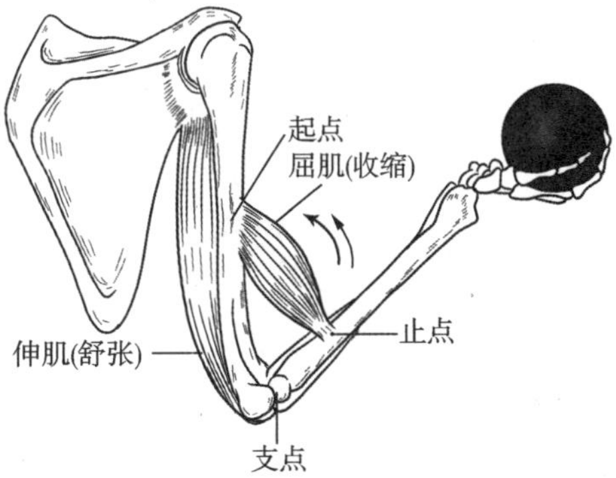

（三）肌的配布和命名

1. 肌的配布　肌的配布方式和多少与关节的运动关系密切。每一个关节的两侧至少配布有两组作用完全相反的肌，互称拮抗肌。配布在运动轴同侧，作用相同或相近的两组或多组肌，互称协同肌。各肌在神经系统的支配下协调运动。

图 3 – 48　肌的起止和作用

人体骨骼肌的配布与直立姿势和劳动有密切关系。如为适应人体直立姿势，项部、背部、臀部、大腿前面和小腿后面的肌特别发达；为满足劳动的需要，人类上肢的屈肌比伸肌发达等。

2. 肌的命名　肌可根据形状、大小、位置、起止点、纤维方向和作用等命名。如依形态命名的斜方肌、菱形肌、三角肌、梨状肌，依位置命名的肩胛下肌、冈上肌、冈下肌、肱肌，依位置和大小综合命名的胸大肌、胸小肌，依起止点命名的胸锁乳突肌、胸骨舌骨肌，依纤维方向和部位综合命名的腹外斜肌，依作用命名的旋前肌、旋后肌、咬肌，依作用结合其他因素综合命名的旋前圆肌、指浅屈肌等。了解肌的命名原则，有利于学习和记忆。

（四）肌的辅助结构

肌的辅助结构是指位于肌的周围，支持、保护和辅助肌的运动的结构，包括筋膜、腱鞘、滑膜囊。

1. 筋膜　分为浅、深两层。

（1）浅筋膜　又称皮下筋膜。分布于皮下，由疏松结缔组织构成，内含脂肪、浅动－静脉、浅淋巴结和淋巴管、皮神经等，包裹整个身体，对人体具有保护功能。

（2）深筋膜　又叫固有筋膜。位于浅筋膜的深面，由致密结缔组织构成，遍布全身，包裹肌肉、血管神经束和内脏器官。深筋膜插入肌群之间，形成肌间隔，有利于肌或肌群的独立运动，并能保护、约束肌和减少肌运动时的摩擦。

病理情况下，筋膜可以潴留脓液，限制炎症的扩散。

2. 腱鞘和滑膜囊

（1）腱鞘　指套在肌腱表面的深筋膜增厚形成的鞘管状结构，分外层的纤维层和内层的滑膜层（图3－49）。滑膜层构成双层圆筒状套管，套管的内层紧包在肌腱的表面，外层则与纤维层相贴；两层之间含有少量滑液。腱鞘主要分布在手、足等活动较大的部位，具有固定肌腱于特定的位置、减少肌腱与骨面之间的摩擦等功能。

（2）滑膜囊　主要为封闭的结缔组织小囊，内含滑液，可减少运动时肌腱与骨面的摩擦。与关节腔相通的滑膜囊，可视为关节囊滑膜层的突出物。滑膜囊发生炎症时可引起局部运动障碍。

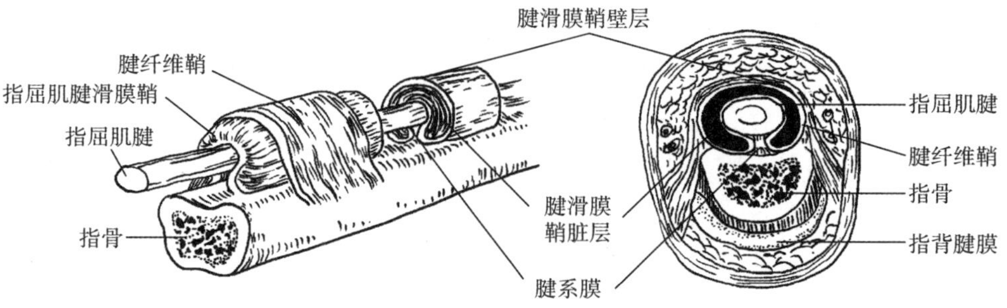

图 3 - 49 腱鞘示意图

👁 **看一看**

腱鞘炎

腱鞘炎是指腱鞘因长时间的重复、过度的滑动，与腱鞘组织过度的机械性摩擦而引起的慢性无菌性炎症反应，导致腱鞘组织肿胀、增生并狭窄，因而出现疼痛、滑动受限，甚至肌腱嵌顿等。本病好发于长期、快速、过度用力使用手指和腕关节的中老年妇女、轻工业工人和管弦乐器演奏家等，主要表现为手指、腕关节疼痛、活动受限。通常在初始治疗中使用保守治疗，包括调整手部活动、夹板固定和短期使用非甾体抗炎药物等。

✂ **练一练3-2**

肌的形态分类不包括

A. 长肌　　　　　　B. 短肌　　　　　　C. 扁肌

D. 轮匝肌　　　　　E. 开大肌

答案解析

二、头颈肌 📱 微课4

（一）头肌

头肌包括面肌和咀嚼肌两部分（图 3 - 50，图 3 - 51）。

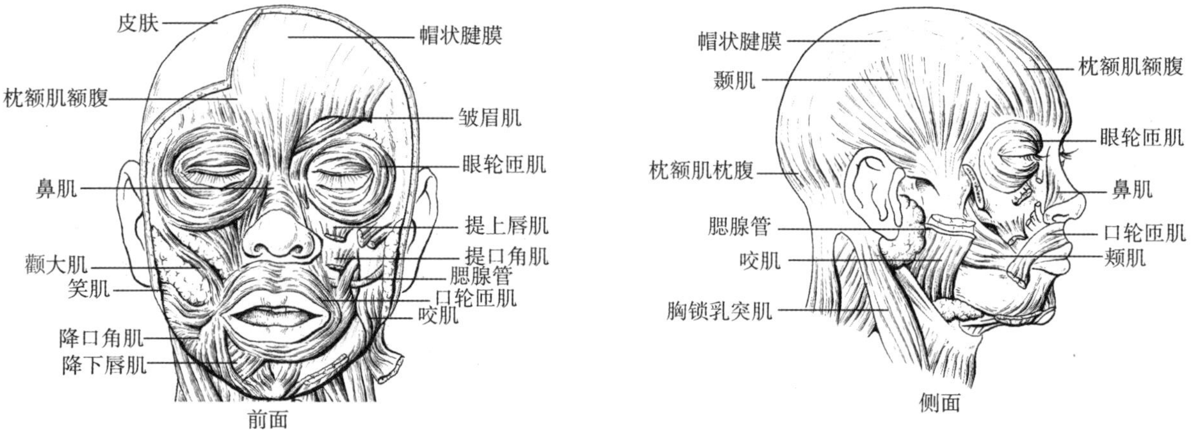

图 3 - 50 头肌

1. 面肌 又称表情肌，为扁而薄的皮肌，围绕面部孔裂周围呈放射状排列。面肌的作用是闭合或开大孔裂，并牵拉面部皮肤，产生喜、怒、哀、乐各种表情。

（1）枕额肌　扁而薄，左右各一，由两个肌腹和中间的帽状腱膜构成。前方的肌腹位于额部皮下，称额腹，收缩时可提眉，并使额部皮肤出现皱纹；后方的肌腹位于枕部皮下，称枕腹，收缩时向后牵拉帽状腱膜。

（2）眼轮匝肌　位于睑裂周围，呈扁环形，收缩时可使睑裂闭合。

（3）口轮匝肌　位于口裂周围，呈扁环形，收缩时可使口裂闭合。

口裂周围除轮匝肌外，还有呈辐射状排列肌，它们统称口周围肌。

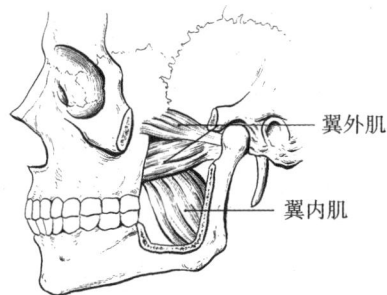

图 3-51　咀嚼肌

2. 咀嚼肌　咀嚼肌主要参与咀嚼过程，包括咬肌、颞肌、翼内肌和翼外肌。

（1）咬肌　长方形，起于颧弓，止于下颌角外面的咬肌粗隆，收缩时上提下颌骨。

（2）颞肌　呈扇形，起于颞窝，止于下颌骨的冠突，主要功能是上提下颌骨。

（3）翼内肌　起于翼突，止于下颌角内面，可上提下颌骨并使其向前运动。

（4）翼外肌　起于翼突，止于下颌颈，主要使下颌骨向前作张口运动。两侧翼内肌、翼外肌交替收缩，可使下颌骨向左右移动，作研磨动作。

（二）颈肌

颈肌按位置分颈浅肌群、颈深肌群。

1. 颈浅肌群（图 3-52）

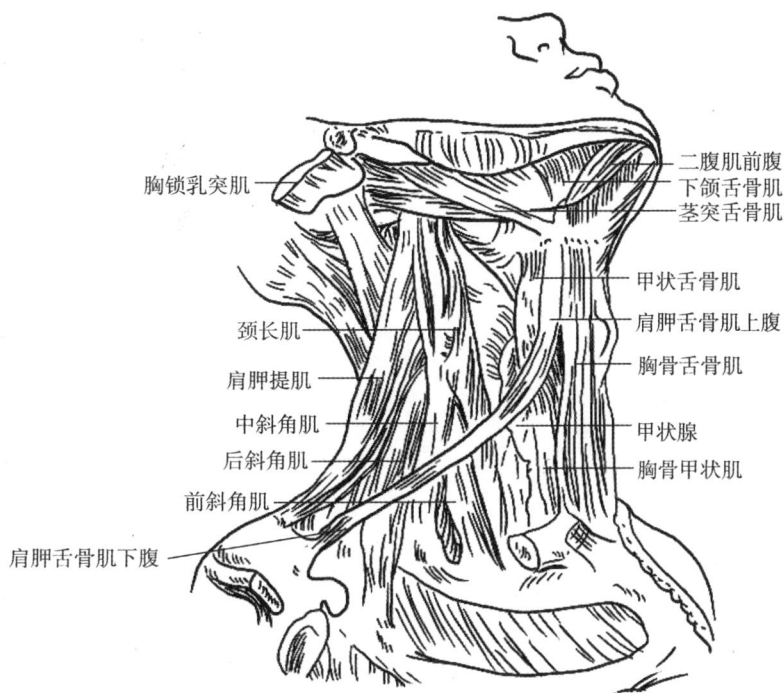

图 3-52　颈肌

（1）颈阔肌　位于颈部浅筋膜中，起自胸大肌和三角肌表面的筋膜，止于口角。收缩时可紧张颈部皮肤并下拉口角。

（2）胸锁乳突肌　位于颈部两侧，体表可见其轮廓。起自胸骨柄和锁骨的胸骨端，止于颞骨乳突。

一侧收缩使头向同侧屈、面部转向对侧；两侧同时收缩，可使头后仰。

（3）舌骨上肌群（图3-53） 位于舌骨和下颌骨及颅底之间，每侧有4块，即二腹肌、下颌舌骨肌、茎突舌骨肌和颏舌骨肌。舌骨上肌群的主要功能是上提舌骨，协助吞咽。

（4）舌骨下肌群 位于颈前部，在舌骨下方正中线的两侧、胸骨和肩胛骨之间，每侧有4块，即胸骨舌骨肌、肩胛舌骨肌、胸骨甲状肌和甲状舌骨肌。各肌的起止点与其名称一致。舌骨下肌群的主要作用是下降舌骨和喉，参与吞咽。

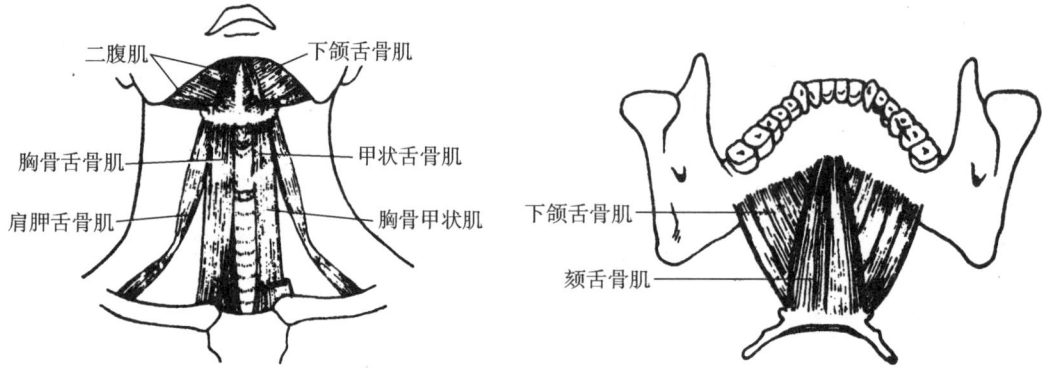

图3-53 舌骨上、下肌群

2. 颈深肌群（图3-54） 颈深肌群位于脊柱颈部的两侧和前方，包括内侧群和外侧群。外侧群主要有前斜角肌、中斜角肌和后斜角肌，各肌均起自颈椎横突，其中前、中斜角肌止于第1肋骨，后斜角肌止于第2肋骨。一侧收缩可使颈侧屈；两侧同时收缩可使颈前屈，并上提第1、2肋助深吸气。前、中斜角肌与第1肋之间形成三角形的裂隙，称为斜角肌间隙，内有锁骨下动脉和臂丛通过。内侧群包括头长肌和颈长肌，合称椎前肌，可屈头、颈。

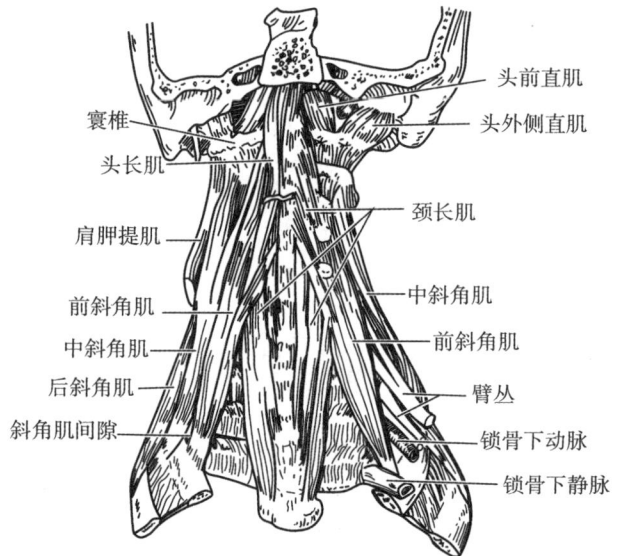

图3-54 颈肌深群

三、躯干肌

躯干肌可分为背肌、胸肌、膈、腹肌和盆底肌。

（一）背肌

背肌位于躯干背面，分浅、深两群（图3-55）。浅群肌包括斜方肌、背阔肌、菱形肌和肩胛提肌等。深层肌包括竖脊肌。

1. 斜方肌 为扁肌，位于背部上外侧，由于左、右两侧合起来呈斜方形而得名。起自上项线、枕外隆凸、项韧带、第7颈椎和全部胸椎的棘突，止于锁骨的外侧1/3段、肩峰和肩胛冈。该肌收缩时，可使肩胛骨向脊柱靠拢，如肩胛骨固定、两侧同时收缩时，可使头后仰。

2. 背阔肌 呈三角形，为全身最大的阔肌，位于背下部及胸外侧部。起自下6个胸椎及全部腰椎的棘突、骶正中嵴和髂嵴后份，肌束行向外上，止于肱骨小结节嵴。收缩时使臂内收、旋内和后伸；上肢上举固定时，可引体向上。

3. 菱形肌 位于斜方肌的中部深面，呈菱形，收缩时牵拉肩胛骨移向内上方。

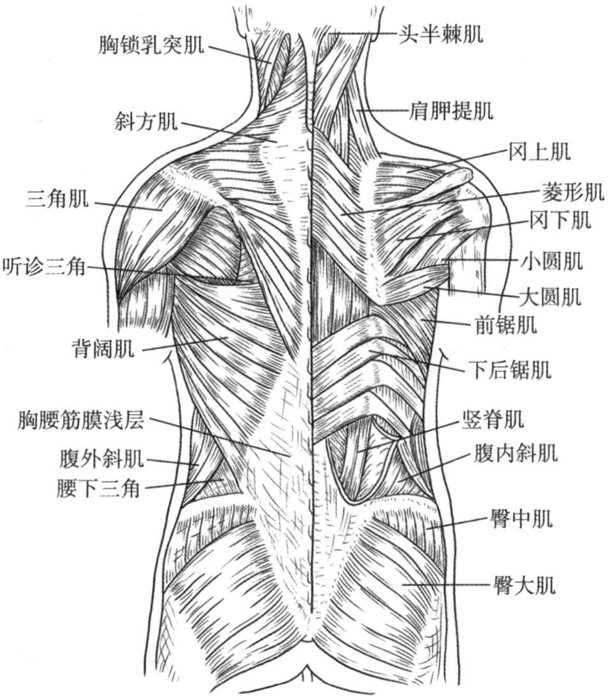

图 3-55 背肌

4. 肩胛提肌 呈带状，位于项部两侧，斜方肌的深面。起自上 4 个颈椎的横突，止于肩胛骨的上角。收缩时上提肩胛骨。

5. 竖脊肌 又称骶棘肌，属于背部深层肌，纵列于脊柱两侧，是背肌中最长、最大的肌。起自骶骨背面和髂嵴后部，肌束分三群向上止于椎骨棘突、横突、肋骨及乳突。竖脊肌对维持人体直立起重要作用，收缩时可使脊柱后伸和头后仰。

胸腰筋膜又称为腰背筋膜，为腰部的固有筋膜。包绕竖脊肌，形成竖脊肌鞘，分前、后两层。后层在腰部显著增厚，并与背阔肌起始腱紧密结合。

❓ 想一想3-2

腰椎穿刺时，针刺入椎管由外到内依次要经过哪些结构？

答案解析

（二）胸肌

胸肌分为胸上肢肌和胸固有肌两类（图 3-56）。

1. 胸上肢肌

（1）**胸大肌** 呈扇形，位于胸廓的前上部，起自锁骨的内侧半、胸骨和第 1~6 肋软骨，止于肱骨大结节嵴。收缩时，可使肩关节内收、旋内和屈曲。若上肢固定则可上提躯干做引体向上，也可上提肋助吸气。

（2）**胸小肌** 呈三角形，位于胸大肌的深面，起自第 3~5 肋骨，止于喙突。收缩时，拉肩胛骨向前下方，肩胛骨固定时可提肋助深吸气。

（3）**前锯肌** 为宽大扁肌，位于胸廓外侧壁，以 8~9 个肌齿起自上 8~9 个肋骨的外面，经肩胛骨前面止于肩胛骨内侧缘和下角。收缩时，拉肩胛骨向前使其紧贴胸廓，当肩胛骨固定时可上提肋助深吸气。

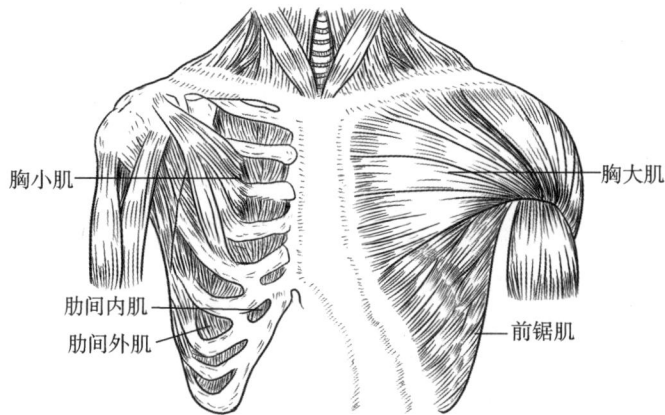

图 3-56　胸肌

2. 胸固有肌

（1）肋间外肌　位于肋间隙浅层，起自上位肋的下缘，肌纤维斜向前下方，止于下位肋的上缘。收缩时，可提肋助吸气。

（2）肋间内肌　位于肋间外肌的深层，起自下位肋前区的上缘，肌纤维斜向后上，止于上位肋的下缘。收缩时，可降肋以协助呼气。

（三）膈

膈（diaphragm）（图 3-57）为向上膨隆的扁肌，位于胸、腹腔之间，构成胸腔的底和腹腔的顶。膈的周边是肌性部，中央为中心腱。膈肌起自胸廓下口，止于中心腱。

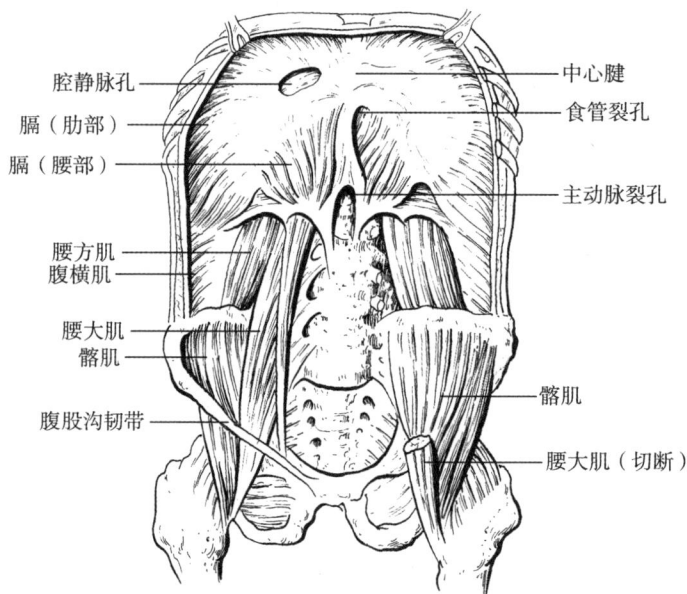

图 3-57　膈

膈上有 3 个裂孔：主动脉裂孔、食管裂孔和腔静脉孔。主动脉裂孔在脊柱前方，约平对第 12 胸椎，由左右两个膈脚与脊柱共同围成，有降主动脉和胸导管通过。食管裂孔在主动脉裂孔的左前上方，约平对第 10 胸椎，有食管和迷走神经通过。腔静脉孔在食管裂孔的右前方，位于中心腱上，约平第 8 胸椎，有下腔静脉通过。

膈是重要的呼吸肌，收缩时，膈穹隆下降，胸腔容积扩大，产生吸气；舒张时，膈穹隆上升，胸腔容积变小，产生呼气。若膈与腹肌同时收缩，则能增加腹压，以协助排便、呕吐及分娩等。

练一练3-3

A. 第 8 胸椎　　　　　B. 第 9 胸椎　　　　　C. 第 10 胸椎
D. 第 11 胸椎　　　　　E. 第 12 胸椎

答案解析

1. 膈的食管裂孔平对
2. 膈的腔静脉裂孔平对
3. 膈的主动脉裂孔平对

（四）腹肌

腹肌位于胸廓和骨盆之间，参与腹壁的构成，分前外侧群和后群（图 3 - 58）。前外侧群有 3 块扁肌和 1 块腹直肌，后群有腰方肌和腰大肌等。

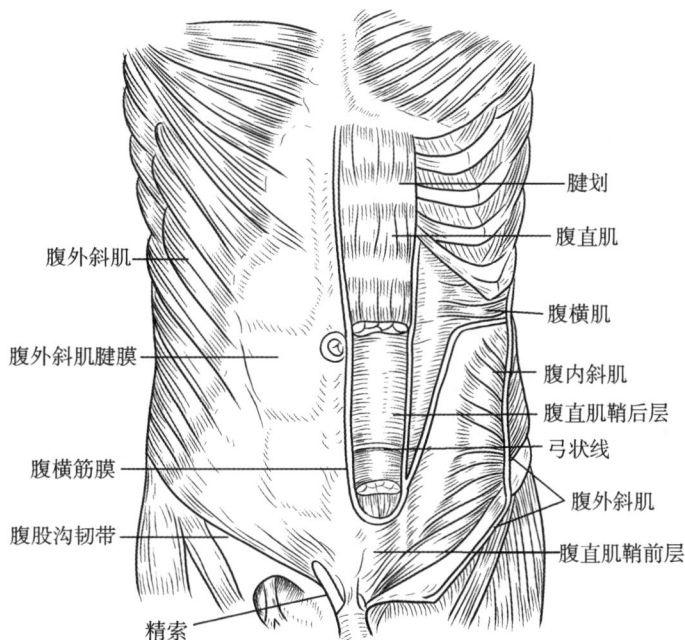

图 3 - 58　腹肌

（图中标注：腱划、腹直肌、腹横肌、腹内斜肌、腹直肌鞘后层、弓状线、腹外斜肌、腹直肌鞘前层；腹外斜肌、腹外斜肌腱膜、腹横筋膜、腹股沟韧带、精索）

1. 前外侧群

（1）腹外斜肌　位于腹前外侧壁最浅层，肌束由外上斜向前内下方，大部分在腹直肌外侧缘移行为腹外斜肌腱膜，经腹直肌的前面，参与构成腹直肌鞘的前层，至腹正中线处与对侧腹外斜肌腱膜相互交织，参与白线的形成。腹外斜肌腱膜的下缘卷曲增厚，连于髂前上棘与耻骨结节之间，称腹股沟韧带。在耻骨结节的外上方，腹外斜肌腱膜形成三角形的裂孔，称腹股沟管浅（皮下）环，男性有精索通过，女性有子宫圆韧带通过。

（2）腹内斜肌　位于腹外斜肌深面，肌束呈扇形斜向前上方，大部分肌束至腹直肌外侧移行为腱膜，在腹直肌外侧缘处分为前后两层，分别参与构成腹直肌鞘的前层和后层，至腹正中线处参与构成白线。

（3）腹横肌　位于腹内斜肌的深面，肌束横行向前内，在腹直肌的外侧缘移行为腱膜，参与构成腹直肌鞘的后层，并终于白线。

腹内斜肌的腱膜与腹横肌腱膜的下部会合，形成腹股沟镰（又称联合腱），止于耻骨疏的内侧份。自腹内斜肌下缘分出一些肌束，与腹横肌最下部的肌束一起包绕精索和睾丸，称提睾肌，收缩时可上提睾丸。

（4）腹直肌　位于前正中线的两侧，被腹直肌鞘包裹，为上宽下窄的带状肌。起自耻骨联合和耻骨嵴，止于胸骨剑突和第5～7肋软骨前面。肌的全长由3～4条横行的腱划分为多个肌腹，腱划与腹直肌鞘前层紧密结合。

腹前外侧肌群具有支持和保护腹腔脏器、维持腹内压的作用；收缩时，可增加腹压完成排便、呕吐、咳嗽和分娩等生理功能，并能降肋助呼气，也能使脊柱前屈、侧屈和旋转。

2. 后群　腰方肌位于腹后壁脊柱的两侧，起自髂嵴后部，向上止于第12肋和第1～4腰椎横突。收缩时能下降和固定第12肋，并使脊柱侧屈。

腰大肌将在下肢肌中叙述。

3. 腹肌的肌间结构

（1）腹直肌鞘　位于腹前壁，为包裹腹直肌的纤维性鞘（图3－59）。它由腹壁三层扁肌的腱膜愈合而形成，分前、后两层，前层完整，后层在脐下4～5cm以下缺如，并形成凸向上的弧形线，称为弓状线（半环线）。

（2）白线　位于腹前壁正中线上，由两侧三层腹肌腱膜的纤维交织而成。白线坚韧而缺乏血管，是临床腹部切口的常选部位，也是脐疝的好发部位。

（3）腹股沟管　位于腹股沟韧带内侧半上方腹前外侧壁内，是肌、筋膜和腱膜之间潜在的斜行裂隙，长4～5cm，男性有精索、女性有子宫圆韧带通过（图3－60）。腹股沟管内口称腹股沟管深（腹）环，位于腹股沟韧带中点上方约1.5cm处；外口即腹股沟管浅（皮下）环。

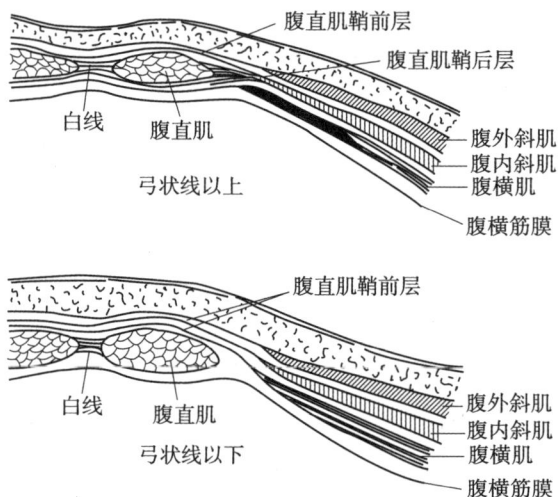

图3－59　腹肌横切面

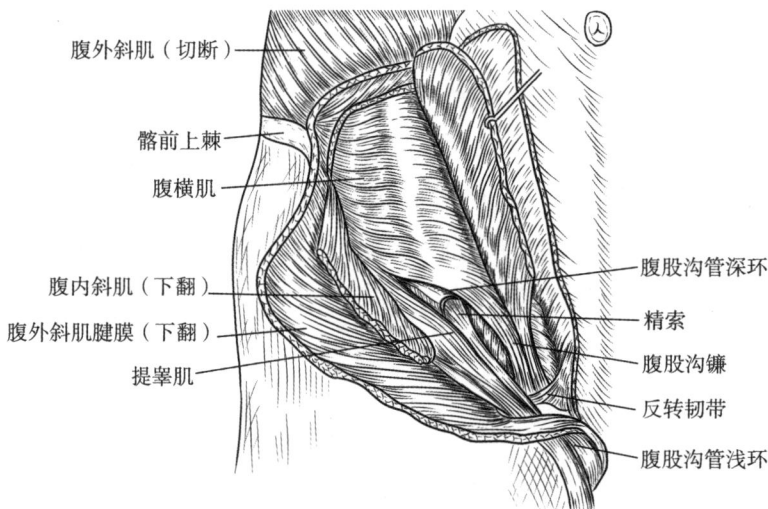

图3－60　腹肌前外侧群的下部

练一练3-4

形成腹股沟韧带的结构是

A. 腹外斜肌   B. 腹内斜肌   C. 腹横肌

D. 腹直肌   E. 腰大肌

答案解析

看一看

临床应用：麦氏手术切口

临床上腹部手术切口的常用类型有多种，应视患者的情况，结合腹腔脏器的体表投影、腹壁的层次结构、肌肉的配布、神经和血管的走行及分布进行选择。阑尾炎手术治疗时，传统的手术切口为麦氏斜切口，具体为：从右髂前上棘与脐连线的中、外1/3交点处切开，切口方向与腹外斜肌纤维走行一致，至肌层时，顺肌纤维方向分开三层阔肌。切口大小可根据手术需要而调整，经过的解剖层次有皮肤、浅筋膜、腹外斜肌腱膜、腹内斜肌、腹横肌、腹横筋膜、腹膜外脂肪和壁腹膜。

（五）盆底肌

盆底肌指封闭小骨盆下口的肌，主要有肛提肌，肛门外括约肌，会阴浅、深横肌和尿道括约肌等。

1. 肛提肌 起自盆腔侧壁，向下内行走，止于直肠壁、会阴中心腱及尾骨附近，在中线与对侧的同名肌会合呈漏斗状，构成骨盆底壁的大部。肛提肌及其上、下表面的筋膜共同构成盆膈，盆膈中部有直肠穿过。肛提肌的作用是封闭骨盆下口，承托盆腔器官。

2. 肛门外括约肌 围绕在肛管的最下部，与皮肤紧密结合，向上与肛门内括约肌重叠。可分为深、浅和皮下三部分，是控制排便的肌。

3. 会阴浅横肌 起于坐骨结节，止于会阴中心腱，有固定会阴中心腱的作用。

4. 会阴深横肌 肌束横行，张于两坐骨结节之间，封闭尿生殖三角的后部。

5. 尿道括约肌 在会阴深横肌的前方，肌束围绕尿道膜部。女性此肌围绕尿道和阴道，称为尿道阴道括约肌，可紧缩尿道和阴道。

会阴深横肌和尿道括约肌及覆盖在它们上、下表面的筋膜，共同构成尿生殖膈。尿生殖膈封闭小骨盆下口的前下部，有尿道穿过；在女性还有阴道通过。

会阴中心腱是位于会阴中部的腱性组织，是多个肌的附着部位，具有加固盆底、承托盆内脏器的作用。女性的会阴中心腱较为发达，分娩时一旦撕裂，应及时修补。

四、上肢肌 微课5

上肢肌包括肩肌、臂肌、前臂肌和手肌。

（一）肩肌

肩肌配布于肩关节周围，均起自上肢带骨，止于肱骨，作用是运动肩关节，并增强肩关节的稳定性，包括三角肌、冈上肌、冈下肌、小圆肌、大圆肌和肩胛下肌（图3-61）。

1. 三角肌 呈三角形，位于肩外侧部，形成肩部的膨隆，是临床肌内注射的常用肌。起自锁骨的外侧、肩峰和肩胛冈，肌束向外下方止于肱骨三角肌粗隆。收缩时，使肩关节外展。

2. 冈上肌 起自肩胛骨冈上窝，肌束向外侧，止于肱骨大结节上部，可使肩关节外展。

3. 冈下肌 起自肩胛骨冈下窝，肌束向外侧，止于肱骨大结节中部，可使肩关节旋外。

4. 小圆肌 在冈下肌的下方，起自肩胛骨外侧缘，肌束向外侧，止于肱骨大结节下部，可使肩关节旋外。

5. 大圆肌 位于小圆肌的下方，起自肩胛骨下角的背面，肌束向上外侧，止于肱骨小结节嵴，可使肩关节内收、旋内。

6. 肩胛下肌 起自肩胛下窝，肌束向上外侧，止于肱骨小结节，可使肩关节旋内。

图 3 - 61　肩肌

（二）臂肌

臂肌分布于肱骨周围，分前、后两群，前群为屈肌，后群为伸肌（图 3 - 62）。

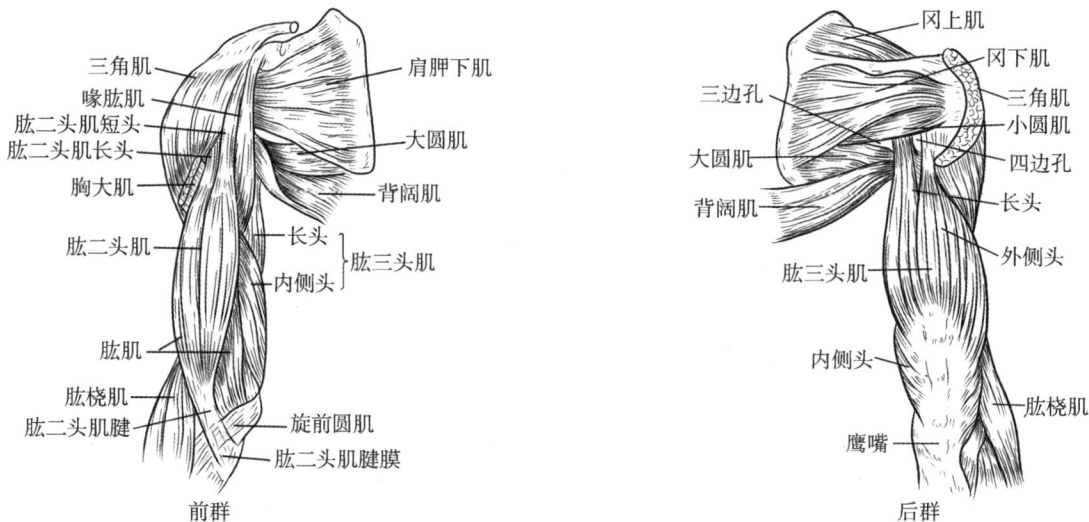

图 3 - 62　臂肌

1. 前群 主要包括浅层的肱二头肌和深层的肱肌、喙肱肌。

（1）**肱二头肌** 呈梭形，以长头和短头分别起自肩胛骨盂上结节和喙突，两头在臂中部合成一个肌腹，经肘关节的前方，止于桡骨粗隆。主要作用是屈肘关节，当前臂屈曲并处于旋前位时，可使前臂旋后。

（2）**肱肌** 位于肱二头肌下半部的深面，起自肱骨下半部的前面，止于尺骨粗隆，主要作用是屈肘关节。

（3）**喙肱肌** 位于肱二头肌短头的后内方，起自肩胛骨喙突，止于肱骨中部内侧，主要作用是使肩关节前屈和内收。

2. 后群 肱三头肌位于肱骨的后方，以三个头分别起自肩胛骨盂下结节和肱骨桡神经沟的上、下方，止于尺骨鹰嘴，主要作用是伸肘关节。

（三）前臂肌

位于桡骨、尺骨的周围，共19块，分前、后两群。

1. 前群 位于前臂的前面和内侧，主要有屈腕、掌、指的作用，并可使前臂旋前，共9块，分为四层（图3-63）。

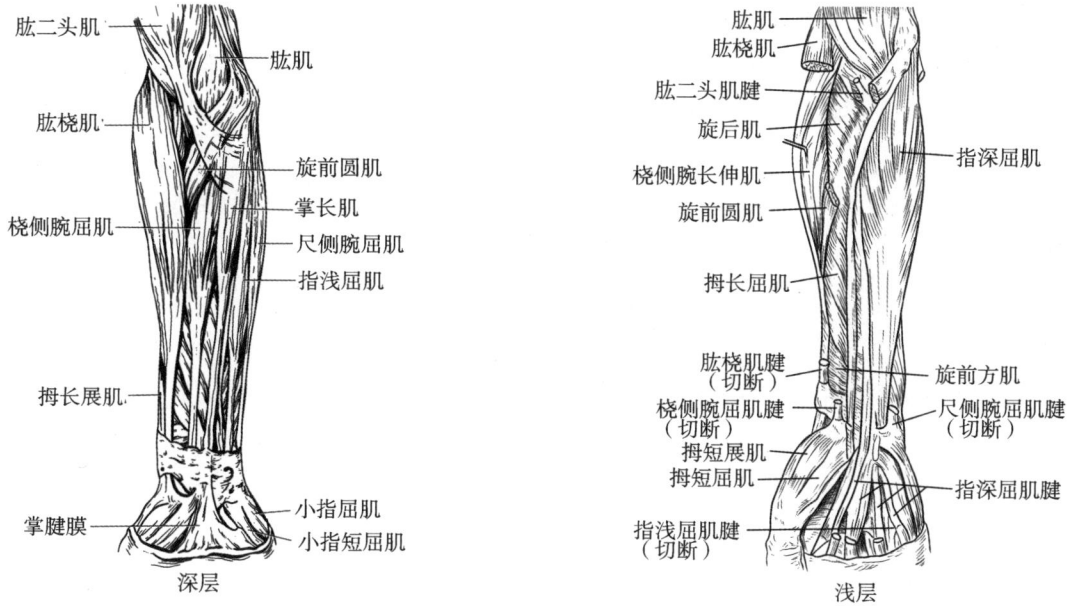

图 3-63 前臂前群肌

（1）第一层 有5块肌，自桡侧向尺侧依次为肱桡肌、旋前圆肌、桡侧腕屈肌、掌长肌、尺侧腕屈肌。肱桡肌起自肱骨外上髁的上方，止于桡骨茎突，可协助屈肘。其余四肌共同起自肱骨内上髁，旋前圆肌止于桡骨外侧面的中部，桡侧腕屈肌止于第2掌骨底，掌长肌止于掌腱膜，尺侧腕屈肌止于豌豆骨。

（2）第二层 有1块肌，为指浅屈肌。起自肱骨内上髁、尺骨和桡骨前面，止于第2~5指中节指骨体两侧。

（3）第三层 有2块肌，为拇长屈肌和指深屈肌。两肌起自桡骨、尺骨上端的前面和骨间膜，拇长屈肌止于拇指远节指骨底掌侧，指深屈肌止于第2~5指远节指骨底掌侧。

（4）第四层 有1块肌，为旋前方肌。起自尺骨，止于桡骨。

2. 后群 位于前臂的后面，主要有伸腕、掌、指关节的作用，并能使前臂旋后，共10块，分浅、深两层（图3-64）。

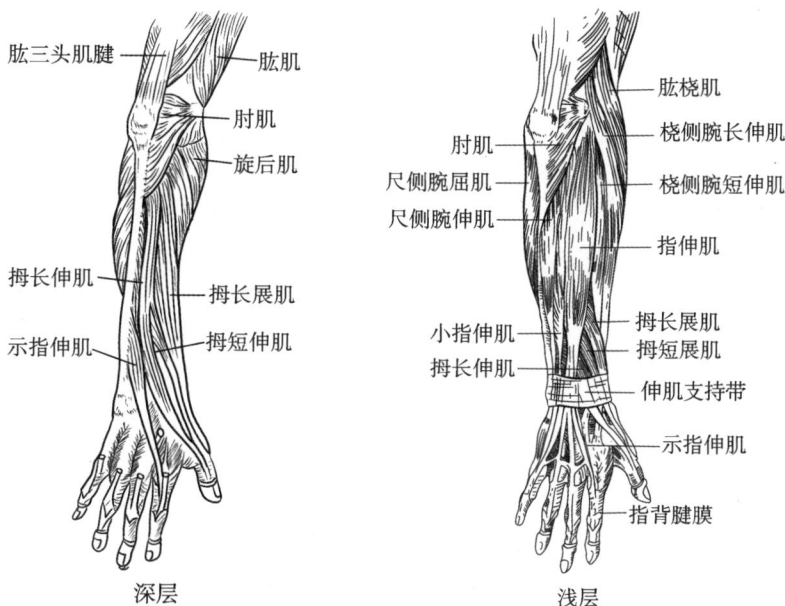

图 3-64 前臂后群肌

（1）浅层　共5块肌，自桡侧向尺侧依次为桡侧腕长伸肌、桡侧腕短伸肌、指伸肌、小指伸肌和尺侧腕伸肌。均起自肱骨外上髁。桡侧腕长、短伸肌分别止于第2和第3掌骨底背侧；指伸肌肌束向下移行为4条肌腱，达指背后移行为指背腱膜，分别止于中节和远节指骨底背侧；小指伸肌止于小指指背腱膜；尺侧腕伸肌止于第5掌骨底背侧，作用与名称一致。

（2）深层　共5块肌，自上向下依次为旋后肌、拇长展肌、拇短伸肌、拇长伸肌、示指伸肌。旋后肌起自肱骨外上髁和尺骨外侧缘上部，止于桡骨前面的上部。其余4指起自桡、尺骨的后面及骨间膜。拇长展肌止于第1掌骨底的外侧；拇短伸肌止于拇指近节指骨底背侧，拇长伸肌止于拇指远节指骨底背侧。示指伸肌止于示指的指背腱膜。作用与名称一致。

（四）手肌

主要分布在手的掌侧面，可分为外侧群、内侧群和中间群（图3-65）。

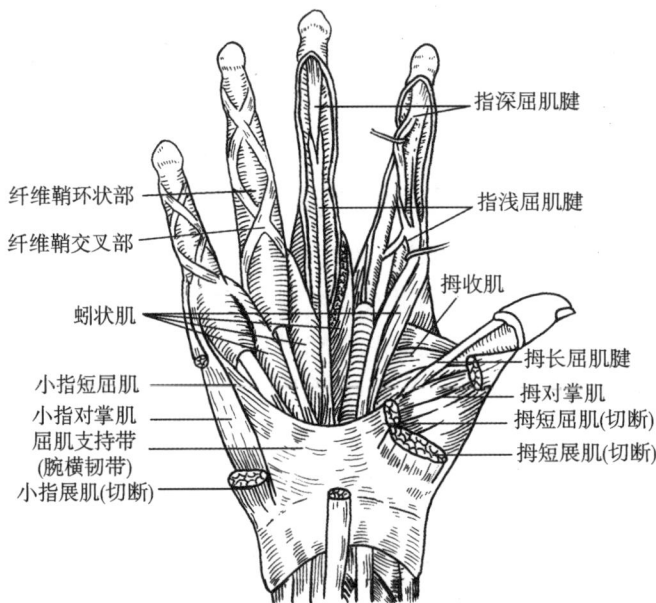

图3-65　手肌

1. 外侧群　共4块，为拇短展肌、拇短屈肌、拇对掌肌和拇收肌，在手掌桡侧形成隆起，称鱼际（thenar）。主要作用是使拇指屈、内收、外展和对掌等。

2. 内侧群　共3块，为小指展肌、小指短屈肌、小指对掌肌，在手掌尺侧形成一个小的隆起，称小鱼际，主要作用是使小指屈、外展和对掌等。

3. 中间群　包括4块蚓状肌和7块骨间肌。蚓状肌可以屈第2~5指的掌指关节、伸指骨间关节。骨间肌主要使2、4、5指内收和外展。

（五）上肢的局部结构

1. 腋腔　位于臂上部内侧和胸外侧壁之间的锥形腔隙，内有血管、神经、淋巴结和脂肪等。

2. 肘窝　位于肘关节前面的三角形浅凹。内侧界为旋前圆肌，外侧界为肱桡肌，上界为肱骨内、外上髁之间的连线。窝内有血管和神经通过。

3. 腕管（carpal canal）　位于腕部掌侧，由腕骨沟和屈肌支持带围成，管内通过屈指肌腱和正中神经。

五、下肢肌

按部位分为髋肌、大腿肌、小腿肌和足肌。

（一）髋肌

髋肌分布于髋关节周围，主要起自骨盆的内面和外面，跨越髋关节止于股骨上部。按部位和作用分为前、后两群。

1. 前群 包括髂腰肌和阔筋膜张肌。

（1）髂腰肌 由腰大肌和髂肌组合而成（图 3 - 66）。腰大肌起于腰椎体侧面和腰椎横突，髂肌起自髂窝，两肌向下会合，经腹股沟韧带深面，止于股骨小转子。主要作用是使髋关节前屈和旋外。

（2）阔筋膜张肌 位于大腿上部的前外侧，起自髂前上棘，肌腹被包在阔筋膜的两层之间，向下移行为髂胫束，止于胫骨外上髁。主要作用是紧张阔筋膜并屈髋关节。

2. 后群 主要位于臀部，又称臀肌，主要有臀大肌、臀中肌、臀小肌和梨状肌等（图 3 - 67）。

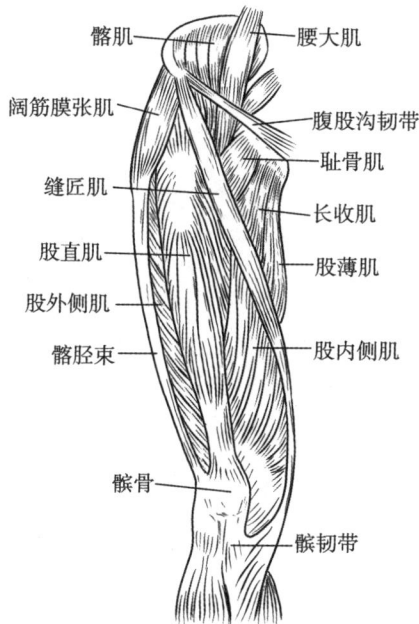

图 3 - 66　髋肌和大腿前群肌（深层）

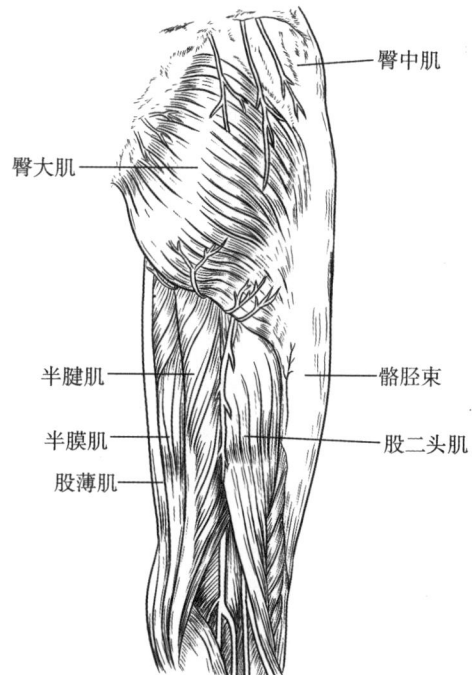

图 3 - 67　臀肌和大腿后群肌（浅层）

（1）臀大肌 是臀部最大的肌，位于臀部浅层，形成臀部的膨隆。起自髂骨翼外面和骶骨背面，止于股骨的臀肌粗隆。主要作用是使髋关节伸和旋外。

（2）臀中肌和臀小肌 臀中肌位于臀大肌深面，臀小肌位于臀中肌深面，两肌都呈扇形，均起自髂骨翼外面，止于股骨大转子。两肌同时收缩，可使髋关节外展。

（3）梨状肌 位于臀中肌下方，起自骶骨前外侧，肌束向外经坐骨大孔出盆腔，止于股骨大转子，可使髋关节旋外。

坐骨大孔被梨状肌分隔成梨状肌上孔和梨状肌下孔，孔内有血管和神经通过。

此外，闭孔内肌、闭孔外肌和股方肌，均位于髋关节的后方，主要作用是使髋关节旋外，并稳定髋关节。

（二）大腿肌

位于股骨周围，分前、后和内侧三群。

1. 前群 包括缝匠肌和股四头肌（图 3-68）。

（1）**缝匠肌** 位于大腿前内侧浅层，呈长带状，起自髂前上棘，斜向内下方，止于胫骨上端内侧面。主要作用是屈髋关节和膝关节，并可使屈曲的膝关节旋内。

（2）**股四头肌** 位于大腿前面，是人体中最大的肌，起点分股直肌、股内侧肌、股外侧肌和股中间肌四个头，股直肌起自髂前下棘，其余起自股骨，四个头向下形成一个肌腱，包绕髌骨向下延为髌韧带，止于胫骨粗隆。主要作用是伸膝关节，股直肌还能屈髋关节。

2. 内侧群 位于大腿的内侧，共 5 块。浅层自外侧向内侧为耻骨肌、长收肌和股薄肌，中层为短收肌，深层是大收肌。内侧群肌的主要作用是内收大腿（图 3-68）。

3. 后群 位于大腿的后面，共 3 块。

（1）**股二头肌** 位于大腿后外侧部，长头起自坐骨结节，短头起自股骨粗线，两头合并后以长腱止于腓骨头。

（2）**半腱肌** 位于股后内侧部，腱细长，几乎占肌的一半。起自坐骨结节，止于胫骨上端内侧。

（3）**半膜肌** 位于半腱肌的深面，以扁薄的腱膜起自坐骨结节，止于胫骨内侧髁的后面。

大腿后群肌主要屈膝关节、伸髋关节，当屈膝时，还可以使膝关节旋外和旋内。

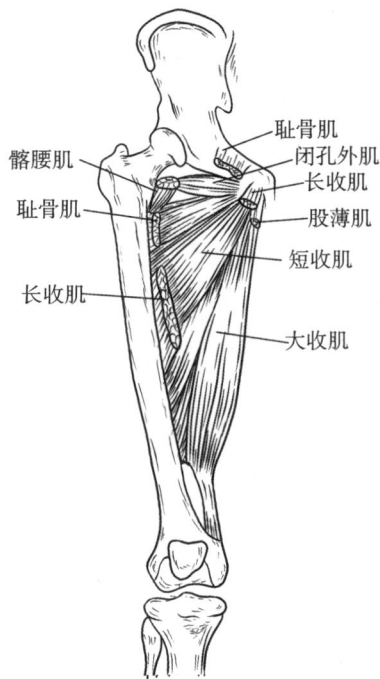

图 3-68 大腿肌内侧群

❓ 想一想3-3

临床上肌内注射为什么常选择臀部肌肉？

答案解析

👁 看一看

臀部肌内注射的定位

肌内注射是指将药液注射到肌肉组织内治疗疾病的方法，最常用的是臀部肌肉注射和三角肌注射。肌内注射要求注射部位定位准确，臀部肌肉注射的定位方法主要有两种。①十字定位法：从臀裂顶点向右或左划一水平线，从髂嵴最高点向下做一垂直平分线，将臀部分为四个象限，其中外上象限为注射区。②连线定位法：从髂前上棘到尾骨连线外三分之一为注射部位。

（三）小腿肌

小腿肌位于胫、腓骨周围，参与维持人体直立姿势和行走，主要有 10 块，分为前、后和外侧 3 群。

1. 前群 3 块，位于胫、腓骨的前面，由内侧向外侧依次为胫骨前肌、踇长伸肌和趾长伸肌（图 3-69）。三肌均起自胫、腓骨上端和骨间膜，下行至足背，胫骨前肌止于内侧楔骨和第 1 跖骨底，主要使足背屈和内翻；踇长伸肌止于踇指远节趾骨，趾长伸肌分成 4 条长腱止于第 2~5 趾，两肌的作用与名称相同，并可使足背屈。

2. 外侧群 位于腓骨外侧面，包括腓骨长肌和腓骨短肌（图 3-69）。两肌均起于腓骨外侧面，向下形成细长的肌腱，经外踝后方至足部，腓骨短肌止于第 5 跖骨粗隆，腓骨长肌经足底止于第 1 趾骨底和第 1 楔骨外侧。主要作用是使足外翻，并助足跖屈。

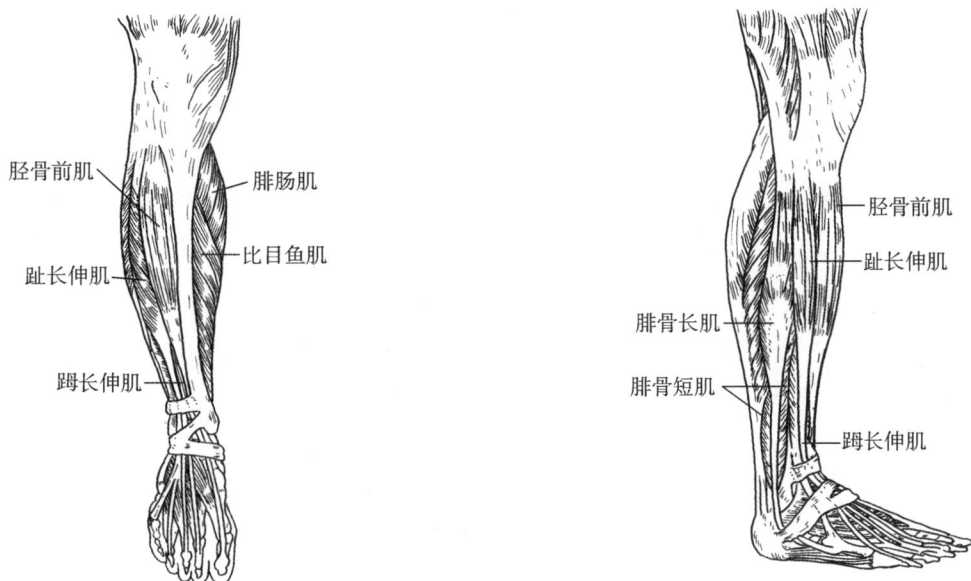

图 3-69 小腿肌前群和外侧群

3. 后群 主要有 5 块，分浅深两层（图 3-70）。

（1）浅层 包括腓肠肌和比目鱼肌。腓肠肌以两个头起自股骨内、外侧髁，向下合并成一个肌腹，末端与比目鱼肌肌腱融合，形成强大的跟腱，止于跟结节。比目鱼肌位于腓肠肌深面，起自腓骨头和腓骨上部，肌腱参与跟腱的形成。腓肠肌和比目鱼肌的起端共有 3 个头，因此两者又合称小腿三头肌，收缩时使足跖屈并屈小腿；在站立时，固定踝关节，防止身体前倾，是维持人体直立姿势的重要肌。

（2）深层 3 块，由内侧向外侧依次为趾长屈肌、胫骨后肌和蹈长屈肌。趾长屈肌起自胫骨后面，经内踝后方至足底，分 4 条肌腱止于第 2～5 趾的远节趾骨底，主要屈踝关节（跖屈）和助足内翻。胫骨后肌起自胫、腓骨和小腿骨间膜的后面，斜向内行，经趾长屈肌和屈肌支持带深面止于足底。主要屈踝关节和使足内翻。蹈长屈肌起自腓骨后面中部，向下经踝关节后方转入足底，止于蹈趾末节趾骨底。主要作用是屈踝关节和屈蹈趾，并协助足内翻。

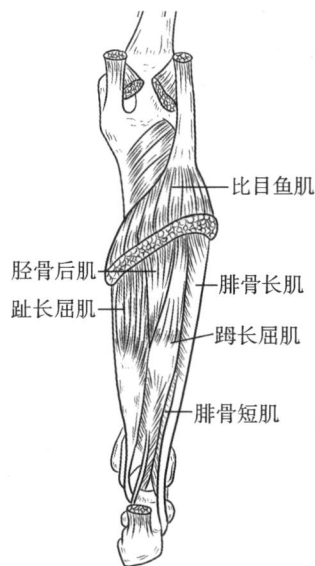

图 3-70 小腿肌后群

（四）足肌

足肌可分足背肌和足底肌（图 3-71）。足背肌较弱小，足底肌的配布情况和作用与手肌相似。其主要作用是运动足趾或维持足弓。

（五）下肢的局部结构

1. 股三角 位于大腿前面的上部，其上界为腹股沟韧带，内侧界为长收肌的内侧缘，外侧界为缝匠肌的内侧缘，股三角内有神经、血管和淋巴结等。

2. 收肌管 位于大腿中部，在缝匠肌深面，大收肌与股内侧肌之间。管的上口通向股三角尖，下口为收肌腱裂孔，通向腘窝。管内有股血管等通过。

3. 腘窝 为膝关节后面的菱形窝。上界为半腱肌、半膜肌和股二头肌形成的三角形，下界为腓肠肌内侧头和外侧头形成的倒三角形。腘窝内有血管和神经通过，并含有脂肪和淋巴结等。

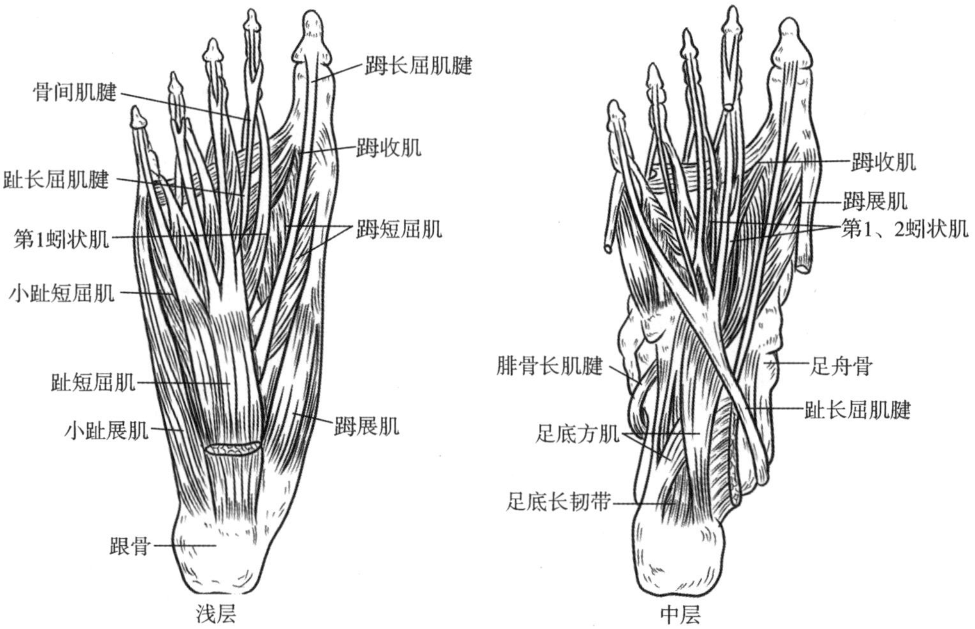

图 3-71 足底肌

👁 看一看

疝

　　人体内组织或器官由其正常解剖部位，通过先天或后天形成的薄弱点、缺损或孔隙进入另一部位，称为疝。疝多发于腹部且以腹外疝为多见，其中腹股沟疝发生率最高，股疝次之，较常见的还有切口疝、脐疝和白线疝等。疝的主要病因包括发育不良、腹壁抵抗力薄弱、腹压增高等，不同类型的疝病因不同，采取的检查方法和治疗方法也不同，临床工作中应仔细鉴别。

（夏福友）

目标检测

答案解析

一、单项选择题

【A 型题】

1. 胸骨角两侧平对的是
　　A. 第 1 肋　　B. 第 2 肋　　　C. 第 3 肋　　　D. 第 2 肋间隙　　E. 第 3 肋间隙

2. 关于椎骨的描述，正确的是
　　A. 颈椎棘突呈板状，水平后伸　　B. 腰椎椎体上有肋凹
　　C. 颈椎椎弓上都有关节突　　D. 胸椎横突上有孔
　　E. 相邻胸椎棘突呈叠瓦状排列

3. 不属于长骨的是
　　A. 股骨　　B. 肱骨　　　C. 颞骨　　　D. 腓骨　　　E. 距骨

4. 可限制脊柱过度后伸的韧带是

  A. 棘间韧带 B. 前纵韧带 C. 棘上韧带 D. 黄韧带 E. 后纵韧带

5. 属于颅后窝的是

  A. 颈静脉孔 B. 眶上裂 C. 筛孔 D. 棘孔 E. 圆孔

6. 人体直立时引流困难的鼻旁窦是

  A. 筛窦 B. 上颌窦 C. 额窦 D. 蝶窦 E. 乳突窦

7. 不参与构成骨盆界线的是

  A. 骶骨岬 B. 弓状线 C. 耻骨梳 D. 耻骨弓 E. 耻骨联合上缘

8. 骨的基本结构包括

  A. 骨干和骺   B. 骨板和骨小梁

  C. 骨质、骨膜和骨髓 D. 密质骨和松质骨

  E. 内、外板和板障

9. 颈椎特有的结构是

  A. 横突肋凹 B. 关节突 C. 棘突 D. 横突孔 E. 椎孔

10. 关于椎孔的描述，正确的是

  A. 由椎体与椎弓围成   B. 由椎体与椎弓根围成

  C. 又称椎间孔   D. 由椎体与椎板围成

  E. 由椎板与椎弓围成

11. 对股骨的描述，正确的是

  A. 股骨是全身最长的骨 B. 外科颈位于股骨下端

  C. 股骨头可在体表触摸到 D. 股骨头下为外科颈

  E. 股骨的下端有大转子和小转子

12. 关于椎间盘的描述，错误的是

  A. 外周为纤维环   B. 内部为髓核

  C. 脊柱腰段椎间盘最厚 D. 牢固连结两个椎骨，不能活动

  E. 损伤时髓核可向外突出

13. 垂体窝位于

  A. 筛骨 B. 额骨 C. 蝶骨 D. 上颌骨 E. 颞骨岩部

14. 关于鼻旁窦的描述，正确的是

  A. 蝶窦开口于中鼻道 B. 前筛窦开口于上鼻道

  C. 额窦开口于中鼻道 D. 上颌窦开口于下鼻道

  E. 后筛窦开口于中鼻道

15. 属于桡骨的结构是

  A. 尺切迹 B. 桡切迹 C. 桡神经沟 D. 外科颈 E. 解剖颈

16. 运动幅度最大、最灵活的关节是

  A. 肩关节 B. 肘关节 C. 桡腕关节 D. 髋关节 E. 膝关节

17. 不参与构成膝关节的结构是

  A. 股骨内侧髁   B. 股骨外侧髁   C. 髌骨

  D. 胫骨   E. 腓骨

18. 连接相邻椎弓板间的韧带是

  A. 棘上韧带 B. 黄韧带 C. 后纵韧带 D. 前纵韧带 E. 项韧带

19. 属于表情肌的是

　　A. 咬肌　　　　B. 颞肌　　　　C. 翼内肌　　　　D. 枕额肌　　　　E. 翼外肌

20. 能屈肘关节又能使前臂旋后的肌是

　　A. 肱二头肌　　B. 肱三头肌　　C. 喙肱肌　　　　D. 肱肌　　　　E. 肱桡肌

21. 属于躯干肌的是

　　A. 竖脊肌　　　B. 梨状肌　　　C. 冈上肌　　　　D. 旋前圆肌　　　E. 三角肌

22. 胸大肌可使臂

　　A. 内收　　　　B. 外展　　　　C. 旋外　　　　D. 后伸　　　　E. 旋后

23. 胸锁乳突肌

　　A. 起于胸骨和锁骨　　　　　　B. 止于锁骨

　　C. 一侧收缩，脸转向同侧　　　D. 两侧收缩，头前屈

　　E. 属扁肌

24. 参与构成跟腱的肌是

　　A. 腓骨长肌　　　　　　B. 小腿三头肌　　　　　　C. 胫骨后肌

　　D. 趾长屈肌　　　　　　E. 腓骨短肌

25. 既能屈髋又能屈膝的是

　　A. 股二头肌　　B. 缝匠肌　　　C. 股四头肌　　　D. 半腱肌　　　E. 半膜肌

26. 肘关节的主要屈肌是

　　A. 肱二头肌　　B. 肱三头肌　　C. 三角肌　　　　D. 喙肱肌　　　E. 大圆肌

27. 髋关节的伸肌主要是

　　A. 缝匠肌　　　B. 臀大肌　　　C. 髂腰肌　　　　D. 股四头肌　　E. 大收肌

28. 股四头肌中，可作用于膝关节和髋关节的肌是

　　A. 股外直肌　　B. 股中间肌　　C. 股内直肌　　　D. 股直肌　　　E. 以上都是

【B 型题】

(29～32 题共用备选答案)

　　A. 腹外斜肌腱膜　　　　　B. 腹横肌　　　　　　　　C. 腹横筋膜

　　D. 腹外斜肌　　　　　　　E. 腹直肌

29. 参与提睾肌的构成

30. 构成腹股沟管上壁的是

31. 构成腹股沟管前壁的是

32. 与腹股沟管深环形成有关的是

(33～36 题共用备选答案)

　　A. 三角肌　　　　　　　　B. 股二头肌　　　　　　　C. 股四头肌

　　D. 肱二头肌　　　　　　　E. 肱三头肌

33. 可以使肩关节外展的肌是

34. 可以伸肘关节的肌是

35. 可以屈肘关节的肌是

36. 可以伸膝关节的肌是

二、简答题

1. 简述脊柱的位置、组成及整体形态。

2. 简述胸廓的组成、形态和功能。

3. 参与呼吸运动的肌都有哪些？其中最为主要的是什么肌，其位置、形态结构如何？

4. 简述股三角的位置、边界及通过的结构。

5. 临床中，常被选择作为肌内注射的肌都有哪些？

书网融合……

📄 重点回顾	🅔 微课 1	🅔 微课 2	🅔 微课 3

🅔 微课 4	🅔 微课 5	📄 习题

第四章 内脏学总论及消化系统

PPT

学习目标

知识目标：
1. **掌握** 消化系统的组成，输胆管道的组成，阑尾根部和胆囊底的体表投影。
2. **熟悉** 消化系统各器官的位置、形态。
3. **了解** 胸腹部标志线和腹部分区。

技能目标：
能够熟练地辨认消化系统的器官及其主要结构，在后续课程的学习和临床工作中能够主动利用本章的内容促进理解和记忆。

素质目标：
培养学生敬畏生命、尊重患者的医者仁爱精神。

导学情景

情景描述：患者，男，38岁。突然上腹剧痛，并放射到肩部，呼吸时疼痛加重3小时，急诊入院。上腹部疼痛史20余年，以饥饿时明显，伴反酸、嗳气，有时大便潜血（＋）。每年发作数次，多在秋冬之交和春夏之交，或饮食不当时发作。入院前3小时突然上腹部剧痛，并放射到右肩部，面色苍白，大汗淋漓。诊断为十二指肠溃疡穿孔。

情景分析：消化性溃疡是消化系统常见病，多见于青壮年，男性患者多于女性。十二指肠溃疡较胃溃疡多见。

讨论：消化性溃疡的并发症有哪些？日常生活中怎么预防？

学前导语：消化性溃疡所致胃肠道穿孔的发生率约为5%。十二指肠溃疡更易发生穿孔。急性穿孔可引起急性弥漫性腹膜炎，慢性穿孔则可引起腹腔脓肿。为什么十二指肠溃疡较胃溃疡更易发生穿孔？容易发生穿孔的部位其解剖结构有何特殊性？

第一节 概 述

一、内脏学总论 微课1

内脏包括消化系统、呼吸系统、泌尿系统和生殖系统，它们的大部分器官都位于体腔内，并借一定的通道直接或间接与外界相通，主要功能是参与物质交换和繁殖后代。研究各内脏器官位置和形态结构的科学，称内脏学。

（一）内脏器官的一般结构

内脏器官可分为中空性器官和实质性器官。

1. 中空性器官 指内部有空腔、呈管状或囊状的器官，如胃、肠、气管、膀胱等。

2. 实质性器官 内部没有特定的空腔，表面被覆结缔组织膜的器官，如肝、肾、肺、淋巴结等。这些器官的血管、神经、淋巴管和导管出入处，常有一凹陷区域，称为该器官的门，如肺门、肝门、肾门等。

（二）胸部的标志线和腹部的分区

内脏器官绝大部分位于体腔内，且位置相对固定，掌握内脏器官的正常位置，对于临床工作和科学研究都有十分重要的意义。为了准确地描述胸、腹腔内各器官的位置及其体表投影，在胸、腹部体表确定了若干标志线和分区（图4–1）。

1. 胸部标志线

前正中线：沿身体前面正中所做的垂直线。

胸骨线：沿胸骨外侧缘所做的垂直线。

锁骨中线：通过锁骨中点所做的垂直线。

胸骨旁线：通过胸骨线与锁骨中线之间中点所做的垂直线。

腋前线：通过腋前襞所做的垂直线。

腋后线：通过腋后襞所做的垂直线。

腋中线：通过腋前线与腋后线中点所做的垂直线。

肩胛线：通过肩胛骨下角所做的垂直线。

后正中线：沿身体后面正中所做的垂直线。

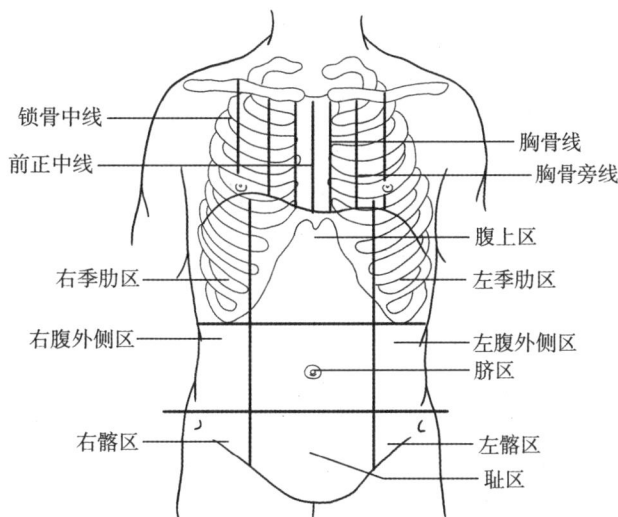

图4–1 胸腹部标志线和腹部分区

2. 腹部的分区

（1）九分法 通常用两条横线和两条垂直线将腹部分为九个区。上横线：经过两侧肋弓最低点的连线。下横线：经过左右髂结节的连线。两条垂直线：经过左、右腹股沟韧带中点分别做的垂线。2条横线和2条垂直线呈"井"字交叉，将腹部分为：左季肋区、腹上区、右季肋区、左腹外侧区（左腰区）、脐区、右腹外侧区（右腰区）、左腹股沟区（左髂区）、腹下区（耻区）、右腹股沟区（右髂区），共9个区域。

（2）四分法 临床上常通过脐做水平线和垂直线，将腹部分为：左上腹、右上腹、左下腹、右下腹4个区域。

二、消化系统概述

消化系统由消化管和消化腺两大部分构成（图4-2），主要功能是消化食物、吸收营养、排出食物残渣。口腔、咽还参与呼吸、发音和语言等活动。

消化管包括口腔、咽、食管、胃、小肠和大肠，是食物消化和吸收营养的场所。临床上通常把口腔到十二指肠称为上消化道，把空肠及以下的部分称为下消化道。消化腺可以分成大消化腺和小消化腺两类，主要功能是分泌消化液润滑食物、促进食物的消化，它们均开口于消化管。

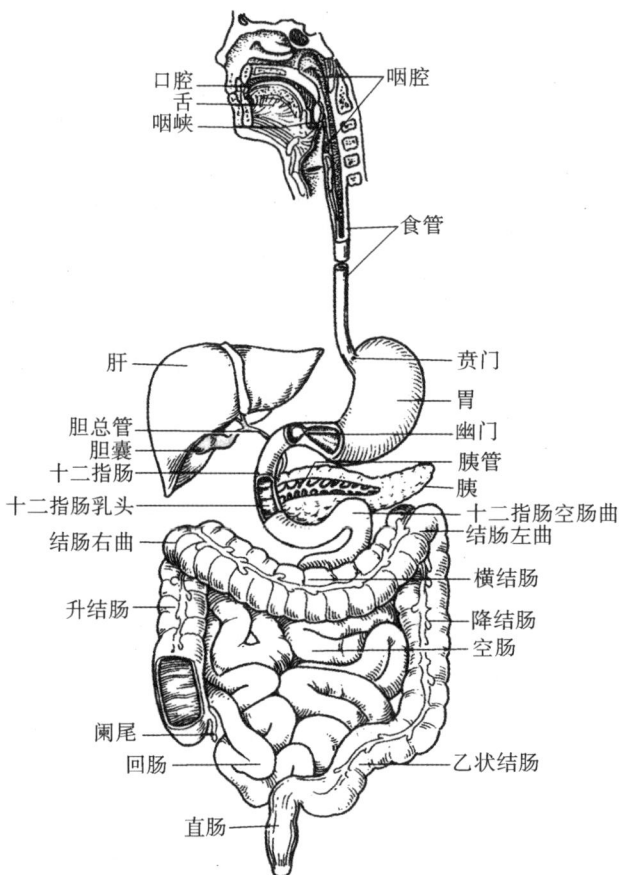

图4-2 消化系统模式图

第二节　消化管 e 微课2

一、口腔

口腔是消化管的起始部，向前经口裂与外界相通，向后经咽峡与咽相通。口腔的上壁为腭，下壁为口腔底，前壁为上、下唇，两侧壁为颊。口腔借上、下牙弓和牙龈分为前方的口腔前庭和后方的固有口腔（图4-3）。当上、下颌牙咬紧时，口腔前庭可经最后面的磨牙后间隙通固有口腔，故临床上牙关紧闭时，可借此间隙插管，给药或注入营养物质。

（一）唇和颊

唇分为上唇和下唇。上、下唇围成口裂，口裂两端称口角。上唇外面中线上有一纵行浅沟称人中，上唇两侧与颊交界处的浅沟称鼻唇沟。颊构成口腔的侧壁，在与上颌第二磨牙相对的颊黏膜上有腮腺管乳头，是腮腺管的开口。

（二）腭

腭构成口腔的上壁，分隔口腔与鼻腔。腭的前 2/3 称为硬腭，主要由骨腭表面覆以黏膜构成。腭的后 1/3 为软腭，由腭部的肌和黏膜构成。软腭后部斜向后下，称腭帆。腭帆后缘游离，中部向下突出称腭垂；腭垂两侧各有两条黏膜皱襞伸向下外，前方一对称腭舌弓，延伸至舌根的外侧；后方一对称腭咽弓，延伸至咽侧壁，两弓之间的凹陷区称扁桃体窝，容纳腭扁桃体。

腭垂、两侧腭舌弓和舌根围成咽峡，是口腔与咽的分界，也是两者间的狭窄部。

（三）舌

舌是口腔内器官，具有感受味觉、搅拌食物、协助吞咽和辅助发音等功能。

1. 舌的形态 舌是扁的肌性器官，有上、下两面，上面称舌背，其后部有"∧"形的界沟。舌以界沟为界，后 1/3 称舌根，前 2/3 称舌体，舌体的前端称舌尖（图 4-3）。

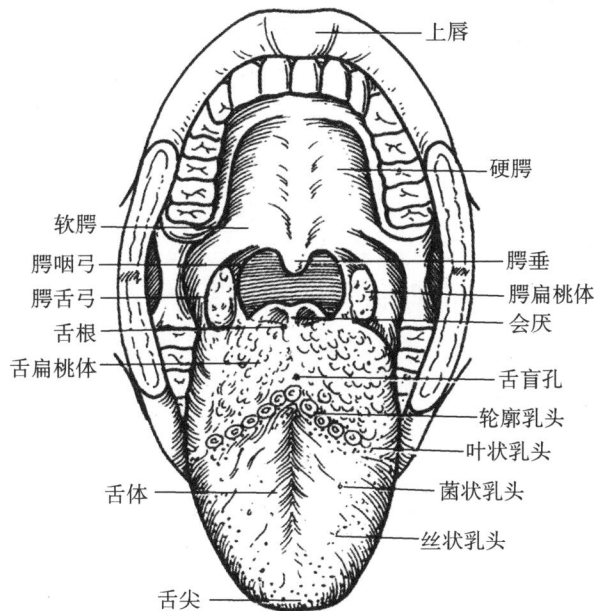

图 4-3 口腔与舌

2. 舌的结构 舌是由舌内肌和舌外肌构成的纯肌性器官，表面被覆舌黏膜。舌内肌的起止点均在舌内，有纵行、横行和垂直方向，可改变舌的形态。舌外肌起于舌外，止于舌内，收缩时可改变舌的位置。舌内肌和舌外肌都是随意肌，在神经系统的支配下灵活运动。

舌背的黏膜中有许多小的突起，称舌乳头，按其形态分为丝状乳头、菌状乳头、轮廓乳头和叶状乳头。丝状乳头数量最多，只具有一般感觉的功能；菌状乳头多见于舌尖和舌侧缘；轮廓乳头最大，排布于界沟前方；叶状乳头分布于舌外侧缘后部，人类已开始退化。除丝状乳头外，其余三种舌乳头均含有味蕾，具有感受酸、甜、苦、辣、咸等味觉的功能。

舌根背部的黏膜内有淋巴组织构成的大小不等的黏膜隆起称舌扁桃体。

舌下面的黏膜在正中线处形成连于口底的皱襞，称为舌系带。舌系带根部两侧各有一圆形的隆起，称舌下阜，是下颌下腺导管及舌下腺大管的开口。舌下阜外侧斜行的带状黏膜皱襞，称舌下襞，其深面有舌下腺，其上有舌下腺小管的开口（图 4-4）。

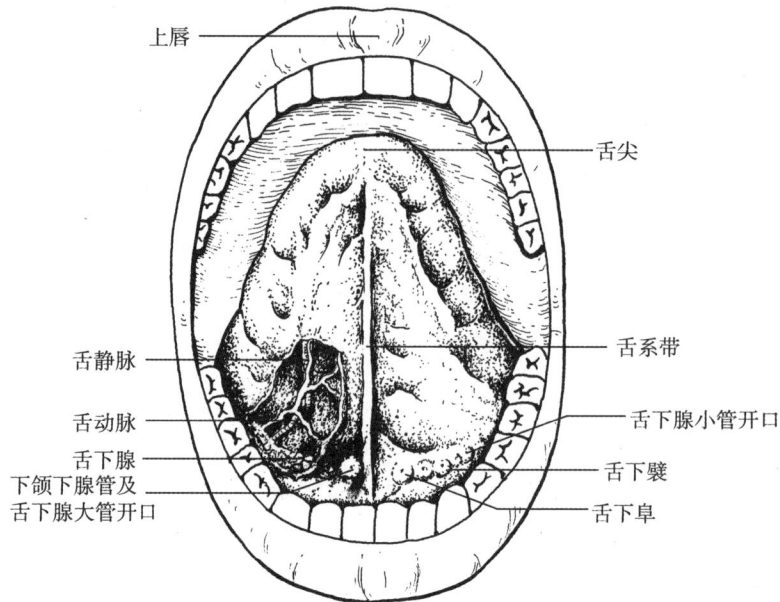

图 4－4　口腔底及舌下面

（四）牙

牙是人体最坚硬的器官，镶嵌于上、下颌骨的牙槽内，有咀嚼食物和辅助发音的功能。

1. 牙的形态　牙分为牙冠、牙颈、牙根三部分（图 4－5）。牙冠露于牙龈外面，牙根嵌入牙槽内，牙冠与牙根之间稍细的部分为牙颈。牙内部的空腔称牙腔，容纳牙髓。牙冠内的牙腔较大，称牙冠腔；牙根内的牙腔呈细长的管状，称牙根管。

2. 牙的构造　牙由牙质、釉质、牙骨质和牙髓组成。牙质呈淡黄色，构成牙的主体；釉质覆盖于牙冠的表面，呈乳白色，是人体最硬的组织；牙骨质包被于牙颈和牙根的表面。牙髓由神经、血管和结缔组织构成，位于牙腔内。

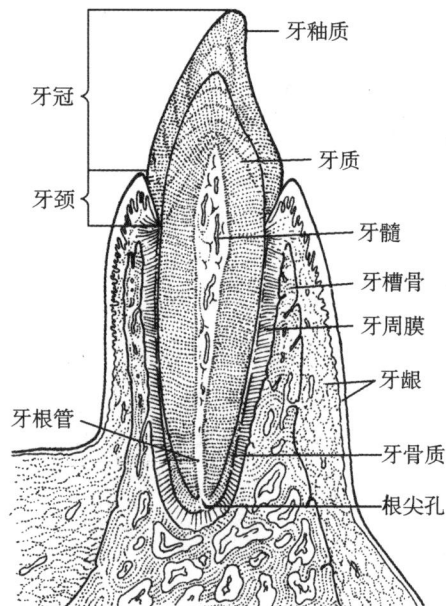

图 4－5　下颌切牙（矢状切面）

3. 牙的分类和排列 人一生中有两套牙。第一套称乳牙，一般在出生后 6 个月开始萌出，3 岁左右出齐，共 20 颗。第二套称恒牙，共 32 颗。6 岁左右乳牙陆续脱落，恒牙相继萌出，至 14 岁左右除第 3 磨牙外恒牙基本出齐。根据牙的形态与功能，乳牙分为乳切牙 8 颗、乳尖牙 4 颗、乳磨牙 8 颗；恒牙分为切牙 8 颗、尖牙 4 颗、前磨牙 8 颗和磨牙 12 颗。

临床上为方便记录，常用牙式代替文字描述，即以被检查者的方位为准，以" + "记号划分为四个区，代表上下颌的左右侧牙位，并以罗马数字Ⅰ～Ⅴ表示乳牙，以阿拉伯数字 1～8 表示恒牙（图 4-6）。

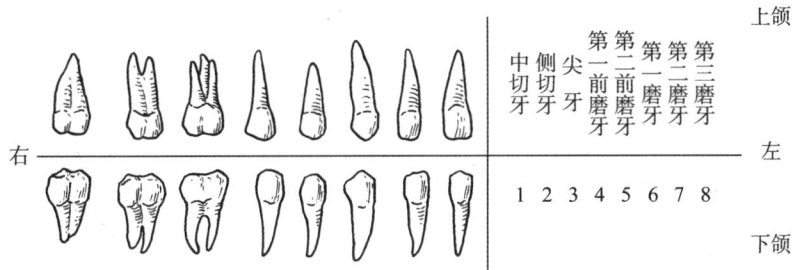

图 4-6 恒牙的名称及符号

4. 牙周组织 包括牙龈、牙周膜和牙槽骨三部分，对牙起保护、固定和支持的作用。牙龈被覆于牙槽突的表面，包被牙颈；牙周膜是连于牙根与牙槽骨之间的致密结缔组织；牙槽骨即构成牙槽的骨质，容纳牙根。老年人由于牙周组织萎缩，导致牙齿松动或脱落。

二、咽

咽是上宽下窄、前后略扁的肌性管道，上起自颅底，下至第 6 颈椎体下缘续于食管，全长约 12cm，是消化和呼吸的共同通道（图 4-7）。咽的前壁不完整，分别与鼻腔、口腔和喉腔相通，因此，借软腭和会厌上缘将咽分为鼻咽、口咽和喉咽三部分（图 4-8）。

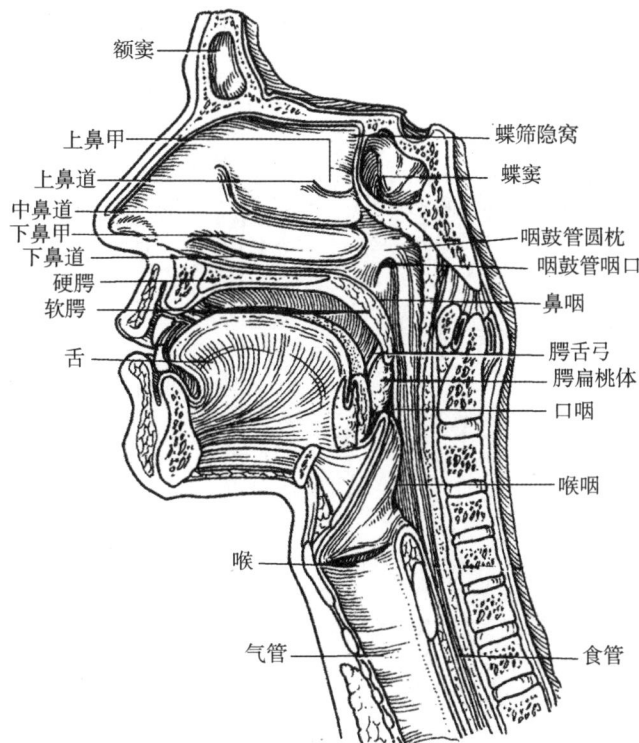

图 4-7 头颈部正中矢状切面

1. 鼻咽 鼻咽位于鼻腔后方，介于颅底与软腭之间，向前经鼻后孔通鼻腔。鼻咽两侧壁正对下鼻甲后方约 1.5cm 处各有一开口，称咽鼓管咽口，经咽鼓管通中耳鼓室，咽部的炎症可经此扩散至中耳鼓室引起中耳炎。咽鼓管咽口周边半环形的隆起称咽鼓管圆枕，其后上方的凹陷称咽隐窝，是鼻咽癌好发的部位。鼻咽上壁后部的黏膜下有丰富的淋巴组织，称咽扁桃体，婴儿时期较发达，6 岁左右开始萎缩，10 岁后基本退化。

2. 口咽 口咽位于口腔后方，介于软腭和会厌上缘之间，向前经咽峡通口腔。侧壁上腭舌弓与腭咽弓之间的扁桃体窝内容纳有腭扁桃体。腭扁桃体是淋巴器官，具有防御功能。

咽扁桃体、腭扁桃体和舌扁桃体等共同围成咽淋巴环，是呼吸道和消化道上端的防御结构。

3. 喉咽 喉咽是咽的最下部，向前经喉口通喉腔。在喉口两侧各有一纵行深窝称梨状隐窝，是异物易滞留的部位。

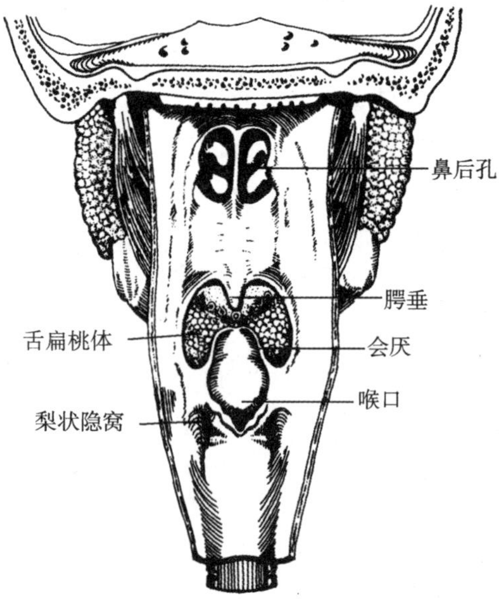

图 4 - 8 咽腔（切开咽后壁）

三、食管

（一）位置和分部

食管是前后略扁的肌性管道，上端于第 6 颈椎下缘与咽相续，向下穿膈的食管裂孔入腹腔，在第 11 胸椎平面终于贲门，全长约 25cm。按行程食管可分为颈部、胸部和腹部（图 4 - 9）。颈部从起始处至胸骨颈静脉切迹平面，长约 5cm，前方贴近气管后壁，后方与脊柱相邻，两侧是颈部的大血管；胸部最长，从胸骨的颈静脉切迹平面至膈的食管裂孔，长 18 ～ 20cm；腹部最短，仅 1 ～ 2cm。

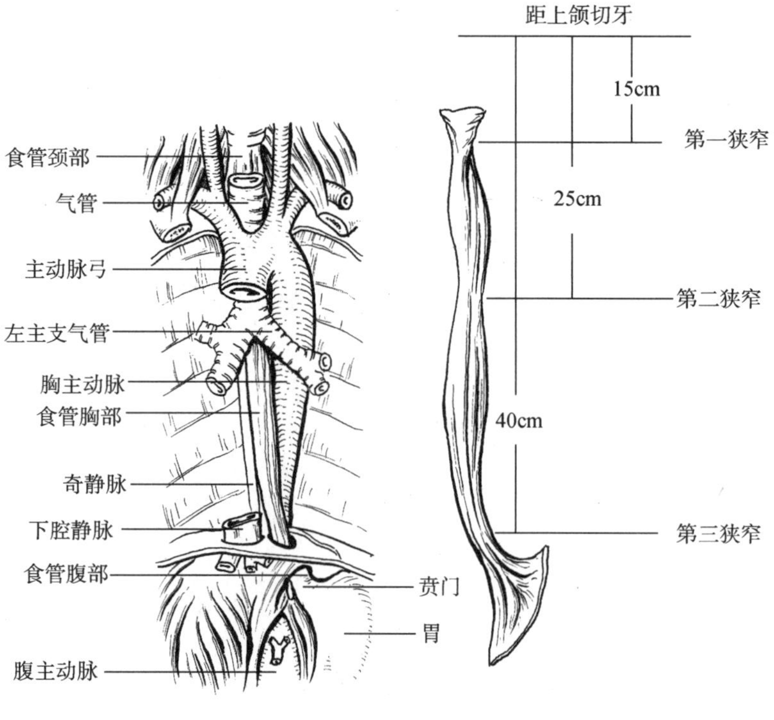

图 4 - 9 食管的位置及狭窄

（二）食管的狭窄

食管全长有三处狭窄（图4-9）：第一狭窄位于食管起始处，距中切牙约15cm；第二狭窄在食管与左主支气管交叉处，距中切牙约25cm；第三狭窄是食管穿过膈的裂孔处，距中切牙约40cm。这些狭窄尤其第二狭窄是异物滞留和肿瘤的好发部位。临床上进行食管插管或镜检时应注意这些狭窄，以免损伤食管黏膜。

（三）食管壁的微细结构

食管壁由肌和黏膜构成（图4-10）。

1. 黏膜　上皮为非角化的复层扁平上皮，具有保护作用。

2. 黏膜下层　含有黏液性或混合性的食管腺，其导管穿黏膜层开口于食管腔，分泌物具有湿润食团和润滑管壁的作用。

3. 肌层　食管上1/3段为骨骼肌，中1/3段由骨骼肌和平滑肌混合组成，下1/3段为平滑肌。

4. 外膜　为纤维膜。

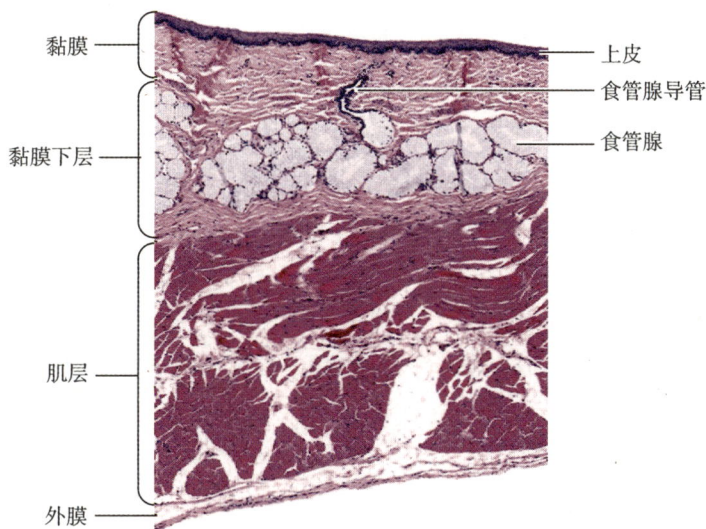

图4-10　食管光镜像（低倍）

四、胃

胃是消化管中最膨大的部分，上续食管、下接小肠，主要功能是容纳食物、调和食糜、分泌胃液、对食物进行初步消化。胃的大小和形态因体位、体型、年龄、性别等情况而不同。成人胃容量约1500ml，新生儿的胃容量约30ml。

（一）胃的形态和分部

胃形态不规则，可分前、后两壁，入、出两口，上、下两缘（图4-11）。入口为贲门，与食管相接；出口为幽门，与十二指肠相续。胃上缘即胃小弯，朝向右上方，其最低处称角切迹；下缘即胃大弯，凸向左下方。

胃按形态可分为四部分：①贲门部，靠近贲门的部分；②胃底，贲门平面以上，凸向左上方的部分；③胃体，胃底与角切迹之间的部分，是胃的主体；④幽门部，角切迹与幽门之间的部分。幽门部的胃大弯侧有一浅沟称中间沟，将幽门部分为幽门窦和幽门管两部分。临床上常称幽门窦为"胃窦"，是胃癌和胃溃疡好发的部位。

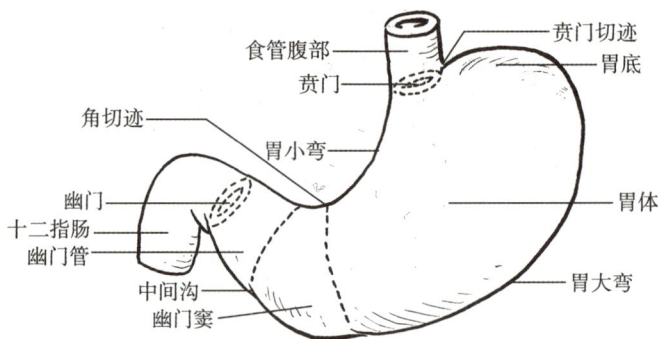

图 4 – 11 胃的形态和分部

（二）胃的位置和毗邻

胃的位置会随体型、体位和充盈程度发生改变，中等充盈时，大部分位于左季肋区，小部分位于腹上区。贲门位于第 11 胸椎体左侧，幽门约在第 1 腰椎体右侧。胃前壁右侧与肝左叶相邻；左侧与膈相邻，被左肋弓遮盖；中部在剑突下方与腹前壁直接相贴。因此，剑突左下方是临床上进行胃触诊的部位。胃后壁与横结肠、胰、左肾、左肾上腺相邻，胃底与脾和膈下面相邻。

（三）胃壁的微细结构

胃壁具有典型消化管壁的四层结构，包括黏膜、黏膜下层、肌层和外膜（图 4 – 12）。

1. 黏膜层　胃空虚时，黏膜形成许多皱襞，充盈时皱襞减少、变低。胃黏膜表面可见许多针尖样的小孔，称胃小凹，是胃腺的开口。

（1）上皮　单层柱状上皮，可分泌黏液，对胃黏膜有保护作用。

（2）固有层　由疏松结缔组织构成，内含大量胃腺。按部位不同分为贲门腺、幽门腺和胃底腺。

1）贲门腺　位于贲门附近，为单管状或分支管状腺，分泌黏液。

2）幽门腺　位于幽门附近，为分支管状腺，分泌黏液。

3）胃底腺　主要由三种细胞构成（图 4 – 13）。①主细胞：又称胃酶细胞，数量最多，大多分布在胃腺的底部和体部。细胞呈柱状，核圆形，位于基底部。主细胞分泌胃蛋白酶原，经盐酸激活成为胃蛋白酶。②壁细胞：又称盐酸细胞，数量较少。壁细胞能分泌盐酸及内因子。盐酸可以激活胃蛋白酶原和杀菌等作用。内因子有助于回肠对维生素 B_{12} 的吸收。③颈黏液细胞：数量少，分泌黏液，具有保护胃黏膜的作用。

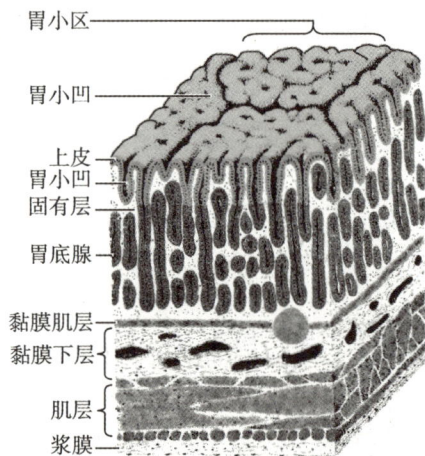

图 4 – 12 胃底和胃体立体结构模式图

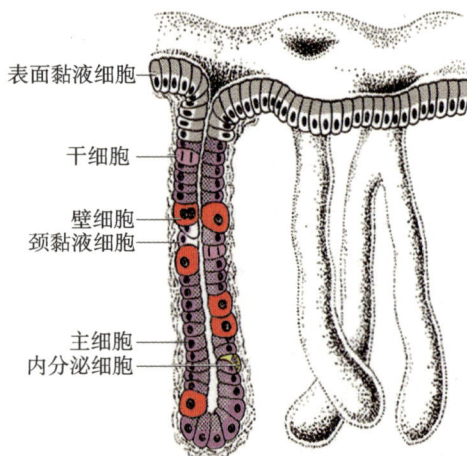

图 4 – 13 胃上皮和胃底腺立体结构模式图

2. 黏膜下层 由疏松结缔组织构成，起到缓冲作用，有丰富的血管、神经丛和淋巴管。

3. 肌层 较厚，由内斜、中环、外纵三层平滑肌组成。在幽门处环形肌增厚形成幽门括约肌，可以延缓胃内容物排空并防止肠内容物反流至胃。

4. 外膜 为浆膜。

👁 看一看

胃黏膜的自我保护

胃液含高浓度盐酸，腐蚀力极强，胃蛋白酶能分解蛋白质，而在正常情况下胃黏膜却不受破坏，这主要是由于胃黏膜表面存在黏液碳酸氢盐屏障。胃上皮表面覆盖着 0.25 ~ 0.5mm 厚的黏液层，由不可溶性黏液凝胶构成，并含大量 HCO_3^-。黏液层将上皮与胃蛋白酶相隔离，而高浓度 HCO_3^- 使局部 pH 为 7，抑制了酶的活性，同时 HCO_3^- 可中和 H^+，形成 H_2CO_3。后者被胃上皮细胞的碳酸酐酶迅速分解为 H_2O 和 CO_2。此外，胃上皮细胞的快速更新也使胃能及时修复损伤。正常时，胃酸的分泌量和黏液-碳酸氢盐屏障保持平衡，但胃酸分泌过多或黏液产生减少，屏障受到破坏，都会导致胃组织的自我消化，形成胃溃疡。近年来，科学家又发现胃黏膜上皮细胞能不断合成和释放内源性前列腺素，它对胃肠道黏膜有明显的保护作用。

五、小肠

小肠是消化管中最长的一段，成人全长 5 ~ 7m，上接幽门，下续盲肠，分为十二指肠、空肠、回肠三部分，是消化食物和吸收营养物质的主要部位。

（一）十二指肠

十二指肠是小肠的起始段，呈"C"形包绕胰头，全长约 25cm，可分为上部、降部、水平部和升部（图 4-14）。

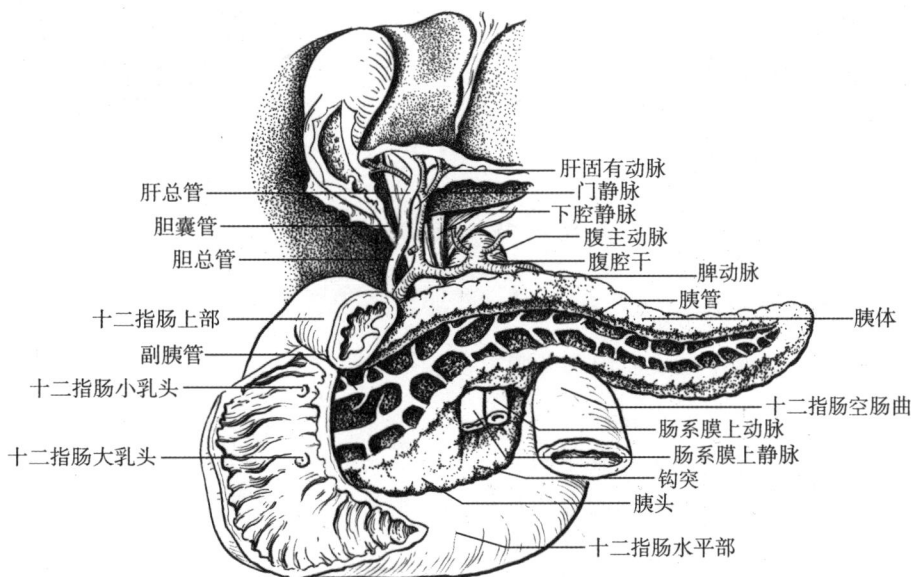

图 4-14 十二指肠和胰

1. 上部 长约 5cm，起自胃的幽门，走向右后方，至肝门下方急转向后下移行为降部，转折处称十二指肠上曲。上部靠近幽门处的一段肠管，管壁较薄，黏膜光滑且无环形皱襞，称十二指肠球，是十二指肠溃疡及穿孔的好发部位。

✕ **练一练** ————————————————————————

答案解析

十二指肠溃疡好发的部位是

A. 十二指肠大乳头　　　　B. 十二指肠小乳头　　　　C. 十二指肠降部

D. 十二指肠球　　　　　　E. 十二指肠升部

---

2. 降部　长 7 ~ 8cm，起自十二指肠上曲，沿第 1 ~ 3 腰椎右侧下降，至第 3 腰椎下缘平面弯向左侧移行为水平部，转折处称十二指肠下曲。降部后内侧壁有一纵行的黏膜皱襞，皱襞下端有一隆起，称十二指肠大乳头，是胆总管和胰管的共同开口。

3. 水平部　长约 10cm，又称下部，起自十二指肠降部，横行向左至第三腰椎左侧移行为升部。肠系膜上动脉与肠系膜上静脉紧贴水平部前面下行。

4. 升部　长 2 ~ 3cm，起自水平部的末端，上升至第 2 腰椎左侧，急转向前下移行为空肠，转弯处称十二指肠空肠曲。十二指肠空肠曲借十二指肠悬肌连于腹后壁，十二指肠悬肌和包绕其表面的腹膜皱襞称十二指肠悬韧带，是手术中确定空肠起始的标志。

（二）空肠和回肠

空肠上接十二指肠空肠曲，回肠下连盲肠，空肠和回肠迂回盘曲在腹腔中、下部，周围被结肠环绕（图 4 - 15）。空、回肠均由肠系膜连于腹后壁，有较大的活动度。空、回肠之间没有明显的界限，通常将空肠和回肠全长的近侧 2/5 称为空肠，在腹腔左上部，管径较大，管壁较厚，血管丰富，颜色较红，并可见散在的孤立淋巴滤泡；空、回肠远侧 3/5 称回肠，居腹腔右下部，部分位于盆腔，管径较小，管壁较薄，血管较少，呈粉红色，可见集合淋巴滤泡。

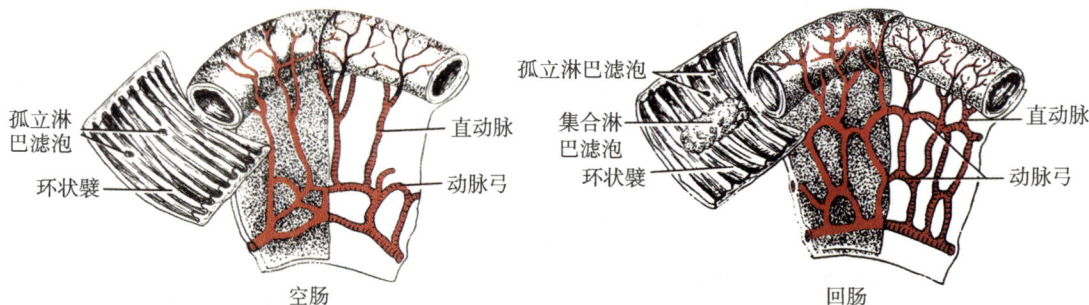

图 4 - 15　空肠和回肠

（三）小肠的微细结构

小肠管壁分为黏膜、黏膜下层、肌层和外膜（图 4 - 16）。

1. 黏膜

（1）环形皱襞　小肠黏膜和部分黏膜下层共同突入肠腔形成环形皱襞。

（2）肠绒毛　黏膜上皮和固有层向肠腔内形成的指状突起称肠绒毛（图 4 - 17）。上皮中吸收细胞的游离面有微绒毛，由细胞膜和细胞质共同形成。

环形皱襞、绒毛和微绒毛使小肠的吸收面积增加约 600 倍。

（3）小肠腺　小肠绒毛的上皮下陷到固有层内形成单管状腺，称小肠腺。小肠腺开口于相邻绒毛根部之间，分泌小肠液参与食物的消化。

（4）淋巴组织　小肠固有层内除散在许多淋巴组织外，还有淋巴小结。在十二指肠和空肠多为孤立淋巴小结，在回肠多为集合淋巴滤泡。淋巴组织是小肠壁重要的防御结构。

图 4 - 16　十二指肠光镜图（低倍）

图 4 - 17　小肠绒毛光镜图（高倍）

2. 黏膜下层　为疏松结缔组织，内有较多的血管和淋巴管。

3. 肌层　由内环形和外纵行两层薄平滑肌构成。

4. 外膜　除十二指肠大部为纤维膜外，其余各段肠管均为浆膜。

六、大肠

大肠是消化管的末段，全长约 1.5m，围绕在空、回肠周围，分为盲肠、阑尾、结肠、直肠和肛管五部分。大肠的主要功能是吸收水分、维生素和无机盐，分泌黏液并将食物残渣形成粪便。

盲肠和结肠有三个特征性结构（图 4 - 18）：①结肠带：3 条，由肠壁纵行肌增厚形成，沿肠腔纵轴平行排列，汇集于阑尾根部；②结肠袋：肠壁向外呈囊状膨起的部分；③肠脂垂：沿结肠带两侧分布的大小不等的脂肪突起。

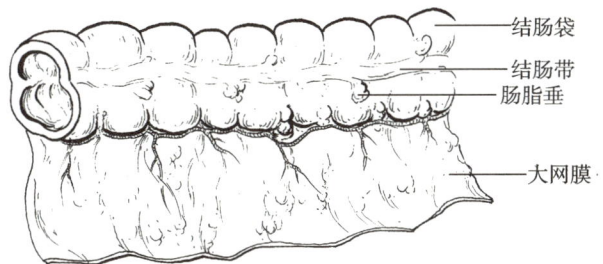

图 4 - 18　结肠的特征性结构（横结肠）

（一）盲肠

盲肠位于右髂窝内，长 6 ~ 8cm，是大肠的起始部，左壁有回肠开口，向上续为升结肠，下端为盲端（图 4 - 19）。回肠末端在盲肠的开口处，肠壁环形肌增厚形成口唇状的黏膜皱襞，称回盲瓣。回盲瓣可控制小肠内容物进入大肠的速度，以便食物在小肠内充分消化吸收，并能防止大肠内容物逆流至回肠。

（二）阑尾

阑尾是一蚓状盲管，一般长 6 ~ 8cm，多位于右髂窝内，其管腔狭细，开口于盲肠后内侧壁（图 4 - 19）。阑尾末端游离，位置变化较大；阑尾根部位置比较固定，在三条结肠带的汇集处，故在临床手术中可沿着结肠带追踪阑尾。

阑尾根部的体表投影通常在脐与右髂前上棘连线的中、外 1/3 交点处，称麦氏点（McBurney 点），急性阑尾炎时此处有明显压痛。

图 4 – 19 盲肠和阑尾

（三）结肠

结肠起于盲肠，终于直肠，呈"M"形包绕在空、回肠周围，可分为升结肠、横结肠、降结肠和乙状结肠四部分（图 4 – 20）。

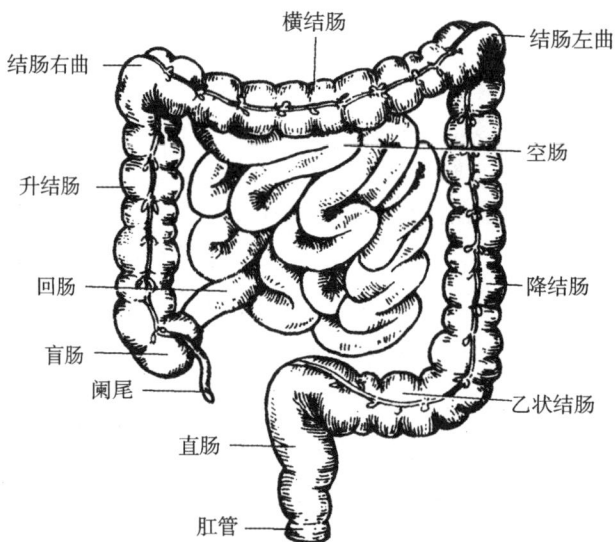

图 4 – 20 小肠和大肠

1. 升结肠 是盲肠的直接延续，沿右侧腹后壁上升至肝右叶下方，转折向左移行为横结肠。转折处称结肠右曲（肝曲）。

2. 横结肠 起自结肠右曲，在胃后下方横行向左至脾下方转折向下，移行为降结肠，转折处称结肠左曲（脾曲）。横结肠由横结肠系膜连于腹后壁，活动度较大，常形成下垂的弓形弯曲。

3. 降结肠 起于结肠左曲，沿左侧腹后壁下行至左髂嵴处移行为乙状结肠。

4. 乙状结肠 在左髂窝内呈"乙"字弯曲，至第 3 骶椎平面移行为直肠。乙状结肠借乙状结肠系膜连于盆腔左后壁，活动度较大。

（四）直肠

直肠位于盆腔后部，骶、尾骨的前方，长 10 ~ 14cm，向下穿盆膈移行为肛管（图 4 – 21）。直肠在矢状面上有 2 个弯曲：上部的弯曲在骶骨前面凸向后，称骶曲；下部的弯曲绕过尾骨尖凸向前，称会阴曲。临床上行肠镜检查时应注意这些弯曲。

直肠下端膨大，称直肠壶腹。直肠壶腹内面的有 2 ~ 3 个半圆形的直肠横襞，位于前右侧壁的横襞最大且位置恒定，距肛门约 7cm，常作为直肠镜检查的定位标志。

（五）肛管

肛管续于直肠，终于肛门，长约 4cm，是消化管的末段（图 4 - 22）。肛管内面有 6 ~ 10 条纵行的黏膜皱襞，称肛柱。相邻肛柱下端半月形的黏膜皱襞，称肛瓣。肛瓣与相邻肛柱下端围成的隐窝称肛窦，其内易滞留粪屑引起肛窦炎。肛瓣与肛柱下端形成锯齿状环形线，称齿状线（肛皮线）。齿状线是重要的分界线，如皮肤和黏膜的分界、血液和淋巴回流的分界、神经支配的分界等，也是区分内痔和外痔的标志。

在齿状线下方有宽约 1cm 的环形区，表面光滑呈浅蓝色，称肛梳。肛梳下缘的环形浅沟称白线，是肛门内、外括约肌的交界处。

肛管部的环形肌在肛管上 3/4 处增厚形成肛门内括约肌，有协助排便的作用。肛门内括约肌的外周有骨骼肌形成的肛门外括约肌，具有括约肛门、控制排便的作用。肛门外括约肌受损，可造成大便失禁。

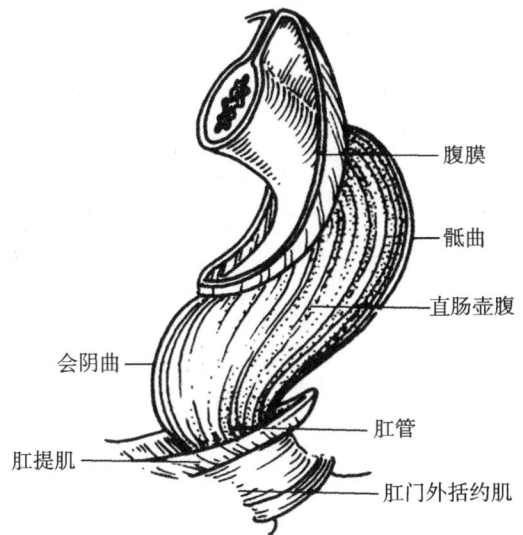

图 4 - 21　直肠的位置和弯曲

图 4 - 22　直肠和肛管的内面观

七、消化管的微细结构

消化管（除口腔和咽外）管壁可分为四层，由内向外依次为黏膜、黏膜下层、肌层和外膜（图 4 - 23）。

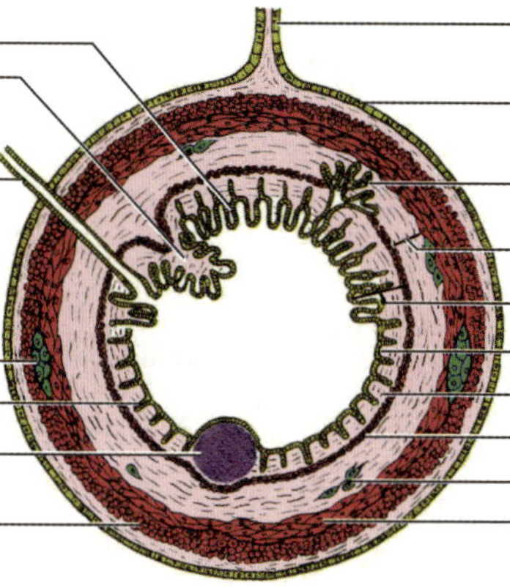

图 4-23　消化管一般结构模式图

（一）黏膜

黏膜是消化管壁的最内层，由上皮、固有层和黏膜肌层构成。

1. 上皮　衬于消化管腔的内面。口腔、咽、食管、肛管下部为复层扁平上皮，耐摩擦，具有保护作用；其余部分为单层柱状上皮，有消化和吸收功能。

2. 固有层　由结缔组织构成，内含腺体、血管、神经以及淋巴管等。

3. 黏膜肌层　由薄层平滑肌构成，黏膜肌层收缩可使黏膜产生微弱的运动，有助于血液运行、腺体分泌物的排出和营养物质的吸收。

（二）黏膜下层

黏膜下层由疏松结缔组织构成，富含小血管、淋巴管和黏膜下神经丛。黏膜下层结构疏松，有利于黏膜和肌层的活动。

黏膜和黏膜下层共同突入管腔内，形成环形或纵行皱襞，扩大了黏膜的表面积。

（三）肌层

除口腔、咽、食管上段和肛门外括约肌是骨骼肌外，消化管壁的其他肌均为平滑肌，一般分为内环、外纵两层，两层之间有肌间神经丛，可调节肌的运动。

（四）外膜

咽、食管、直肠下段的外膜为纤维膜，胃、小肠和部分大肠的外膜为浆膜。浆膜表面光滑，可减少器官运动时相互之间的摩擦。

第三节　消化腺 🅔微课3

一、唾液腺

唾液腺位于口腔周围，又称口腔腺，能分泌唾液。唾液腺分大、小两类。大唾液腺有腮腺、舌下腺和下颌下腺三对；小唾液腺数量多，分布于口腔各部的黏膜内（图 4-24）。

1. 腮腺　最大的唾液腺，位于耳郭前下方，呈不规则的三角形。腮腺导管是腮腺分泌物的排出管道，从腮腺前缘穿出，向内穿过颊肌，开口于腮腺管乳头。

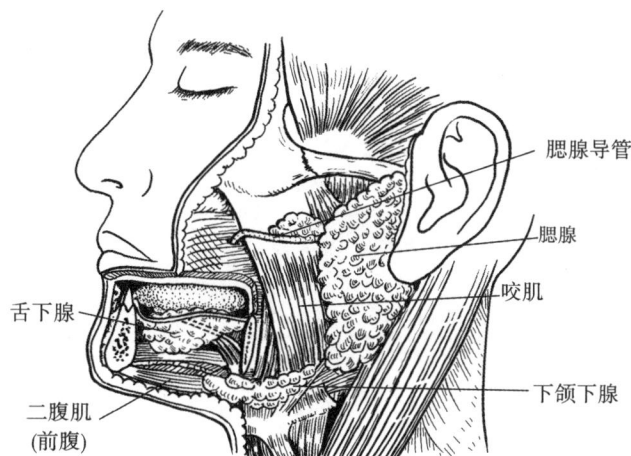

图 4 − 24 唾液腺

2. 下颌下腺 呈卵圆形，位于下颌下三角内，导管开口于舌下阜。

3. 舌下腺 位于舌下襞深面，大导管开口于舌下阜；小导管开口于舌下襞。

二、肝

肝是人体最大的腺体，质软而脆，血供丰富，活体呈红褐色。肝不仅能分泌胆汁，参与食物的消化，还具有代谢、解毒、防御、储存、造血等功能。

（一）肝的形态

肝呈不规则的楔形，分上、下两面和前、后、左、右四缘（图 4 − 25，图 4 − 26）。肝上面光滑膨隆，贴于膈的下面，也称膈面，借镰状韧带分为肝右叶和肝左叶。肝下面又称脏面，凹凸不平，朝向后下方，与腹腔脏器相邻。脏面有"H"形的三条沟，将脏面分为四部分：左纵沟左侧为肝左叶；右纵沟右侧为肝右叶；左、右纵沟之间，横沟前下方为方叶，横沟后上方为尾状叶。左纵沟前部有肝圆韧带，后部有静脉韧带，分别是胎儿时期脐静脉和静脉导管闭锁后的遗迹。右纵沟前部为胆囊窝，容纳胆囊；后部是腔静脉沟，有下腔静脉通过。横沟即肝门，是肝固有动脉、肝门静脉、肝管以及神经和淋巴管出入肝的地方，这些结构被结缔组织包裹，称肝蒂。

图 4 − 25 肝的上面（膈面）

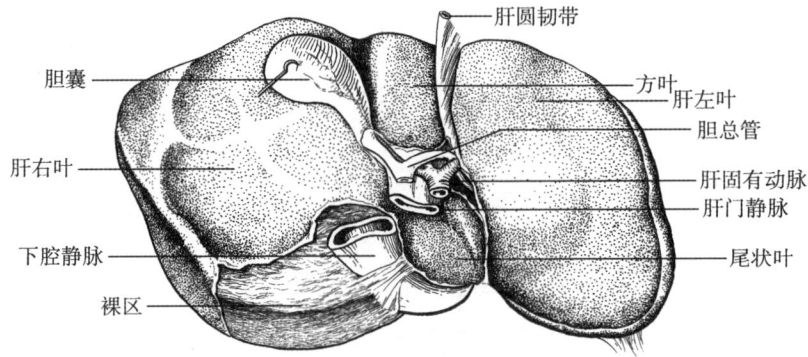

图 4 – 26 肝的下面（脏面）

（二）肝的位置

肝大部分位于右季肋区和腹上区，小部分位于左季肋区。肝前面大部分被胸廓所掩盖，仅在腹上区左、右肋弓间的部分直接与腹前壁相贴。

肝的上界与膈穹隆一致，右侧最高点在右锁骨中线处，平第5肋或第5肋间；左侧最高点在左锁骨中线处，平第5肋间；在前正中线平剑胸结合处。肝下界即肝前缘，右侧与右肋弓一致，在腹上区可达剑突下3cm，左侧被肋弓覆盖。3岁以下的健康幼儿，腹腔容积较小，肝体积相对较大，肝下缘常至右肋弓下1~2cm，健康的成人及7岁以上的儿童在右肋弓下不能触及肝。

👁 看一看

Glisson 系统

肝内有肝门静脉、肝固有动脉、肝管和肝静脉四套管道，形成两个系统，即 Glisson 系统和肝静脉系统。Glisson 系统是由前三套管道共同组成，它们的各级分支在肝内的走行、分支和配布基本一致，并有 Glisson 囊包绕。肝段的概念就是依据 Glisson 系统在肝内的分布情况提出的。按照 Glisson 系统各分支的分布区，可将肝分为左、右两个半肝，进一步再分成右前叶、右后叶、左内叶、左外叶与尾状叶五个叶以及左外叶上、下段，右后叶上、下段，右前叶上、下段，尾状叶段，左内叶段8个段。临床上可根据肝叶和肝段的划分对肝病进行定位诊断和外科手术。

（三）胆囊和输胆管道

1. 胆囊　位于胆囊窝内，呈长梨形，容积为40~60ml，是储存和浓缩胆汁的器官。胆囊可分为胆囊底、胆囊体、胆囊颈和胆囊管四部分。前端钝圆称胆囊底，露于肝下缘并与腹前壁相贴，其体表投影在右锁骨中线与右肋弓相交处，当胆囊有病变时，此处常有明显压痛，称 Murphy 征阳性。中间称胆囊体，是胆囊的主体。后端变细称胆囊颈，移行于胆囊管。胆囊管内径约0.3cm，长3~4cm。胆囊壁内衬黏膜，在胆囊颈和胆囊管形成螺旋襞，可控制胆汁的进出，胆囊结石易嵌顿于此。

2. 输胆管道　指将胆汁输送至十二指肠内的管道，可分为肝内胆道和肝外胆道两部分。肝内胆道包括胆小管和小叶间胆管。肝外胆道包括肝左管、肝右管、肝总管、胆囊管、胆囊和胆总管（图4–27）。

肝内胆道在肝内逐级汇合成肝左管、肝右管，肝左管和肝右管在

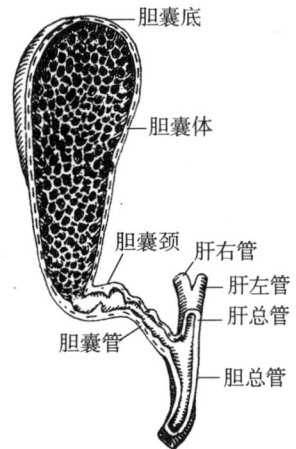

图 4 – 27 输胆管道模式图

肝门附近汇合成肝总管，肝总管和胆囊管汇合成胆总管，胆总管经十二指肠上部后方下行至胰头与十二指肠降部之间，与胰管汇合成肝胰壶腹，开口于十二指肠大乳头。肝胰壶腹周围有环形的平滑肌，称为肝胰壶腹括约肌（Oddi 括约肌），具有控制胆汁和胰液排出的作用。

空腹时，肝胰壶腹括约肌保持收缩状态，肝细胞分泌的胆汁经肝左管和肝右管、肝总管、胆囊管进入胆囊储存和浓缩。进食后，胆囊收缩，肝胰壶腹括约肌舒张，肝细胞分泌的胆汁与胆囊排出的胆汁一起经胆总管进入十二指肠。

胆汁排出途径如下：

肝细胞分泌胆汁→胆小管→小叶间胆管→肝左、右管→肝总管→胆总管→十二指肠

$$\downarrow \qquad \nearrow$$
胆囊管
$$\downarrow \uparrow$$
胆囊

（四）肝的微细结构

肝表面大部分覆以致密结缔组织膜。结缔组织从肝门处随肝管、血管、神经等进入肝实质，将肝实质分割成 50 万～100 万个肝小叶（图 4 – 28）。

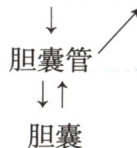

猪肝　　　　　　　　　　　　　人肝

图 4 – 28　肝组织光镜像（低倍）
★中央静脉；→肝门管区

1. 肝小叶　是肝结构和功能的基本单位，呈多面棱柱体，主要由肝细胞构成（图 4 – 29，图 4 – 30）。每个肝小叶中央有一条沿其长轴走行的中央静脉，其管壁薄而不完整，有肝血窦的开口。中央静脉周围是呈放射状排列的肝板，肝板是由肝细胞单行排列而成，其横断面呈索状，称肝索。

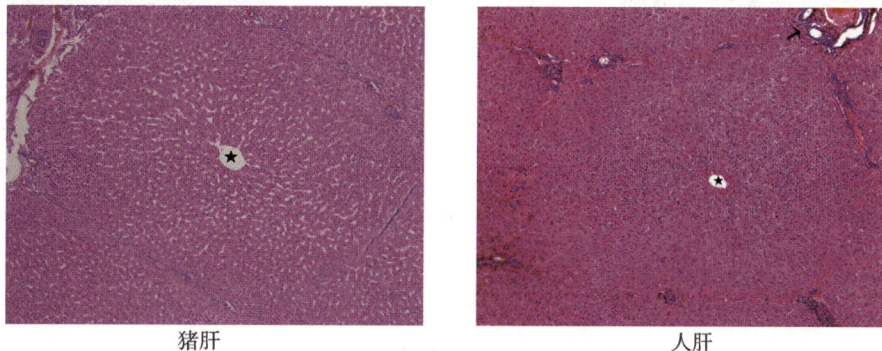

肝静脉　　小叶间静脉　中央静脉
肝血窦　肝板　小叶间胆管　小叶间静脉　小叶间动脉

图 4 – 29　肝小叶立体结构模式图

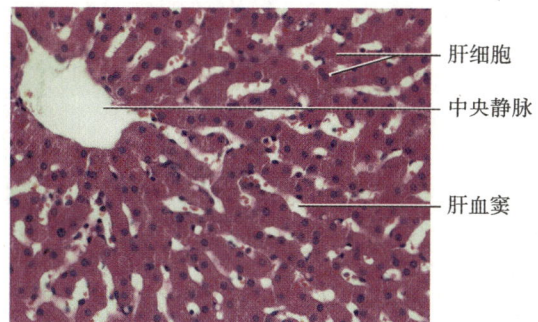

肝细胞　中央静脉　肝血窦

图 4 – 30　肝小叶光镜像（高倍）

（1）**肝细胞**　体积较大，呈多面体形，约占肝内细胞总数的80%，再生能力极强。肝细胞主要有合成和分泌功能，能够合成多种蛋白质及多肽类物质，分泌的胆汁有助于脂肪的消化和吸收。

（2）**肝血窦**　位于肝板之间，形状不规则，窦壁通透性较大，来自肝门静脉和肝固有动脉血液经肝血窦后汇入中央静脉（图4－31）。窦内有肝巨噬细胞和大颗粒淋巴细胞，参与机体的免疫功能。

（3）**窦周隙**　又称Disse隙，是肝血窦内皮与肝板之间的狭小间隙，是肝细胞与血液间进行物质交换的重要场所（图4－32）。

（4）**胆小管**　相邻肝细胞间局部凹陷形成的微细管道。胆小管在肝板内吻合成网，出肝小叶后汇合成小叶间胆管（图4－32）。肝细胞分泌的胆汁直接释放入胆小管。当肝细胞发生变性、坏死，或胆道阻塞、内压增大时，胆小管正常结构被破坏，胆汁进入窦周隙，继而进入血液，发生黄疸。

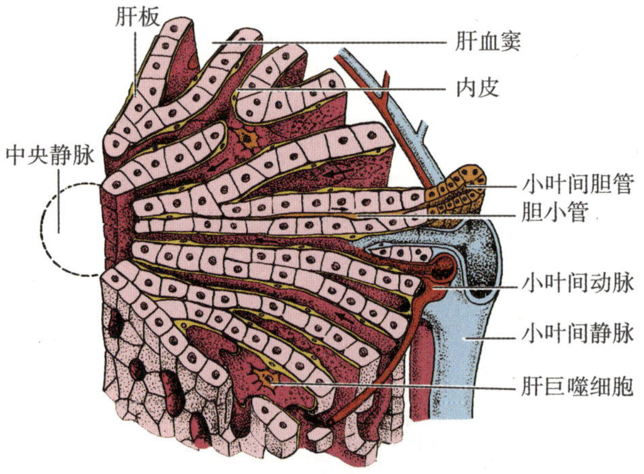

图4－31　肝板、肝血窦和胆小管模式图

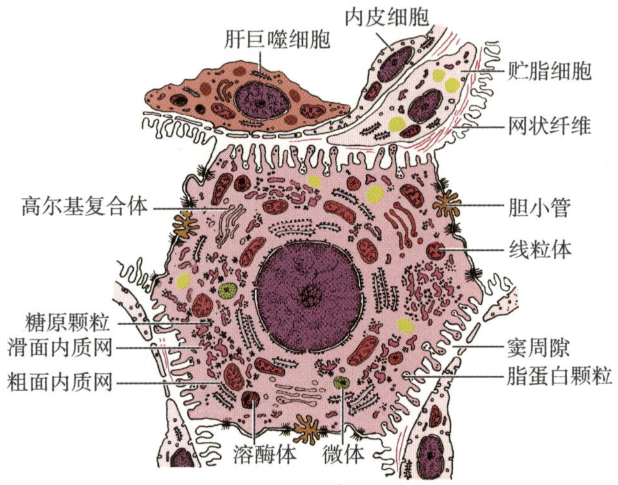

图4－32　肝细胞、肝血窦、窦周隙和胆小管模式图

2. 门管区　指相邻几个肝小叶间呈三角形或椭圆形的结缔组织区，内有小叶间动脉、小叶间静脉和小叶间胆管（图4－33）。小叶间动脉是肝固有动脉的分支，腔小壁厚；小叶间静脉是肝门静脉的分支，腔大壁薄；小叶间胆管由胆小管汇合而成。

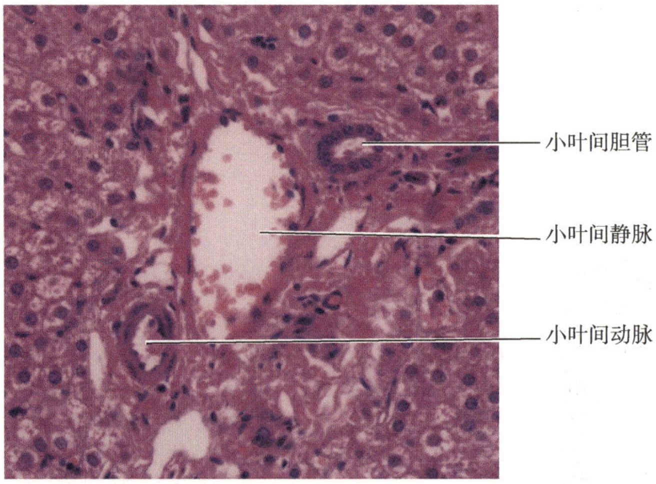

图4－33　肝门管区光镜像（高倍）

三、胰

胰是人体第二大消化腺，由内分泌部和外分泌部组成。内分泌部分泌胰岛素，可调节血糖；外分泌部分泌胰液，含多种消化酶，是消化能力最强的消化液。

（一）胰的位置和形态

胰呈长条形，质软，色灰红，在胃后方第 1 ~ 2 腰椎水平横贴于腹后壁，分头、颈、体、尾四部分。右端膨大称胰头，被十二指肠呈"C"形包绕；中间大部呈棱柱为胰体；头、体交界处称胰颈；末端较细称胰尾，临近脾门。胰管贯穿胰实质全长，与胆总管汇合成肝胰壶腹，开口于十二指肠大乳头。

（二）胰的微细结构

1. 外分泌部　由腺泡和导管构成，是胰的主要部分（图 4 - 34）。腺泡由椎体形的腺细胞围成，腺细胞分泌胰液，含有多种消化酶，在蛋白质、脂肪和糖类等的代谢中起重要作用。导管起于腺泡腔，逐级汇合形成胰管。

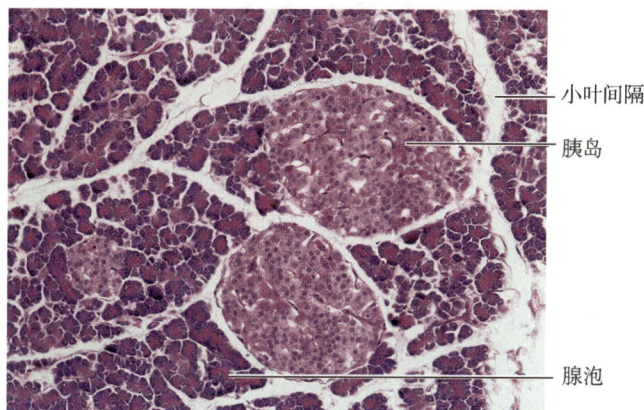

图 4 - 34　胰腺光镜像（低倍）

2. 内分泌部　散在于腺泡间大小不等的内分泌细胞团，又称胰岛。胰岛内主要有 A、B、D、PP 四种分泌细胞。A 细胞分泌胰高血糖素，使血糖升高；B 细胞分泌胰岛素，使血糖降低；D 细胞分泌生长抑素，作用于 A、B、PP 三种细胞，调节它们的分泌功能；PP 细胞数量很少，分泌胰多肽，抑制胃肠运动、胰液分泌和胆囊收缩。

第四节　腹　膜　📱微课4

一、腹膜与腹膜腔

腹膜是覆盖于腹、盆壁内面和腹、盆腔器官表面的一层薄而光滑的半透明浆膜。其中，衬贴于腹、盆壁内面的称壁腹膜，覆盖于腹、盆腔脏器表面的称脏腹膜。脏腹膜与壁腹膜相互移行形成的潜在性腔隙称腹膜腔，腔内仅有少量滑液。男性的腹膜腔是封闭的，女性的腹膜腔则借输卵管、子宫和阴道与外界相通（图 4 - 35）。

腹膜具有分泌、吸收、保护、支持、修复和防御等多种功能。正常状态下，腹膜可分泌少量的浆液，润滑脏器表面，减少摩擦。腹膜具有很强的吸收能力，一般认为上腹部腹膜的吸收能力比下腹部强，因此，腹腔炎症或腹部手术后的患者多采取半卧位，以减少或延缓腹膜对有害物质的吸收。腹膜在特定部位可形成系膜、韧带等结构，对腹腔脏器起支持和固定作用。同时，腹膜还有很强的修复和再生的能力，在伤口愈合和术后恢复中起重要作用，但手术过于粗暴也可造成肠粘连。腹膜和腹膜腔内含有大量的巨噬细胞，能够吞噬细菌和有害物质，对机体有防御功能。

腹腔和腹膜腔是两个不同的概念。腹腔是指膈以下、盆膈以上，腹前壁和腹后壁之间的腔；腹膜腔则是指脏腹膜和壁腹膜之间的潜在性腔隙，其内仅含少量浆液。腹、盆腔脏器均位于腹腔之内、腹膜腔之外，腹膜腔也位于腹腔内。

图 4-35 腹膜腔正中矢状切面

? 想一想

为什么腹腔炎症或者腹部手术的患者多采用半卧位？

答案解析

二、腹膜与脏器的关系

根据脏器被腹膜覆盖的程度不同，可将腹、盆腔器官分为三类，即腹膜内位器官、腹膜间位器官和腹膜外位器官（图4-36）。

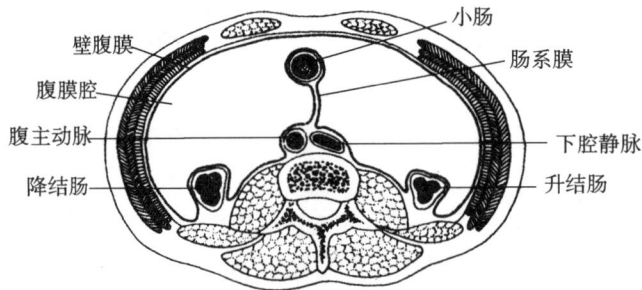

图 4-36 腹膜与脏器的关系

（一）腹膜内位器官

器官表面几乎全被腹膜覆盖，如胃、十二指肠上部、空肠、回肠、盲肠、阑尾、横结肠、乙状结肠、卵巢、输卵管和脾等。这类器官多有系膜连结，活动性较大。

（二）腹膜间位器官

器官表面大部分被腹膜覆盖，如肝、胆囊、升结肠、降结肠、直肠上段、充盈的膀胱和子宫等。

（三）腹膜外位器官

器官仅一面被腹膜覆盖，如十二指肠降部和水平部、直肠中下段、胰、肾、肾上腺和输尿管等。

三、腹膜形成的结构

脏、壁腹膜相互移行或脏腹膜在器官之间移行过程中，形成了许多对器官起连结和固定作用的结构，这些结构也是血管和神经出入脏器的途径，如网膜、系膜、韧带等（4-37）。

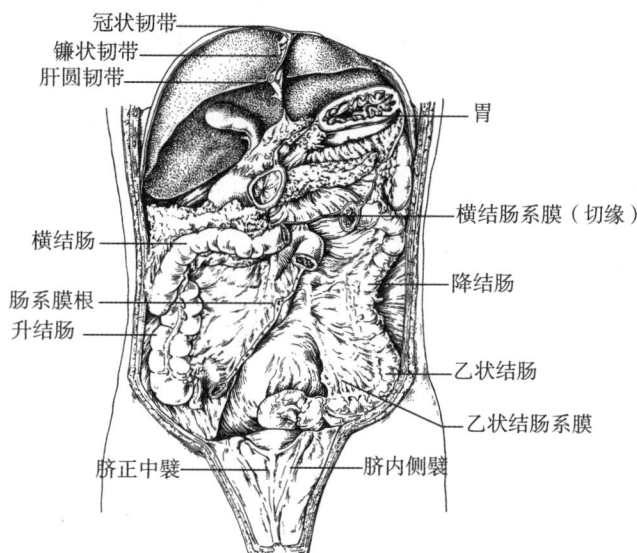

图 4-37　腹膜形成的结构

（一）网膜

网膜由双层腹膜构成，薄而透明，两层腹膜间有血管、神经、淋巴管和结缔组织等，包括小网膜、大网膜和网膜囊。

1. 小网膜　由肝门向下移行于胃小弯和十二指肠上部的双层腹膜结构。连于肝门到胃小弯之间的部分称肝胃韧带，内含胃左、右血管；连于肝门到十二指肠上部之间的称肝十二指肠韧带，即小网膜的游离缘，内含胆总管、肝固有动脉和肝门静脉。

2. 大网膜　连于胃大弯和横结肠之间的四层腹膜结构，形似围裙。前两层从胃和十二指肠上部的前、后面向下延伸至下腹部，继而向后反折上行，包绕横结肠前后壁，形成大网膜的后两层；继续向

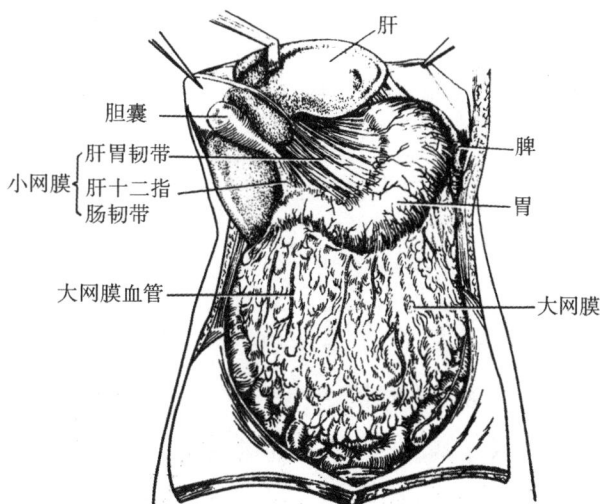

图 4-38　网膜

上延伸至腹后壁，形成横结肠系膜。大网膜内含有许多巨噬细胞，有重要的防御功能。当腹腔内发生炎症时，大网膜可向病变处移动并包裹病灶，限制炎症的扩散。小儿的大网膜较短，下腹部的炎症性病灶难以被大网膜包裹，炎症易扩散。

3. 网膜囊 是位于小网膜和胃后方与腹后壁腹膜间的扁窄间隙，又称小腹膜腔，是腹膜腔的一部分。网膜囊近乎是全封闭，仅右侧壁有一孔，称网膜孔，通腹膜腔的其余部分。网膜囊位置较深，毗邻器官较多，因此，当胃后壁穿孔累及网膜囊时，早期诊断较困难。

（二）系膜

系膜是脏、壁腹膜相互延续移行形成的双层腹膜结构，多将器官连于腹、盆壁，其内含有淋巴结、血管、神经及淋巴管等。

1. 肠系膜 将空、回肠连于腹后壁的双层腹膜结构，呈折扇状，借肠系膜根连于腹后壁。肠系膜长而宽阔，故空、回肠的活动度较大，但也容易发生肠扭转。

2. 阑尾系膜 阑尾与回肠末端间三角形的双层腹膜结构，其游离缘内有阑尾动静脉。

3. 横结肠系膜 将横结肠连于腹后壁的双层腹膜结构。

4. 乙状结肠系膜 将乙状结肠连于盆壁的双层腹膜结构。此系膜较长，使乙状结肠有较大活动度，也易发生乙状结肠扭转，儿童多见。

（三）韧带

韧带是腹、盆壁与器官之间或相邻器官之间起连接作用的腹膜结构，对器官有固定作用。

1. 镰状韧带 位于腹壁上部和膈下面与肝上面之间的双层腹膜结构，在矢状位呈镰刀样，其下端游离，内有肝圆韧带。

2. 冠状韧带 连于膈下面和肝上面之间的双层结构，呈冠状位，分前后两层。在肝右叶后上方两层分开，形成没有腹膜覆盖的肝裸区。

3. 胃脾韧带 连于脾门到胃底和胃大弯上部之间的双层腹膜结构。

4. 脾肾韧带 连于脾门与左肾前面之间的双层腹膜结构。

（四）陷凹

陷凹主要位于盆腔内，男性在直肠与膀胱之间有直肠膀胱陷凹；女性在膀胱与子宫之间有膀胱子宫陷凹，直肠与子宫之间有直肠子宫陷凹，其位置较深，与阴道后穹隆仅隔一薄层的阴道后壁和腹膜脏层。

站立位或半卧位时，男性直肠膀胱陷凹和女性直肠子宫陷凹分别是男、女性腹膜腔的最低位，故积液常积存在这些陷凹内。临床上常经直肠前壁或阴道后穹隆触诊、穿刺或切开，以诊断或治疗盆腔内的一些疾患。

（钟璟葭）

目标检测

答案解析

一、单项选择题

1. 关于胸部标志线的描述，不正确的是

    A. 前正中线是通过人体前面正中所作的垂线

    B. 胸骨线是通过胸骨外缘最宽处所作的垂线

    C. 锁骨中线是通过锁骨中点所作的垂线

    D. 腋中线是通过腋前、后线之间中点作的垂线

    E. 肩胛线是通过肩胛骨上角所作的垂线

2. 上消化道是指

    A. 口腔和咽　　　　　　　　　　　　　　B. 口腔、咽和食管

    C. 口腔、咽、食管和胃　　　　　　　　　D. 口腔、咽、食管、胃和十二指肠

    E. 口腔、咽、食管、胃和小肠

3. 下列关于口腔的描述，正确的是

    A. 消化道和呼吸道的起始部　　　　　　　B. 向后与食管相续

    C. 上壁为硬腭　　　　　　　　　　　　　D. 下壁为舌

    E. 分为口腔前庭和固有口腔

4. 阑尾根部的体表投影点（McBurney 点）位于

    A. 左髂前上棘与脐连线的中、外 1/3 交点处

    B. 左髂前上棘与脐连线的中、内 1/3 交点处

    C. 右髂前上棘与脐连线的中、外 1/3 交点处

    D. 右髂前上棘与脐连线的中、内 1/3 交点处

    E. 两侧髂前上棘连线的中、左 1/3 交点处

5. 具有结肠带、结肠袋和肠脂垂的消化管是

    A. 大肠　　　　　　　B. 盲肠和结肠　　　　　　C. 空肠和盲肠

    D. 结肠和直肠　　　　E. 盲肠、结肠和阑尾

6. 不经过肝门的结构是

    A. 肝静脉　　　　　　B. 肝门静脉　　　　　　　C. 肝左管和肝右管

    D. 肝固有动脉　　　　E. 淋巴管和神经

7. 胃的分部是

    A. 贲门部、胃体部、幽门窦、幽门管

    B. 贲门部、幽门、胃小弯、胃大弯

    C. 贲门部、胃底、胃体、幽门部

    D. 贲门、胃底、胃穹、胃窦

    E. 以上都不对

8. 分泌胆汁的结构是

    A. 胆小管　　　　　　B. 肝细胞　　　　　　　　C. 小叶间胆管

    D. 胆囊　　　　　　　E. 胆道

9. 关于胰的描述，正确的是

    A. 位于肝的后方　　　B. 属于腹膜内位器官　　　C. 在第 1~2 胸椎水平

    D. 左侧膨大为胰头　　E. 胰尾伸向脾门

10. 直立时女性腹膜腔的最低点是

    A. 直肠子宫陷凹　　　B. 膀胱子宫陷凹　　　　　C. 膀胱直肠陷凹

    D. 左、右髂窝　　　　E. 坐骨肛门窝

11. 消化管壁的四层结构不包括

    A. 外膜　　　　　　　B. 黏膜下层　　　　　　　C. 肌层

    D. 黏膜上层　　　　　E. 黏膜

12. 关于腹膜腔的叙述，错误的是

    A. 由脏、壁腹膜相互移行而成

B. 腹膜腔内有少量的浆液

C. 腹膜腔内有腹腔器官

D. 男性的腹膜腔不与外界相通

E. 女性的腹膜腔与外界相通

二、简答题

1. 食管有几处狭窄，分别位于什么地方？

2. 肝的分叶如何？

书网融合……

重点回顾	微课1	微课2	微课3	微课4	习题

第五章　呼吸系统

学习目标

知识目标：

1. 掌握　呼吸系统的组成；鼻旁窦的位置及开口；喉软骨；左、右主支气管的形态特点；肺的位置与形态；肺的结构；胸膜腔的概念；壁胸膜的分部；肋膈隐窝，纵隔的概念与分部。

2. 熟悉　外鼻与鼻腔的结构；喉腔的分部；胸膜与肺的体表投影。

3. 了解　喉肌与肺的血管；纵隔的内容。

技能目标：

能够熟练地辨认呼吸系统的器官及其主要结构，在后续课程的学习和临床工作中能够主动利用本章的内容促进理解和记忆。

素质目标：

培养有道德、有文化、有社会责任感的新时代医务工作者。

📖 导学情景

情景描述： 患者，男，25 岁。发热，咳嗽，胸痛 2 天入院。体温 39℃，肺部闻及湿啰音，白细胞 13×10^9/L，X 线片检查见左肺斑片状浸润影，诊断为大叶性肺炎。

情景分析： 大叶性肺炎是呼吸系统常见病，多发生于青壮年，当患者受寒、醉酒、疲劳时，机体免疫力下降，细菌侵入肺泡发病。

讨论： 大叶性肺炎的病变部位在哪里？大叶性肺炎细菌扩散的解剖学基础是什么？

学前导语： 肺炎是由细菌、病毒等病原体引起的肺部感染，常有发热、咳嗽、咳痰等典型症状，病毒性肺炎常可通过飞沫传播。肺炎依据病变累及的解剖结构不同可分为大叶性肺炎、小叶性肺炎和间质性肺炎，它们的病变范围又有何不同？

呼吸系统由呼吸道和肺组成（图 5-1）。呼吸道包括鼻、咽、喉、气管和各级支气管，临床上把鼻、咽、喉称为上呼吸道，气管和各级支气管称为下呼吸道。肺包括实质和间质两部分。呼吸系统的主要功能是参与气体的传输和交换，此外鼻有嗅觉功能，喉参与发音。

第一节　呼吸道

一、鼻

鼻是呼吸道的起始部，也是嗅觉器官，分为外鼻、鼻腔和鼻旁窦三部分。

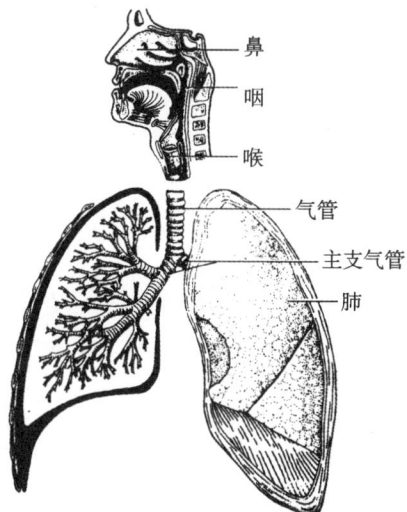

图 5-1　呼吸系统概观

（一）外鼻

外鼻呈三棱锥体形，位于面部中央，以鼻骨和鼻软骨为支架，表面被覆皮肤，内衬黏膜。外鼻位于两眼之间的狭窄部称鼻根，向下延续隆起为鼻背，下端称鼻尖。鼻尖两侧呈弧形的隆起为鼻翼，呼吸困难时可见鼻翼扇动。鼻翼外侧向下外至口角的浅沟称鼻唇沟。鼻翼和鼻尖处的皮肤厚且富含皮脂腺，是痤疮的好发部位。

（二）鼻腔

鼻腔以骨和软骨为支架，内衬黏膜和皮肤，被鼻中隔分为左、右两半。鼻中隔由筛骨垂直板、犁骨和鼻中隔软骨覆以黏膜而成，其前下部黏膜内毛细血管丰富，位置浅表，血管易破裂出血，称易出血区。鼻腔外侧壁结构复杂，自上而下有 3 个突起，依次称上鼻甲、中鼻甲和下鼻甲；各鼻甲下方的凹陷相应地称为上鼻道、中鼻道和下鼻道（图 5 - 2）。上鼻甲后上方的隐窝称蝶筛隐窝。每侧鼻腔向前下方经鼻孔通外界，向后经鼻后孔通鼻咽。

图 5 - 2　鼻腔外侧壁

每侧鼻腔借鼻阈分为鼻前庭和固有鼻腔。鼻前庭位于鼻翼内侧，内面覆以皮肤，生有鼻毛，可阻挡粉尘，净化空气。鼻前庭皮脂腺和汗腺丰富，为疖肿的好发部位，由于缺少浅筋膜，皮肤与软骨膜直接相连，因此发生疖肿时疼痛剧烈。固有鼻腔内面衬贴黏膜，分为嗅区和呼吸区两部分。嗅区位于鼻中隔上部、上鼻甲和鼻腔顶部，黏膜内富含嗅细胞，可产生嗅觉；嗅区以外的固有鼻腔称呼吸区，黏膜内富有腺体和静脉丛，能温暖和湿润吸入的空气。

（三）鼻旁窦

鼻旁窦是指鼻腔周围颅骨内的含气空腔，共 4 对，即上颌窦、额窦、筛窦和蝶窦（图 5 - 3，图 5 - 4）。额窦位于额骨体内，眉弓的深方，开口于中鼻道；筛窦分前、中、后三群，前、中群开口于中鼻道，后群开口于上鼻道；蝶窦位于蝶骨体内，开口于蝶筛隐窝。上颌窦最大，位于上颌骨体内，开口于中鼻道。鼻旁窦内衬黏膜，能温暖和湿润空气，并对发音产生共鸣。由于鼻旁窦的黏膜与鼻腔黏膜相延续，故鼻腔炎症时可引起鼻旁窦炎。上颌窦由于窦口高于窦底，内部物质不易排出，鼻旁窦炎的发生率最高。此外，上颌窦与上颌磨牙的牙根仅隔一薄层骨质，上颌磨牙的感染亦可引起牙源性上颌窦炎。

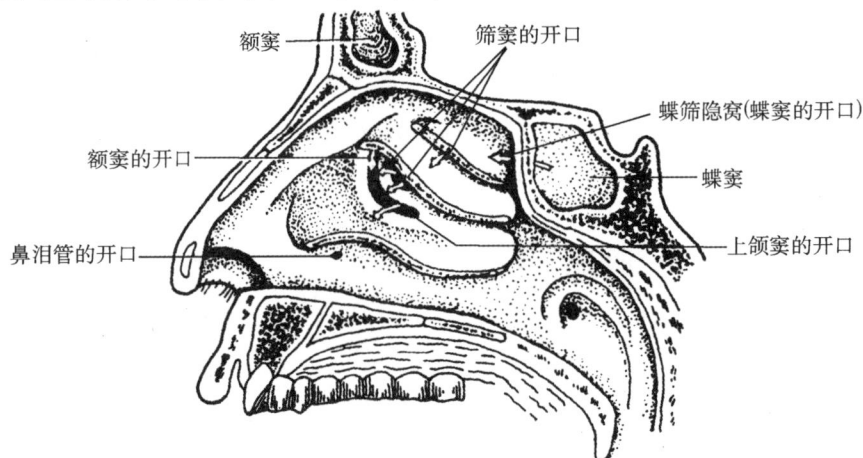

图 5 - 3　鼻旁窦的开口

图 5-4　鼻旁窦的体表投影

练一练

开口于上鼻道的鼻旁窦是

A. 上颌窦　　　　　　　B. 蝶窦　　　　　　　C. 额窦

D. 筛窦的前、中群　　　E. 筛窦后群

答案解析

二、咽

见消化系统。

三、喉 微课 1

喉既是呼吸器官，又是发音器官，由喉软骨、软骨间连结、喉肌和黏膜共同构成（图 5-5），位于颈前部正中，上界为会厌上缘，下界为环状软骨下缘，两侧有颈部大血管、甲状腺侧叶和神经等，前方被舌骨下肌群覆盖，后方为喉咽。喉向上借喉口通咽，向下通气管。成人的喉平对第 3~6 颈椎，小儿的喉比成人略高。喉活动性大，可随吞咽和发音上下移动。

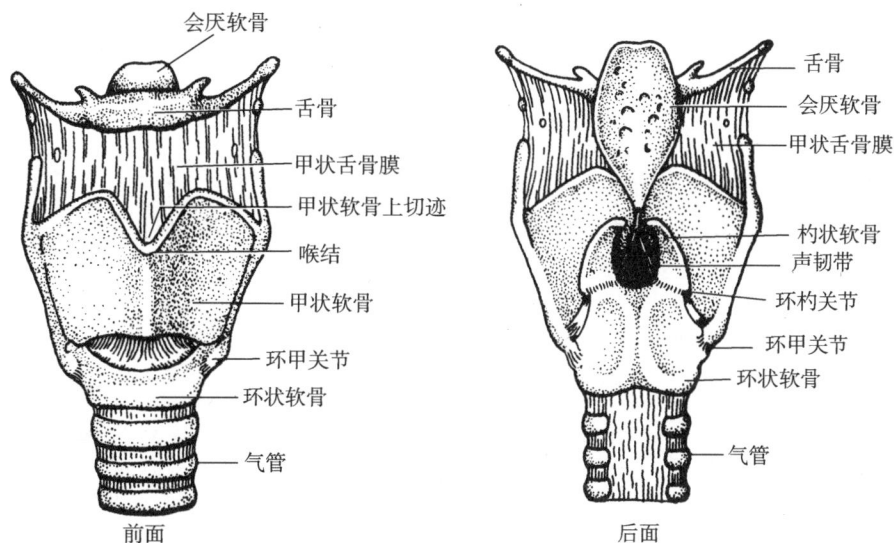

图 5-5　喉的软骨及其连结

117

（一）喉软骨

喉软骨包括甲状软骨、环状软骨、杓状软骨及会厌软骨，构成喉的支架。

1. 甲状软骨 最大的喉软骨，由左、右对称的两块方形软骨板融合而成，构成喉的前壁（图5-5）。两软骨板融合处称前角，前角上端向前凸出，称喉结，成年男性尤其显著，是颈部的重要体表标志，也是男性的第二性征。两软骨板后缘游离，向上下方各发出一对突起，分别称上角和下角。上角较长，借韧带连于舌骨大角；下角较短，与环状软骨构成环甲关节。

2. 环状软骨 位于甲状软骨下方，形似戒指，前部低窄呈弓状，称环状软骨弓；后部高阔呈板状，称环状软骨板，板上缘两侧有杓关节面，与杓状软骨相关节（图5-5）。环状软骨是呼吸道中唯一完整的软骨环，对保持呼吸道的通畅具有重要意义。

3. 杓状软骨 位于环状软骨板上方，左右各一，呈三棱锥体形，尖朝上，底朝下（图5-5）。底有2个突起，向前方的称声带突，有声韧带附着；向外侧的称肌突，有喉肌附着。

4. 会厌软骨 位于舌根的后方，形似树叶，上缘宽阔而游离，下端细尖借韧带连于甲状软骨前角的后面（图5-5）。会厌软骨表面覆以黏膜构成会厌。当吞咽时，喉上提并向前移动，喉口被会厌关闭，以防止食物误入喉腔。

（二）喉的连结

喉的连结包括关节和膜性连结两种。关节有环甲关节和环杓关节；膜性连接主要有弹性圆锥和甲状舌骨膜。

1. 环甲关节 由甲状软骨下角与环状软骨两侧的关节面构成，可使甲状软骨在冠状轴上作前倾和复位运动，使声带紧张或松弛。

2. 环杓关节 由杓状软骨底与环状软骨板上缘的关节面构成。杓状软骨可在垂直轴作旋内、旋外运动，旋内使声带突互相靠近，缩小声门；旋外则开大声门。

3. 弹性圆锥 又称环甲膜，是张于环状软骨弓上缘、甲状软骨前角后面和杓状软骨声带突间的弹性纤维膜，呈上窄下宽、外侧面略凹的圆锥状。其上缘游离增厚，张于甲状软骨前角后面和杓状软骨声带突之间，称声韧带，是声带的基础。位于甲状软骨下缘与环状软骨弓上缘间的部分，称环甲正中韧带，当急性喉阻塞时可在此处进行穿刺或切开，建立暂时的呼吸通道。

4. 甲状舌骨膜 连于甲状软骨上缘与舌骨之间的结缔组织膜。

（三）喉肌

喉肌为横纹肌，是发音的动力器官，主要有环甲肌、环杓后肌等。它们作用于环甲关节和环杓关节，调节声门裂和喉口的大小，紧张或松弛声带，从而调控音调的高低和声音的强弱。

（四）喉腔

喉腔是由喉软骨、韧带、喉肌和黏膜共同围成的管腔，向上通咽，向下通气管。喉腔的上口称喉口，由会厌上缘、杓状会厌襞和杓间切迹围成。喉腔中部侧壁有上、下两对呈前后方向的黏膜皱襞，上方的一对称前庭襞，在活体呈粉红色；下方的一对称声襞，在活体呈苍白色，较前庭襞更为突出（图5-6）。两侧前庭襞之间的裂隙称前庭裂，两侧声襞之间的裂隙称为声门裂，声门裂是喉腔最狭窄的部位。

喉腔借前庭襞和声襞分为上、中、下三部分。前庭襞以上的部分称喉前庭；前庭襞与声襞之间的部分，称喉中间腔，喉中间腔向两侧突出的梭形隐窝，称喉室；声襞以下的部分称声门下腔。声门下腔黏

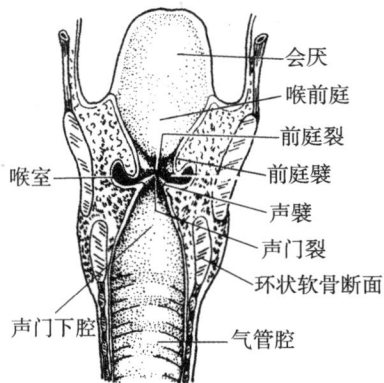

图5-6 喉的冠状切面

膜下组织疏松，急性炎症时易发生水肿。小儿的喉腔较窄小，喉水肿时易引起喉阻塞，导致呼吸困难。

四、气管和主支气管

（一）气管

位于食管前方，成人长 10～12cm，起于环状软骨下缘（图5-7），向下至胸骨角平面分为左、右主支气管，以胸廓上口为界分为颈段和胸段。气管分叉处称气管杈，其内面向上凸起、略偏向左侧的半月状嵴，称气管隆嵴，是支气管镜检查的定位标志。气管由 14～17 个"C"形气管软骨环、结缔组织和平滑肌构成。急性喉阻塞时，可在第 3～5 气管软骨环处进行气管切开术，建立临时通气道。

（二）主支气管

气管的一级分支，有左、右主支气管（图5-7）。

1. 左主支气管 细长，长 4～5cm，走行较倾斜，与气管中线延长线的夹角35°～36°，经左肺门入左肺。

2. 右主支气管 粗短，长 2～3cm，走行较陡直，与气管中线延长线的夹角22°～25°，经右肺门入右肺。

由于左主支气管细、长、斜，右主支气管粗、短、陡，加之气管隆嵴偏向左侧，因此经气管坠入的异物多进入右主支气管。

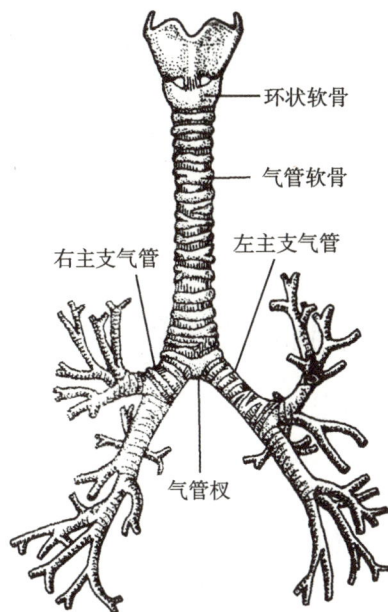

图5-7 气管和支气管

? 想一想

气管异物为什么更易坠入右主支气管？

答案解析

（三）气管与主支气管的微细结构

气管与主支气管的组织结构类似，其管壁由内向外依次为黏膜、黏膜下层和外膜（图5-8）。

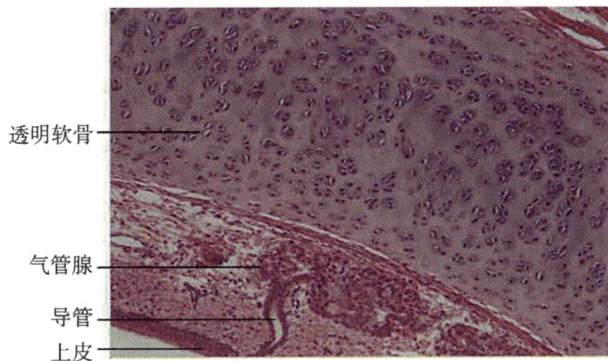

图5-8 气管壁光镜结构（低倍镜）

1. 黏膜 由上皮和固有层构成。上皮为假复层纤毛柱状上皮，纤毛细胞游离面有密集的纤毛，可定向快速摆动，具有清除异物和净化空气的作用；固有层为富含弹性纤维的结缔组织，含较多的血管、淋巴细胞、肥大细胞和浆细胞等。

2. 黏膜下层 为疏松结缔组织，与固有层和外膜之间无明显的界限。除血管、淋巴管和神经外，黏膜下层还有较多的气管腺。气管腺为混合腺，其分泌物与上皮内杯状细胞的分泌物共同形成厚的黏液层，覆盖在黏膜表面，可以黏附、溶解吸入空气中的尘埃、颗粒物质以及细菌。

3. 外膜 较厚，由 14～17 个 "C" 形透明软骨环和疏松结缔组织构成，软骨环之间以弹性纤维构成的膜状韧带连接，软骨环的缺口朝向气管后壁，被弹性纤维和平滑肌所封闭。咳嗽时平滑肌收缩，使气管管腔缩小，有助于清除痰液。吞咽时平滑肌舒张，有利于后方的食管扩张，便于食物顺利通过。

第二节 肺

肺是机体与外界进行气体交换的场所，位于胸腔内纵隔的两侧，左右各一（图 5 - 9）。

一、肺的形态 📱微课2

肺质软而轻，形似圆锥体，有一尖、一底、两面和三缘。肺尖圆钝，可达锁骨内侧 1/3 段上方 2.5cm。肺底向上凹陷，与膈相邻。肺外侧面贴近肋和肋间肌，又称肋面；内侧面与纵隔相邻，称纵隔面。内侧面中央的凹陷，称肺门，是主支气管、血管、淋巴管和神经等出入肺的部位，这些结构被结缔组织包裹，称肺根。两肺根内主要结构自前向后依次为肺静脉、肺动脉、主支气管；自上而下左肺根为肺动脉、主支气管、肺静脉，右肺根为主支气管、肺动脉、肺静脉。肺前缘薄锐，左肺前缘下部有心切迹，切迹下方向内的突出部称左肺小舌。肺后缘圆钝，贴于脊柱两侧。肺下缘薄锐，伸向膈与胸壁之间，其位置随呼吸运动而变化。因肝位于右上腹，心在胸腔偏左侧，所以，右肺宽短，左肺狭长。左肺借斜裂分为上、下两叶，右肺以斜裂和水平裂分为上、中、下三叶。

新生儿的肺呈淡红色，随年龄的增长颜色逐渐加深，成人为暗红色，长期抽烟者可呈棕黑色。

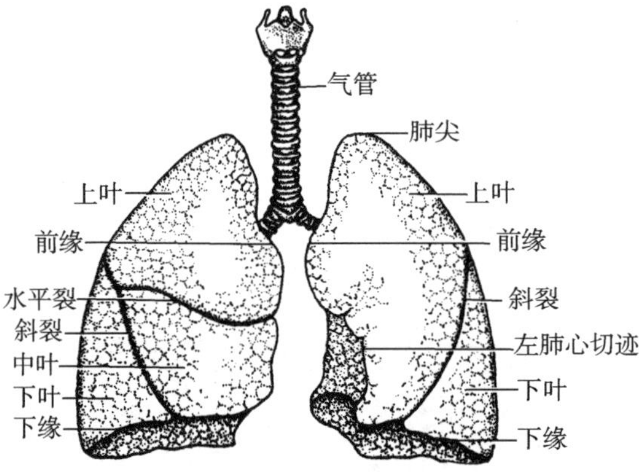

图 5 - 9 肺的形态

二、肺的结构

肺组织分实质和间质两部分。实质由肺内支气管的各级分支及其终末的大量肺泡组成，间质包括结缔组织、血管、淋巴管及神经等。主支气管入肺后，逐级分出叶支气管（左肺2支，右肺3支）、段支气管、小支气管、细支气管、终末细支气管、呼吸性细支气管、肺泡管、肺泡囊和肺泡，形似倒置的大树，称支气管树（图 5 - 10，图 5 - 11）。其中，从叶支气管到终末细支气管为肺的导气部，是输送气体的通道，无气体交换作用；从呼吸性细支气管至肺泡为肺的呼吸部，包括呼吸性细支气管、肺泡管、肺泡囊和肺泡，是气体交换的部位。每一细支气管及其分支和肺泡组成一个肺小叶。肺小叶呈锥形，尖朝向肺门，底朝向肺表面，炎症仅累及若干肺小叶时为小叶性肺炎。

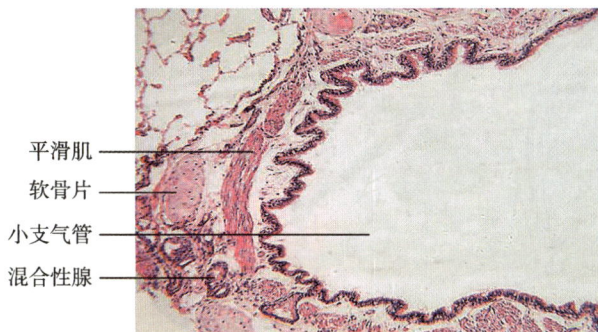

平滑肌
软骨片
小支气管
混合性腺

图5-10　小支气管光镜图（低倍）

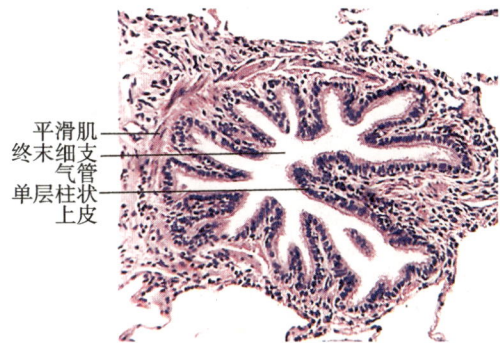

平滑肌
终末细支气管
单层柱状上皮

图5-11　终末细支气管光镜图（低倍）

👁 **看一看**

肺气肿

肺气肿是指终末细支气管远端（呼吸细支气管、肺泡管、肺泡囊和肺泡）的气道弹性减退，过度膨胀、充气和肺容积增大或同时伴有气道壁破坏的病理状态。由某些肺部慢性疾病如慢性支气管炎、支气管哮喘、广泛性支气管扩张等引起，其中，绝大多数是由慢性支气管炎引起。

临床症状轻重视肺气肿程度而定。早期可无症状或仅在劳动、运动时感到气短，逐渐难以胜任原来的工作。随着肺气肿的进展，呼吸困难程度随之加重，以至稍微活动甚或完全休息时仍感气短。此外尚可感到乏力、体重下降、食欲减退、上腹胀满。引起肺气肿的主要原因是慢性支气管炎，因此除气短外还有咳嗽、咳痰等症状，早期仅有呼气相延长或无异常。

三、肺的血管

肺有两套血管，一套是由肺动脉和肺静脉组成的功能性血管。每侧肺有1条肺动脉和2条肺静脉。肺动脉经肺门入肺后随支气管反复分支直至肺泡隔，在肺泡隔内形成肺泡毛细血管网。另一套是由支气管动脉和支气管静脉组成的营养性血管。

支气管动脉起自胸主动脉，随支气管分支而分布，营养肺内支气管的壁、肺血管壁和脏胸膜。

第三节　胸膜与纵隔

一、胸膜

（一）胸膜与胸膜腔的概念

胸膜是贴于肺表面、胸壁内面、膈上面和纵隔两侧面的一层薄而光滑的浆膜，其中衬覆于肺表面的称脏胸膜，覆盖在胸壁内面、膈上面和纵隔两侧面的部分，称壁胸膜。脏、壁胸膜在肺根处相互移行，围成潜在的封闭腔隙称胸膜腔（图5-12）。胸膜腔左、右各一，互不相通，腔内呈负压，仅有少量浆液，可减少呼吸时脏壁胸膜间的摩擦。

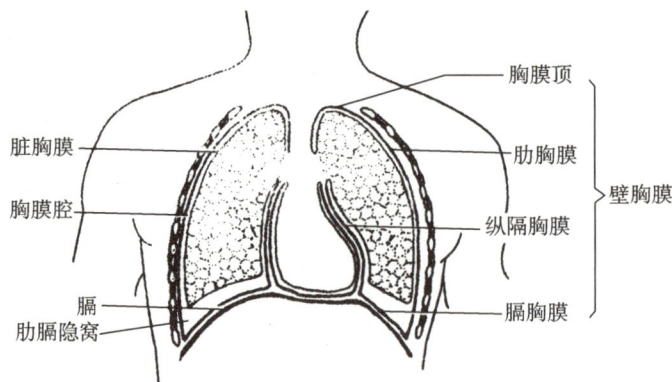

图 5 - 12　胸膜与胸膜腔的示意图

（二）壁胸膜的分部及胸膜隐窝

壁胸膜依其所在部位分为四部分。

1. 胸膜顶　覆盖于肺尖上方，突出胸廓上口达颈根部。

2. 肋胸膜　紧贴于胸壁内面。

3. 膈胸膜　覆盖于膈的上面。

4. 纵隔胸膜　依附于纵隔的两侧面。

壁胸膜相互移行转折处的胸膜腔，即使深吸气时，肺缘也不能深入其内，称胸膜隐窝。其中，肋胸膜和膈胸膜转折形成的半环形间隙称肋膈隐窝，是胸膜腔的最低部位，胸膜腔积液首先积聚于此处。

（三）胸膜与肺的体表投影

1. 胸膜的体表投影　壁胸膜各部相互移行形成的返折线对应的体表位置，称胸膜的体表投影。它标志着胸膜腔的范围。

胸膜前界为肋胸膜与纵隔胸膜前缘之间的返折线，两侧均起自胸膜顶，经胸锁关节后方下降至第2胸肋关节水平左右侧靠拢，并沿中线垂直下行（图 5 - 13），左侧在第4肋软骨处转向外下，沿胸骨左缘附近下行，至第6肋软骨后方移行为胸膜下界；右侧在第6胸肋关节处移行为胸膜下界。在左侧第4~6肋软骨后方、胸骨体左侧，心包前方无胸膜覆盖，临床常在胸骨左缘第4肋间隙进行心内注射和心包穿刺术。

图 5 - 13　胸膜和肺的体表投影

胸膜下界右侧起自第6胸肋关节处，左侧起自第6肋软骨后方，行向下外方，在锁骨中线与第8肋相交，在腋中线与第 10 肋相交，在肩胛线与第 11 肋相交，终止在第 12 胸椎体外侧（图 5 - 13）。

2. 肺的体表投影　肺前界的体表投影与胸膜前界几乎相同，肺下界的体表投影比胸膜下界高约两个肋骨，即在锁骨中线与第 6 肋相交，在腋中线与第 8 肋相交，在肩胛线与第 10 肋相交，在脊柱旁平第 10 胸椎棘突高度。

二、纵隔

（一）纵隔的概念

纵隔是指左、右纵隔胸膜之间所有的器官、结构和结缔组织的总称，其前界为胸骨，后界为脊柱胸段，两侧为纵隔胸膜，上界为胸廓上口，下界为膈。

（二）纵隔的分部

通常以胸骨角平面为界，将纵隔分为上纵隔和下纵隔（图 5 - 14）。

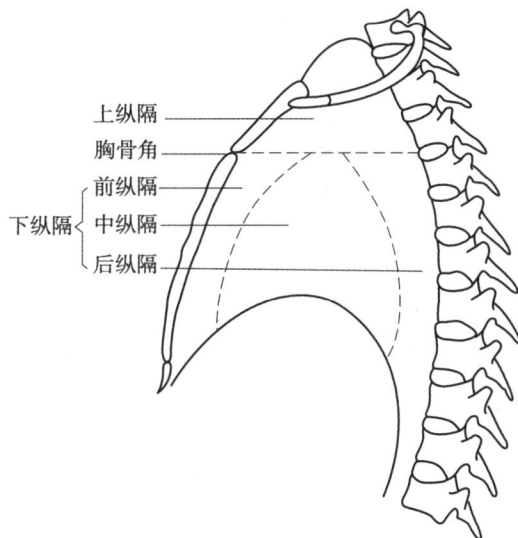

图 5 - 14　纵隔的区分

1. 上纵隔　位于胸廓上口与胸骨角平面之间，其内主要有胸腺、头臂静脉、上腔静脉、主动脉弓及其三大分支、气管、食管、淋巴结、胸导管，膈神经，迷走神经等。

2. 下纵隔　以心包为界，分为前纵隔、中纵隔和后纵隔。

（1）前纵隔　位于胸骨和心包之间。内有胸腺下部、结缔组织和少量淋巴结。前纵隔是胸腺瘤、皮样囊肿和淋巴瘤的好发部位。

（2）中纵隔　位于前、后纵隔之间，内有心包、心和出入心脏的大血管根部。中纵隔是心包囊肿的好发部位。

（3）后纵隔　位于心包后壁和脊柱之间，内有主支气管、食管、胸主动脉、奇静脉、半奇静脉、胸交感干、迷走神经、胸导管和淋巴结等。后纵隔是支气管囊肿、神经瘤、胸主动脉瘤及膈疝的好发部位。

❤ **护爱生命**

新型冠状病毒肺炎具有传染性极强、致死率极高等特点，给人民群众的健康和生命案例带来了极大的威胁。新冠肺炎在武汉爆发时，全国人民都笼罩在对疾病未知的恐惧之中。此时，经历过 SARS 疫情的钟南山院士挺身而出，他一边告诉公众"尽量不要去武汉"，一边自己却登上了前往武汉的高铁。

经过实地研判，他毅然提出封城的建议，并积极研制预防和治疗方案，为有效遏制疾病的传播、打赢防疫攻坚战做出了巨大的贡献。面对未知的危险和艰难，钟南山勇担大任，一往无前，既体现了医者仁心的职业素养、迎难而上的决绝，也体现了舍生忘死奉献精神，是大医精诚的完美诠释。

目标检测

答案解析

一、单项选择题

【A 型题】

1. 上呼吸道是指
    A. 中鼻道以上的鼻腔
    B. 口、鼻和咽三部分
    C. 鼻、咽和喉三部分
    D. 主支气管以上的呼吸道
    E. 鼻、咽、喉和气管

2. 易出血的部位是
    A. 鼻中隔上部
    B. 鼻腔顶部
    C. 鼻中隔前下部
    D. 鼻腔外侧壁
    E. 鼻腔内侧壁

3. 喉结位于
    A. 甲状软骨
    B. 会厌软骨
    C. 杓状软骨
    D. 环状软骨
    E. 透明软骨

4. 喉炎时容易水肿的部位是
    A. 喉口
    B. 喉前庭
    C. 喉中间腔
    D. 喉室
    E. 声门下腔

5. 右主支气管的特点是
    A. 细而短
    B. 粗而短
    C. 细而长
    D. 粗而长
    E. 较倾斜

6. 临床上做气管切开时常选择的部位是
    A. 第 1~3 气管软骨处
    B. 第 2~3 气管软骨处
    C. 第 3~5 气管软骨处
    D. 第 6~7 气管软骨处
    E. 第 7~8 气管软骨处

7. 关于肺的描述，错误的是
    A. 肺位于胸腔内，纵隔的两侧，膈的上方
    B. 肺质地柔软呈海绵状
    C. 肺尖经胸廓上口伸入颈根部
    D. 肺内侧面中央有肺门
    E. 左肺宽而短，右肺狭而长

8. 进出肺门的结构不包括
    A. 主支气管
    B. 肺动脉
    C. 肺静脉
    D. 气管
    E. 淋巴管

9. 呼吸部不包括
    A. 呼吸性细支气管
    B. 肺泡管
    C. 肺泡囊
    D. 主支气管
    E. 肺泡

10. 肺小叶是指
    A. 一个细支气管及其分支和肺泡

B. 一个终末细支气管及其分支和肺泡

C. 一个呼吸性细支气管及其分支和肺泡

D. 一个小支气管及其分支和肺泡

E. 一个肺泡管及其分支和肺泡

11. 关于胸膜腔的说法，正确的是

    A. 胸膜腔即胸腔   B. 左、右胸膜腔相通

    C. 肺位于胸膜腔内   D. 胸膜腔呈负压

    E. 胸膜腔经气管与外界相通

12. 关于纵隔的描述，错误的是

    A. 纵隔是指两侧纵隔胸膜间所有器官和结构的总称

    B. 纵隔的前界为胸骨，后界为脊柱胸段

    C. 以胸骨角平面为界，分为上纵隔和下纵隔

    D. 下纵隔以心包为界，分为前、中、后纵隔

    E. 心脏位于前纵隔

【B 型题】

（13 ～17 题共用备选答案）

    A. 上鼻道   B. 中鼻道   C. 下鼻道   D. 蝶筛隐窝   E. 翼腭窝

13. 额窦开口于

14. 蝶窦开口于

15. 上颌窦开口于

16. 筛窦前、中群开口于

17. 筛窦后群开口于

二、简答题

1. 气管内异物易坠入哪侧主支气管？为什么？

2. 肺根内主要结构有哪些？如何排列？

3. 胸腔和胸膜腔有何不同？

（程　创）

书网融合……

    重点回顾   微课1   微课2   习题

第六章 泌尿系统

PPT

<table>
<tr><td rowspan="1">学习目标</td><td>

知识目标：

1. 掌握 肾的位置与形态，输尿管的狭窄，膀胱壁的构造及女性尿道的特点。

2. 熟悉 肾的剖面结构，膀胱的位置、形态和毗邻。

3. 了解 肾的微细结构和血液循环特点。

技能目标：

能够熟练地辨认泌尿系统的器官及其主要结构，在后续课程的学习和临床工作中能够主动利用本章的内容促进理解和记忆。

素质目标：

培养学生敬畏生命、尊重患者的医者仁爱精神。

</td></tr>
</table>

📖 导学情景

情景描述： 患者，男，35 岁。下楼梯时突感腰背部"刀割样"疼痛，急诊入院。体格检查见患者躯体弯曲、面色苍白、表情痛苦，腹部紧张，坐卧不宁，自述有恶心、呕吐。B 超检查探及左侧输尿管下段有 0.6mm×0.7mm 强回声，诊断为左侧输尿管结石。

情景分析： 输尿管结石是泌尿系统的常见病。多发生于青壮年，男性发病率是女性的 2~3 倍，主要表现为腰背部绞痛、血尿等，严重者可引起肾积水。

讨论： 输尿管结石发病的原因有哪些？日常生活中有哪些预防措施？

学前导语： 结石是泌尿系统的常见病、多发病，其形成的原因包括外界环境、遗传因素、后天疾病、饮食习惯、服用药物等多种因素，结石基本上都在肾盂内形成，但大部分在输尿管引发患者的主观感觉和临床症状。为什么泌尿系统结石大部分在肾盂内形成而在输尿管发病呢？

泌尿系统（urinary system）由肾、输尿管、膀胱和尿道组成（图 6-1），其主要功能是通过产生和排出尿液，清除机体新陈代谢产生的废物、多余的水和无机盐等，维持机体内环境的平衡和稳定。📱微课 1

第一节 肾

一、肾的形态 📱微课 2

肾（kindey）是成对的实质性器官，外形似蚕豆，质地柔软，表面光滑，呈红褐色，重 130~150g，男性略大于女性。肾上端宽薄，下端窄厚；前面凸向前外侧，后面平坦紧贴腹后壁；外侧缘隆凸，内侧缘中部凹陷，称肾门，肾门向肾内凹陷形成肾窦（图 6-2）。肾动脉、肾静脉、肾盂和肾的神经、淋巴管等由肾门出入肾，外面包被结缔组织，称肾蒂，左肾蒂较右肾蒂长。肾门约平第一腰椎平面，距正中线约 5cm。肾门的体表投影在腹后壁竖脊肌外侧缘与第十二肋所形成的夹角处，临床上称肾区（图 6-3），当肾患某些疾病时，肾区常有触压痛或叩击痛。

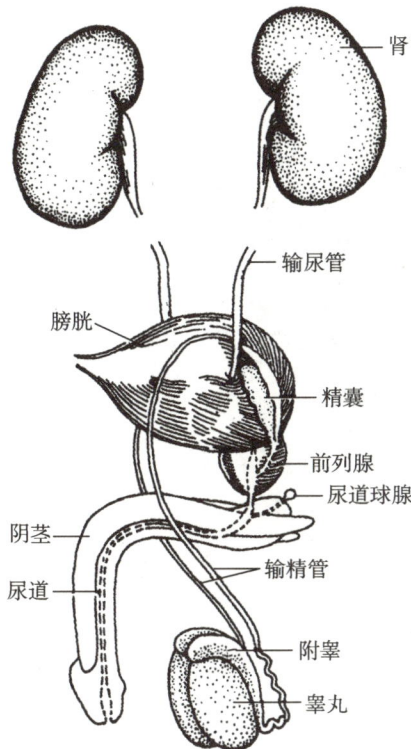

图 6-1 男性泌尿系统、生殖系统概观

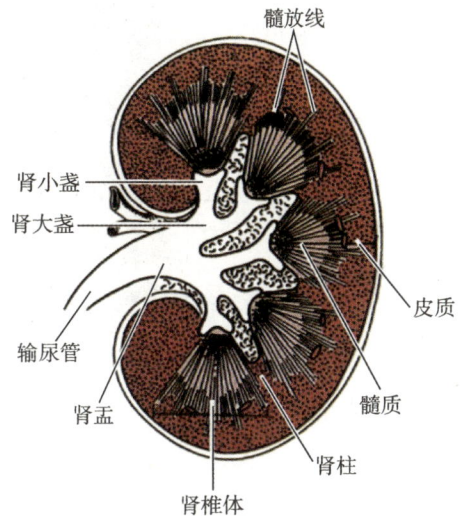

图 6-2 肾的冠状切面

二、肾的位置和毗邻 e 微课3

肾属腹膜外位器官，紧贴腹后壁上部呈 "八" 字形分居脊柱两侧。左肾介于第 11 胸椎下缘至第 2 腰椎下缘之间，右肾介于第 12 胸椎上缘至第 3 腰椎上缘之间，第 12 肋斜过左肾中部和右肾上部的后方（图 6-3）。小儿肾的位置较成人低，女性肾的位置较男性略低。

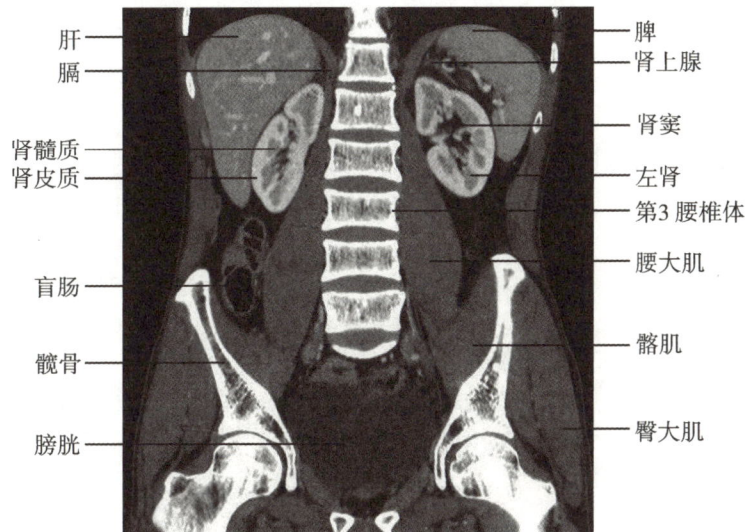

图 6-3 肾的位置（CT 冠状切面）

两肾内上方邻接肾上腺。左肾前上部与胃底后面相邻，中部与胰尾和脾血管相接触，下部邻接空肠和结肠左曲。右肾前上部与肝相邻，下部与结肠右曲相接触，内侧缘邻接十二指肠降部。两肾后面的上 1/3 与膈相邻，下部自内侧向外侧分别与腰大肌、腰方肌及腹横肌相毗邻（图 6 - 4，图 6 - 5）。

图 6 - 4　肾的位置和毗邻（前面）

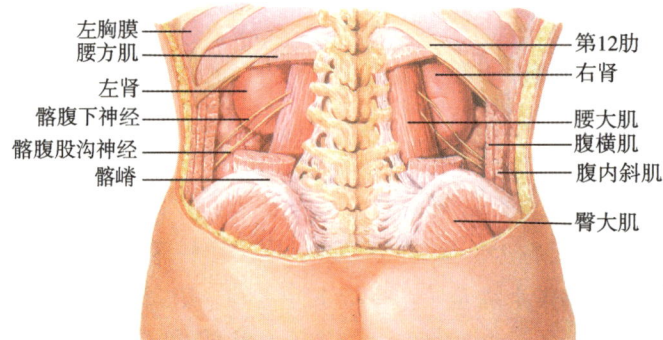

图 6 - 5　肾的位置和毗邻（后面）

三、肾的被膜

肾的表面由内向外依次有肾纤维囊、肾脂肪囊和肾筋膜三层被膜（图 6 - 6）。它们与肾的血管以及邻近器官对肾的位置起固定和支持作用。肾的固定装置不健全时，常可引起肾移位。

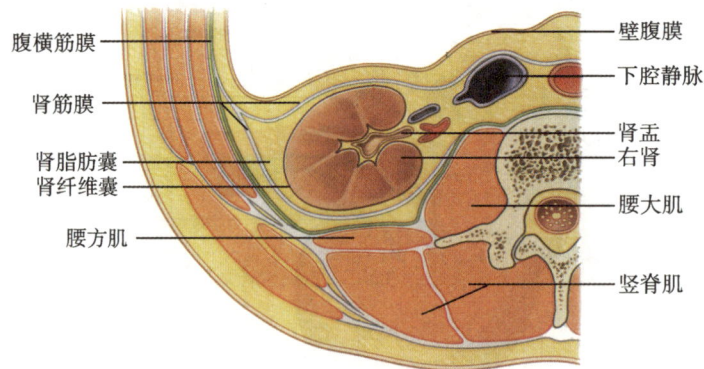

图 6 - 6　肾的被膜

（一）肾纤维囊

肾纤维囊由薄层致密结缔组织和少量弹性纤维构成，紧贴肾实质表面，可维持肾的形态；正常情况下易与肾实质分离，病理情况下因与肾实质黏连而不易剥离。

（二）肾脂肪囊

肾脂肪囊是纤维囊外面包裹肾的脂肪层，通过肾门与肾窦内的脂肪组织相连，对肾起保护作用，是临床上进行肾囊封闭的部位。

（三）肾筋膜

肾筋膜位于脂肪囊的外面，向上包绕肾上腺，分前、后层。前层经肾和肾血管的前面，向内与腹主动脉、下腔静脉周围的结缔组织以及对侧的肾筋膜前层相延续；后层经腰方肌、腰大肌前面向内连于椎骨和椎间盘上。前后两层在膈下融合并与膈下筋膜相连，在肾外侧缘处参与构成胸腰筋膜，在肾下方分开有输尿管通过。

✦ **练一练**

肾囊封闭术是临床常用的缓解腹部疼痛的方法之一，行肾囊封闭术时药物注射在

A. 肾纤维囊　　　　B. 肾脂肪囊　　　C. 肾筋膜
D. 肾窦　　　　　　E. 肾门

答案解析

四、肾的结构　🅔 微课4

（一）剖面结构

肾实质分为浅层的肾皮质和深层的肾髓质（图6－2）。肾皮质位于浅层，新鲜标本呈红褐色；肾皮质深入肾髓质内的部分称肾柱。肾髓质位于肾实质的深部，色淡红，由15～20个肾锥体构成。2～3个肾锥体的尖端形成一个朝向肾窦的肾乳头，肾乳头顶端有乳头孔，尿液经乳头孔排入肾小盏。肾小盏呈漏斗状包绕肾乳头，每侧肾有7～8个肾小盏，汇合成2～3个肾大盏，肾大盏汇合形成肾盂。肾盂呈前后扁平的漏斗状，出肾门后向下弯曲变细，移行为输尿管。

（二）组织结构

肾由实质和间质组成。肾实质主要由弯曲的泌尿小管组成，与尿液的生成有关。泌尿小管分肾小管和集合管两部分。肾小管细长、弯曲，其起始部膨大凹陷成肾小囊，与进入其中的血管球共同构成肾小体（也称肾小球），每个肾小体和与其相连的肾小管构成一个肾单位，是肾结构和功能的基本单位，每个肾约有150万个肾单位（图6－7，图6－8）。根据肾小体在皮质内的位置，可将肾单位分为皮质肾单位和近髓肾单位。皮质肾单位约占肾单位总数的85%，在尿液形成中起重要作用；近髓肾单位数量少，对尿液的浓缩有重要意义。

成人每24小时可形成原尿约180L，经过肾小管和集合管后，绝大部分水、无机盐和几乎全部的营养物质被重吸收入血，每天排出终尿1～2L，占原尿的1%。

肾小管和集合管是原尿重吸收的主要部位。肾小管分为近端小管、细段和远端小管，近端小管是水重吸收的主要部位，并能分泌出代谢废物。远端小管分直部和曲部，曲部（亦称远曲小管）是离子交换的重要部位，对维持体液的酸碱平衡起重要作用。

集合管连接于远曲小管，延续到肾乳头，并以乳头孔开口于肾小盏。集合管能进一步重吸收水和交换离子。集合管和远曲小管的重吸收功能受醛固酮和抗利尿激素的调节。

泌尿小管之间的结缔组织、血管和神经称肾间质。

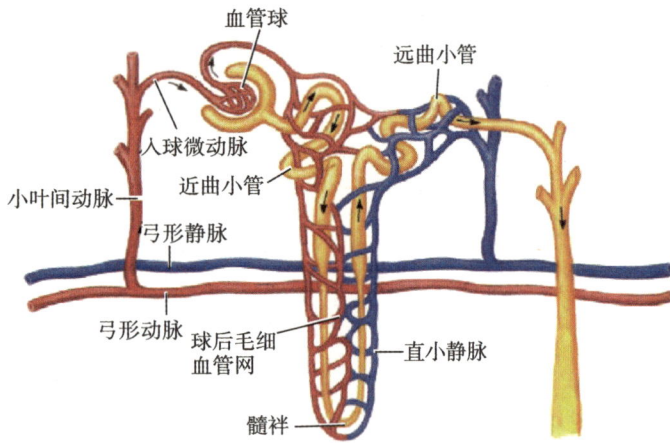

图 6－7　肾的血液循环通路

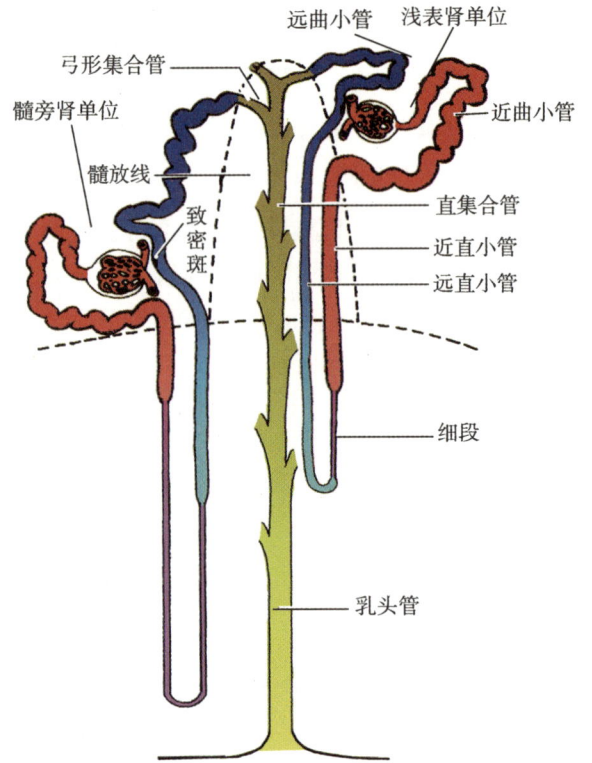

图 6－8　肾单位和集合管模式图

五、肾段血管与肾段 微课 5

肾内血液流量大，血流速度快，4~5 分钟人体血液循环的全部血液即可流经肾一遍。肾动脉短粗，发自腹主动脉，在肾门处大多分为前、后两支，前支再分出 4 个二级分支，与后支一起进入肾实质内。肾动脉的分支在肾内呈节段性分布，称肾段动脉。每支肾段动脉分布到一定区域的肾实质，称为肾段。每个肾分 5 个肾段，即上段、上前段、下前段、下段和后段（图 6－9）。

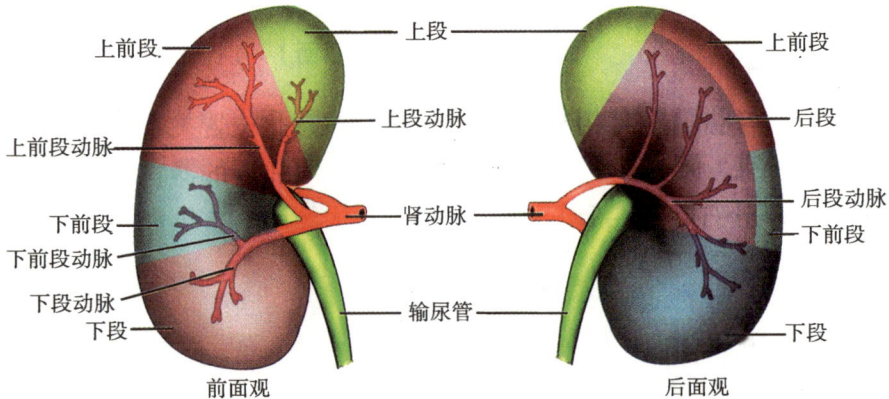

图 6－9　肾段动脉和肾段

看一看

尿液的形成

尿液是血液流经肾时经过肾小球过滤、肾小管分泌和重吸收等，最终形成的由输尿管排出体外的液体。肾小球是肾动脉在肾皮质内形成的毛细血管球，外面包裹着肾小囊，肾小囊延续成肾小管。肾小球毛细血管的有孔内皮细胞、基膜和足细胞之间的裂孔膜构成能选择性滤过小分子物质和带正电荷物质的滤过膜，血液经过肾小球时部分物质被滤过膜滤入肾小囊腔形成原尿。原尿经肾小管、集合管重吸收和分泌形成终尿。其中，肾小管近段是重吸收的主要部位，并有分泌功能；肾小管远段是离子交换的重要部位，对维持体液的酸碱平衡起重要作用；集合管可进一步重吸收水和交换离子。

肾小球入球血管处的球旁复合体对尿液的生成具有重要的调节作用。

第二节　输尿管

输尿管（ureter）为一对细长的肌性管道，约在第 2 腰椎高度起于肾盂，沿腰大肌前面下行至盆腔，终于膀胱。输尿管全长 20～30cm，管径平均 0.5～1.0cm，最窄处为 0.2～0.3cm，按行程分为腹部、盆部和壁内部（图 6－10）。 **e** 微课6 **e** 微课7

一、输尿管腹部

自起始处至小骨盆上口处。在小骨盆上口左侧输尿管跨过左髂总动脉末端的前方，右侧输尿管跨过右髂外动脉起始处的前方，进入盆腔后移行为盆部。

二、输尿管盆部

即自小骨盆上口至膀胱底外上角。输尿管入盆后沿盆腔侧壁、髂内血管、腰骶干和骶髂关节前方下行至坐骨棘平面转向前内，男性输尿管与输精管交叉后至膀胱底，女性输尿管在子宫颈外侧约 2cm 处穿子宫动脉下方至膀胱底。

三、输尿管壁内部

即输尿管斜穿膀胱壁的部分，长约 1.5cm。膀胱空虚时，两输尿管口间距约 2.5cm；膀胱充盈时，膀胱内压升高可引起壁内部的管腔闭合，可阻止尿液由膀胱向输尿管反流。

输尿管全程有 3 处生理性狭窄：①肾盂与输尿管移行处；②跨过髂血管处，③输尿管壁内部。这 3 处狭窄是结石易嵌顿的部位。

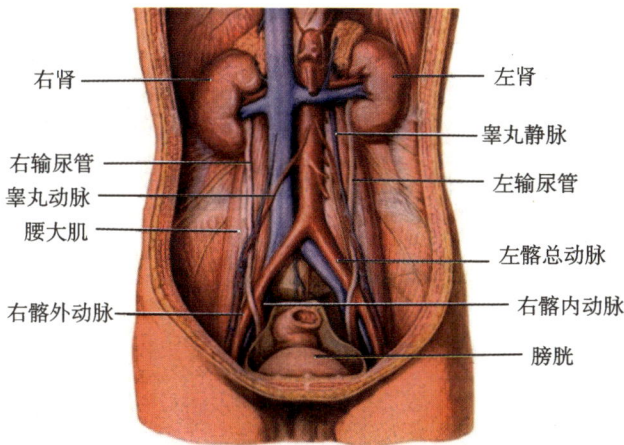

右肾　　　　　　　　　　左肾
睾丸静脉
右输尿管
睾丸动脉　　　　　　　　左输尿管
腰大肌
　　　　　　　　　　　　左髂总动脉
右髂外动脉　　　　　　　右髂内动脉
　　　　　　　　　　　　膀胱

图 6－10　输尿管的行程与毗邻

第三节　膀　胱

膀胱（urinary bladder）是储存尿液的肌性囊状器官，其形状、大小、位置和壁的厚度均随尿液充盈程度而变化。一般成人膀胱的容量为 300～500ml，最大容量可达 800ml，男性略大于女性。新生儿的膀胱容量约为成年人的 1/10，老年人因膀胱壁肌张力降低而容量增大。

一、膀胱的形态和位置

1. 形态 空虚的膀胱呈三棱锥体形，充盈后呈卵圆形，可分为尖、底、体、颈四部。膀胱尖朝向前上方，膀胱底朝向后下方，尖与底之间的部分为膀胱体，膀胱的最下部称膀胱颈，以尿道内口与尿道相接（图 6－11）。

图 6－11 膀胱的形态

2. 位置 空虚的膀胱位于盆腔前部，充盈时膀胱上部膨入腹腔，膀胱壁直接与腹前壁相贴，此时在耻骨联合上缘行膀胱穿刺术可避免损伤腹膜腔。新生儿膀胱的位置较高，大部分位于腹腔内；老年人因盆底肌松弛膀胱的位置略低于成年人。

3. 毗邻 在膀胱底的后方，男性有精囊腺、输精管壶腹和直肠，女性有子宫和阴道；膀胱颈向下男性邻接前列腺底，女性邻接尿生殖膈。

二、膀胱壁的结构

膀胱壁由外膜、肌层和黏膜构成。肌层又称逼尿肌，由外纵、中环、内纵三层平滑肌构成，在尿道内口处环行肌增厚形成尿道内括约肌。黏膜层分为上皮层和固有层，上皮层可随膀胱的充盈变化舒展和皱缩，固有层界于上皮层和肌层之间，起连接作用。在膀胱底内面两输尿管口与尿道内口之间的三角形区域，无固有层分布，黏膜上皮层直接与肌层紧密连接，无论膀胱充盈与否，黏膜始终保持平滑状态，称膀胱三角（trigone of bladder）（图 6－12），是膀胱肿瘤、结核和炎症的好发部位。两输尿管口之间的横行皱襞，呈苍白色，称输尿管间襞，是膀胱镜检查时寻找输尿管口的标志。

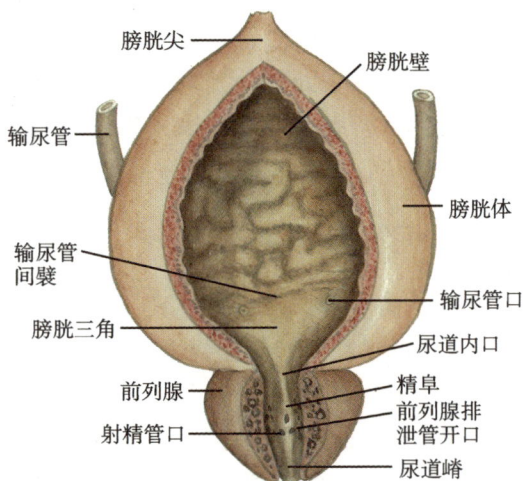

图 6－12 膀胱壁的结构

? 想一想

为什么膀胱三角是膀胱肿瘤、结核和炎症的好发部位?

答案解析

第四节 尿 道

尿道（urethra）是尿液排出体外的肌性管道，起自膀胱的尿道内口，止于尿道外口。

女性尿道长 3～5cm，直径约 6mm，上段与膀胱颈相接，紧贴阴道前壁行向前下；中下段穿过尿生殖膈，被尿道阴道括约肌环绕。尿道外口开口于阴道前庭，介于阴蒂和阴道口之间。尿道阴道括约肌可控制排尿（图 6－13）。

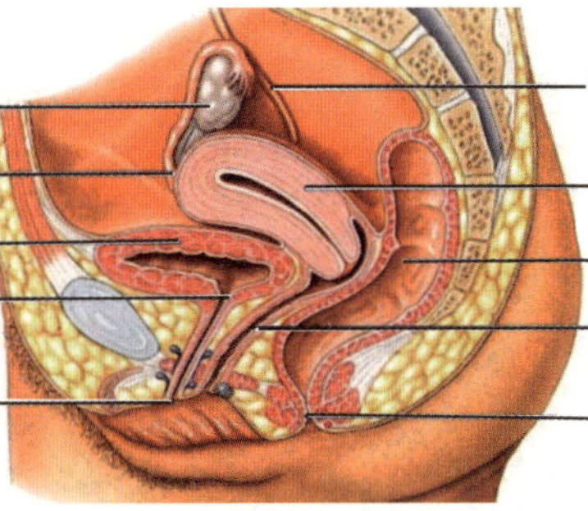

图 6－13　女性盆腔（正中矢状切）

女性尿道短、宽、直且易于扩张，后方毗邻阴道口和肛门，因此容易引起逆行性尿路感染。

男性尿道兼有排尿和排精功能，见男性生殖系统。

❤ 护爱生命

糖尿病是以高血糖为特征的全身性慢性代谢疾病，其发病率越来越高。我国目前大约有糖尿病患者 1.5 亿人。

糖尿病在祖国医学中称为"消渴证"，最早记载于《黄帝内经》中。汉代名医张仲景在《金匮要略》中最早记载了糖尿病"多饮、多食、多尿"的"三多"症状；唐代药王孙思邈的《千金要方》和《千金翼方》中记载了对糖尿病的诊断，并最早提出了饮食疗法、运动疗法、针灸疗法；而另一位唐代名医王焘则通过亲口尝其父亲的小便，证实了糖尿病患者的尿确实是甜的，并据此制定了治疗方案，辅以饮食调理后其父的病情得到了控制，他把这一经验写进了《外台秘要》，为后世治疗糖尿病起到了重要的指导作用。1965 年，我国科学家率先人工合成了结晶牛胰岛素，开启了糖尿病治疗的新篇章。

糖尿病最大危害是其并发症，因此，对于糖尿病是防大于治，应该建立良好的生活习惯，多运动，均衡饮食，放松心情。

（王家增）

目标检测

答案解析

一、单项选择题

【A 型题】

1. 肾门位于肾的

    A. 前面　　　　　　B. 后面　　　　　　C. 内侧缘　　　　　　D. 外侧缘　　　　　　E. 下端

2. 肾锥体属于

    A. 肾皮质　　　　　B. 肾小盏　　　　　C. 肾大盏　　　　　　D. 肾髓质　　　　　　E. 肾窦

3. 肾门约平

    A. 第 11 胸椎体平面　　　　　　　　B. 第 12 胸椎体平面　　　　　　　　C. 第 1 腰椎体平面

    D. 第 2 腰椎体平面　　　　　　　　E. 第 3 腰椎体平面

4. 左肾前面的毗邻，正确的是

    A. 结肠左曲　　　　B. 结肠右曲　　　　C. 横结肠　　　　　　D. 回肠　　　　　　E. 十二指肠

5. 关于输尿管正确的是

    A. 为 1 对细长的肌性管道　　　　　B. 起自肾大盏

    C. 属于腹膜间位器官　　　　　　　D. 开口于膀胱颈部

    E. 通过肾门下行

6. 关于膀胱正确的是

    A. 是储存浓缩尿液的器官　　　　　B. 分底、体、颈 3 部分

    C. 位于盆腔内　　　　　　　　　　D. 空虚时呈三棱锥体形

    E. 属腹膜外位器官

7. 男性膀胱底毗邻的结构是

    A. 降结肠　　　　　　　　　　　　B. 输精管壶腹　　　　　　　　　　C. 前列腺

    D. 尿生殖膈　　　　　　　　　　　E. 提肛肌

8. 女性尿道易引起逆行性感染，主要是因为

    A. 较长　　　　　　　　　　　　　B. 较短、宽、直　　　　　　　　　C. 抵抗力弱

    D. 紧贴阴道　　　　　　　　　　　E. 有尿道阴道括约肌环绕

9. 关于肾单位的描述，正确是

    A. 肾结构和功能的基本单位　　　　B. 由肾小球和肾小囊构成

    C. 皮质肾单位较少　　　　　　　　D. 集合管有滤过功能

    E. 肾小管不参与构成

10. 关于膀胱位置的说法，正确的是

    A. 属于腹膜内位器官　　　　　　　B. 空虚时膀胱全部位于小骨盆腔内

    C. 女性膀胱后方有子宫和阴道下段　D. 膀胱颈的后方有前列腺

    E. 男性膀胱后方邻骶骨

11. 肾蒂内不包括

    A. 肾动脉　　　　B. 肾静脉　　　　C. 肾窦　　　　D. 肾盂　　　　E. 神经

12. 下列具有分泌功能的结构是

A. 近端小管　　　　B. 远端小管　　　　C. 集合管　　　　D. 细段　　　　E. 肾柱

【B 型题】

(13～17 题共用备选答案)

A. 肾柱　　　　B. 肾小盏　　　　C. 肾锥体　　　　D. 肾盂　　　　E. 肾纤维囊

13. 包绕肾乳头的是

14. 属肾皮质的是

15. 移行为输尿管的是

16. 有肾乳头的是

17. 对肾的形态有支持作用的是

二、简答题

1. 尿液的形成和排出有哪些器官参与？过程怎样？

2. 女性患者导尿应注意哪些事项？

书网融合……

📄 重点回顾　　　🅔 微课 1　　　🅔 微课 2　　　🅔 微课 3　　　🅔 微课 4

🅔 微课 5　　　🅔 微课 6　　　🅔 微课 7　　　🕐 习题

第七章 生殖系统

学习目标

知识目标：

1. 掌握 男性生殖系统的组成，睾丸的形态，生精小管的微细结构及生精细胞的生长发育，男性尿道的特点；女性生殖系统的组成，卵泡的发育与成熟，输卵管的位置、形态及分部，子宫的形态、位置及固定装置。

2. 熟悉 输精管道的组成，睾丸的功能及调节；子宫内膜的周期性变化；月经及其临床表现；乳房的位置、形态及结构。

3. 了解 男性、女性附属腺的组成；会阴的结构。

技能目标：

能够熟练地辨认生殖系统的器官及其主要结构，学会分析月经周期形成的机制，具备生殖健康指导的能力。

素质目标：

培养生殖卫生宣教意识和保护患者隐私意识。

导学情景

情景描述： 患者，男，35，司机。患者婚后 7 年未育。其妻妇科系统检查未见明显异常。患者体健，性生活频繁，精力不济，心烦易怒，有阴囊胀满等症。体格检查：双侧睾丸体积各约 15ml，质软，触之胀痛，附睾无结节和压痛，阴茎未见畸形。实验室及辅助检查：精液两次常规检查，精液量 1.5ml，色泽灰白微黄，质清稀，精子数 1.3×10^7/ml，精子活动率 40%，精子活力 Ⅱ 级。诊断为少精症。

情景分析： 少精症是指具有生育能力男性精液中的精子数目低于正常的一种病症。男性的精子如果低于 2×10^7/ml 称为少精症，生育方面就会有很大影响。

讨论： 与本病例相关的正常人体结构有哪些？结合正常人体的组织及功能，分析患者的临床表现。

学前导语： 精索静脉曲张、隐睾、生殖道感染、染色体异常等都可能造成少精症。主要表现为神疲乏力、腰膝酸软、头晕耳鸣、性欲淡漠等症状，亦可无任何症状，但其共同表现是婚后长期不育。

人的生殖系统分为男性生殖系统和女性生殖系统，其主要功能是繁衍后代和分泌性激素。

第一节 男性生殖系统

男性生殖系统由内生殖器和外生殖器两部分组成（图7-1）。内生殖器包括生殖腺、输精管道和附属腺三部分。男性生殖腺是睾丸，输精管道包括附睾、输精管、射精管和尿道，附属腺有精囊腺、前列腺和尿道球腺。外生殖器包括阴囊和阴茎。

一、男性内生殖器

（一）睾丸 🅔 微课1

1. 睾丸的位置和形态　睾丸位于阴囊内，是扁卵圆形的实质器官，左右各一（图7－2）。睾丸表面光滑，分为上、下两端，前、后两缘和内、外侧两面。前缘游离，后缘与附睾和输精管起始段相贴，睾丸的血管、神经和淋巴管由此出入。上端被附睾头遮盖，下端游离。内侧面较平坦，与阴囊隔相依；外侧面较隆凸，与阴囊壁相贴。成人两睾丸重20～30g。

2. 睾丸的结构　睾丸表面有一层致密的结缔组织膜，称白膜。白膜包被整个睾丸，在睾丸后缘增厚，并突入睾丸内形成睾丸纵隔（图7－3）。睾丸纵隔发出许多放射状的睾丸小隔，将睾丸实质分成约250个睾丸小叶。每个小叶内含有2～4条弯曲细长的管道，称生精小管，其管壁上皮能产生精子。生精小管在睾丸纵隔内变为精直小管，并相互吻合成睾丸网。睾丸网发出10余条输出小管从睾丸后缘上部进入附睾。小管之间的结缔组织为睾丸间质。

图7－1　男性生殖系统

图7－2　睾丸附睾的形态

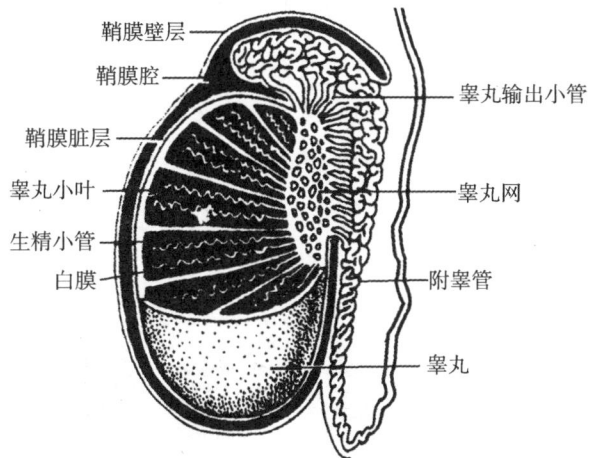

图7－3　睾丸的结构

（1）生精小管　为高度弯曲的上皮性管道，长30～70cm，由生精上皮构成，是产生精子的部位（图7－4）。生精上皮由生精细胞和支持细胞构成。

❓ 想一想

睾丸轻微损伤后为什么会出现睾丸剧烈疼痛？

答案解析

生精细胞包括精原细胞、初级精母细胞、次级精母细胞、精子细胞和精子等一系列不同发育阶段的细胞，依次排列在生精上皮的基底部到腔面。从精原细胞发育成精子的过程，称为精子发生。精子发生的整个过程称为一个生精周期，约历时64天，包括精原细胞分裂增殖形成精母细胞、精母细胞减

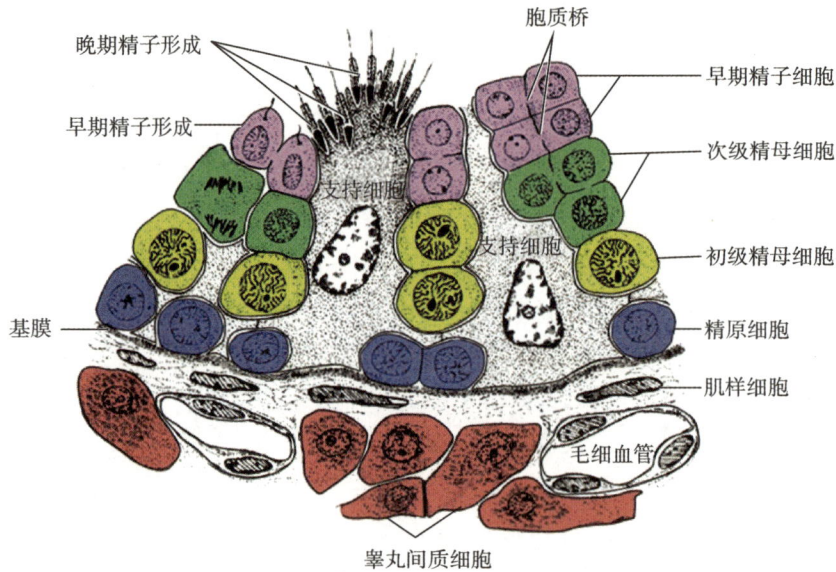

图 7-4　生精小管和睾丸间质微细结构模式图

数分裂形成精子细胞和精子细胞变态形成精子三个阶段。①精原细胞：是最幼稚的生精细胞，细胞较小，呈圆形或椭圆形，分 A 型和 B 型。A 型精原细胞：是生精细胞的干细胞，可自身增殖和分化为 B 型精原细胞。B 型精原细胞分裂为初级精母细胞。②初级精母细胞：体积较大，圆形，核大而圆，核型46，XY。初级精母细胞经过第一次减数分裂后，形成两个次级精母细胞。③次级精母细胞：体积较小，圆形，核圆而深染，核型23，X 或 23，Y。次级精母细胞不进行 DNA 复制，经第二次减数分裂，形成两个精子细胞。④精子细胞：位于近腔处，体积小，数量多，形态不一。精子细胞不再分裂，经过复杂的形态变化，由圆形逐渐变为蝌蚪形的精子，这个过程称精子形成。一个初级精母细胞，经过两次减数分裂，形成 4 个单倍体的精子细胞，其染色体核型为 23，X 或 23，Y。⑤精子：人的精子形似蝌蚪，全长约 60μm，分头、尾两部（图 7-5）。头部有顶体覆盖。顶体内含多种水解酶，能溶解卵细胞的放射冠和透明带，以利于精子进入卵细胞内。精子的尾又称鞭毛，是精子的运动装置。

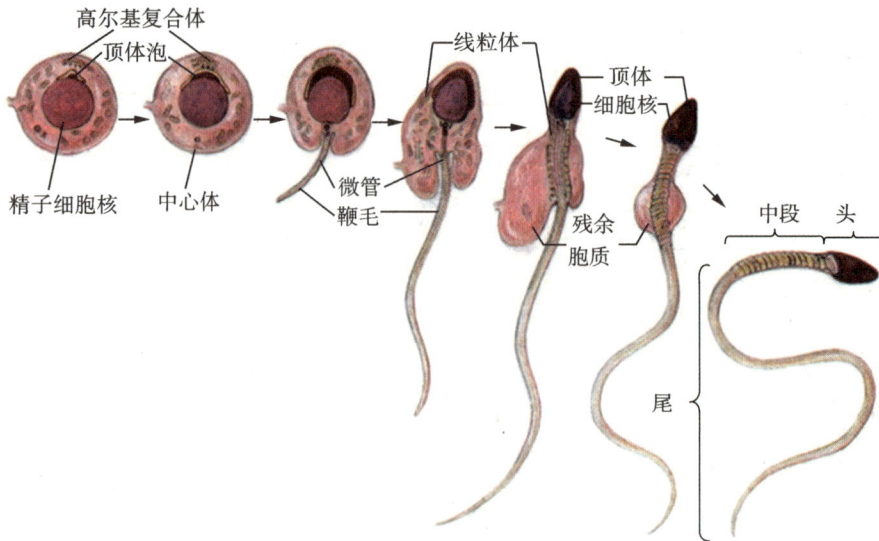

图 7-5　精子超微结构模式图

支持细胞与毛细血管内皮及基膜、结缔组织、生精上皮基膜紧密连接构成血-睾屏障，可阻止某些物质进出生精小管，形成并维持有利于精子发生的微环境，还可防止精子抗原物质逸出生精小管而发生自体免疫。

（2）**睾丸间质** 内有睾丸间质细胞，常成群分布，能合成和分泌雄激素。睾丸除产生精子外，间质细胞还分泌雄性激素，促进男性生殖系统的发育，激发和维持男性第二性征。

3. 睾丸的功能

（1）**生精功能** 从青春期，精原细胞即进行分裂、分化，依次经过初级精母细胞、次级精母细胞、精子细胞，最后形成精子并进入管腔。精子的生成需要多种营养物质和适宜的温度，如阴囊内温度比腹腔内低 $1 \sim 8℃$，最适合于精子生成；而隐睾症的患者因睾丸周围温度较高，影响了精子的生成，常导致男性不育。

成熟的精子在射精时排出体外。正常男性每次射出精液 $3 \sim 6ml$，每毫升精液中含精子 2 千万至 4 亿个，每毫升少于 2 千万个则为少精症，不易使卵子受精。精子在输精管壶腹部、精囊等处也可储存，故在输精管结扎术后的一段时间内，射出的精液中还有精子。

（2）**内分泌功能** 指睾丸间质细胞分泌雄激素，支持细胞分泌雄激素结合蛋白。雄激素主要有睾酮、双氢睾酮等，其中睾酮活性最强，有促进精子发生、刺激男性生殖器官发育、激发并维持第二性征、维持正常性功能等作用。肾上腺皮质和女性的卵巢也可分泌少量睾酮。雄激素结合蛋白能保持生精小管内较高水平的雄激素，促进精子发生。

4. 睾丸功能的调节 睾丸的生精功能与内分泌功能均受下丘脑－腺垂体－睾丸轴的调节（图7－6），此外，还存在睾丸局部调节的作用。

（二）输精管道

1. 附睾 贴附于睾丸的上端和后缘，为一长条状结构，上端膨大为附睾头，中部为附睾体，下部变细为附睾尾。附睾尾向后上折移行为输精管。附睾除储存精子外，还能分泌附睾液，供给精子营养，促进其进一步成熟，并获得运动能力。附睾是结核的好发部位。

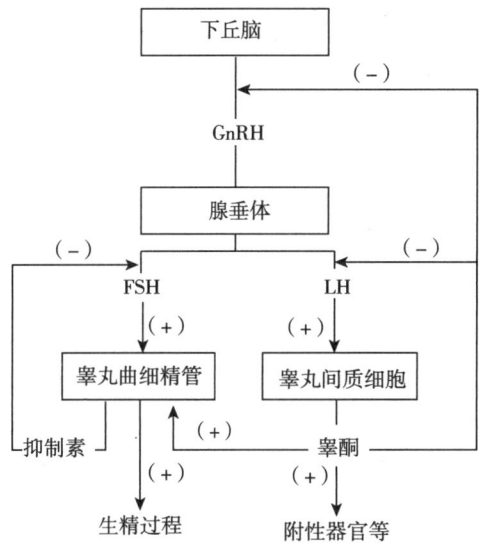

图 7－6 下丘脑－腺垂体－睾丸轴的调节作用示意图

2. 输精管 是附睾管的直接延续，长约 $50cm$，管径约 $3mm$，活体触摸呈坚实的条索状，按行程可分为四部：①睾丸部：最短，始于附睾尾，沿睾丸后缘上行至睾丸上端，移行为精索部。②精索部：介于睾丸上端与腹股沟管浅环之间，此段输精管位置表浅，输精管结扎术常在此部进行。③腹股沟管部：位于腹股沟管内的部分，疝修补术时，注意不要误伤及输精管。④盆部：始于腹股沟管深环，沿盆侧壁行向后下，经输尿管末端前方转至膀胱底的后面，在此膨大形成输精管壶腹，末端变细，与精囊腺的排泄管汇合成射精管。

3. 射精管 长约 $2cm$，由前列腺底向前下穿前列腺实质，开口于尿道的前列腺部。精索位于睾丸上端与腹股沟管深环之间的圆索状结构，主要由输精管、睾丸动脉、蔓状静脉丛、输精管动静脉、神经丛、淋巴管和腹膜鞘韧带等组成。外包三层被膜，即精索内筋膜、提睾肌和精索外筋膜。

（三）附属腺体

1. 精囊 又称精囊腺，左、右各一，为椭圆形囊状器官，表面凹凸不平，位于膀胱底后方及输精管壶腹的外侧，其排泄管与输精管末端汇合成射精管（图7－7）。精囊的分泌物参与精液的组成。

2. 前列腺 位于膀胱与尿生殖膈之间（图7－7），呈前后略扁的栗子形，上端宽大，称前列腺底，与膀胱颈相贴，有尿道从其中央穿过；底的后缘有一对射精管穿入。下端尖细，称前列腺尖，与尿生殖膈相接，尿道由此穿出。尖与底之间为前列腺体，其后面平坦，与直肠相邻，正中的纵行浅沟称前列腺沟，肛门指诊可触及，患前列腺炎或前列腺肥大时，此沟变浅或消失。前列腺可分为前叶、中叶、后叶和两侧叶。前列腺肥大常发生在中叶和侧叶，从而压迫尿道，引起排尿困难。后叶是前列腺肿瘤的好发部位。前列腺的分泌物呈乳白色，参与精液的组成。

3. 尿道球腺 为一对豌豆大的球形腺，位于尿生殖膈内，排泄管开口于尿道球部，腺体分泌物参与精液的组成。

二、男性外生殖器 🅔 微课3

（一）阴囊

阴囊是位于阴茎后下方由皮肤和肉膜构成的囊袋。皮肤薄而柔软，颜色较深，有少量阴毛。肉膜富有舒缩性，可使阴囊紧张或松弛，以调节阴囊内的温度，保证精子的发育。肉膜向阴囊内形成阴囊中隔，将阴囊分为左右两腔，分别容纳左右睾丸、附睾及部分精索。

阴囊壁深面有包被睾丸、附睾和精索的被膜，由外向内依次是精索外筋膜、提睾肌、精索内筋膜和睾丸鞘膜（图7-8）。睾丸鞘膜分壁层和脏层，二者在睾丸后缘互相移行，形成鞘膜腔，内有少量浆液，有润滑作用。在病理情况下腔内液体可增多，形成鞘膜积液。

（二）阴茎

1. 阴茎的形态 阴茎是男性的交接器官，呈圆柱形，由前至后分为头、体和根三部分。前端膨大为阴茎头，其尖端有矢状位的尿道外口。后端为阴茎根，藏于阴囊和会阴部皮肤的深面，固定于耻骨下支和坐骨支。中部为阴茎体（图7-9）。体、头之间较细的部分为阴茎颈。

2. 阴茎的结构 阴茎由两条阴茎海绵体和一条尿道海绵体组成（图7-10），外包筋膜和皮肤。阴茎海绵体为两端细的圆柱体，位于阴茎背侧，左、右各一，是构成阴茎的主体。尿道海绵体位于阴茎海绵体的腹侧，内有尿道通过。尿道海绵体前部膨大形成阴茎头，后部膨大称尿道球。海绵体由许多海绵体小梁和腔隙构成，当腔隙充血时阴茎变粗变硬而勃起。

阴茎的皮肤薄而柔软，富有伸展性，在阴茎体前端

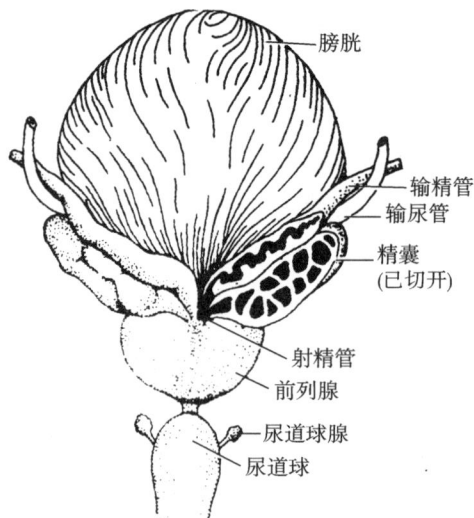

图7-7 前列腺、精囊腺

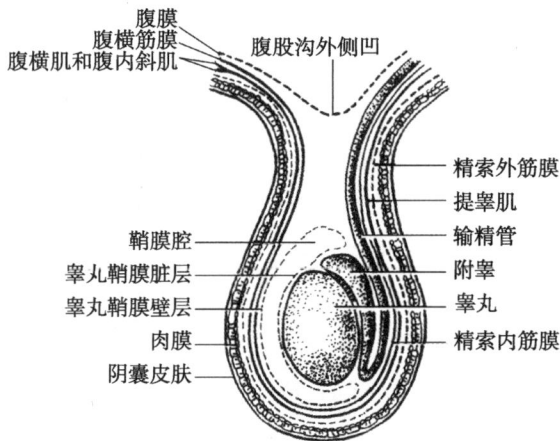

图7-8 阴囊的结构

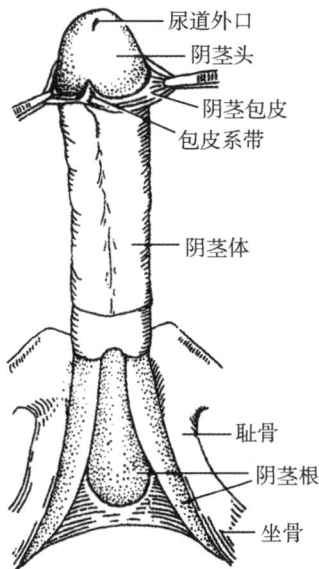

图7-9 阴茎的外形

图7－10　阴茎中部横切面观

形成末端游离的双层环形皱襞，称阴茎包皮。包皮与阴茎头之间的间隙称包皮腔。连于阴茎包皮腹侧与尿道外口下方之间的皮肤皱襞，称包皮系带。

幼儿时期阴茎包皮较长，包住整个阴茎头。随年龄的增长，包皮逐渐后退。成年后包皮如仍包住阴茎头，称包皮过长；如不能上翻，称包茎。在上述两种情况下，包皮腔内易存留污物，污物的长期刺激可诱发阴茎癌。因此，包皮过长时应行包皮环切术，手术时应注意不可伤及包皮系带。

三、男性尿道

男性尿道起自膀胱的尿道内口，止于阴茎头的尿道外口，长16～22cm，管径5～7mm，具有排尿和排精的功能（图7－11）。按行程分为前列腺部、膜部和海绵体部。临床上称尿道前列腺部和膜部为后尿道，海绵体部为前尿道。

1. 男性尿道的分部

（1）前列腺部　为尿道穿过前列腺的部分，长约3cm，管腔中部扩大，是尿道中最宽和最易扩张的部分，有射精管和前列腺的排泄管开口。

（2）膜部　为尿道穿过尿生殖膈的部分，长约1.5cm，是三部中最短的部分，管腔狭小，其周围有尿道括约肌环绕。可有意识地控制排尿。膜部比较固定，当骨盆骨折或会阴骑跨伤时，易损伤此部。

（3）海绵体部　为尿道穿过尿道海绵体的部分，长约15cm，是尿道行程中最长的部分。其中，尿道球内的部分称尿道球部，有尿道球腺开口；阴茎头内的尿道管腔扩大称尿道舟状窝。

2. 男性尿道的形态特点　男性尿道全长粗细不等，有三个狭窄、三个扩大和两个弯曲。三个狭窄即尿道内口、尿道膜部

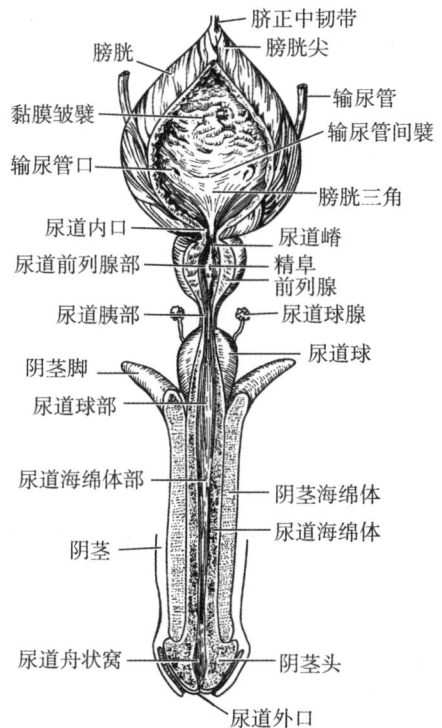

图7－11　膀胱和男性尿道

和尿道外口，其中尿道外口最窄，膜部次之；三个扩大即尿道前列腺部、尿道球部和尿道舟状窝；两个弯曲即凹向前上方的耻骨下弯和凹向后下方的耻骨前弯，耻骨下弯是固定的，将阴茎向上提起或阴茎勃起时耻骨前弯消失。

练一练

男性尿道的最狭窄处位于

A. 尿道内口　　　　B. 尿道膜部　　　　C. 尿道外口

D. 尿道前列腺部　　E. 尿道球部

答案解析

第二节　女性生殖系统

女性生殖系统由内生殖器（图7-12）和外生殖器（图7-13）组成。内生殖器包括生殖腺、生殖管道和附属腺。生殖腺是卵巢，生殖管道包括输卵管、子宫与阴道，附属腺为前庭大腺。外生殖器合称女阴（图7-12）。乳房与女性生殖密切相关，故在此章叙述。

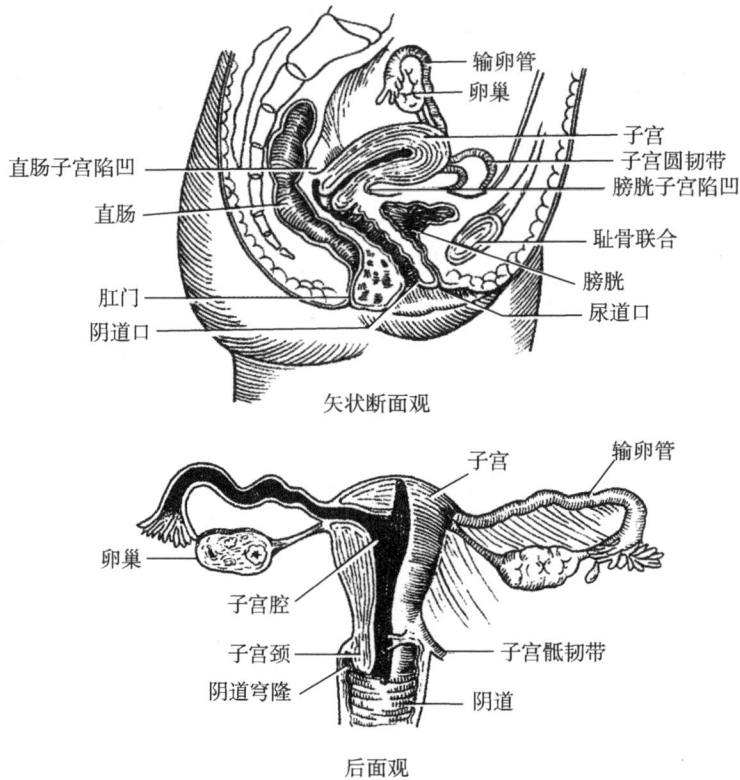

图7-12　女性内生殖器

一、卵巢 微课4

（一）卵巢的形态和位置

卵巢呈扁卵圆形，灰红色，位于小骨盆侧壁的卵巢窝内，左、右各一；可分为内、外侧两面，前、后两缘和上、下两端。外侧面与卵巢窝相依；内侧面朝向盆腔，与小肠相邻。后缘游离，前缘借卵巢系膜连于子宫阔韧带，其中部有血管、神经等出入，称卵巢门；上端与输卵管伞相接触，通过卵巢悬

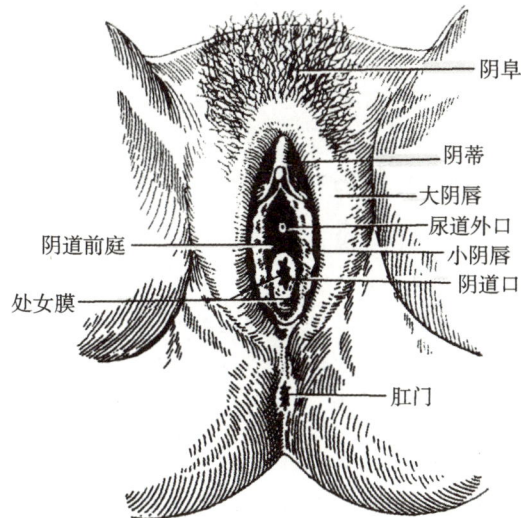

图 7 – 13 女性外生殖器

韧带固定于盆壁；下端借卵巢固有韧带连于子宫。

卵巢的形态和大小随年龄变化差异很大。幼女的卵巢较小，表面光滑。性成熟期卵巢体积最大，多次排卵后表面出现瘢痕而凹凸不平。35～40 岁卵巢开始缩小，50 岁左右则随月经停止而逐渐萎缩。

（二）卵泡的发育与成熟

卵子由原始卵泡逐步发育而成。原始卵泡从胚胎时期开始形成，最初约 700 万个，至青春期约剩余 4 万个。从青春期至更年期的生育期内，在促性腺激素作用下，原始卵泡分期分批地发育与成熟，包括原始卵泡、初级卵泡、次级卵泡和成熟卵泡四个阶段，初级卵泡和次级卵泡合称生长卵泡（图 7 – 14）。

图 7 – 14 卵巢的微细结构

1. 原始卵泡 体积小，数量多，位于皮质浅层，由中央的初级卵母细胞和周边的卵泡细胞构成。卵泡细胞具有支持和营养卵母细胞的作用。初级卵母细胞在胚胎时期由卵原细胞分化而来，继而进入第一次减数分裂前期，直到排卵前才完成第一次减数分裂。

2. 初级卵泡 由原始卵泡发育而来。初级卵母细胞体积逐渐增大，卵泡细胞增生，由单层扁平变为单层立方或柱状，进而增殖为 5～6 层，紧贴卵母细胞的一层柱状卵泡细胞呈放射状排列，称放射冠。初级卵母细胞与卵泡细胞之间出现一层均质嗜酸性膜状结构，称透明带。初级卵泡周围的结缔组织逐渐分化形成卵泡膜。

3. 次级卵泡 由初级卵泡继续发育形成。随着卵泡细胞数量的增多，其间出现一些大小不等的液腔，称卵泡腔，腔内充满卵泡液。卵泡液能促进卵泡的发育成熟。随着卵泡液的增多，初级卵母细胞、透明带及周围的卵泡细胞被推向卵泡腔一侧，形成突入卵泡腔内的隆起，称卵丘。卵泡腔周围的卵泡细胞构成卵泡壁，称颗粒层，卵泡细胞改称为颗粒细胞。卵泡膜增厚，富含毛细血管，基质细胞分化为多边形或梭形的膜细胞，膜细胞合成雄激素，雄激素透过基膜，在颗粒细胞内转化为雌激素，故雌激素由两种细胞联合产生。雌激素少量进入卵泡液，大部分进入血液循环，作用于子宫等靶器官。

4. 成熟卵泡 随卵泡液的急剧增多，卵泡腔和卵泡体积均增大，直径可达 2cm，并突向卵泡表面；由于颗粒细胞不再增殖，卵泡壁变薄。在排卵前 36~48 小时，初级卵母细胞恢复并完成第一次减数分裂，形成一个大的次级卵母细胞和一个小的第一极体。次级卵母细胞直接进入第二次减数分裂，停滞于分裂中期。在一个月经周期内，有数十个原始卵泡同时发育，但一般只有一个发育成熟，其他的在不同的发育阶段退化，形成闭锁卵泡。如果卵泡发育不良，就会影响正常的受孕。

（三）排卵

成熟卵泡破裂，次级卵母细胞和它周围的透明带、放射冠从卵巢表面排出的过程，称排卵。生育期妇女通常每个月经周期排卵一次，多发生在月经周期的第 14 日左右。一般每次排卵 1 个，两侧卵巢交替排卵，女性一生约排卵 400 个。卵排出后 24 小时内未受精则退化消失。

（四）黄体

排卵后颗粒细胞和卵泡膜向卵泡腔内塌陷，在黄体生成素的作用下，形成一个体积大而富含血管的内分泌细胞团，新鲜时呈黄色，称黄体。排卵后 7~8 天，黄体体积和功能达高峰，直径 1~2cm，分泌大量雌激素及孕激素。若卵子受精，黄体发育成妊娠黄体；若未受精，黄体在排卵后 9~10 日开始退化，黄体细胞逐渐萎缩变小成为白体。

（五）卵巢的内分泌功能

卵巢主要分泌雌激素和孕激素，还可分泌少量雄激素。雌激素以雌二醇（E_2）为主，孕激素主要是孕酮（P）。雌激素由卵泡细胞和黄体分泌，能促进女性生殖器官的发育、激发和维持第二性征。孕激素由黄体分泌，有利于受精卵着床，并促进乳腺发育。雄激素由卵巢髓质内的门细胞分泌，含量很低，有刺激阴毛及腋毛生长的作用。若雄激素过多可以起男性化或女性多毛症。

👁 **看一看**

多囊卵巢综合征

多囊卵巢综合征（PCOS）是生育年龄妇女常见的一种复杂的内分泌及代谢异常所致的疾病，以慢性无排卵（排卵功能紊乱或丧失）和高雄激素血症（女性体内男性激素产生过剩）为特征，主要临床表现为月经周期不规律、不孕、多毛和（或）痤疮，是最常见的女性内分泌疾病。1935 年 Stein 和 Leventhal 首次报告，故又称为 Stein – Leventhal 综合征（S – L 综合征）。

二、输卵管 📱微课5

输卵管是一对弯曲的肌性管道，连于子宫底两侧，左右各一，长 10~12cm，包裹在子宫阔韧带的上缘内。其内侧端借输卵管子宫口与子宫腔相通；外侧端借输卵管腹腔口开口于腹膜腔。故女性腹膜腔可经输卵管、子宫和阴道与外界相通。

按行程输卵管由内向外可分为子宫部、输卵管峡、壶腹部和漏斗部四部分（图 7 – 15）。输卵管子宫部是输卵管穿子宫壁的一段，长约1cm，管径最狭窄。输卵管峡部是输卵管子宫部向外移行的一段，短而直，管径较狭窄，是输卵管结扎术的常用部位。输卵管壶腹部内接输卵管峡部，管道弯曲且粗细不均，约占输卵管全长的2/3，是受精发生的部位，也是宫外孕的好发部位。输卵管漏斗部为输卵管外侧端膨大呈漏斗状的部分，漏斗底的中央有输卵管腹腔口，卵巢排出的卵子由此进入输卵管。漏斗游离缘有许多指状突起，称输卵管伞，覆于卵巢表面，是临床手术中识别输卵管的标志。

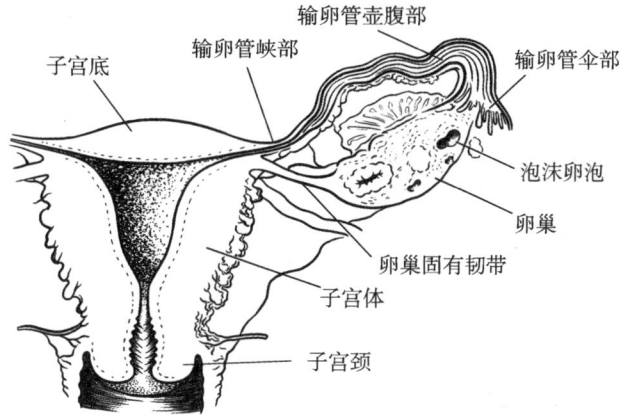

图 7-15　输卵管、子宫各部

三、子宫

子宫是一壁厚、腔小的肌性器官，是胎儿孕育及产生月经的场所。

（一）子宫的形态

成年未孕子宫呈前后略扁的倒置梨形，可分为底、体、颈三部分。子宫底为两输卵管子宫口以上的圆凸部分；子宫颈为子宫下端呈细圆柱状的部分，其下1/3部伸入阴道内，称子宫颈阴道部，上2/3部位于阴道上方，称子宫颈阴道上部，子宫颈为炎症和肿瘤的好发部位；子宫体是子宫底与子宫颈之间的部分。子宫颈与子宫体相接处稍狭细，称子宫峡。在非妊娠期，子宫峡不明显，长约1cm；在妊娠期，子宫峡逐渐伸展延长，形成子宫下段，妊娠末期可长达7~11cm，产科常经此行剖宫产术。

成年未孕子宫的内腔呈前后扁窄的倒三角形，分为上、下两部，上部位于子宫体内，称子宫腔，两侧角通输卵管；下部在子宫颈内，称子宫颈管。子宫颈管呈梭形，下口通阴道，称子宫口。未产妇的子宫口为圆形，经产妇的子宫口呈横裂状。

（二）子宫的位置

成年未孕的子宫位于盆腔的中央，呈前倾前屈位。前倾是指子宫的长轴与阴道的长轴形成向前的钝角，子宫向前倾斜；前屈是指子宫体与子宫颈之间形成向前的夹角。子宫两侧的输卵管和卵巢，在临床上称之为子宫附件。

（三）子宫的固定装置

子宫的正常位置依赖于盆底肌的承托和韧带的牵拉与固定，韧带包括子宫阔韧带、子宫圆韧带、子宫主韧带和子宫骶韧带（图7-16）。

1. 子宫阔韧带　由覆盖子宫前、后面的腹膜向两侧延伸至盆壁而形成的双层腹膜结构，可限制子宫向两侧移动，使子宫保持在盆腔正中线上。上缘游离，内2/3段包裹输卵管，外1/3段移行为骨盆漏斗韧带（又称卵巢悬韧带），卵巢动静脉由其内部通过。

2. 子宫圆韧带　呈圆索状，起于输卵管与子宫连接处的稍下方，在子宫阔韧带两层间向前下方延伸，穿过腹股沟管止于大阴唇前端，维持子宫的前倾位。

3. 子宫主韧带 连于子宫颈两侧和盆腔侧壁之间的纤维束，由平滑肌与结缔组织构成，坚韧而有力，可固定宫颈的位置、防止子宫下垂。

4. 子宫骶韧带 起自子宫颈的侧后上方，绕直肠两侧达第 2、3 骶椎前面，主要将宫颈向后上牵拉，维持子宫的前倾位。

此外，盆膈、尿生殖膈、阴道对子宫也有重要的承托作用。

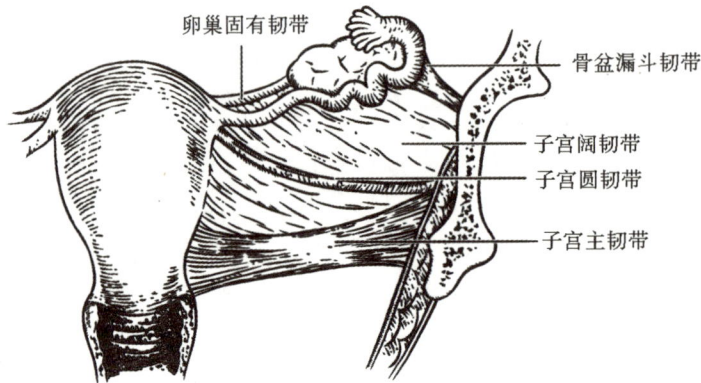

图 7-16　子宫韧带

（四）子宫壁的微细结构

子宫壁由内向外依次为内膜、肌层和外膜（图 7-17）。内膜由单层柱状上皮和固有层组成，根据结构和功能不同，分为浅表的功能层和深部的基底层。功能层较厚，随月经周期发生周期性剥脱、出血；基底层较薄，有修复内膜的功能。肌层由平滑肌构成，妊娠期显著增长、增厚，分娩后肌纤维逐渐变小，部分肌纤维凋亡、退化、消失，子宫复原。外膜分子宫底部和体部的浆膜，以及子宫颈部的纤维膜。

1. 子宫内膜的周期性变化 自青春期开始，子宫内膜在激素的作用下，出现周期性变化，表现为每 28 天左右出现一次子宫内膜功能层的剥脱、出血、修复和再生，称之为月经周期。月经周期是从月经第 1 天至下次月经来潮的前一天，一般可分为 3 期。

（1）月经期　月经周期的第 1~4 天，即从月经开始到出血停止。黄体退化导致雌激素和孕激素水平骤降，进而使子宫内膜功能层中的螺旋动脉收缩，造成内膜发生缺血、变性和坏死；此后螺旋动脉短暂扩张，使功能层毛细血管胀破，血液涌出，与坏死脱落的内膜一起经阴道排出，称月经。月经期末，基底层的子宫腺细胞迅速增生，修复内膜上皮，子宫内膜转入增生期。月经期内，子宫内膜有创面，易发生感染，应注意经期卫生。

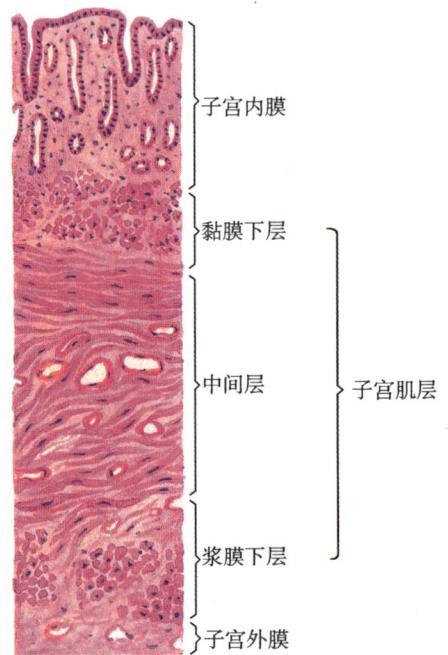

图 7-17　子宫壁的微细结构

（2）增生期　月经周期的第 5~14 天，相当于卵泡发育成熟阶段（卵泡期）。在雌激素作用下，子宫内膜腺体和间质细胞呈增殖状态，子宫内膜修复增生，子宫腺增长、弯曲，腺腔扩大；螺旋动脉也随之增长弯曲。至增生期末，卵巢内的成熟卵泡排出，子宫内膜转入分泌期。

（3）分泌期　月经周期的第 15 ~ 28 天，相当于黄体期。排卵后，卵巢内黄体形成并分泌孕激素和雌激素，刺激子宫内膜进一步增厚。子宫腺更长、更弯曲，腺腔内充满分泌物。螺旋动脉更长、更弯曲。固有层内组织液增多呈水肿状态，基质细胞分化为前蜕膜细胞。如果卵细胞受精，内膜继续增厚，发育为蜕膜；如果卵细胞未受精，则进入下一个月经期。

2. 月经　指随卵巢的周期性变化，子宫内膜周期性脱落及出血。规律的月经是生殖功能成熟的标志之一。月经初潮多在 13 ~ 15 岁之间，可早至 11 ~ 12 岁，或迟至 17 ~ 18 岁，其早晚主要受遗传因素控制，营养、体重也起重要作用，近年月经初潮年龄有提前趋势。

四、阴道

阴道是前后略扁的肌性管道，富于伸展性，是性交接器官，也是排出月经、娩出胎儿的通道。阴道上端较为宽阔，呈穹隆状包绕子宫颈阴道部，两者之间形成的环状隐窝称阴道穹。阴道穹后部与直肠子宫陷凹紧邻，两者之间仅隔以阴道壁和腹膜，因此，当直肠子宫陷凹内有积液时，可经阴道穹后部穿刺或引流，以协助临床诊断和治疗。阴道下端以阴道口开口于阴道前庭。处女的阴道口周围有黏膜皱襞，称处女膜。处女膜破裂后，阴道口周围留有处女膜痕。

五、前庭大腺

前庭大腺形如豌豆，位于阴道口两侧，导管开口于阴道口与小阴唇之间的沟内。前庭大腺分泌黏液，有润滑阴道口的作用。

六、女性外生殖器

女性外生殖器又称女阴，由阴阜、大阴唇、小阴唇、阴道前庭、阴蒂和前庭球等组成。阴阜是位于耻骨联合前面的皮肤隆起，其深面富含脂肪组织，性成熟后生有阴毛。阴阜后下方的纵行皮肤隆起，称大阴唇，富有色素，生有阴毛。大阴唇内侧一对薄而光滑的皮肤皱襞，称小阴唇，其前端形成阴蒂包皮和阴蒂系带，后端形成阴唇系带。两侧小阴唇之间的裂隙称阴道前庭，其前部有尿道外口，后部有阴道口，阴道口两侧有前庭大腺导管的开口。

阴蒂位于尿道外口的前上方，由两条阴蒂海绵体构成，露于表面的部分为阴蒂头，含有丰富的感觉神经末梢，感觉敏锐。前庭球呈蹄铁形，环绕阴道前庭，位于大阴唇深面。其前端位于尿道外口与阴蒂体之间的皮下，后端与前庭大腺相邻。

七、乳房

乳房为人类和哺乳类动物特有的结构。男性乳房不发达，女性乳房于青春期后开始发育生长，妊娠和哺乳期有分泌活动。

（一）乳房的位置

乳房位于胸前部，在胸大肌及胸肌筋膜的表面，介于第 3 ~ 6 肋之间，内侧至胸骨旁线，外侧可达腋中线。乳头的位置通常在第 4 肋间隙或第 5 肋与锁骨中线相交处（图 7 - 18）。

（二）乳房的形态

成年未哺乳的女性乳房呈半球形，紧张而富有弹性。乳房中央有乳头，其顶端有输乳管的开口。乳头周围的环形色素沉着区，称乳晕，其深部为乳晕腺，可分泌脂性物质，润滑乳头及周围的皮肤，起保护作用。乳头和乳晕的皮肤薄弱，易于损伤，哺乳期尤应注意卫生，以防感染。

（三）乳房的结构

乳房由皮肤、乳腺、致密结缔组织和脂肪组织构成。乳腺被脂肪组织和致密结缔组织分隔成 15～20 个乳腺叶，每个乳腺叶有一条排出乳汁的输乳管，输乳管在近乳头处膨大为输乳管窦，其末端变细，开口于乳头，乳腺叶和输乳管均以乳头为中心呈放射状排列。乳房手术时，应尽量采取放射状切口，以减少对乳腺叶和输乳管的损伤。

乳房表面的皮肤、胸肌筋膜和乳腺之间连有许多小的纤维束，称乳房悬韧带或 Cooper 韧带，对乳房起支持和固定作用。乳腺癌患者若癌细胞侵犯 Cooper 韧带，可使其缩短，牵拉皮肤向内凹陷，使皮肤表面形成许多小凹；另外，由于淋巴回流受阻导致皮肤水肿，使皮肤呈橘皮样外观，这是乳腺癌的早期征象之一。

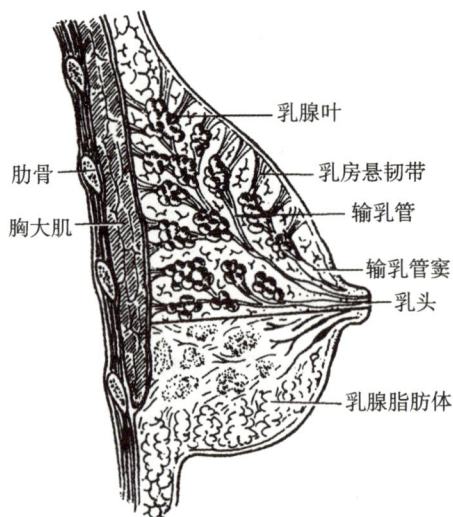

图 7-18　成年女性乳房矢状切面

八、会阴

会阴是指封闭骨盆下口的全部软组织，其境界与骨盆下口基本一致：前界为耻骨联合下缘，后界为尾骨尖，两侧界由前向后分别是耻骨弓、坐骨结节和骶结节韧带。以两侧的坐骨结节连线为界，将会阴分为前、后两个三角区域，前方的称尿生殖区（尿生殖三角），男性有尿道、女性有尿道和阴道通过；后方的称肛区（肛门三角），有肛管通过。临床上常将肛门与外生殖器之间的狭小区域称会阴，此为狭义会阴，或称产科会阴，分娩时需注意保护此区域，以免造成撕裂。

图 7-19　会阴肌

💜 护爱生命

不孕症是指女性无避孕性生活至少 12 个月而未孕。主要分为原发性不孕和继发性不孕。原发性不孕指既往无妊娠史，无避孕而从未妊娠者；继发性不孕指既往有妊娠史，而后无避孕连续 12 个月未孕者。据统计，不孕症女性因素约占 40%，男性因素占 30%～40%，男女双方因素占 10%～20%。不孕症发病率还在逐年上升，已成为严重影响社会发展及家庭和谐的重大医疗卫生问题。引起不孕的发病原因分为女性不孕和男性不育。女性不孕主要以排卵障碍、输卵管因素、子宫内膜容受性异常为主，男性不育主要是生精异常及排精障碍等。不孕症的治疗原则是针对病因治疗，如生殖器官器质性病变的治疗、促排卵治疗等。通过积极治疗而仍然无法受孕者，可考虑辅助生殖技术帮助妊娠。

（张冬青）

目标检测

答案解析

一、选择题

【A 型题】

1. 关于男性生殖系统的表述，正确的是
    A. 内生殖器由生殖腺和输精管道两部组成
    B. 精囊腺为贮存精子的囊
    C. 睾丸产生的精子先贮存于附睾内
    D. 阴茎由一个海绵体包以皮肤构成
    E. 男性激素由精曲小管上皮产生

2. 男性的内生殖器不包括
    A. 睾丸　　　　B. 阴茎　　　　C. 附睾　　　　D. 输精管　　　　E. 前列腺

3. 下列关于睾丸，描述正确的是
    A. 位于阴囊内，为一对囊状器官
    B. 为实质性器官，分皮质和髓质两部
    C. 下端连于输精管
    D. 后缘有血管、神经和淋巴管出入
    E. 精曲小管上皮能产生精子和分泌男性激素

4. 下列叙述正确的是
    A. 睾丸上端和后缘有附睾附着
    B. 睾丸表面因多次排精而形成许多瘢痕
    C. 附睾可分根、体、头 3 部
    D. 附睾既可产生精子，也可供精子营养
    E. 睾丸和附睾均为生殖腺

5. 射精管开口于尿道的
    A. 前列腺部　　　B. 膜部　　　　C. 尿道球部　　　D. 海绵体部　　　E. 壶腹部

6. 输精管结扎术常选取的部位是
    A. 输精管壶腹　　B. 睾丸部　　　C. 精索部　　　D. 腹股沟管部　　E. 盆部

7. 关于前列腺，正确的是
    A. 为实质性器官，是男性独有的器官
    B. 位于膀胱底的后方
    C. 呈栗子形，上端为前列腺尖
    D. 输精管穿其实质，开口于尿道前列腺部
    E. 后面有一横沟

8. 产生精子和分泌男性激素的器官是
    A. 附睾　　　　B. 前列腺　　　C. 精囊腺　　　D. 尿道球腺　　　E. 睾丸

9. 位于阴囊内的器官是
    A. 前列腺　　　B. 输精管全长　　C. 尿道球腺　　　D. 附睾　　　　E. 精囊腺

10. 产生精子的部位是
    A. 精囊　　　　B. 附睾　　　　C. 间质细胞　　　D. 输精管　　　E. 生精小管

11. 分泌睾酮的细胞主要是
    A. 睾丸生殖细胞　　　　　　　B. 睾丸支持细胞　　　　　　　C. 睾丸间质细胞

D. 精原细胞　　　　　　　　　E. 精子

12. 男性的生殖腺是

　　A. 前列腺　　　　B. 附睾　　　　C. 睾丸　　　　D. 阴茎及输精管　E. 精囊腺

13. 女性外生殖器不包括

　　A. 大阴唇　　　　B. 小阴唇　　　　C. 阴道　　　　D. 阴阜　　　　E. 阴蒂

14. 关于卵巢，正确的有

　　A. 性成熟期卵巢体积最大　　　　　　B. 卵巢是受精的场所

　　C. 内侧端连接子宫　　　　　　　　　D. 卵巢的形态和大小与年龄无关

　　E. 前缘游离，后缘附有系膜

15. 输卵管的分部不包括

　　A. 漏斗部　　　　B. 壶腹部　　　　C. 峡部　　　　D. 子宫部　　　　E. 输卵管伞

16. 卵子受精的部位一般在输卵管的

　　A. 漏斗部　　　　B. 壶腹部　　　　C. 峡部　　　　D. 子宫部　　　　E. 输卵管伞

17. 关于子宫的描述，错误的是

　　A. 属于女性内生殖器　　　　　　　　B. 呈倒置的梨形

　　C. 分为底、体、颈三部分　　　　　　D. 子宫壁由内向外依次为内膜、肌层和外膜

　　E. 子宫是受精及胚胎发育的场所

18. 乳房脓肿切开引流时，做放射状切口主要是避免损伤

　　A. 乳房的血管和神经　　　　　　　　B. 乳房的淋巴管　　　　　　　　C. 输乳管

　　D. Cooper 韧带　　　　　　　　　　　E. 乳房皮肤

二、简答题

1. 简述男性尿道的形态特点。

2. 简述月经周期。

书网融合……

重点回顾　　　微课1　　　微课2　　　微课3

微课4　　　微课5　　　习题

第八章 脉管系统

知识目标：

1. 掌握 脉管系统的组成；心的位置与外形，心的动脉名称、起始、行程、分布；肺循环动脉血管名称、分支；肺动脉干的位置、起始，动脉韧带的位置；主动脉的分段和重要分支的走行及其分布范围；上腔静脉、下腔静脉的位置、组成、收纳范围和汇入点；头面部、上肢和下肢主要浅静脉的位置、走行、特点、收集范围和汇入点；肝门静脉系的组成、位置、收纳范围及侧支循环；淋巴干的名称、收集范围。

2. 熟悉 心的体表投影；心包的构成；常用的压迫止血部位。

3. 了解 冠状窦的位置及其主要属支；大、小循环的概念；心包腔的概念。

技能目标：

1. 能够准确说出全身主要动脉的止血部位。

2. 能够运用所学的脉管系统知识为相关疾病的患者提供护理服务。

素质目标：

培养学生敬畏生命、尊重患者的医者仁爱精神。

导学情景

情景描述： 患者，女，58 岁。心悸、气短反复发作 8 年，近半年加重，时常出现双下肢水肿，未经诊治。入院前一天，因"急性胃肠炎"进行静脉输液。进液量约 1000ml 时，患者突感呼吸困难，心悸伴频繁咳嗽，咯粉红色泡沫痰，且痰中带血，不能平卧而急诊入院。体检：体温 37.5℃，脉搏 90 次/分，呼吸 30 次/分，血压 120/70mmHg。心脏彩超显示：心射血分数为 45%。诊断为急性左心衰竭。

情景分析： 左心衰竭是心血管系统的常见病，患者可有呼吸困难，急性肺水肿，咳嗽、咳痰、咯粉红色泡沫样痰等临床表现。

讨论： 急性左心衰竭的病因有哪些？

学前导语： 左心衰竭多由缺血性心肌损伤、心肌炎和心肌病、心肌代谢障碍性疾病如糖尿病，压力负荷过重如高血压、容量负荷过重等多种因素引起。为什么上述原因会导致左心衰竭呢？心脏由什么构成呢？

脉管系统是以心为中心并分布于全身的连续而封闭的管道系统，包括心血管系统和淋巴系统。

脉管系统的主要功能是运输。消化系统吸收的营养物质、肺摄入的氧以及内分泌器官产生的激素等物质通过脉管系统运送至全身各器官的组织和细胞，同时又将组织和细胞的代谢产物运送到肺、肾和皮肤等排泄器官排出体外，以保证机体的新陈代谢和内环境的稳定；此外，还具有免疫和内分泌的功能。

第一节　心血管系统

一、概述

（一）心血管系统的组成

心血管系统由心、动脉、毛细血管和静脉组成，血液在其内循环流动。

1. 心　是中空的肌性器官，借房间隔和室间隔分为左、右两个互不相通的半心。每侧半心又分为心房和心室，从而形成4个腔：左、右心房和左、右心室。心房接受静脉，心室发出动脉，同侧房、室之间借房室口相通。在房室口和动脉出口处均有防止血液逆流的瓣膜，顺血流开放，逆血流关闭，保证血液单向流动。

2. 动脉　由心室发出运送血液离心的管道，走行中不断分支，最后延续为毛细血管。动脉管壁较厚，管腔横截面呈圆形，富有弹性，可随心的搏动、动脉血压的变化而舒缩。动脉的功能与其结构密切相关。大动脉管壁富含弹性纤维，弹力较大，心室射血时管壁弹性扩张，可容纳一定量血液；心室舒张时大动脉管壁弹性回缩，可继续推动血液流向外周微循环，故称为弹性储器血管。小动脉和微动脉管壁平滑肌比较发达，在神经、体液调节下可改变管腔口径，调节血流阻力，故称为阻力血管，其主要功能是形成外周阻力。

3. 毛细血管　是连于小动脉和小静脉之间呈网状的微细血管，可分为连续毛细血管、有孔毛细血管和血窦三类。毛细血管管壁薄，通透性大，分布广，血流慢，是进行物质交换的场所，故又称为交换血管。除软骨、角膜、晶状体、毛发、牙釉质和被覆上皮外，毛细血管遍布于全身各部。

4. 静脉　是导血回心的管道，起于毛细血管静脉端，在回心过程中不断接受属支，最后注入心房。与伴行动脉比较，静脉管壁薄、弹性小、管腔大而不规则、血容量大、血流缓慢，故又称为容量血管。

（二）血液循环

血液由心室射出，依次流经动脉、毛细血管、静脉，最后返回心房，这种周而复始的循环流动的过程称血液循环，可分为体循环和肺循环（图8-1）。两个循环同时进行。

1. 体循环　又称大循环，血液由左心室射入主动脉，经主动脉的各级分支到达器官内毛细血管，在此与组织、细胞进行物质交换后，经各级静脉汇合，最后由上、下腔静脉及冠状窦返回右心房。此循环的特点是

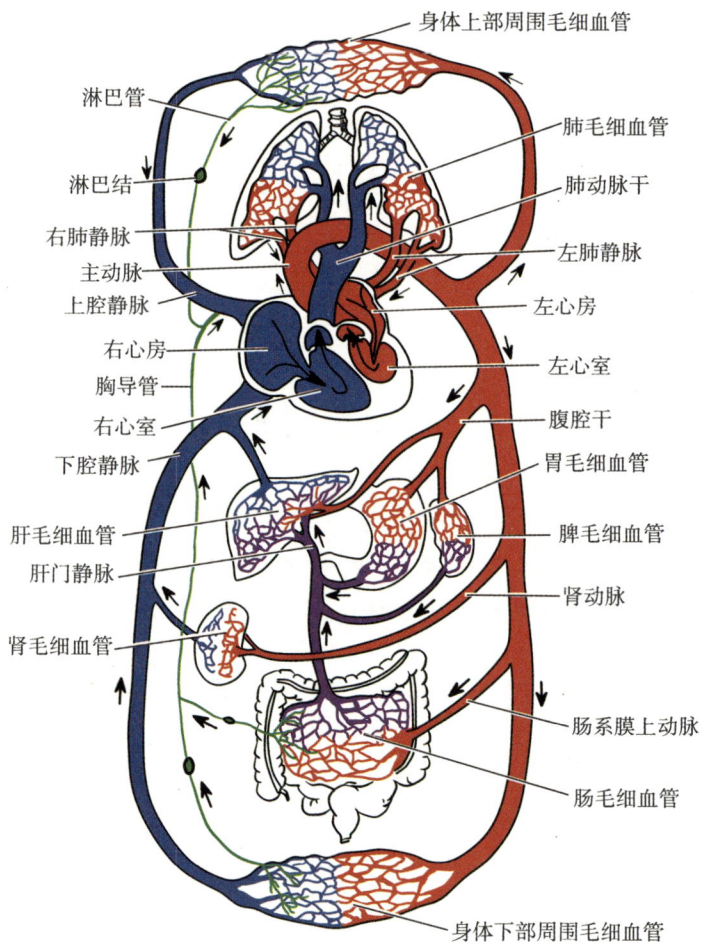

图8-1　血液循环示意图

流程长、流经范围广，以含氧高和营养物质丰富的动脉血营养全身各处的组织细胞，并将组织细胞产生的代谢产物运输回心。通过体循环，血液由动脉血变成静脉血。

2. 肺循环　又称小循环，血液由右心室射入肺动脉干，经其各级分支到达肺泡毛细血管网，在此进行气体交换，再经肺静脉流回左心房。此循环的特点是流程短，流经范围小。通过肺循环，血液由静脉血转变成含氧量高的动脉血。

（三）血管吻合及侧支循环

血管之间有非常广泛的吻合，在动脉与动脉之间、静脉与静脉之间、动脉与静脉之间可借吻合支或交通支彼此接通，从而形成血管吻合（图 8 – 2）。

1. 动脉间吻合　人体内某些部位的两条动脉干之间通过交通支相连，如脑底动脉之间形成的脑底动脉环；在经常改变形态的器官或易受压迫的部位，邻近的动脉常吻合成动脉弓或动脉网，如掌浅弓、掌深弓、胃肠动脉弓、膝关节动脉网等。这些吻合均有缩短循环时间和调节局部血流量的作用。

2. 静脉间吻合　静脉吻合比动脉吻合更为丰富，浅静脉之间常吻合成静脉弓（网），如手背静脉网；深静脉之间吻合成静脉丛，如直肠静脉丛。静脉间吻合主要保障静脉回流的通畅。

3. 动静脉吻合　在指尖、趾端、消化道黏膜、肾皮质、甲状腺和生殖器勃起组织等处，小动脉与小静脉之间直接连通。这种吻合可缩短循环途径、调节局部血流量和体温。

4. 侧支吻合　较大的动脉干在行程中发出与其平行的侧副支，侧副支与同一主干远侧部所发出的返支相通形成侧支吻合。正常状况下，侧副支较细，但当主干阻塞时，血流可经侧支吻合代偿供应血液，对于保证病理状态下器官的血液供应具有重要的意义（图 8 – 2）。

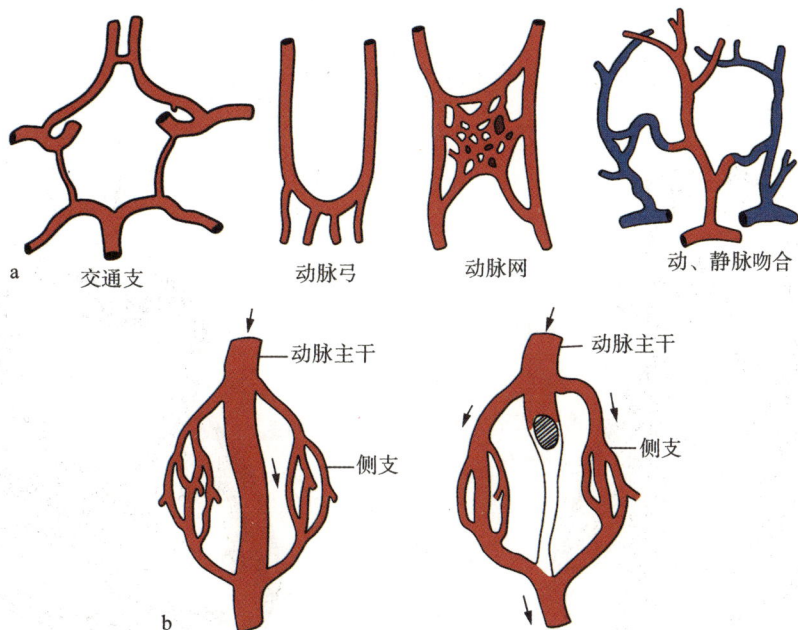

图 8 – 2　血管吻合与侧支循环

二、心

（一）心的位置和外形　微课1

1. 心的位置　心位于胸腔前下部的中纵隔内，外裹以心包，约2/3 在身体正中线的左侧，1/3 在正中线的右侧，心的长轴与身体正中线成45°角。上方连有出入心的大血管，下方贴膈；两侧借纵隔胸膜与肺相邻；前方平胸骨体和2~6肋软骨，大部分被肺和胸膜所覆盖，只有前面一小部分与胸骨体和左侧第4~6肋软骨相邻，故临床上进行心内注射时常选择在左侧第4肋间隙靠近胸骨左缘处进针，将药物注射到右心室内，避免伤及肺和胸膜；后方平第5~8胸椎，与左主支气管、食管、左迷走神经、胸主动脉相邻。青春期以前，未退化的胸腺位于心包前上方（图8-3）。心的大小、形态和位置随着生理功能、年龄、体型、性别和健康状况的不同而发生改变。

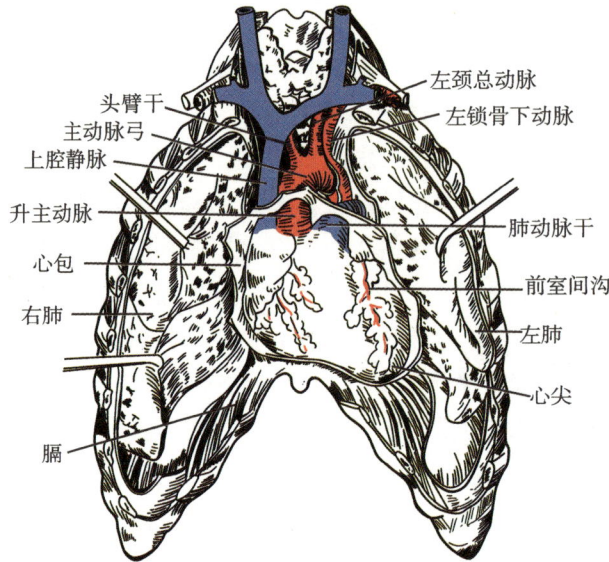

图8-3　心的位置

2. 心的外形　心形似一个前后稍扁的倒置圆锥体，大小似本人拳头。按外形可分为一尖、一底、两面、三缘、四沟（图8-4，图8-5）。

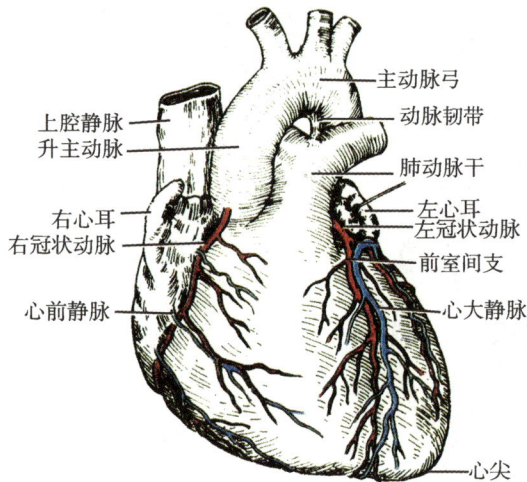

图8-4　心的前面观

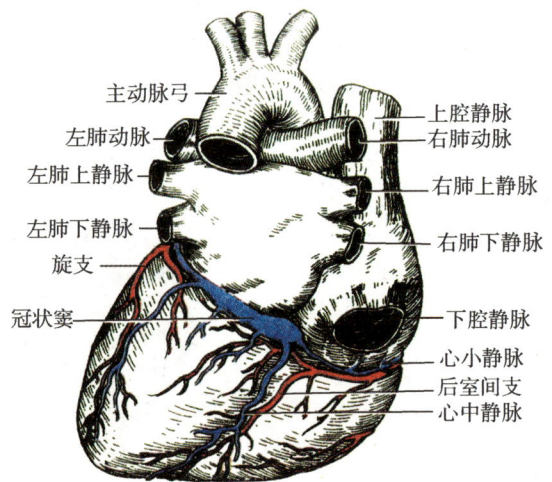

图8-5　心的后面观

心尖由左心室构成，钝圆、游离，朝向左前下方，其体表投影在胸骨左侧第5肋间隙、左锁骨中线内侧1~2cm处，此处可扪及心尖搏动，亦称心尖搏动点。心底由左心房和小部分右心房构成，朝向右后上方，左、右肺静脉分别从两侧注入左心房，上、下腔静脉分别从上、下方注入右心房。两面分别是前面和下面。前面较膨隆，朝向胸骨体和肋软骨，又称胸肋面，大部分由右心房和右心室构成，小部分由左心耳和左心室构成；下面较平坦，与膈相邻，又称膈面，大部分由左心室构成，小部分由右心室构成。三缘分别是左缘、右缘和下缘。左缘圆钝，由左心室和左心耳构成；心右缘近似垂直，由右心房构成；下缘较锐利，近似水平位，朝向前下，由右心室和心尖构成。四条沟分别是前、后室间沟和房间沟、冠状沟。前室间沟与后室间沟分别位于心前面和后面，两沟相汇于心尖右侧，是左、右心室在心表面的分界；房间沟位于心底部，是右心房与右侧上、下肺静脉交界处的浅沟，左、右心房在心表面的分界。冠状沟，又称房室沟，靠近心底，近似环形，前方被肺动脉干中断，是心房与心室在心表面的分界。房间沟、后室间沟与冠状沟的交汇处称房室交点。

（二）心腔的结构

心有 4 个腔，分别是左、右心房和左、右心室，同侧的心房和心室之间借房室口相通。

1. 右心房 位于心的右上部（图 8－6），腔大壁薄，以心表面的界沟和内面的界嵴为界分为前方的固有心房和后方的腔静脉窦两部分。固有心房左前方突出的盲囊称右心耳，其内血流缓慢，易形成血凝块，一旦脱落即形成栓子，可致肺动脉栓塞。固有心房内面有许多平行排列的肌性隆起称梳状肌。右心房有 3 个入口和 1 个出口：上方有上腔静脉口，下方有下腔静脉口，下腔静脉口与右房室口之间有冠状窦口；出口为右房室口，位于右心房前下部，通右心室。房间隔较薄，其下部卵圆形的浅窝称卵圆窝，是胎儿卵圆孔闭锁后的遗迹，为房间隔缺损的好发部位。

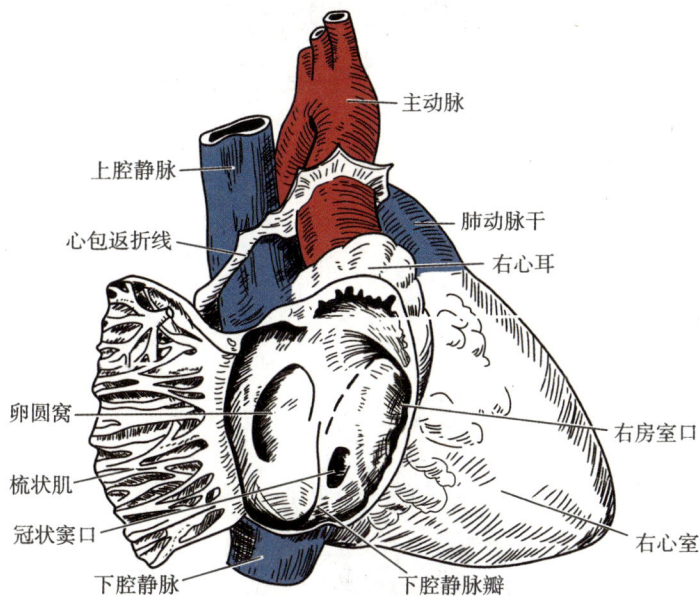

图 8－6 右心房的腔面

2. 右心室 位于右心房的左前下方，胸骨左缘第 4、5 肋软骨的后方，构成心胸肋面的大部分，室腔略呈尖向下的锥体形，室腔底有右房室口和肺动脉口，两口之间的室壁上有一弓形的肌性隆起称室上嵴，其将室腔分为流入道（窦部）和流出道（漏斗部）两部分（图 8－7）。

（1）流入道 即窦部，又称固有心腔，是右心室的主要部分。室壁有许多纵横交错的肌性隆起称肉柱。凸入室腔的锥体形肌隆起称乳头肌，分前、后、隔侧 3 群。从前乳头肌根部至室间隔下部的圆形肌束称隔缘肉柱（节制索），内含心传导系的纤维，有防止心室过度扩张的作用。

右心室的入口是右房室口，口周围的纤维环上有 3 个略呈三角形的瓣膜，称三尖瓣。瓣的游离缘借腱索连于乳头肌。纤维环、三尖瓣、腱索和乳头肌在结构和功能上构成一个整体，称三尖瓣复合体。当右心室收缩时，血液推动三尖瓣，使其相互对合，封闭右房口，以防血液逆流入右心房。

（2）流出道 又称漏斗部或动脉圆锥，位于右心室的前上部，内壁光滑，呈锥体状。其上端为肺动脉口，通肺动脉干，口周围的纤维环上有 3 片半月形瓣膜，形似开口向上的口袋，称肺动脉瓣。心室收缩时，血流推开瓣膜进入肺动脉；心室舒张时，肺动脉瓣关闭，防止肺动脉内的血液逆流回右心室。其瓣膜游离缘中央增厚称半月瓣小结节，右心室舒张时有利于肺动脉口的闭合。

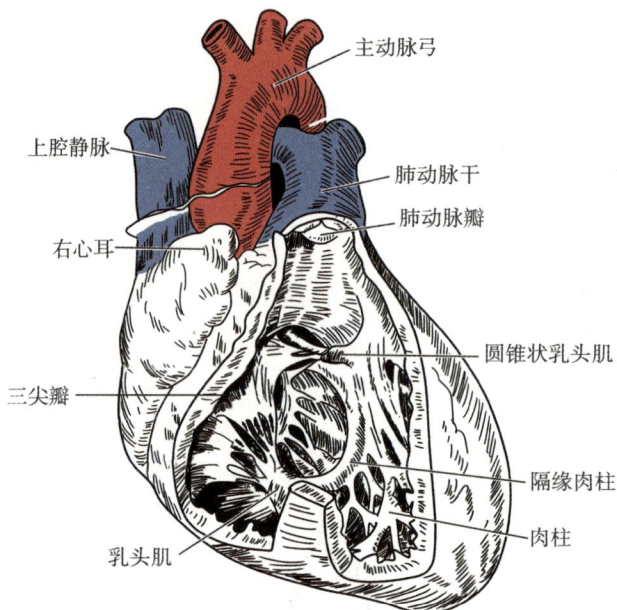

图 8-7　右心室

3. 左心房　位于右心房的左后方，构成心底的大部，是最靠后的一个腔（图 8-8）。4 个入口分别是位于左心房侧壁的左肺上、下静脉口和右肺上、下静脉口；1 个出口即左房室口，位于左心房的前下方，通左心室。左心房向左前方突出的部分称左心耳，因其与二尖瓣邻近，故常作为心外科手术入路之一。

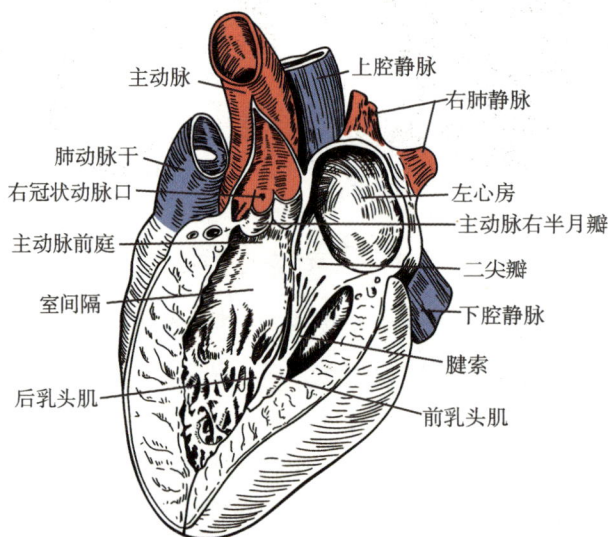

图 8-8　左心房和左心室

4. 左心室　位于右心室的左后下方，构成心左缘及心尖，室腔近似圆锥形，室壁最厚，达 9 ~ 12mm。室腔以二尖瓣前瓣为界分为流入道（窦部）和流出道（主动脉前庭）两部分（图 8-8）。

（1）流入道　即窦部，其入口是左房室口。口周围的纤维环上附有两片近似三角形的瓣膜称二尖瓣（前尖和后尖）。二尖瓣的边缘借腱索与乳头肌相连。左心室的乳头肌较右心室的强大，有前后两个

（或两组）。纤维环、二尖瓣、腱索、乳头肌合称二尖瓣复合体。其功能与三尖瓣复合体一致。

（2）流出道　又称主动脉前庭，是左心室前内侧的部分，壁光滑无肉柱，缺乏伸展性和收缩性，其出口是主动脉口，口周围的纤维环上有三片袋口向上的半月形瓣膜，称主动脉瓣，大而坚韧，半月瓣小结明显。主动脉瓣与主动脉壁之间形成 3 个开口向上的主动脉窦，其中左、右窦动脉壁上分别有左、右冠状动脉的开口。当左心室舒张时，主动脉瓣关闭，可防止血液逆流入左心室。

心是循环系统的动力器官，依靠瓣膜有序地开启和关闭，保证了血液按单方向流动。

👁 **看一看**

心肺复苏术

心肺复苏术（CPR）是针对呼吸、心跳停止的急症危重患者所采取的关键抢救措施，具体操作如下：①迅速将患者置于仰卧位，平放于地面或硬板上，解开衣领，头后仰使气道保持通畅；②按压部位为胸骨中、下段 1/3 交界处；③按压次数为成人每分钟 80～100 次，深度为胸骨下陷 4～5cm；④进行胸外按压的同时，进行口对口人工呼吸，吹气 2 次，心脏按压 30 次；⑤抢救成功的标志是患者脸色转红润，呼吸心跳恢复，能摸到脉搏跳动，瞳孔回缩正常。

（三）心的构造

1. 心壁的构造　心壁从外向内依次为心外膜、心肌和心内膜 3 层。

心外膜即浆膜心包的脏层，被覆于心肌和大血管根部的表面。表层为间皮，间皮下为薄层疏松结缔组织，内含小血管、神经和脂肪细胞。

心肌是构成心壁的主体，心房肌较薄，心室肌较厚，以左心室肌最为发达。心肌纤维多集合成束，呈螺旋状排列，大致可分为 3 层，依次是浅层斜行、中层环行、深层纵行（图 8 - 9）。心房肌和心室肌分别附着于各自的心纤维支架上，它们之间不相连续。因此，心房肌的兴奋不能直接传递给心室肌。

心内膜是衬在心腔内面的一层光滑的薄膜，由内皮和内皮下层构成。与出入心的血管内膜相延续，覆盖并参与形成心腔内的结构。

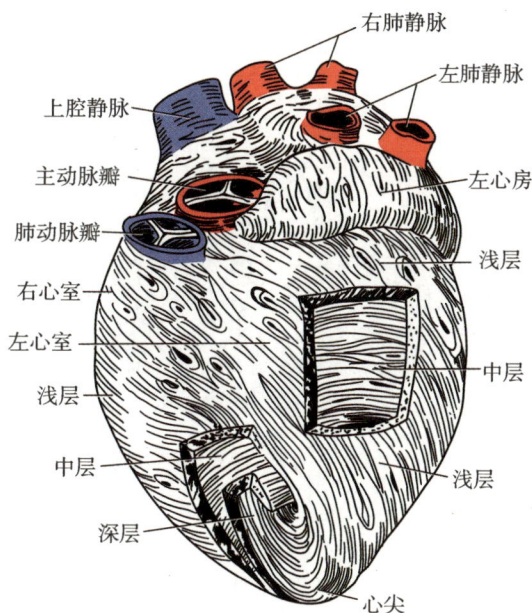

图 8 - 9　心肌层

2. 心间隔　包括房间隔和室间隔（图 8 - 10），它们把心分隔为互不相通的左半心和右半心。

房间隔在左、右心房之间，向左前方倾斜，由两层心内膜夹少量心房肌纤维和结缔组织构成，厚 1～4mm。房间隔右侧面中下部的卵圆窝，是房间隔最薄弱处，房间隔缺损易发生于此处。室间隔在左、右心室之间，可分为后上方的膜部和前下方的肌部，膜部较薄，为室间隔缺损的好发部位；肌部较厚，由心内膜和心室肌构成。房间隔和室间隔的过渡区域为房室隔。

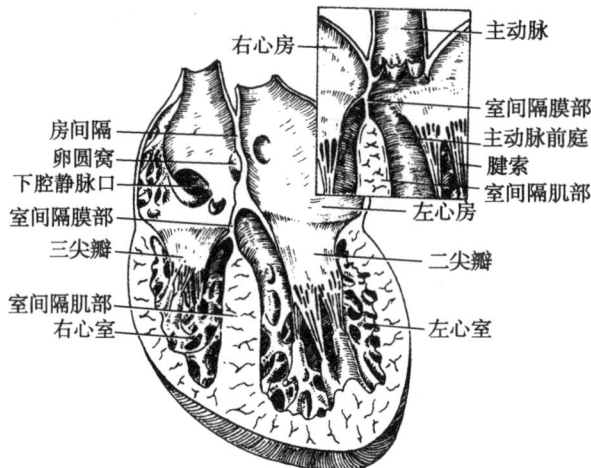

图 8 - 10　房间隔和室间隔

？ 想一想

房间隔和室间隔缺损的好发部位在哪里？为什么？

答案解析

3. 心纤维性支架　又称心纤维骨骼，在房室口、肺动脉口和主动脉口的周围，由致密的结缔组织构成，包括左、右纤维三角，4 个纤维瓣环（主动脉瓣环、肺动脉瓣环、二尖瓣环和三尖瓣环）、圆锥韧带和室间隔膜部等（图 8 - 11）。心纤维性支架质地坚韧而富有弹性，是心肌纤维和心瓣膜的附着处，在心肌运动中起支持和稳定的作用。随着年龄的增长，心纤维性支架可发生不同程度的钙化。

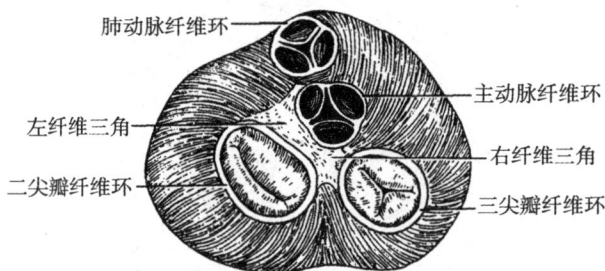

图 8 - 11　心纤维性支架模式图

（四）心的传导系统

心的传导系统由特殊分化的心肌细胞构成，具有自律性、兴奋性和传导性，包括窦房结、房室结、房室束及左、右束支和浦肯野纤维网等，主要功能是控制心的正常节律性搏动（图 8 - 12）。

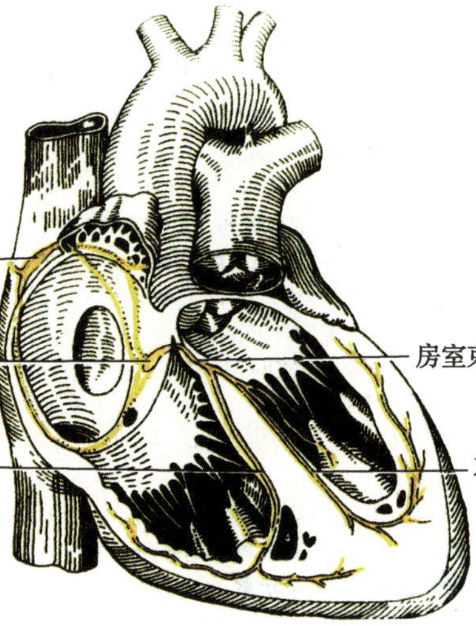

图 8 - 12　心的传导系统

1. 窦房结　位于上腔静脉与右心房交界处的心外膜的深面，呈长椭圆形，是心的正常起搏点。

2. 房室结　位于冠状窦口与右房室口之间的心内膜的深面，呈扁椭圆形，主要功能是将来自于窦房结的兴奋传向心室。兴奋在此处传导的速度较慢，称房室延搁，保证了心房内的血液在心室收缩之前排入心室。房室结是房室传导阻滞的好发部位。

3. 房室束　又称 His 束，起于房室结的前端，向下穿右纤维三角，至室间隔肌部的上方分为左、右束支，是正常情况下兴奋由心房传向心室的唯一通路。

4. 左、右束支　左束支呈扁带状，沿室间隔肌部左侧心内膜深面走行，至前、后乳头肌根部分散交织为浦肯野纤维网，分布于左心室及室间隔；右束支呈细长圆索状，沿室间隔右侧心内膜深面下行，经节制索至右心室前乳头肌根部分散交织为浦肯野纤维网，分布于右心室室壁。

5. 浦肯野纤维网　左、右束支的分支，在心内膜深面交织成纤维网，与一般心肌纤维相连结，是兴奋传导最快的部位。

（五）心的血管

1. 心的动脉　包括左、右冠状动脉，均发自升主动脉的根部（图 8 - 4，图 8 - 5）。

（1）左冠状动脉　起于主动脉左窦，主干短粗，左行穿过左心耳与肺动脉干之间后分为前室间支和旋支。前室间支又称前降支，沿前室间沟下行，其末梢绕过心尖切迹与后室间支吻合，分支分布于左心室前壁、右心室前壁一部分、室间隔的前 2/3 部。若前室间支阻塞，可导致前壁心肌和室间隔前部心肌梗死，并可发生束支传导阻滞，临床上称之为"猝死动脉"。旋支也称左旋支，沿冠状沟左行至膈面，多在心左缘与后室间沟之间的中点附近分支而终，分布于左心房、左心室前壁一小部分、左心室侧壁、左心室后壁的大部，约 40% 的人分布至窦房结。若旋支阻塞可导致左心室侧壁和部分后壁的心肌梗死。

（2）右冠状动脉　起于主动脉右窦，于右心耳与肺动脉干之间，沿冠状沟右行，绕心右缘至膈面的冠状沟内，至房室交点附近分为后室间支和左室后支。右冠状动脉主要分布于右心房、右心室前壁的大部、左心室后壁的一部分、室间隔后 1/3、左右束支的后半以及窦房结和房室结。若右冠状动脉发生阻塞，可导致后壁心肌梗死和房室传导阻滞。

心肌梗死

冠状动脉粥样硬化性心脏病（冠心病）心肌梗死指阻塞动脉分布区的心肌细胞缺血坏死，心肌梗死的范围常与动脉的分布区域一致。因此，临床上常根据心肌梗死的部位，结合冠状动脉的分布区域，推断阻塞的血管。冠状动脉的任一分支阻塞，不仅引起所营养的心肌坏死，还可引起心传导系统相应部位的血液供应障碍，从而导致相应的心律失常。

2. 心的静脉 心壁的静脉绝大部分由冠状窦收集，经冠状窦口汇入右心房，极少部分直接流入附近心腔。冠状窦长 2～3cm，位于房室交点处的冠状沟内，主要属支有心大静脉、心中静脉、心小静脉（图 8-4，图 8-5）。

（1）心大静脉 前室间支的伴行静脉，起于心尖右侧，注入冠状窦左端，收集左心室前壁和左侧壁、右心室前壁的小部分、左心房前外侧壁、室间隔前部和大动脉根部的静脉血。

（2）心中静脉 起于心尖部，伴右冠状动脉的后室间支上行，注入冠状窦右端，收集心尖部、心室后壁、室间隔后部等处的血液。

（3）心小静脉 在冠状沟内，与右冠状动脉伴行，向左注入冠状窦右端，收集下缘及部分右心室前、后壁的静脉血。

（六）心包

心包是包裹心和出入心的大血管根部的圆锥形纤维浆膜囊，对心起固定、屏障、润滑和限制过度扩张的作用，分为外层的纤维心包和内层的浆膜心包（图 8-13）。

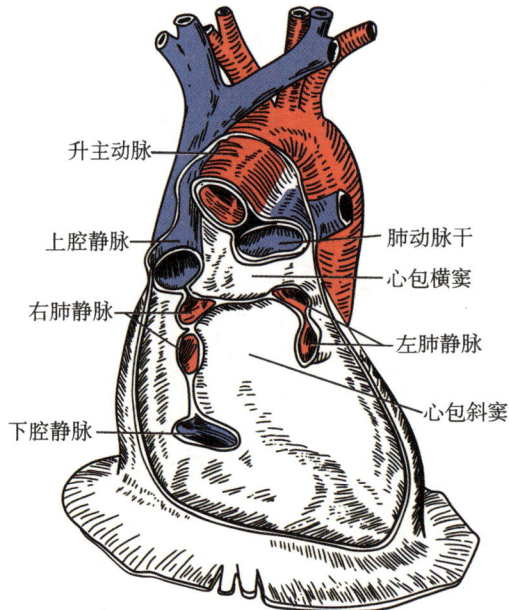

图 8-13 心包

纤维心包由坚韧的结缔组织构成，上方包裹出入心的大血管根部，并与这些血管的外膜相延续；下方与膈中心腱愈着。

浆膜心包是心包的内层，薄而光滑，分脏、壁两层。脏层即心外膜，包于心肌表面；壁层紧贴于纤维心包的内面。脏、壁两层在大血管根部相互移行，围成密闭的潜在腔隙，称心包腔，内含少量浆液，可减少心搏动时的摩擦。

（七）心的体表投影

通常用4个点及其略向外凸的连线来确定心在胸前壁的体表投影（图8-14）。

1. 左上点 于左侧第2肋软骨下缘，距胸骨左缘约1.2cm处。

2. 左下点 于左侧第5肋间隙，距前正中线7~9cm处（或锁骨中线内侧1~2cm处）。

3. 右上点 于右侧第3肋软骨上缘，距胸骨右缘约1cm处。

4. 右下点 于右侧第7胸肋关节处。

了解心在胸前壁的投影，对临床上判断心界的大小及心音听诊等具有重要意义。

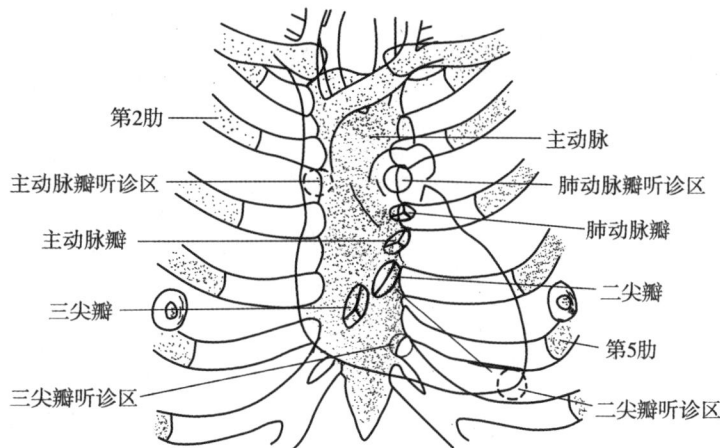

图8-14 心的体表投影

👁 **看一看**

心音听诊区

心音产生于血流对心内4组瓣膜的冲击，心音听诊是临床诊断心脏疾病的重要手段，而不同的听诊部位代表着心的不同结构，其心音的变化与疾病的诊断密切相关。心内4组瓣膜的体表投影分别是：肺动脉瓣在左侧第3胸肋关节稍上方的胸骨后；主动脉瓣在胸骨左缘第3肋间隙及胸骨后；二尖瓣在左侧第4胸肋关节处及胸骨左半的后方；三尖瓣在第4肋间隙胸骨正中线的后方。

三、动脉 📱微课2

运送血液离心至全身各器官、组织的血管统称为动脉，包括体循环的动脉和肺循环的动脉。动脉的分支在离开主干至进入器官前的一段称器官外动脉，进入器官内的称器官内动脉。

器官外动脉的分布具有规律性：①与人体结构相适应的对称性；②躯干部的动脉常分为壁支和脏支；③多有静脉、神经与之伴行；④每一局部都有一条动脉主干；⑤常位于身体的屈侧、深部或隐蔽的部位；⑥分布形式与器官的形态相适应。

（一）肺循环的动脉

包括肺动脉干及其分支（图8-4，图8-5）。肺动脉干短粗，起自右心室，在升主动脉前方向左后上斜行，至主动脉弓下方分为左、右肺动脉。左肺动脉较短，横行于左主支气管前方，至左肺门处分2支进入左肺的上、下叶；右肺动脉较长，经升主动脉和上腔静脉后方水平向右，至右肺门处分3支进入右肺上、中、下叶。入肺后的动脉与支气管伴行，经多次分支后形成肺泡毛细血管网。

在肺动脉分叉处稍左侧与主动脉弓下缘之间连有一结缔组织，称动脉韧带，为胚胎时期动脉导管闭锁后的遗迹。若出生六个月后动脉导管仍未闭合，则称动脉导管未闭，是常见的先天性心脏病之一。

（二）体循环的动脉

体循环动脉的主干为主动脉，由左心室发出，按行程分为升主动脉、主动脉弓和降主动脉（图 8 - 15）。升主动脉发自左心室，于肺动脉干与上腔静脉之间，向右前上方升至右侧第 2 胸肋关节高度移行为主动脉弓。升主动脉发出左、右冠状动脉。主动脉弓是主动脉在胸骨角平面以上弯曲的部分，在右侧第 2 胸肋关节高度续于升主动脉，呈弓形弯向左后上至胸骨柄中分高度转向下，至第 4 胸椎体下缘处移行为降主动脉。主动脉弓凸侧从右向左依次发出头臂干、左颈总动脉和左锁骨下动脉。头臂干为一短干，向右上方斜行，至右侧胸锁关节后方分为右颈总动脉和右锁骨下动脉。主动脉弓壁内有丰富的感觉神经末梢，称压力感受器，能感受血压变化，反馈性的调节血压。主动脉弓下方靠近动脉韧带处有 2～3 个粟粒状小体，称主动脉小球，为化学感受器，能感受血液中 O_2 分压、CO_2 分压及 H^+ 浓度的变化，参与调节呼吸运动。降主动脉以膈为界分为胸主动脉和腹主动脉。

1. 颈总动脉　是头颈部的动脉主干，左侧起于主动脉弓，右侧起于头臂干。两侧颈总动脉均经胸锁关节后方进入颈部，经胸锁乳突肌深面，沿气管、食管和喉的外侧上行，至甲状软骨上缘水平分为颈内动脉和颈外动脉。颈总动脉上段位置表浅，在活体上可摸到其搏动。当头面部外伤大出血时，可在环状软骨高度、胸锁乳突肌前缘，将颈总动脉向后内压向第 6 颈椎横突（颈动脉结节）可紧急止血。颈总动脉末端和颈内动脉起始处的膨大称颈动脉窦，是压力感受器，可感受血管壁所受的牵张刺激，反射性的使心跳减慢、外周血管扩张，血压下降。颈总动脉分叉处后方的扁椭圆形的小体，称颈动脉小球，是化学感受器，功能同主动脉小球。

颈内动脉：由颈总动脉发出后垂直上行至颅底，经颈动脉管入颅腔（图 8 - 16）。颈内动脉在颅外无分支，在颅内发出分支分布于脑和视器。

颈外动脉：起自颈总动脉，开始居于颈内动脉的前内侧，后经颈内动脉的前方绕到外侧上行，穿腮腺至下颌颈处分为上颌动脉和颞浅动脉两个终支（图 8 - 16）。颈外动脉的主要分支有：①甲状腺上动脉：在颈外动脉的起始部发出，分布于甲状腺上部和喉。②舌动脉：在平下颌角高度发出，分布于舌、舌下腺和腭扁桃体。③面动脉：在舌动脉稍上方发出，向前经下颌下腺的深面，至咬肌前缘绕过下颌骨下缘至面部，经口角和鼻翼外侧，迂曲上行至内眦，移行为内眦动脉，其分支分布于下颌下腺、面部、腭扁桃体等处。在咬肌前缘下颌体下缘处位置表浅，可触及其搏动，当面部外伤出血时，可在此处压迫面动脉，进行急救止血。④颞浅动脉：经外耳门前方上行，越过颧弓根部至颞部皮下，分支分布于腮腺及额、颞和顶部的软组织。在外耳门前方易触及其搏动，对于头前外侧部的出血，可在此处进行压迫止血。⑤上颌动脉：经下颌颈深面入颞下窝，沿途分支分布于外耳道、鼓室、硬脑膜、颊、

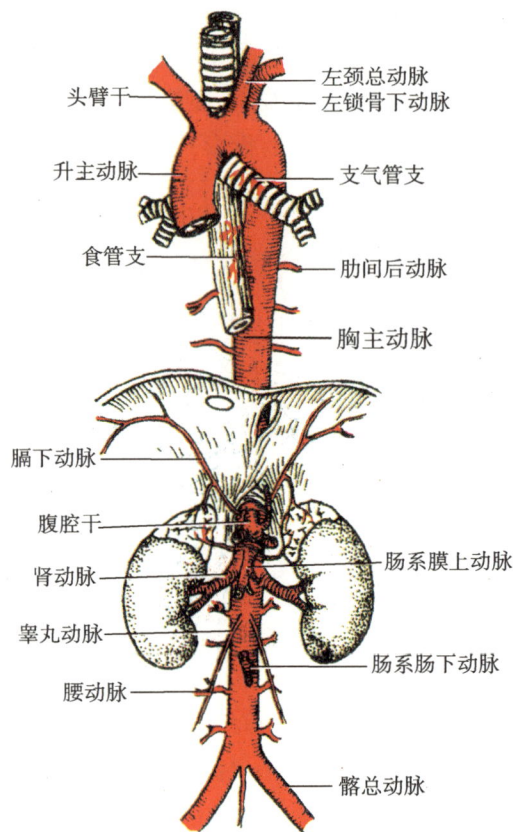

图 8 - 15　主动脉走行及分布概况

左颈总动脉
头臂干
左锁骨下动脉
升主动脉
支气管支
食管支
肋间后动脉
胸主动脉
膈下动脉
腹腔干
肠系膜上动脉
肾动脉
睾丸动脉
肠系肠下动脉
腰动脉
髂总动脉

腭扁桃体、牙及牙龈、咀嚼肌、鼻腔和腭部等处。其中分布于硬脑膜的分支为脑膜中动脉，该动脉在下颌颈深面发出，向上穿棘孔入颅腔，分前、后两支，紧贴颅骨内面走行，前支较大，经过翼点的内面。当颞部骨折时，此支易受损而引起硬膜外血肿。

图 8 – 16 颈外动脉及其分支

2. 锁骨下动脉 左侧起自主动脉弓，右侧起自头臂干，两侧均经胸锁关节后方斜向外上至颈根部，呈弓状经胸膜顶的前方，穿斜角肌间隙至第 1 肋外缘延续为腋动脉（图 8 – 17）。当上肢外伤出血时，可在锁骨中点上方向后下按压，将锁骨下动脉压向第 1 肋进行止血。锁骨下动脉的主要分支有椎动脉、胸廓内动脉、甲状颈干、肋颈干、肩胛背动脉等。

椎动脉：在前斜角肌内侧发出，向上穿第 6～1 颈椎横突孔，经枕骨大孔入颅腔，分支分布于脑和脊髓。

胸廓内动脉：起于锁骨下动脉的下壁，向下进入胸腔，沿第 1～6 肋软骨（距胸骨外侧缘约

图 8 – 17 锁骨下动脉及其分支

1.5cm）的后面下行，分支分布于胸前壁、乳房、心包和膈。

甲状颈干：为一短干，由锁骨下动脉发出后立即分为甲状腺下动脉和肩胛上动脉等数支。甲状腺下动脉，向内上经颈动脉鞘后方至甲状腺下端，分支分布于甲状腺、咽、喉、气管和食管等处；肩胛上动脉分支分布于冈上肌、冈下肌和肩胛骨。

（1）**腋动脉** 是上肢的动脉主干，自第 1 肋外侧缘续于锁骨下动脉，经腋窝深部至大圆肌下缘处移行为肱动脉。腋动脉的主要分支有胸肩峰动脉、胸外侧动脉、肩胛下动脉和旋肱后动脉（图 8 – 18）。

①胸肩峰动脉：在胸小肌上缘发出，分数支分布于三角肌、胸大肌、胸小肌和肩关节。

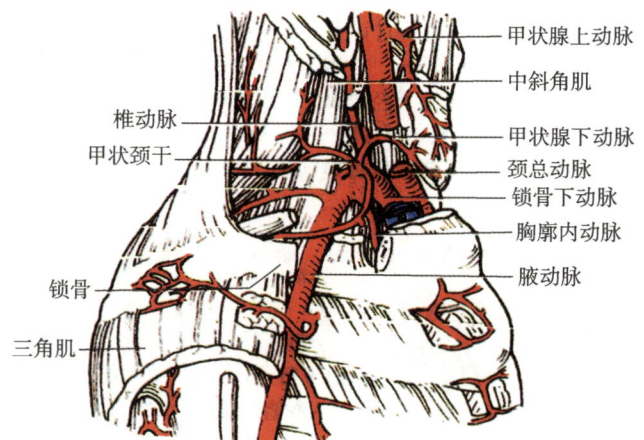

②胸外侧动脉：沿胸小肌下缘走行，分布于乳房、胸大肌、胸小肌和前锯肌。

③肩胛下动脉：在肩胛下肌下缘附近发出，行向后下，分为旋肩胛动脉和胸背动脉。前者穿三边孔至冈下窝，营养附近诸肌，并与肩胛上动脉吻合；后者分布于背阔肌和前锯肌。

④旋肱后动脉：伴腋神经穿四边孔，绕肱骨外科颈至肩关节和三角肌等处。

（2）肱动脉　续于腋动脉，沿肱二头肌内侧缘下行至肘窝，在平桡骨颈高度分为桡动脉和尺动脉（图8-18）。肱动脉的主要分支是肱深动脉，伴桡神经沿桡神经沟下行，分支分布于肱三头肌和肱骨，其终支参与组成肘关节网。肱动脉在肘窝内上方、肱二头肌的内侧，位置表浅，可触及其搏动，为测量血压的部位。当前臂和手部外伤出血时，可在臂中部将肱动脉压向肱骨进行止血。

（3）桡动脉和尺动脉　桡动脉经肱桡肌和旋前圆肌之间向下，经肱桡肌腱与桡侧腕屈肌腱之间下行，绕桡骨茎突至手背，穿第一掌骨间隙达手掌，其末端与尺动脉掌深支吻合成掌深弓。主要分支有掌浅支和拇主要动脉，沿途分支分布于前臂肌桡侧，并参与肘、腕关节网的组成（图8-19）。桡动脉在前臂远端、桡侧腕屈肌腱外侧一段位置表浅，是感触脉搏的部位。尺动脉在指浅屈肌与尺侧腕屈肌之间下行，经豌豆骨的桡侧达手掌，末端与桡动脉的掌浅支吻合成掌浅弓。主要分支有骨间总动脉和掌深支。骨间总动脉沿途分支分布于前臂肌和尺、桡骨；掌深支与桡动脉末端吻合形成掌深弓（图8-19）。

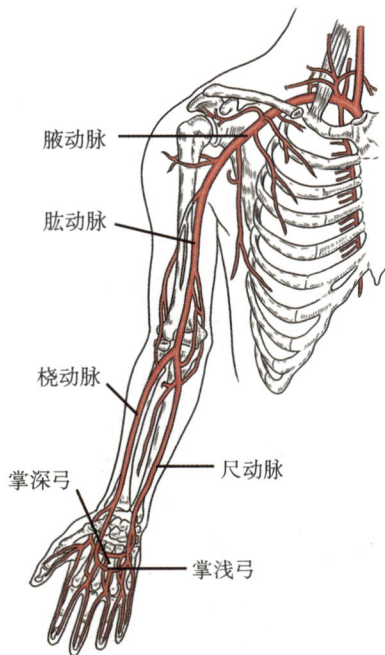

图8-18　上肢动脉

图8-19　前臂前面的动脉

（4）掌浅弓和掌深弓　掌浅弓由尺动脉末端与桡动脉掌浅支吻合而成，位于屈指肌腱的浅面，从弓上发出3条指掌侧总动脉和1条小指尺掌侧动脉。3条指掌侧总动脉行至掌指关节附近时，每条再分为2支指掌侧固有动脉，分别分布于第2~5指的相对缘，小指尺掌侧动脉分布于小指掌面尺侧缘。当手指出血时可在手指两侧压迫止血。掌深弓由桡动脉末端和尺动脉的掌深支吻合而成，位于屈指肌腱的深面，约平腕掌关节高度自弓的凸侧发出3条掌心动脉，行至掌指关节附近，分别注入相应的指掌侧总动脉（图8-20）。

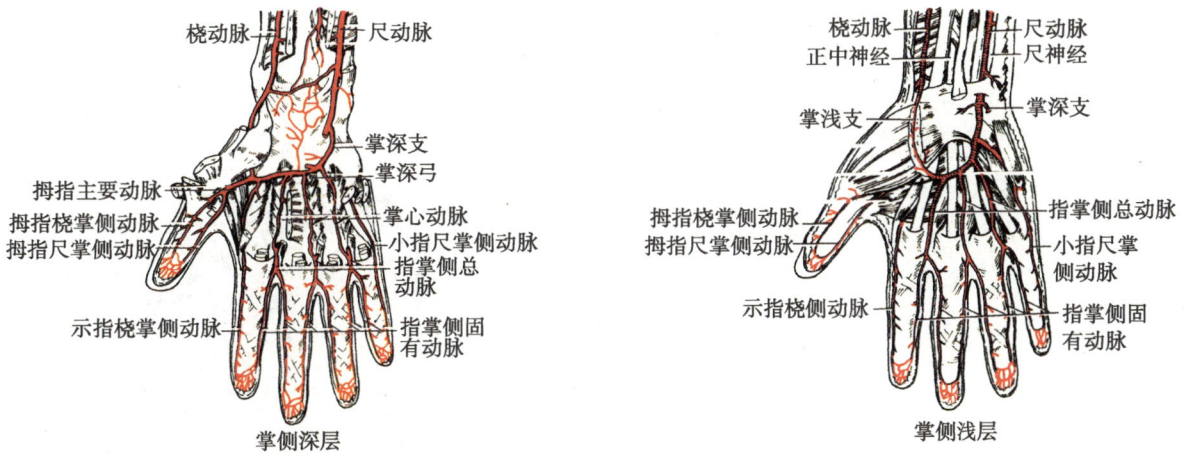

拇指主要动脉
拇指桡掌侧动脉
拇指尺掌侧动脉
示指桡掌侧动脉
桡动脉
尺动脉
掌深支
掌深弓
掌心动脉
小指尺掌侧动脉
指掌侧总动脉
指掌侧固有动脉
掌侧深层

桡动脉
正中神经
掌浅支
拇指桡掌侧动脉
拇指尺掌侧动脉
示指桡侧动脉
尺动脉
尺神经
掌深支
指掌侧总动脉
小指尺掌侧动脉
指掌侧固有动脉
掌侧浅层

图 8 - 20　手的动脉

练一练

患者，男，38 岁。因外伤导致前臂出血。若采取按压止血法，压迫点位于

A. 臂中部，将肱动脉压向肱骨

B. 上臂外侧中点，将肱动脉压向肱骨

C. 上臂内侧中点，将肱动脉压向肱骨

D. 前臂外侧中点，将桡动脉压向绕骨

E. 前臂内侧中点，将尺动脉压向尺骨

答案解析

3. 胸主动脉　胸部动脉的主干，位于后纵隔内，沿脊柱下行至第 12 胸椎高度穿膈的主动脉裂孔入腹腔，移行为腹主动脉，其分支有壁支和脏支两种（图 8 -21）。

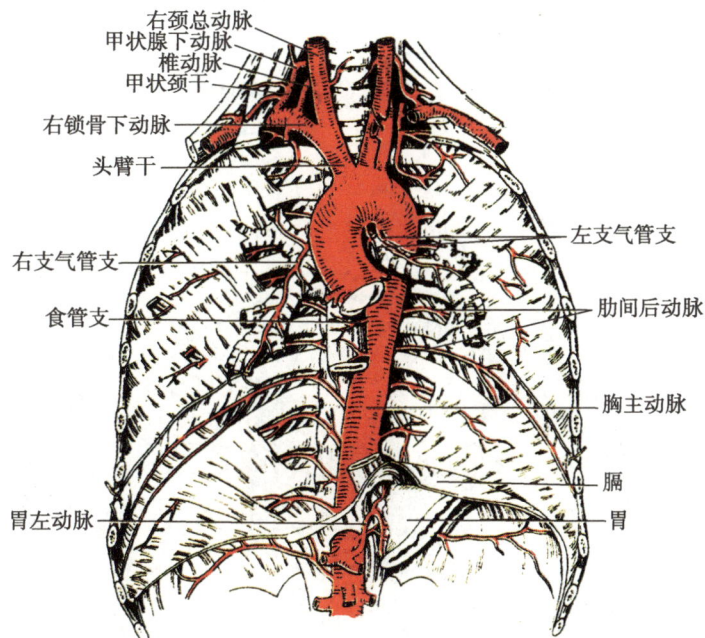

右颈总动脉
甲状腺下动脉
椎动脉
甲状颈干
右锁骨下动脉
头臂干
右支气管支
食管支
胃左动脉
左支气管支
肋间后动脉
胸主动脉
膈
胃

图 8 - 21　胸主动脉

（1）壁支　主要有肋间后动脉 9 对和肋下动脉 1 对，肋间后动脉走行于第 3～11 肋间隙内，肋下

动脉走行于第12肋下方。它们均发自胸主动脉侧壁，在脊柱两侧分前、后两支。前支粗大，分布于胸壁和腹壁上部；后支细小，分布于脊髓、背部的肌肉和皮肤等处。

（2）脏支　主要有支气管支、食管支和心包支等，均较细小，分布于气管、食管和心包等处。

4. 腹主动脉　腹部动脉的主干，沿腰椎左前方下降，至第4腰椎体下缘高度分为左、右髂总动脉。分支也分为壁支和脏支（图8-22）。

（1）壁支　主要有腰动脉和膈下动脉。

①腰动脉：左、右各4条，较细小，起自腹主动脉的后壁，横行向两侧，分布于腹后壁、背肌和脊髓。

②膈下动脉：从腹主动脉上端前外侧壁发出，左右各一，分布于膈下面，并发出肾上腺上动脉至肾上腺。

（2）脏支　较粗大，分成对和不成对两种。成对的脏支有肾上腺中动脉、肾动脉、睾丸动脉（男性）或卵巢动脉（女性）；不成对的脏支有腹腔干、肠系膜上动脉和肠系膜下动脉。

①肾上腺中动脉：在平第1腰椎高度发自腹主动脉，横行向外，分布到肾上腺中部。

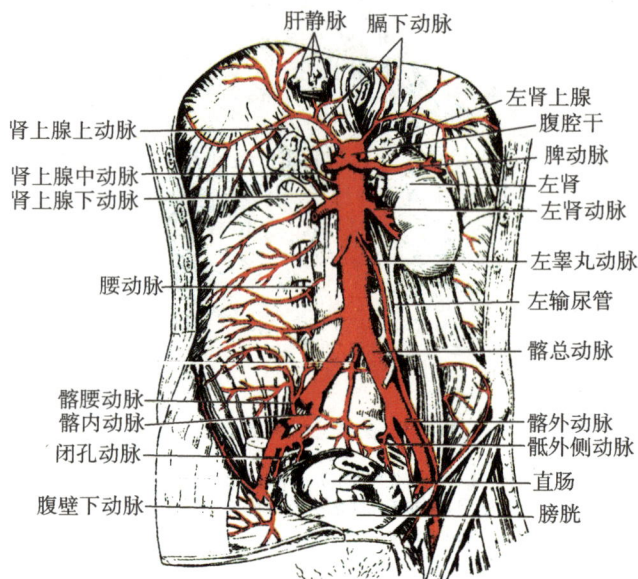

图8-22　腹主动脉及其分支

②肾动脉：平第1~2腰椎间盘高度发出，横行向外，在肾门附近分前、后两干经肾门入肾。在入肾前发出肾上腺下动脉至肾上腺。

③睾丸动脉和卵巢动脉：在肾动脉起始处的稍下方发出，沿腰大肌前面斜向外下走行，跨过输尿管前面，经腹股沟管至阴囊，分布于睾丸和附睾；在女性则为卵巢动脉，经卵巢悬韧带下行入盆腔，分布于卵巢和输卵管壶腹。

④腹腔干：粗而短，在主动脉裂孔稍下方发自腹主动脉前壁，立即分为胃左动脉、肝总动脉和脾动脉三大分支（图8-23，图8-24）。

胃左动脉向左上方行至贲门附近，沿胃小弯向右行于小网膜两层腹膜之间，末端与胃右动脉吻合。沿途分支分布于食管下段、贲门和胃小弯附近的胃壁。

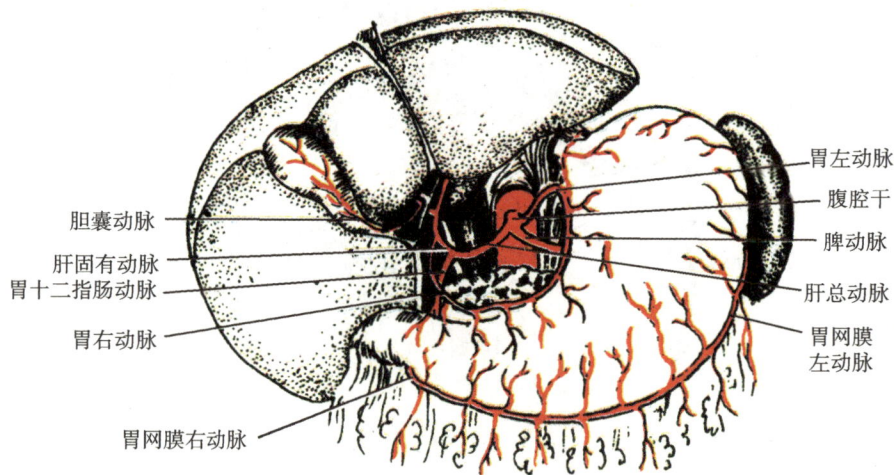

图8-23　腹腔干及其分支（胃前面观）

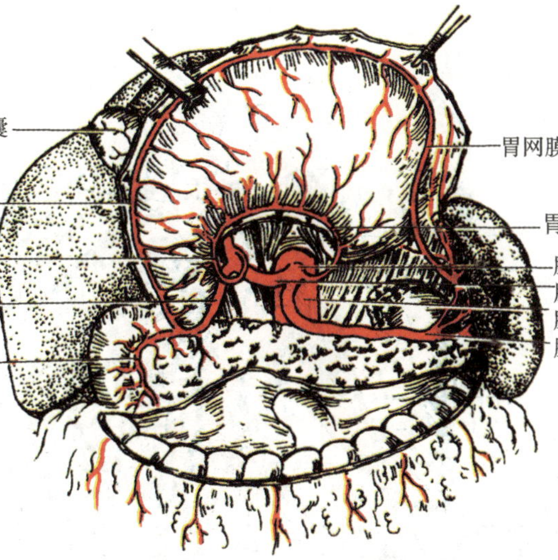

图 8-24 腹腔干及其分支（胃后面观）

　　肝总动脉向右走行至十二指肠上部，进入肝十二指肠韧带，分为肝固有动脉和胃十二指肠动脉。肝固有动脉于肝十二指肠韧带内肝门静脉的右前方、胆总管的左侧上行至肝门，分左、右支进入肝的左、右叶；右支在入肝前发出胆囊动脉，经胆囊三角分布于胆囊。肝固有动脉尚分出胃右动脉，沿胃小弯向左与胃左动脉吻合，分支分布于十二指肠上部和胃小弯附近的胃壁。胃十二指肠动脉在十二指肠上部后方下行，在幽门下缘分为胃网膜右动脉和胰十二指肠上动脉。前者沿胃大弯左行，分布于胃大弯附近的胃壁和大网膜。后者在胰头与十二指肠降部之间下降，分布到胰头和十二指肠。

　　脾动脉为腹腔干最粗大的分支，沿胰的上缘左行至脾门分为数条脾支入脾。脾动脉还发出胰支、胃短动脉和胃网膜左动脉。胰支细小，分布于胰体和胰尾；胃短动脉有 3~5 条，分布于胃底；胃网膜左动脉沿胃大弯右行，与胃网膜右动脉吻合，分布于胃大弯侧的胃壁和大网膜。

　　⑤肠系膜上动脉：约平第 1 腰椎高度起自腹主动脉前壁，在小肠系膜根内下行至右髂窝（图 8-25），主要分支有胰十二指肠下动脉、空肠动脉、回肠动脉、回结肠动脉、右结肠动脉和中结肠动脉，分布于胰、十二指肠和结肠左曲以上的消化管。回结肠动脉发出阑尾动脉，经阑尾系膜游离缘分支营养阑尾。

　　⑥肠系膜下动脉：约在第 3 腰椎平面于腹主动脉前壁发出，行向左下（图 8-26）。分支主要有左结肠动脉、乙状结肠动脉和直肠上动脉，分布于降结肠、乙状结肠和直肠上部。

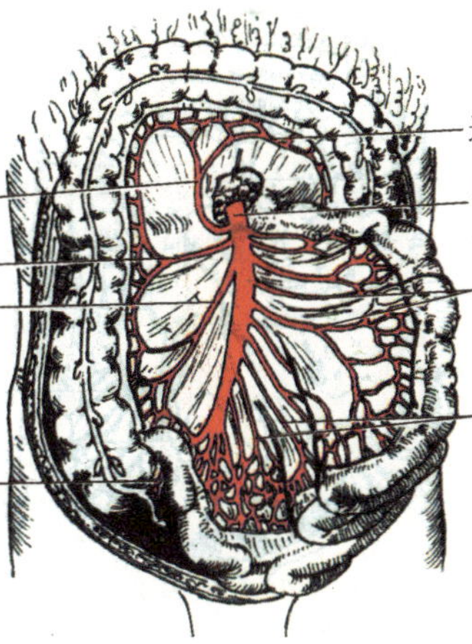

图 8-25 肠系膜上动脉及其分支

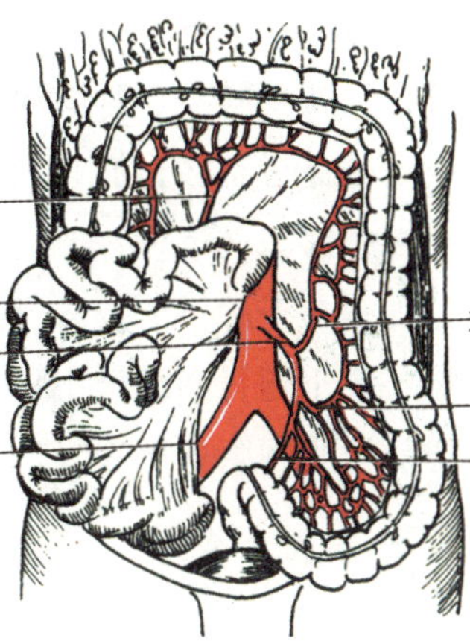

图 8-26 肠系膜下动脉及其分支

5. 髂总动脉　在第4腰椎体下缘起自腹主动脉，左右各一，沿腰大肌内侧斜向外下方，行至骶髂关节前方分为髂内动脉和髂外动脉。

（1）髂内动脉　是盆部动脉的主干，沿盆腔侧壁下行入盆腔，发出脏支和壁支（图8-27）。

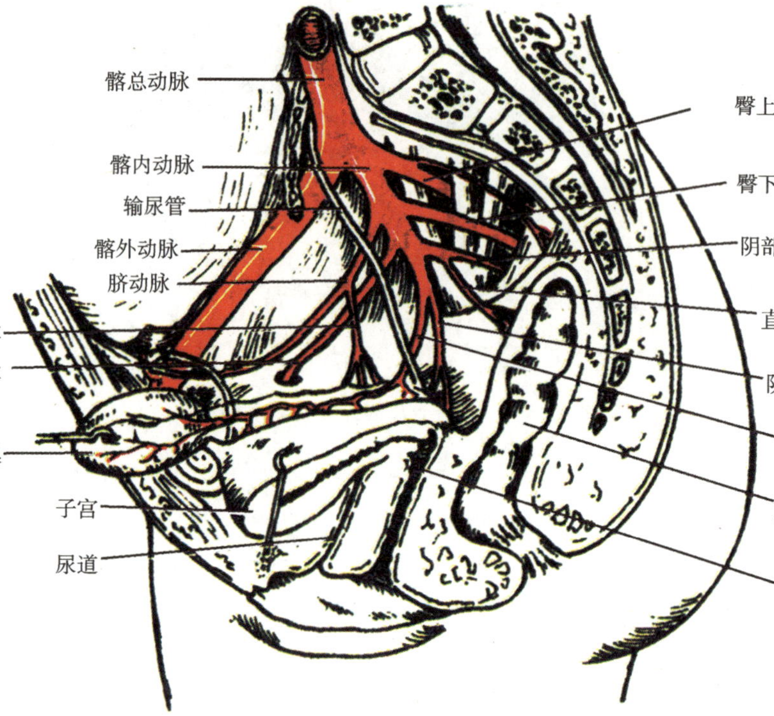

图8-27　盆腔的动脉（女性）

脏支主要有膀胱下动脉、直肠下动脉、子宫动脉和阴部内动脉等，分布于盆腔脏器和外生殖器。其中，子宫动脉在子宫颈外侧1~2cm处从前方跨过输尿管，故在行子宫切除术结扎子宫动脉时，要尽量靠近子宫颈，避免误伤输尿管。

壁支主要有闭孔动脉、臀上动脉和臀下动脉。其中，闭孔动脉穿闭孔出盆腔，分布于大腿内侧肌群和髋关节；臀上动脉和臀下动脉分别从梨状肌上、下孔穿出盆腔至臀部，分布于臀肌和髋关节。

（2）髂外动脉　沿腰大肌内侧缘下行，经腹股沟韧带中点深面入股部，移行为股动脉（图8-28）。髂外动脉在腹股沟韧带稍上方发出腹壁下动脉，入腹直肌鞘，分布于腹直肌，并与腹壁上动脉吻合。

①股动脉：为髂外动脉的直接延续，是下肢动脉的主干。在股三角内下行，穿收肌管，经收肌腱裂孔至腘窝，移行为腘动脉。在腹股沟韧带稍下方，股动脉位置表浅，可触及其搏动。当下肢出血时，可在此处压迫股动脉进行急救止血。股动脉的主要分支为股深动脉，分支分布于大腿肌和髋关节。

②腘动脉：在腘窝深部下行，至腘窝下缘分为胫前动脉和胫后动脉。腘动脉在腘窝内发出数条关节支和肌支，分支分布于膝关节及邻近诸肌（图8-29）。

③胫前动脉：穿小腿骨间膜至小腿前面，在小腿前群肌之间下行，至踝关节前方移行为足背动脉。分支分布于小腿前群肌和附近皮肤（图8-29）。

④胫后动脉：沿小腿后面浅、深层肌之间下行，经内踝后方转至足底，分为足底内侧动脉和足底外侧动脉。足底内侧动脉分布于足底内侧肌肉和皮肤。足底外侧动脉沿足底外侧前行，至第 5 跖骨底处转向内侧至第 1 跖骨间隙，与足背动脉的足底深支吻合成足底深弓。再由此发出 4 条趾足底总动脉，向前又各分两条趾足底固有动脉，分布于足趾。

⑤足背动脉：在踝关节前方与胫前动脉相延续，继而前行至第 1 跖骨间隙处，分为足底深支及第 1 跖背动脉，分支分布于足背和足趾等处（图 8 – 30）。足背动脉在踝关节前方，内、外踝连线中点处位置表浅，可触及其搏动，足部出血时可在此处向深部压迫足背动脉进行止血。

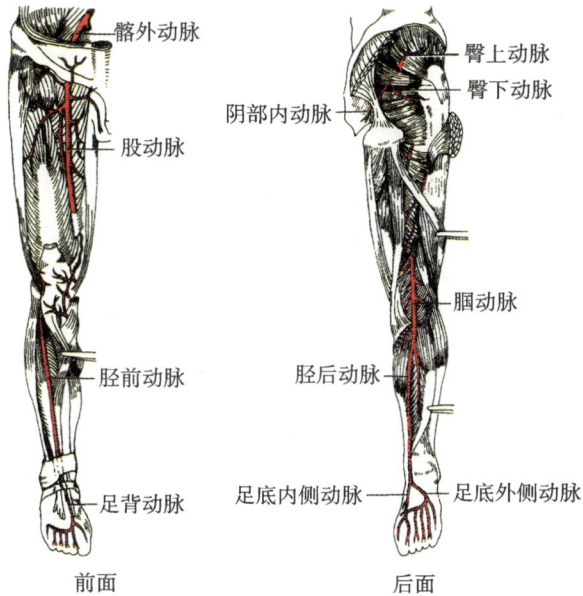

图 8 – 28　下肢动脉

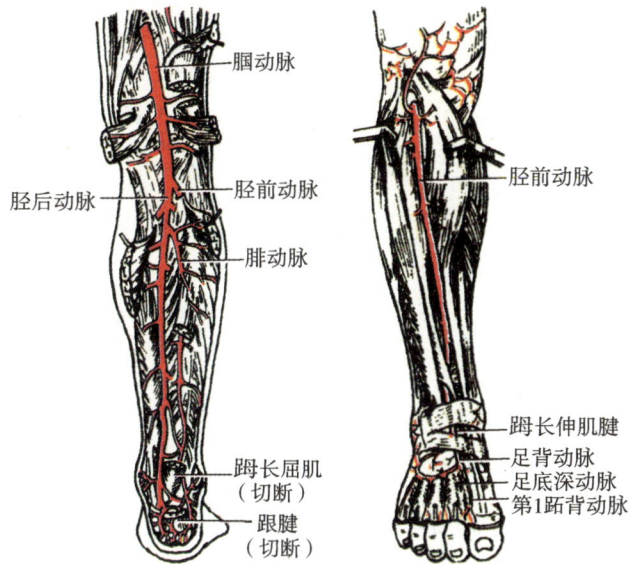

图 8 – 29　小腿的动脉

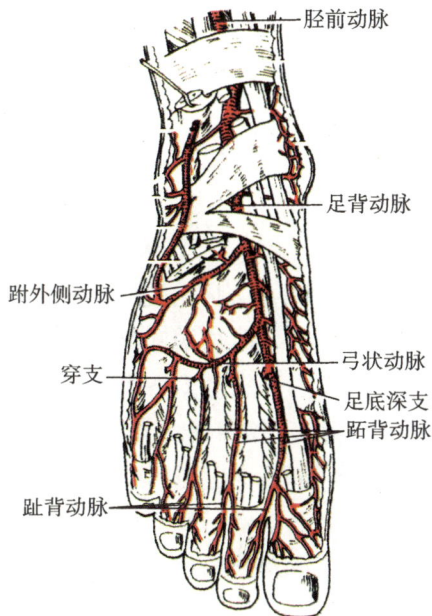

图 8 – 30　足底和足背的动脉

表 8 – 1　体循环的动脉主要分支表

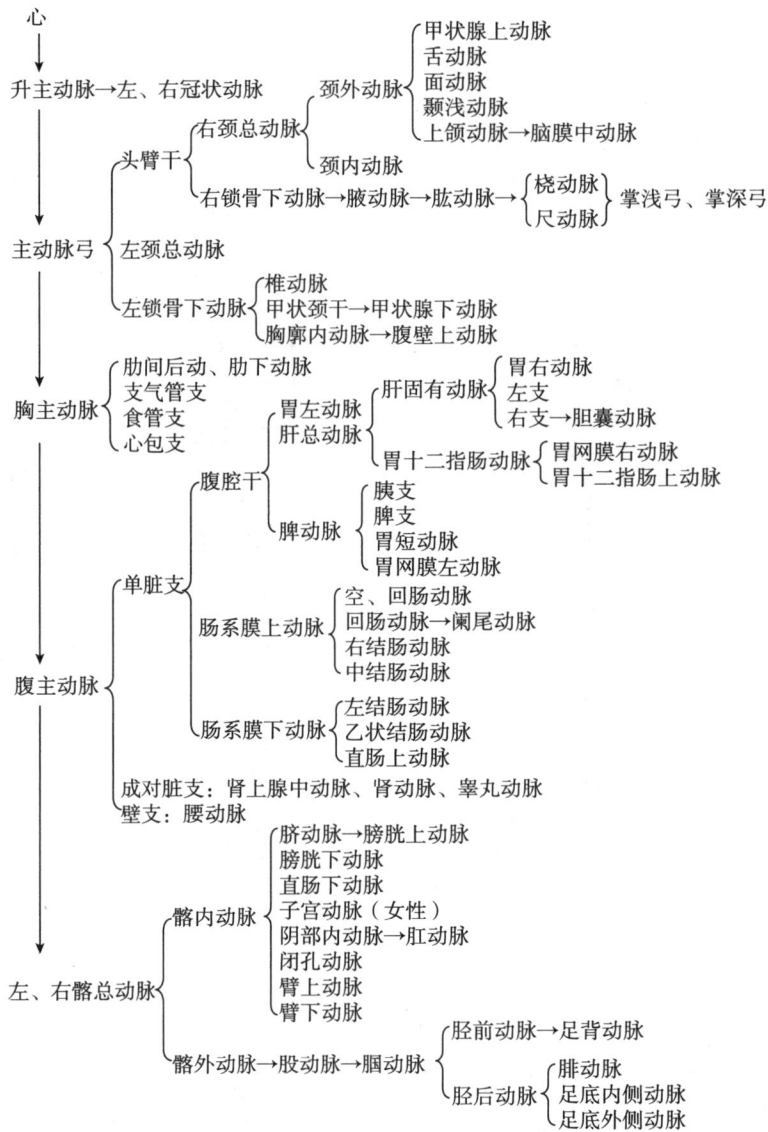

```
心
↓
升主动脉 → 左、右冠状动脉
                                                                甲状腺上动脉
                                                                舌动脉
                                              颈外动脉           面动脉
                                                                颞浅动脉
                           右颈总动脉                            上颌动脉 → 脑膜中动脉
              头臂干
                           颈内动脉
                           右锁骨下动脉 → 腋动脉 → 肱动脉 →   桡动脉
                                                                 尺动脉    掌浅弓、掌深弓
主动脉弓     左颈总动脉
                           椎动脉
              左锁骨下动脉  甲状颈干 → 甲状腺下动脉
                           胸廓内动脉 → 腹壁上动脉

              肋间后动、肋下动脉
              支气管支
胸主动脉      食管支
              心包支
                                                                          胃右动脉
                                        胃左动脉      肝固有动脉           左支
                                        肝总动脉                           右支 → 胆囊动脉
                           腹腔干                                          胃网膜右动脉
                                                     胃十二指肠动脉         胃十二指肠上动脉
                                                     胰支
                                        脾动脉        脾支
                                                     胃短动脉
                                                     胃网膜左动脉
              单脏支
                                        空、回肠动脉
                                        回肠动脉 → 阑尾动脉
                           肠系膜上动脉  右结肠动脉
                                        中结肠动脉

腹主动脉                                 左结肠动脉
                           肠系膜下动脉  乙状结肠动脉
                                        直肠上动脉

              成对脏支：肾上腺中动脉、肾动脉、睾丸动脉
              壁支：腰动脉
                                        脐动脉 → 膀胱上动脉
                                        膀胱下动脉
                                        直肠下动脉
                           髂内动脉      子宫动脉（女性）
                                        阴部内动脉 → 肛动脉
                                        闭孔动脉
                                        臀上动脉
左、右髂总动脉                           臀下动脉
                                                         胫前动脉 → 足背动脉
                           髂外动脉 → 股动脉 → 腘动脉                     腓动脉
                                                         胫后动脉         足底内侧动脉
                                                                          足底外侧动脉
```

四、静脉

静脉是引导血液回心的血管，始于全身毛细血管，止于心房。与相应动脉比较，静脉数量多、管腔大、管壁薄、弹性小、属支多、血容量大，故静脉也被称为容量血管。在结构和配布方面，静脉具有以下特点：①体循环的静脉分浅、深静脉两类。浅静脉位于浅筋膜内，又称皮下静脉，不与动脉伴行，最后注入深静脉。临床上常经浅静脉进行输血、输液、静脉注射等。深静脉位于深筋膜深面或体腔内，多与同名动脉伴行，其名称、行程和收集范围与伴行动脉大致相同。②静脉内有成对的静脉瓣，向心开放，具有保证血液向心流动、防止逆流的作用。③静脉之间吻合丰富。浅静脉之间、深静脉之间、浅深静脉之间均存在广泛的吻合。浅静脉常吻合成静脉网（弓），深静脉常吻合成静脉丛。④特殊结构的静脉，如硬脑膜窦，行于两层硬脑膜之间，壁内无平滑肌，腔内无瓣膜等。

静脉回流缺乏持续、稳定的动力，主要影响因素有心肌收缩力、体位、呼吸运动、静脉瓣等。

全身的静脉分为肺循环的静脉和体循环的静脉。

（一）肺循环的静脉

肺静脉起自肺泡周围的毛细血管网，在肺内逐级汇合，于肺门处形成肺上静脉和肺下静脉出肺，两侧共形成4条肺静脉向内穿过心包注入左心房。肺静脉将含氧量高的动脉血输送到心。

（二）体循环的静脉

体循环的静脉主要包括上腔静脉系、下腔静脉系（含门静脉系）和心静脉系（见本章心的静脉）。

1. 上腔静脉系　由上腔静脉及其属支构成，收集头颈部、上肢、胸部（心、肺除外）等上半身的静脉血，其主干为上腔静脉（图8－31）。

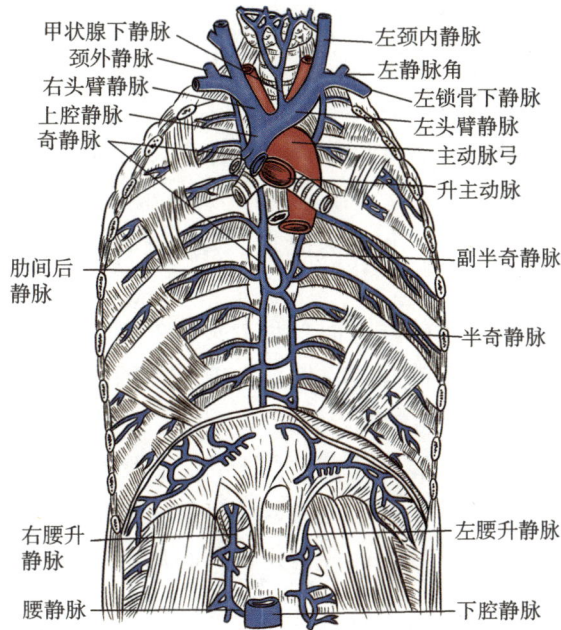

图8－31　上腔静脉及其属支

上腔静脉由左、右头臂静脉在右侧第1胸肋结合处的后方汇合而成，于升主动脉右侧下降，注入右心房；注入前还有奇静脉汇入。

头臂静脉又称无名静脉，左、右各一，由同侧的颈内静脉和锁骨下静脉在胸锁关节后方汇合而成，汇合处的夹角称静脉角，淋巴导管在此处注入。头臂静脉主要收集颈内静脉和锁骨下静脉的血液。此外，还接受椎静脉、胸廓内静脉、甲状腺下静脉等属支。

（1）头颈部的静脉　主要有颈内静脉、颈外静脉和锁骨下静脉（图8－32）。

颈内静脉于颈静脉孔处续于乙状窦，在颈动脉鞘内沿颈内动脉和颈总动脉的外侧下行，于胸锁关节的后方与锁骨下静脉汇合成头臂静脉。颈内静脉是头颈部静脉回流的主干，其属支有颅内支和颅外支两种（图8－32）。颅内支通过颅内静脉及硬脑膜窦收集脑膜、脑、眼及颅骨的静脉血。颅外支主要有：①面静脉起自内眦静脉，与面动脉伴行，至舌骨大角附近注入颈内静脉，收集面部软组织的静脉血。面静脉借内眦静脉、眼静脉与颅内的海绵窦相

图8－32　头颈部的静脉

通，且在口角以上没有静脉瓣，当面部尤其是鼻根到两侧口角之间的三角形区域发生感染时，若处理不当可引起颅内感染，临床上将该三角形区域称危险三角。②下颌后静脉　由颞浅静脉和上颌静脉在腮腺内汇合而成，分前、后2支，分别注入面静脉和颈外静脉。下颌后静脉收集颞部和面侧部的静脉血。

颈外静脉是颈部最大的浅静脉，由下颌后静脉后支、耳后静脉及枕静脉汇合而成，沿胸锁乳突肌表面下行，在锁骨中点下方注入锁骨下静脉。主要收集头皮和面部的静脉血。当心脏疾病或颈外静脉回流受阻时，可见颈外静脉充盈，临床上称为颈静脉怒张。

锁骨下静脉在第1肋外缘续于腋静脉，向内行至胸锁关节后方与颈内静脉汇合形成头臂静脉。锁骨下静脉的主要属支为腋静脉和颈外静脉。锁骨下静脉位置较固定，管腔较大，是临床上行静脉穿刺置管术的常选部位。

（2）上肢的静脉　分浅静脉和深静脉。

①上肢的深静脉：从手指到腋腔，都与同名动脉伴行，收集同名动脉分布区的静脉血，最后汇入腋静脉。

②上肢的浅静脉：起于手背静脉网，包括头静脉、贵要静脉、肘正中静脉及其属支（图8-33）。

头静脉起自手背静脉网的桡侧，经前臂前面、肱二头肌外侧、三角肌胸大肌间沟上行，注入腋静脉或锁骨下静脉，收集手和前壁桡侧浅层的静脉血。在肘窝处，该静脉借肘正中静脉与贵要静脉相连。

贵要静脉起自手背静脉网的尺侧，转至前臂内侧上行，在肘窝接受肘正中静脉后沿肱二头肌内侧上升，至臂中点附近注入肱静脉或腋静脉，收集手和前壁尺侧浅层的静脉血。该静脉位置表浅恒定，是临床穿刺或插管的常用静脉。

肘正中静脉位于肘窝的前方，连接头静脉和贵要静脉，是临床上输液或抽血的常用部位。

（3）胸部的静脉　包括胸前壁的静脉和胸后壁的静脉。胸前壁的静脉主要注入上肢的深静脉；胸后壁的静脉主要有奇静脉及其属支、椎静脉丛等。

奇静脉起自右腰升静脉，沿食管后方和胸主动脉右侧上行，至第4胸椎高度呈弓形向前跨过右肺根上方注入上腔静脉。脐静脉沿途接收食管静脉、支气管静脉、右侧肋间后静脉和半奇静脉的血液。奇静脉借脐静脉、腰升静脉连通上、下腔静脉系。

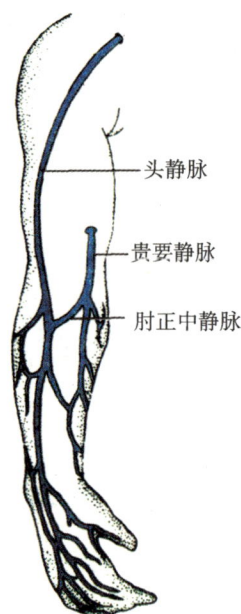

头静脉

贵要静脉

肘正中静脉

图8-33　上肢浅静脉

半奇静脉起于左腰升静脉，沿胸椎体左侧上升，约至第8胸椎高度向右跨过脊柱注入奇静脉。半奇静脉收集左侧下部的肋间后静脉、食管静脉、副半奇静脉的血液。

副半奇静脉沿胸椎体左侧下行，注入半奇静脉或跨过脊柱前面注入奇静脉，主要收集左侧中、上部肋间后静脉的血液。

椎静脉丛分布于椎管内、外，纵惯脊柱全长，按部位分椎内静脉丛和椎外静脉丛。椎内静脉丛位于椎管内，收纳脊髓、椎骨和脊膜的血液。椎外静脉丛位于脊柱周围，收集椎体和临近肌肉的静脉血。椎内、外静脉丛之间吻合丰富。椎静脉丛也是沟通上、下腔静脉系和颅内、外静脉的重要通道。

2. 下腔静脉系　由下腔静脉及其属支组成，收集下肢、腹盆部的静脉血，其主干为下腔静脉（图8-34）。

下腔静脉是人体最粗大的静脉，由左、右髂总静脉在第4～5腰椎体的右前方汇合而成，沿脊柱前

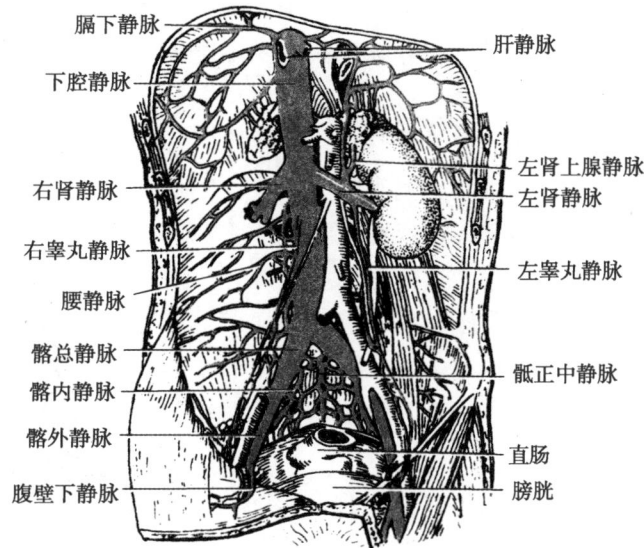

图 8 - 34　下腔静脉及其属支

方、腹主动脉右侧上行，穿膈的腔静脉孔入胸腔，注入右心房。

（1）下肢静脉　分浅静脉和深静脉，二者之间的吻合丰富。由于受重力的影响，下肢静脉的瓣膜多。

①下肢深静脉：从足底至股部，深静脉皆与同名动脉伴行，最后注入股静脉，收集同名动脉分布区的静脉血。

②下肢浅静脉：起自足背静脉弓，沿足内、外侧缘上行，分别汇合成大隐静脉和小隐静脉。下肢静脉曲张多发生于这两条静脉。

大隐静脉是全身最长的浅静脉，起自足背静脉弓，经内踝前方膝关节后内侧、大腿内侧面上行，在耻骨结节外下方 3～4cm 处穿隐静脉裂孔注入股静脉（图 8 - 35）；沿途收集小腿内侧、大腿内侧浅层的静脉血。在注入股静脉前接纳腹壁浅静脉、阴部外静脉、旋髂浅静脉、股内侧浅静脉和股外侧浅静脉 5 条属支。大隐静脉在内踝前方位置表浅而恒定，是静脉输液、切开、穿刺的常用部位。

小隐静脉起自足背静脉弓，经外踝后方，沿小腿后面中线上升，至腘窝处注入腘静脉（图 8 - 36）。小隐静脉收集足外侧和小腿后部浅层的静脉血。

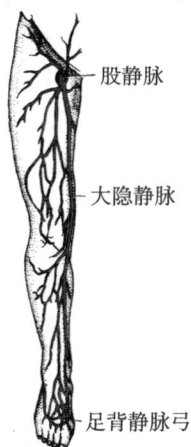

图 8 - 35　大隐静脉

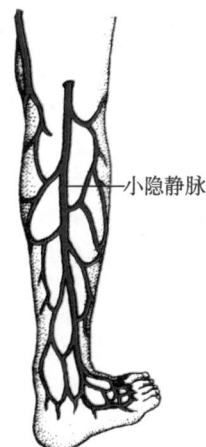

图 8 - 36　小隐静脉

大隐静脉和小隐静脉借穿静脉与深静脉交通。穿静脉的瓣膜向深静脉开放，将浅静脉的血液引流入深静脉。但当深静脉血液回流受阻时，穿静脉瓣膜关闭不全，深静脉的血液返流入浅静脉，导致下肢浅静脉曲张。

（2）盆部静脉　主要有髂内静脉、髂外静脉和髂总静脉。

髂内静脉粗短，其属支分壁支和脏支。壁支收集同名动脉分布区的静脉血。脏支常在器官周围或壁内形成静脉丛，如膀胱静脉丛、直肠静脉丛等。这些静脉丛之间相互交通，保证在盆腔器官扩张或受压时的血液回流（图8-37）。

髂外静脉是股静脉的直接延续，收集下肢及腹前壁下部的静脉血。

髂总静脉由髂内静脉和髂外静脉在骶髂关节前方汇合而成，斜向内上，在第5腰椎体的右前方汇合成下腔静脉。

（3）腹部静脉　腹部的静脉都直接或间接注入下腔静脉，分壁支和脏支两种。成对的壁支与脏支直接或间接注入下腔静脉，不成对的脏支（除肝外）先汇合成肝门静脉入肝后，经肝静脉回流入下腔静脉。

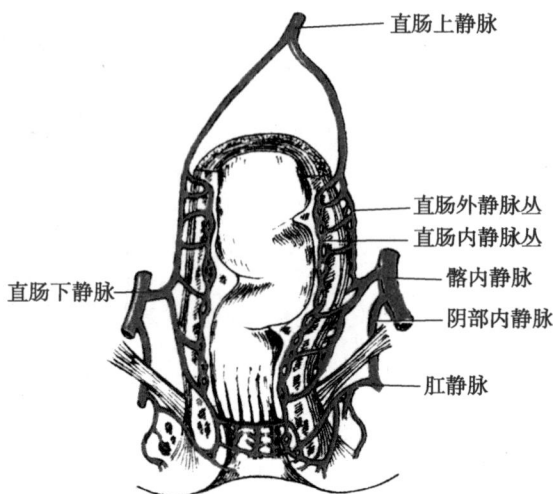

图8-37　直肠的静脉

壁支：包括1对膈下静脉和4对腰静脉，皆与同名动脉伴行，收集膈和腹后壁的静脉血。同侧腰静脉之间有纵行的腰升静脉相连。左、右腰升静脉向上分别移行为半奇静脉和奇静脉，向下与同侧的髂总静脉相连。

脏支：包括肾静脉、肾上腺静脉、睾丸（卵巢）静脉及肝静脉等。

①肾静脉　起自肾门，在肾动脉的前方横行向内，注入下腔静脉。左肾静脉长于右肾静脉，跨过腹主动脉的前方，并接收左睾丸（卵巢）静脉与左肾上腺静脉。

②肾上腺静脉　右侧直接注入下腔静脉，左侧注入左肾静脉。

③睾丸静脉　起自睾丸和附睾的小静脉，在精索内相互吻合成蔓状静脉丛，在腹股沟管深环处汇合成睾丸静脉。右睾丸静脉以锐角注入下腔静脉，左睾丸静脉以直角注入左肾静脉，故左侧睾丸静脉回流阻力大，易形成睾丸静脉曲张。女性为卵巢静脉，经卵巢悬韧带上升，回流途径同男性。

④肝静脉，由肝内小静脉汇合而成，有2~3支，在腔静脉沟处注入下腔静脉，收集肝血窦回流的静脉血。

（4）肝门静脉系　由肝门静脉及其属支组成，收集腹盆部消化管、脾、胰和胆囊的静脉血。

肝门静脉由肠系膜上静脉和脾静脉在胰头后方汇合而成，在肝十二指肠韧带内于胆总管和肝固有动脉的后方上行达肝门，分左、右两支入肝。肝门静脉在肝内反复分支，最后注入肝血窦（图8-38）。肝血窦的血液来自肝固有动脉和肝门静脉。

肝门静脉是唯一进入脏器的静脉，长6~8cm，其结构特点为：①始端和末端都是毛细血管；②主干和属支内均无静脉瓣，故当肝门静脉内压力升高时，血液可发生逆流。

肝门静脉是肝的功能性血管，将消化管吸收的物质运输至肝，在肝内进行合成、分解、转化和贮存；主要属支有肠系膜上静脉、肠系膜下静脉、脾静脉、胃左静脉、胃右静脉、胆囊静脉和附脐静脉等，收集腹腔内除肝以外的不成对脏器的静脉血。

肝门静脉系与上、下腔静脉系之间主要通过3处静脉丛进行交通（图8-39）。①经食管静脉丛与

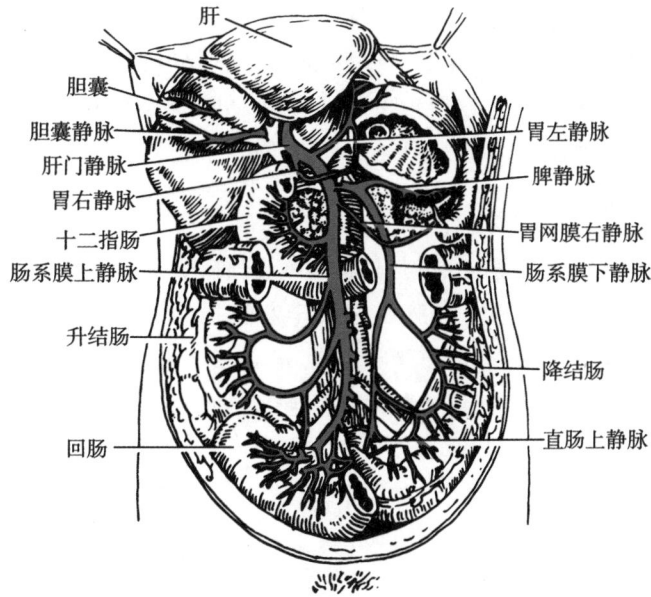

图 8-38　肝门静脉及其属支

上腔静脉系交通，即肝门静脉系的胃左静脉与上腔静脉系的奇静脉和半奇静脉之间的交通；②经直肠静脉丛与下腔静脉系交通，即肝门静脉系的直肠上静脉与下腔静脉系的直肠下静脉和肛静脉之间的交通；③经脐周静脉网分别与上、下腔静脉系交通，脐周静脉网位于脐周围的皮下组织内，向深部借附脐静脉注入肝门静脉，经胸、腹壁的浅静脉分别注入腋静脉和股静脉，从而构成肝门静脉系与上、下腔静脉系之间的吻合。

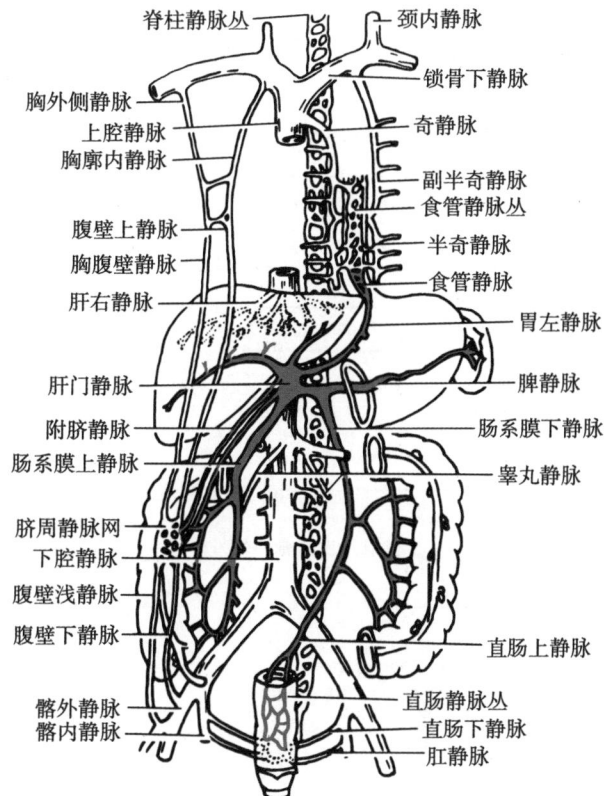

图 8-39　肝门静脉与上、下腔静脉系间的吻合模式图

在生理情况下，上述交通处的静脉细小，血流量少。当肝门静脉回流受阻时，部分血液则通过上述静脉丛形成侧支循环而流入上、下腔静脉。此时可造成交通处细小的静脉曲张，甚至破裂。若食管静脉丛破裂，可造成呕血；直肠静脉丛破裂，可造成便血；脐周静脉网等部位曲张，则引起腹前壁静脉曲张、腹水等体征。因此，熟悉上述交通途径，具有重要的临床意义。

♥ 护爱生命

食管 – 胃底静脉曲张是多种原因导致的门脉高压、血流阻力增加而引起的门体侧支循环。主要包括肝硬化、特发性门脉高压症、非肝硬化门脉血栓、肝癌等，其中以肝硬化引起的门脉高压最常见。

食管 – 胃底静脉曲张破裂、出血，是上消化道大出血四大病因之一。据文献统计肝硬化患者约40%会有食管 – 胃底静脉曲张，而有食管 – 胃底静脉曲张的患者50%～60%会并发大出血；且出血量大、病情凶险、死亡率高，可达40%以上。

对食管 – 胃底静脉曲张患者的护理应预防其摔伤、窒息、体液不足，同时要注意心理的护理，如关爱患者，陪伴其左右，减轻其恐惧心理，使其有安全感。

表8–2　上、下腔静脉系回流简表

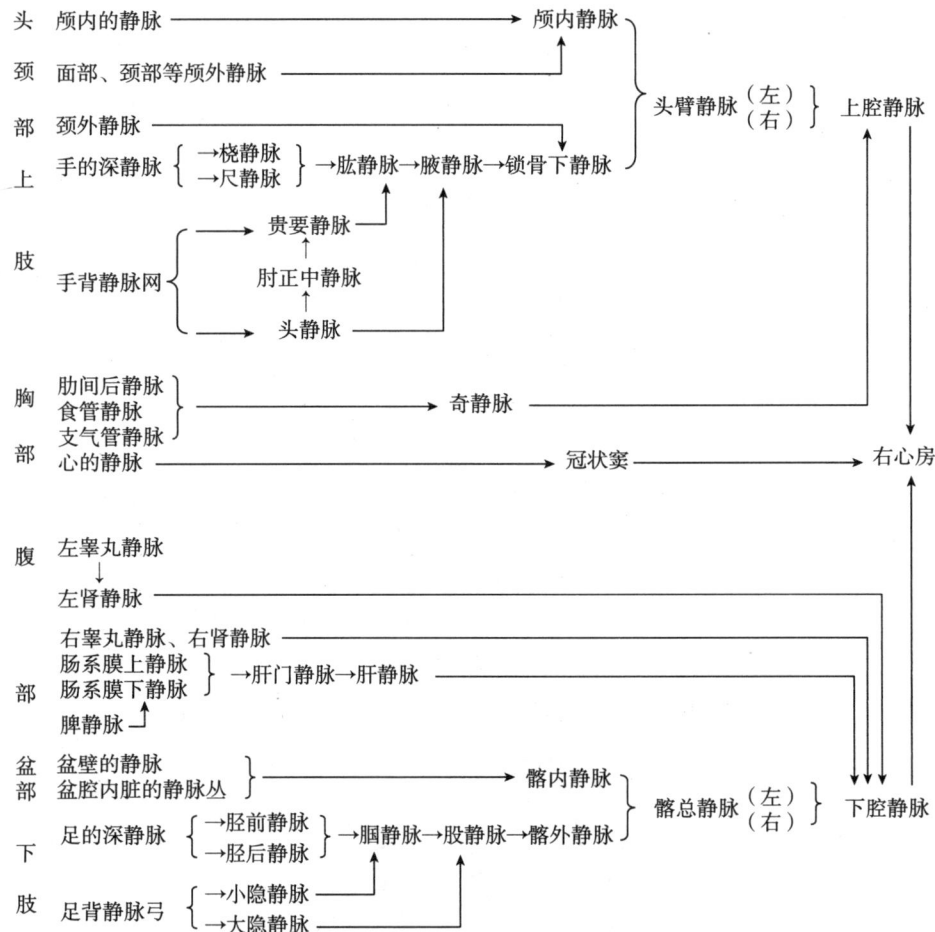

五、血管的微细结构及微循环 微课3

（一）血管的微细结构

1. 一般结构　除毛细血管外，动脉和静脉的血管壁均由内膜、中膜和外膜3层结构构成。

（1）内膜 由内皮、内皮下层构成，是三层膜中最薄的一层。内皮是衬贴于血管腔的单层扁平上皮，表面光滑，有利于血液流动。内皮细胞和基板共同构成血管的通透性屏障。内皮下层是位于内皮外面的薄层结缔组织，有的动脉（如中动脉）的内皮下层深面还有一层内弹性膜，在血管横切面上常呈波浪状，可作为内膜与中膜的分界。血管内皮细胞能合成与分泌多种生物活性物质，如前列环素、内皮素、内皮细胞舒张因子等。

（2）中膜 位于内膜和外膜之间，其厚度及组成成分因血管种类而不同。大动脉以弹性纤维为主，间有少许平滑肌；中动脉主要由平滑肌组成，弹性纤维和胶原纤维位于其间。弹性纤维可以使扩张的血管回缩，胶原纤维具有支持功能，可以维持血管壁的张力。

（3）外膜 由疏松结缔组织组成，以成纤维细胞为主。当血管受损伤时，成纤维细胞具有修复外膜的能力。有的动脉在中膜和外膜的交界处有外弹性膜。

2. 动脉的结构特点 动脉由心脏发出后反复分支，管径逐渐变细，管壁逐渐变薄。根据管径的大小，可将动脉分为大动脉、中动脉、小动脉和微动脉。各级动脉之间无明显分界。

大动脉的管壁含有丰富的弹性纤维和多层弹性膜，少量的平滑肌，有较大的弹性故被称为弹性动脉；中动脉和小动脉的中膜很厚，以平滑肌为主，故被称为肌性动脉；微动脉的管径小于0.3mm，是小动脉的分支，内膜不含内弹性膜，中膜由1~2层平滑肌纤维组成，外膜较薄。

动脉管壁的结构与其功能密切相关。心室收缩时射血入大动脉，大动脉因血液的充盈而发生弹性扩张。心室舒张时，大动脉发生弹性回缩，继续推动血液在血管内流动。中动脉平滑肌的收缩和舒张可改变血管管径，调节器官和组织的血流量。小动脉和微动脉的管径较细，对血流的阻力较大，它们的舒缩活动可明显改变血流阻力，因而也被称为阻力血管。

3. 静脉的结构特点 静脉由小至大逐级汇合，管径逐渐增粗，管壁也逐渐增厚。根据管径的大小，静脉分为微静脉、小静脉、中静脉和大静脉。

微静脉管腔不规则，内皮细胞间隙较大，通透性高，利于物质交换；小静脉的中膜含有一层或多层较完整的平滑肌，外膜逐渐变厚；中静脉的内膜薄，内弹性膜不明显，中膜内环形平滑肌层数少且排列稀疏，外膜由结缔组织构成，无外弹性膜，部分中静脉外膜中可见纵行平滑肌束；大静脉的内膜较薄，中膜有数层环形平滑肌，外膜由较厚的结缔组织构成，其内有大量的纵行平滑肌束。

静脉壁的内膜突入管腔折叠形成两片半月形的薄膜，即静脉瓣。瓣膜的游离缘朝向血流的方向，具有防止血液逆流的作用。

4. 毛细血管的结构特点 毛细血管是连于动脉与静脉之间管径最细、管壁最薄、分布最广的血管，常吻合成网。

毛细血管的管壁结构简单，主要由一层内皮细胞和基膜组成。其横断面由1~3个内皮细胞围成，内皮细胞呈扁平梭形，长轴与血管长轴平行。内皮细胞与基膜之间，有一扁平、多突起的细胞，称为周细胞。在毛细血管受损时，周细胞可分化为内皮细胞和成纤维细胞。

根据内皮细胞和基膜的结构特点，毛细血管可分为连续毛细血管、有孔毛细血管和血窦。连续毛细血管的内皮细胞连续排列，细胞间紧密连接，基膜完整，此型血管主要分布在中枢神经系统、肌组织、结缔组织等处。有孔毛细血管有许多贯通的窗孔，孔的直径60~80nm，孔上有或无隔膜封闭；内皮细胞间有连接结构，基膜完整。肾小球毛细血管即为有孔毛细血管。血窦又称窦状毛细血管，管腔较大，形状不规则，内皮细胞间隙较大，基膜不连续甚至缺如，主要分布于物质交换的部位，如肝、脾、骨髓和内分泌腺内。

（二）微循环

微循环是指微动脉和微静脉之间的血液循环。其功能是实现血液和组织细胞之间的物质交换。

典型的微循环由微动脉、后微动脉、毛细血管前括约肌、真毛细血管、通血毛细血管、动－静脉吻合支和微静脉七个部分组成（图 8－40）。微循环的血流通路主要有迂回通路、直捷通路和动－静脉短路 3 种。①迂回通路：血液由微动脉、后微动脉、毛细血管前括约肌、真毛细血管流入微静脉。这一通路迂回曲折，血流缓慢，真毛细血管的通透性大，利于血液和组织细胞进行物质交换。因此，迂回通路又被称为"营养通路"。②直捷通路：血液经微动脉、后微动脉和通血毛细血管进入微静脉。该通路血流速度快，主要使流入微循环中的部分血液迅速回流到静脉，保证有足够的回心血量。③动－静脉短路：血液从微动脉经过动－静脉吻合支直接流回微静脉。这一通路对体温调节有一定作用，皮肤中分布较多。

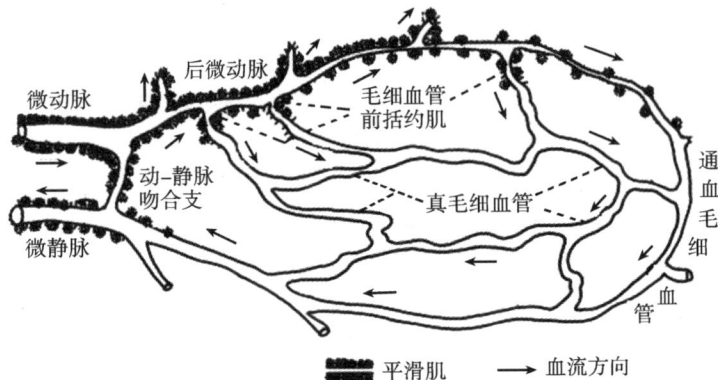

图 8－40 肠系膜微循环模式图

第二节 淋巴系统

PPT

一、概述

淋巴系统由淋巴管道、淋巴器官和淋巴组织组成（图 8－41）。淋巴管道包括毛细淋巴管、淋巴管、淋巴干和淋巴导管。淋巴器官主要有淋巴结、脾、胸腺和扁桃体等。淋巴组织除参与构成淋巴器官外，还分布在消化道、呼吸道的黏膜内，起防御作用。

在淋巴管道内流动的液体为淋巴。血液流经毛细血管动脉端时，部分物质滤出到组织间隙形成组织液。组织液与细胞进行物质交换后，大部分（约90%）由毛细血管静脉端吸收回静脉，少部分含大分子物质的组织液（约10%）则进入毛细淋巴管形成淋巴。淋巴沿淋巴管道向心流动，最后汇入静脉。除小肠淋巴管道内的淋巴因含乳糜微粒呈乳白色外，其余淋巴为无色透明的液体。淋巴流动较缓慢，在静息状态下每小时约有 120ml 淋巴回流入静脉。若淋巴回流受阻，大量组织液不能及时吸收，可导致淋巴水肿。

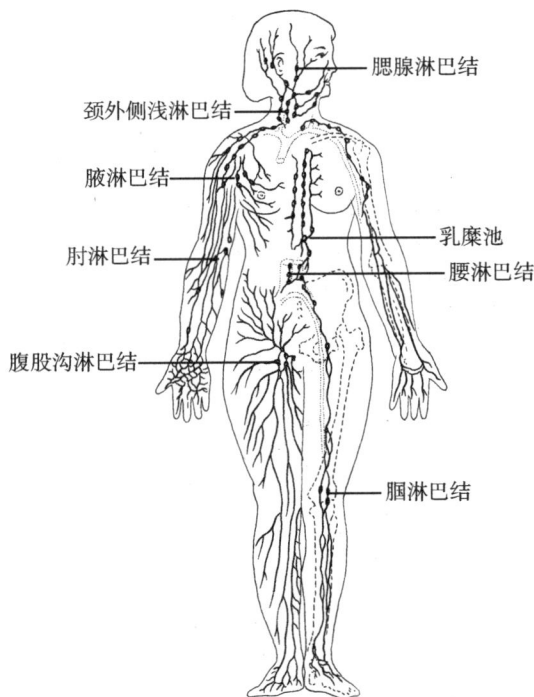

图 8－41 淋巴系统示意图

二、淋巴管道

（一）毛细淋巴管

毛细淋巴管为淋巴管道的起始部，以膨大的盲端起始于组织间隙，管壁薄，管径粗细不等，彼此吻合形成毛细淋巴管网。毛细淋巴管壁仅由单层内皮细胞构成，内皮外基膜不完整，比毛细血管通透性更大，因此，一些不易通过毛细血管壁的蛋白质、细菌、癌细胞等大分子物质更易进入毛细淋巴管。

（二）淋巴管

淋巴管由毛细淋巴管汇合而成，其管壁结构与静脉相似，但管径较细、管壁较薄、瓣膜丰富，外观呈串珠状。淋巴管分浅、深两种，分别位于浅深筋膜内，浅、深淋巴管间具有广泛的吻合，参与形成淋巴侧支循环。淋巴管在向心走行的过程中，通常会经过一个或多个淋巴结。

（三）淋巴干

全身的淋巴管经过相应的淋巴结后，在颈根部和膈下汇合成 9 条淋巴干，分别是收集头颈部淋巴的左、右颈干，收集上肢、胸壁淋巴的左、右锁骨下干，收集胸部淋巴的左、右支气管纵隔干，收集下肢、盆部及腹腔成对器官淋巴的左、右腰干和收集腹腔不成对器官淋巴的肠干（图 8－42）。

（四）淋巴导管

9 条淋巴干最终汇合成 2 条淋巴导管，即胸导管和右淋巴导管。

1. 胸导管　由左、右腰干和肠干在第 1 腰椎前面汇合而成，长 30～40cm，是全身最大的淋巴导管，其起始处膨大称乳糜池。胸导管起始后，经膈的主动脉裂孔上行入胸腔，沿脊柱右前方上行至第 5 胸椎高度转向左侧，再沿脊柱左前方上行，出胸廓上口至颈根部，呈弓形向外汇入左静脉角。在汇入左静脉角之前，有左颈干、左锁骨下干和左支气管纵隔干注入。胸导管主要收集下半身、左侧上半身的淋巴，约占全身淋巴的 3/4。

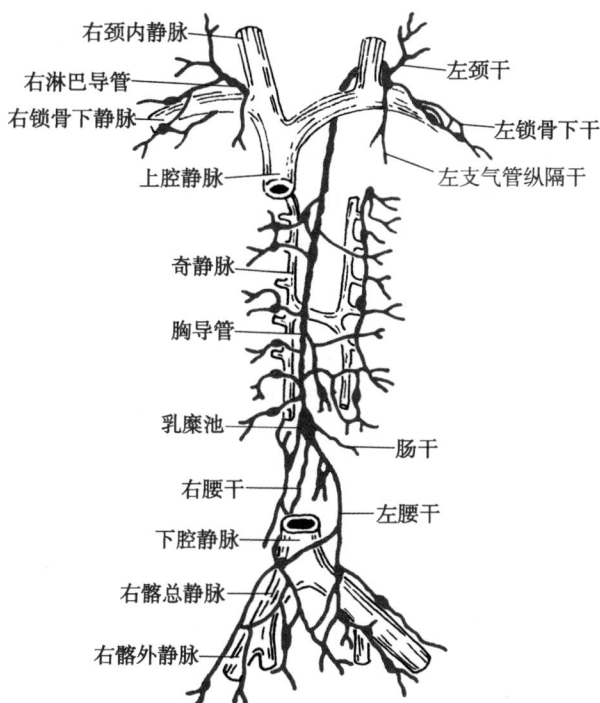

图 8－42　淋巴干及淋巴导管

2. 右淋巴导管　由右颈干、右锁骨下干和右支气管纵隔干汇合而成，长约 1.5cm，注入右静脉角，收集右半胸、右上肢和头颈部右半的淋巴。

三、淋巴器官

（一）淋巴结

淋巴结为大小不等、椭圆形、质软的灰红色小体，常成群分布。通常一侧隆凸，连有数条输入淋巴管，另一侧凹陷，凹陷中央为淋巴结门，有输出淋巴管和神经、血管出入（图 8－43）。一个淋巴结的输出淋巴管，可成为另一个淋巴结的输入淋巴管。淋巴结数目众多，按位置不同分为浅淋巴结和深淋巴结。

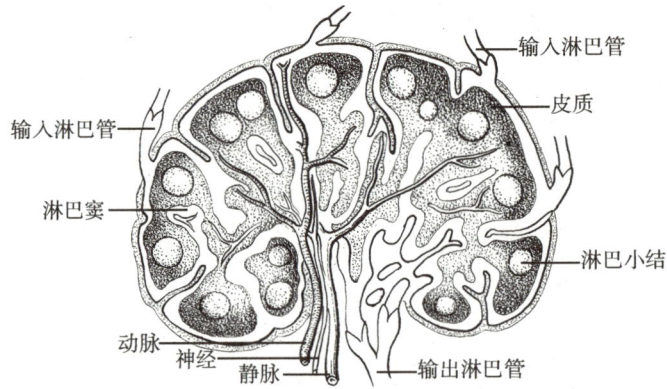

图 8-43　淋巴结

淋巴结的主要功能是滤过淋巴、产生淋巴细胞、参与机体免疫应答。淋巴结内的淋巴窦是淋巴管道的一个组成部分，对淋巴引流起重要作用。

某一器官或部位淋巴的第一级淋巴结称为局部淋巴结。当某一器官或部位有感染或肿瘤时，细菌、毒素或癌细胞可经淋巴管进入相应的淋巴结，引起局部淋巴结的肿大。若局部淋巴结不能阻止其扩散，则病变可沿淋巴管道向远处蔓延。因此，局部淋巴结的肿大常反映其引流范围存在病变，如腋淋巴结肿大常提示乳腺的病变，腹股沟浅淋巴结肿大常提示子宫的病变。因此，了解淋巴结的位置和淋巴引流途径，对疾病的诊断和治疗具有重要意义。

（二）脾

脾是人体最大的淋巴器官，位于左季肋区，第 9~11 肋的深面，长轴与第 10 肋一致，具有储血、造血、清除衰老的红细胞和免疫功能。脾的位置可随呼吸和体位发生变化，正常时左肋弓下缘触及不到脾。

脾重 110~200g，暗红色，质软而脆，受暴力打击易破裂。脾分为内、外侧面，前、后两端和上、下两缘。内侧面（脏面）凹陷，与胃底、胰尾、左肾及左肾上腺等相邻，近中央处为脾门，是血管、神经出入脾的的部位。外侧面（膈面）平滑隆凸，与膈相对。前端较宽，朝向前外；后端圆钝。上缘较薄，有 2~3 个凹陷，称脾切迹，是脾肿大时临床上触诊脾的标志。下缘钝厚，朝向后下方（图 8-44）。

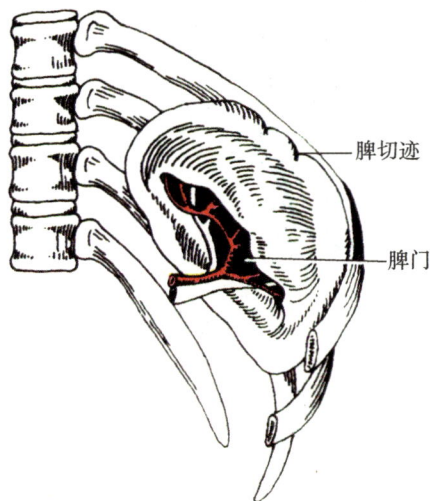

图 8-44　脾

（三）胸腺

胸腺位于胸骨柄的后方，上纵隔的前部，由不对称的左、右两叶构成，上窄下宽，质软，色灰红（图8－50）。胸腺的年龄变化十分明显，新生儿及幼儿时期胸腺体积相对较大，重10～15g；青春期时最大，可达25～40g，之后逐渐萎缩退化，被结蹄组织代替。胸腺参与人体免疫功能的建立。

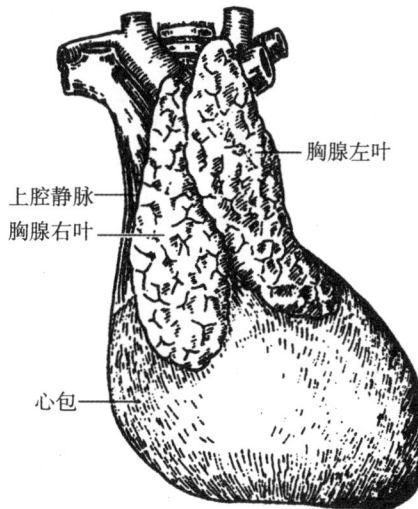

图8－45　胸腺

（高　玲　南姝利）

目标检测

答案解析

一、选择题

【A型题】

1. 关于动脉韧带，下述正确的是

　　A. 连于肺动脉与升主动脉之间　　　　B. 由肌纤维束构成

　　C. 来源于动脉圆锥　　　　　　　　　D. 是胎儿时期动脉导管闭锁的遗迹

　　E. 位于肺动脉与降主动脉之间

2. 心脏的静脉血回心的主要途径是

　　A. 心大静脉　　　　B. 心中静脉　　　　C. 心小静脉　　　　D. 心前静脉　　　　E. 冠状窦

3. 颈外动脉分支不包括

　　A. 甲状腺上动脉　　B. 舌动脉　　　　　C. 面动脉　　　　　D. 甲状腺下动脉　　E. 颞浅动脉

4. 关于颈总动脉，下述正确的是

　　A. 均起自主动脉弓　　　　　　　　　B. 在环状软骨处分为颈内、外动脉

　　C. 内侧有颈内静脉　　　　　　　　　D. 外侧有迷走神经

　　E. 是头颈部动脉主干

5. 下列属于胸主动脉分支的是

　　A. 头臂干　　　　　B. 肺动脉　　　　　C. 冠状动脉　　　　D. 肋间后动脉　　　E. 椎动脉

6. 桡骨茎突前方可触到搏动的是

A. 头静脉   B. 腋静脉   C. 尺动脉   D. 桡动脉   E. 贵要静脉

7. 关于上腔静脉，下述正确的是

    A. 由左、右锁骨下静脉合成   B. 由左、右颈内静脉合成

    C. 有颈外静脉注入   D. 由左、右头臂静脉合成

    E. 注入左心房

8. 肝门静脉的属支不包括

    A. 肝静脉   B. 肠系膜上静脉   C. 肠系膜下静脉

    D. 脾静脉   E. 胆囊静脉

9. 管腔内无瓣膜的静脉是

    A. 肝门静脉   B. 头静脉   C. 贵要静脉   D. 大隐静脉   E. 奇静脉

10. 关于大隐静脉，下述正确的是

    A. 为下肢的深静脉   B. 起自足背静脉弓的外侧部

    C. 经内踝后方上行   D. 注入股静脉

    E. 注入腘静脉

11. 关于奇静脉，下述正确的是

    A. 起于左腰升静脉   B. 行于中纵隔内

    C. 在肺根前方注入上腔静脉   D. 是上，下腔静脉之间的一个交通途径

    E. 以主动脉裂孔入胸腔

12. 面动脉的压迫止血点在

    A. 鼻翼外侧   B. 颧弓后端   C. 口角外侧

    D. 咬肌后缘下颌角处   E. 咬肌前缘下颌骨下缘处

13. 阑尾动脉多来自

    A. 回结肠动脉   B. 空肠动脉   C. 回肠动脉   D. 右结肠动脉   E. 中结肠动脉

14. 有关肠系膜上动脉的说法，正确的是

    A. 平第 12 胸椎发自腹主动脉   B. 营养全部小肠

    C. 行于肠系膜内   D. 分布于全部结肠

    E. 经十二指肠水平部的后方下行

15. 关于锁骨下静脉，下述正确的是

    A. 在第 1 肋内缘处接腋静脉   B. 汇入头臂静脉

    C. 收集头颈上肢的静脉血   D. 属支有颈内静脉等

    E. 位于同名动脉后方

16. 淋巴管道不包括

    A. 毛细淋巴管   B. 淋巴管   C. 右淋巴导管   D. 胸导管   E. 动脉导管

【B 型题】

(17～19 题共用备选答案)

    A. 主动脉口   B. 肺动脉口   C. 冠状窦口   D. 右房室口   E. 左房室口

17. 左心室的入口是

18. 右心室的入口是

19. 左心室的出口是

二、简答题

患阑尾炎时，右手皮下静脉给药，药物经过哪些途径到达阑尾？

书网融合……

重点回顾　　　微课 1　　　微课 2　　　微课 3

微课 4　　　微课 5　　　习题

第九章　感觉器

学习目标

知识目标：

1. 掌握　眼球的结构；房水的产生和循环途径；中耳的结构、声波传入内耳的途径；皮肤的结构。

2. 熟悉　眼球外肌的名称、位置和作用；结膜的形态及分布；内耳的结构；表皮和真皮的层次结构。

3. 了解　眼副器的组成；眼睑的形态结构；耳的组成；皮肤附属器的构成和功能。

技能目标：

结合近视远视的形成与矫正，位觉和听觉感受器的结构、功能，培养学生运用所学知识解决实际问题的能力；通过了解常见眼病、耳病的解剖学基础与治疗方法，帮助学生建立基础知识与临床问题相结合的思维意识。

素质目标：

培养无私奉献的崇高精神，倡导和宣传角膜、遗体捐献，让失明患者重见光明；结合本学科特点，注重人文教育，培养关爱他人、敬畏生命的意识。

📖 导学情景

情景描述： 患者，男，65 岁。自觉两眼先后发生渐进性、无痛性视力减退，并逐渐加重。近期视力降低至眼前指数，左眼甚至仅有光感，眼前出现固定性暗影；并有多视现象、视疲劳、视物变形等症状。诊断为白内障。

情景分析： 白内障是全球致盲性第一位的眼病，多出现于 40 岁以上人群，其病理机制是晶状体变性、浑浊，阻挡了物体在视网膜上成像。该患者的视力减退过程和临床症状符合白内障典型的临床表现。

讨论： 白内障是由各种原因如老化、遗传、局部营养障碍、免疫与代谢异常、外伤、中毒、辐射等，引起晶状体代谢紊乱，导致晶状体蛋白质变性而发生混浊，从而阻扰光线投射在视网膜上导致视物模糊，其发病率正逐年增加且有低龄化的趋势。白内障的治疗以更换人工晶体为主，请问晶状体的结构如何？

学前导语： 感觉器官是人体与外界环境发生联系，感知周围事物变化的一类器官。人体有多种感觉器官，本章将学习视器、前庭蜗器和皮肤的基本知识和基本功能。请结合本章的学习，掌握各种感觉器的构成和功能，养成健康的生活习惯。

感觉器由感受器及其附属结构组成，是机体感受环境刺激的装置。

感受器是感受某种特定刺激而产生兴奋的结构，它可接受机体内外环境的各种刺激，并把刺激转变为神经冲动，经感觉神经传至大脑皮质的感觉中枢，产生相应的感觉。

感受器按其所在位置和接受刺激的来源，可分为三类。

1. 外感受器　分布于皮肤、黏膜、视器和听器等处，接受来自外环境的痛、温、触、压、光和声等刺激。

2. 内感受器　分布于内脏、心血管和腺体等处，接受来自这些器官的化学和物理刺激，如压力、渗透压、痛温觉、离子和化合物浓度。

3. 本体感受器　分布于肌、肌腱、关节和内耳等处，接受机体各部的运动觉、振动觉和位置觉等刺激。

人体感觉器有视器、前庭蜗器、味器、嗅器和皮肤。本章叙述视器（眼）、前庭蜗器（耳）和皮肤。

第一节　视　器

PPT

视器即眼，由眼球和眼副器组成，眼球能感受光波的刺激，并将光的刺激转换为神经冲动，经由视觉传导通路传至大脑皮质视觉中枢而产生视觉。眼副器位于眼球周围，对眼球起支持、保护和运动作用。

一、眼球

眼球近似球形，位于眶内，是视器的主要部分，前面有眼睑保护，后面由视神经连于间脑，周围附有眼副器。眼球由眼球壁和眼球内容物组成（图9-1）。

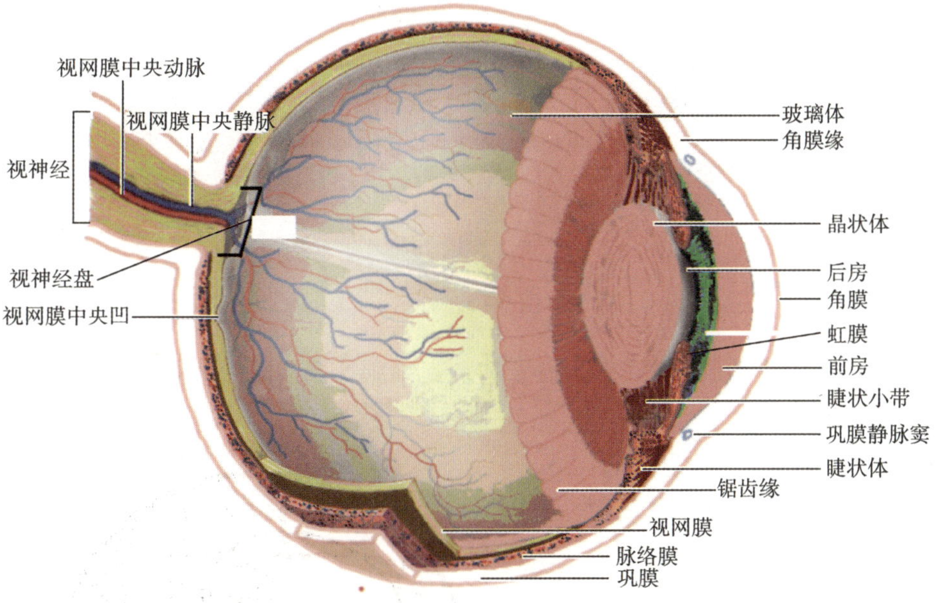

图中标注：
视网膜中央动脉
视网膜中央静脉
视神经
视神经盘
视网膜中央凹
玻璃体
角膜缘
晶状体
后房
角膜
虹膜
前房
睫状小带
巩膜静脉窦
睫状体
锯齿缘
视网膜
脉络膜
巩膜

图9-1　眼球

（一）眼球壁 e 微课1

眼球壁由外向内分别为纤维膜、血管膜和视网膜。

1. 纤维膜　位于最外层，由致密的结缔组织构成，具有支持、保护眼球内容物的作用。纤维膜分为角膜和巩膜两部分。

（1）角膜　占纤维膜的前1/6，曲度较大，无色透明，有屈光作用。角膜无血管，但有丰富的感觉神经末梢，感觉非常敏锐。

（2）巩膜　占纤维膜的后5/6，呈乳白色不透明，厚而坚韧。巩膜与角膜交界处有一环形的巩膜静脉窦，是房水回流的通道。

2. 血管膜 又称色素膜，位于纤维膜内面，富含血管和色素细胞，呈棕黑色。血管膜从前向后分为虹膜、睫状体和脉络膜三部分。

（1）**虹膜** 位于血管膜的最前部，呈圆盘状，中央的圆孔称瞳孔（图9－2）。虹膜内含有两种排列的平滑肌，一种环绕瞳孔周围排列，称瞳孔括约肌；另一种由瞳孔向周围呈辐射状排列，称瞳孔开大肌。在弱光下或视远物时，瞳孔开大；在强光下或看近物时，瞳孔缩小，以调节进入眼内的光线。在活体，透过角膜可看到虹膜和瞳孔，虹膜的颜色取决于色素的含量，有人种差异。

（2）**睫状体** 位于虹膜的后方，是血管膜环形增厚的部分，在眼球水平切面上呈三角形，有调节晶状体的曲度和产生房水的作用。睫状体前部有许多向内的突起，称睫状突，睫状突发出细丝状的睫状小带与晶状体相连。睫状体内有平滑肌称睫状肌，该肌收缩时，睫状突向晶状体靠近，使睫状小带松弛，从而调节晶状体的曲度。睫状体是房水产生的部位。

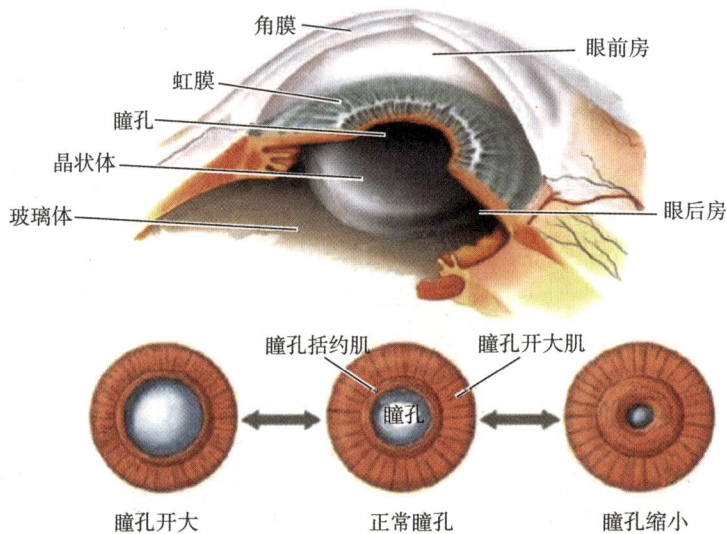

图9－2 虹膜

（3）**脉络膜** 占血管膜的后2/3，富含血管和色素细胞，具有营养眼球和吸收眼内散射光线的作用，以免扰乱视觉。

3. 视网膜 为眼球壁的最内层，由前向后可分为虹膜部、睫状体部和脉络膜部。前两部分别贴附于虹膜和睫状体的内面，无感光作用，称为视网膜盲部。脉络膜部贴于脉络膜的内面，有感光作用，故称为视网膜视部。视网膜的后部称眼底，在视神经起始处有一白色圆盘状隆起，称视神经盘或视神经乳头，为视神经纤维（节细胞轴突）汇集处，此处无感光功能，称为生理性盲点，有视网膜中央动、静脉通过。在视神经盘的颞侧稍下方约3.5mm处，有一黄色圆形小区，称黄斑。黄斑中央有一凹陷，称中央凹（图9－3），此处无血管，是感光、辨色最敏锐的部位。

图9－3 眼底（右侧）

练一练9-1

关于眼球纤维膜，正确的是

A. 是眼球壁的最内层

B. 含有丰富的血管

C. 前1/6为角膜，后5/6为巩膜

D. 呈无色透明状

E. 具有屈光作用

答案解析

（二）眼球内容物　微课2

眼球内容物包括房水、晶状体和玻璃体（图9-1）。这些结构无色、透明、无血管，都具有屈光作用，它们和角膜一起合称为眼球的屈光装置，能使所视物体在视网膜上清晰成像。

1. 房水　充填在眼房内，为无色透明的液体。眼房位于角膜和晶状体之间，以虹膜为界分为眼前房和眼后房，两者借瞳孔相通。在眼前房的周缘，虹膜与角膜交界处形成的夹角，称虹膜角膜角，又称前房角。

房水由睫状体产生，先进入眼后房，经瞳孔流入眼前房，再经虹膜角膜角渗入巩膜静脉窦，最后经睫前静脉汇入眼静脉。房水具有屈光作用，有营养角膜、晶状体以及维持正常眼内压等功能。房水循环障碍可致眼内压增高，视力受损，临床上称为青光眼。

2. 晶状体　位于虹膜的后方，呈双凸透镜状，无色透明，富有弹性，不含血管和神经。晶状体的周缘借睫状小带连于睫状突，晶状体的曲度随睫状肌的舒缩而发生改变。晶状体是眼球屈光系统的主要装置。当视近物时，睫状肌收缩，向前内牵引睫状突，使睫状小带松弛，晶状体则借助本身的弹性变凸，曲度增加，屈光力增强，使物象前移聚焦于视网膜上。当视远物时，与此相反，使远处物体清晰成像。随着年龄增长，晶状体逐渐失去弹性，睫状肌萎缩，调节功能减退，称为老花眼（远视）。晶状体因疾病或创伤变浑浊时，称为白内障。

想一想9-1

远视眼、近视眼屈光系统折光和正常眼屈光系统折光有什么区别？

答案解析

3. 玻璃体　是无色透明的胶状物质，填充于晶状体和视网膜之间，具有屈光和支撑视网膜的作用。若玻璃体发生混浊，眼前可见晃动的黑点，临床称"飞蚊症"，会影响视力；若支撑作用减弱，易导致视网膜脱离。

看一看

青光眼

青光眼（glaucoma）是一组以视乳头萎缩及凹陷、视野缺损及视力下降为共同特征的疾病，病理性眼压增高、视神经供血不足是其发病的原发危险因素，视神经对压力损害的耐受性也与青光眼的发生和发展有关。在房水循环途径中任何一环发生阻碍，均可导致眼压升高而引起病理性改变，但也有部分患者呈现正常眼压青光眼。继发性青光眼是由于某些眼病或全身疾病干扰了正常的房水循环而引起的，如眼外伤所致的青光眼、新生血管性青光眼、虹膜睫状体炎继发性青光眼、糖皮质激素性青光眼等，其致病原因均较为明确。青光眼是导致人类失明的三大致盲眼病之一。

二、眼副器

眼副器包括眼睑、结膜、泪器和眼球外肌等,具有支持、保护和运动眼球的作用(图9-4)。

图9-4 右眼眶

(一)眼睑

眼睑分为上睑和下睑,位于眼球前方,保护眼球。眼睑的游离缘称睑缘,长有睫毛。上、下睑之间的裂隙称睑裂,睑裂的内侧角和外侧角分别称内眦和外眦。上、下睑缘近内眦处各有一针尖样小孔,称泪点,是泪小管的开口。

眼睑从前向后由皮肤、皮下组织、肌层、睑板和睑结膜构成。皮肤细薄,皮下组织疏松,炎症时易出现积液水肿。睑板由致密结缔组织构成,呈半月形。睑板内有许多睑板腺,与睑缘垂直排列并开口于睑缘。睑板腺分泌油样液体,有润滑睑缘、防止泪液外溢的作用。若睑板腺导管受阻,形成睑板腺囊肿,又称霰粒肿。

(二)结膜

结膜是一层富含血管,薄而透明的黏膜,衬于眼睑的后面和眼球巩膜的前面,分为睑结膜和球结膜。睑结膜与球结膜的移行处反折构成结膜上穹和结膜下穹。睑裂闭合时,结膜围成囊状裂隙称结膜囊。

(三)泪器

泪器由泪腺、泪小管、泪囊和鼻泪管组成(图9-5)。

泪腺位于眶上壁前外侧的泪腺窝内,其10~20条排泄小管开口于结膜上穹,泪液具有冲洗结膜囊异物、维持眼球表面湿润等作用。泪小管起于泪点,汇入泪囊。泪囊位于泪囊窝内,上部为盲端,下部移行于鼻泪管;鼻泪管下端开口于下鼻道的前部。眼轮匝肌收缩闭眼时,牵引泪囊扩大,囊内产生负压,使泪液流入泪囊。

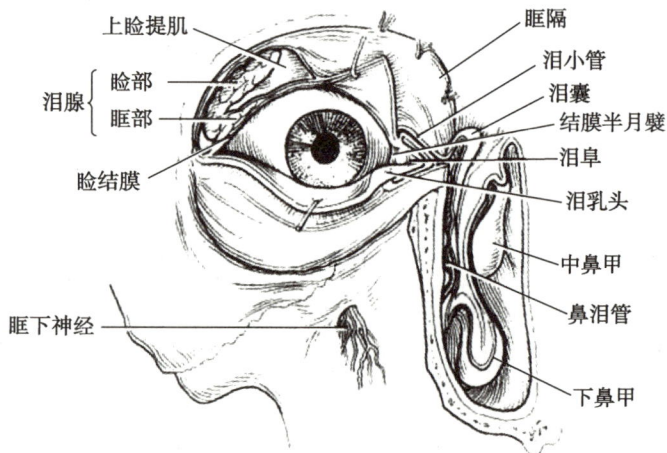

图9-5 泪器

（四）眼球外肌

眼球外肌共七块，配布于眼球周围。上睑提肌收缩上提上睑，内直肌和外直肌分别使眼球转向内侧和外侧，上直肌和下直肌分别使眼球转向上内侧和下内侧，上斜肌使眼球转向下外方，下斜肌使眼球转向上外方（图9-6）。眼球的正常运动，是以上各肌协同作用的结果。

三、眼的血管

（一）动脉

眼球和眼副器的血液供应主要来自眼动脉。眼动脉起自颈内动脉，与视神经一起经视神经管入眶，其最重要的分支为视网膜中央动脉。视网膜中央动脉穿行于视神经中央，发出分支供应眼球、眼球外肌、泪腺和眼睑等。

（二）静脉

眼眶内的血液通过眼静脉回流，眼的静脉主要有眼上静脉和眼下静脉，其属支收集眼球和眼副器的静脉血。眼静脉无瓣膜，向前在内眦处借内眦静脉与面静脉相通，向后注入海绵窦；面部感染时，细菌、病毒可经内眦静脉、眼静脉侵入海绵窦引起颅内感染。

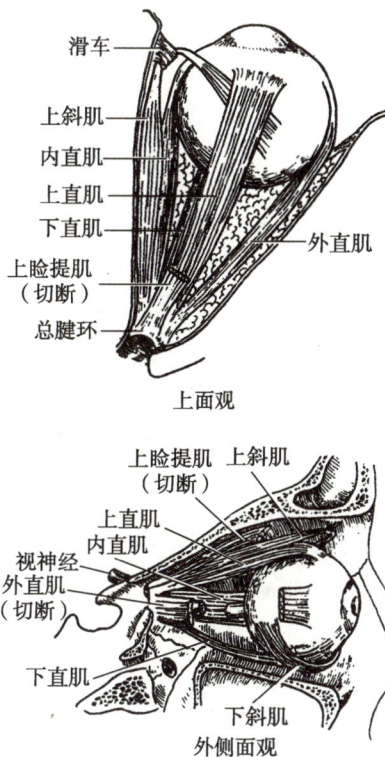

图9-6 眼球外肌

四、眼的神经

视器的神经分布较复杂。视觉由视神经传导，眼的普通感觉由三叉神经的眼神经及其分支传导。眼球外肌中，滑车神经支配上斜肌，展神经支配外直肌，动眼神经支配上、下、内直肌和下斜肌、上睑提肌。眼球内肌中的睫状肌和瞳孔括约肌受副交感神经支配，瞳孔开大肌受交感神经支配。

♥ 护爱生命

各种因素导致的角膜炎症反应统称为角膜炎，是眼科常见疾病之一，严重者可继发角膜穿孔、眼内感染甚至失明，是我国主要的致盲眼病之一。角膜位于眼球最前面，直接与外界接触，易受到微生物、外伤及理化刺激因素的损害而发生炎症。临床表现为视物模糊、疼痛、畏光和流泪等刺激症状及明显的视力减退。眼科检查可见角膜光泽消失、透明度减低、溃疡形成等。目前临床上多按致病原因将角膜炎分为感染性、免疫性、营养不良性、神经麻痹性和暴露性等。感染性角膜炎多发生于角膜中央区，而免疫性角膜病易发生于角膜周边部。

世界爱眼日为每年十月的第二个星期四，我国爱眼日为六月六日，设置爱眼日目的是唤起重视盲症、视力损害以及视力受到损害者的康复问题。眼睛是心灵的窗口，是获得光明的器官，我们应该培养良好的学习习惯和行为习惯，珍爱眼睛，增强爱眼意识、保健意识。

第二节　前庭蜗器

PPT

导学情景

情景描述：患者，女，4岁。左耳流脓跳痛2天。患儿2周前因受凉而出现上呼吸道感染症状，服药后有所好转，近日体温突然高达38.9℃，并伴有左耳流黄色脓液。检查见耳后淋巴结肿大，压痛，脓液充盈中耳。诊断为急性中耳炎。

情景分析：中耳炎是累及中耳（包括咽鼓管、鼓室、鼓窦及乳突气房）全部或部分结构的炎性病变，可分为非化脓性及化脓性两大类。急性中耳炎是中耳黏膜的急性化脓性炎症，好发于婴幼儿，冬春季多见，致病菌多为金黄色葡萄球菌、溶血性链球菌。治疗不及时可导致鼓膜穿孔引起患耳流脓及听力下降。

讨论：耳的结构是怎样的？为什么上呼吸道感染会导致左耳流黄色脓液？

学前导语：前庭蜗器又称耳，包括外耳、中耳和内耳三部分。外耳和中耳是声波的收集和传导装置，内耳接受声波和位觉的刺激。中耳的解剖结构、成人与幼儿的咽鼓管结构特点需要重点掌握。

前庭蜗器又称位听器或耳，可分为外耳、中耳和内耳三部分（图9-7）。外耳和中耳收集并传导声波，内耳有位觉和听觉感受器。

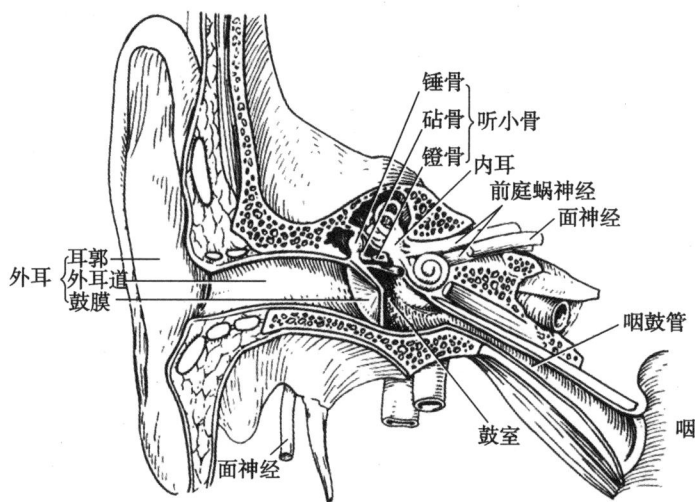

图9-7　前庭蜗器

一、外耳 　微课3

外耳包括耳郭、外耳道和鼓膜三部分。

（一）耳郭

耳郭位于头部两侧，大部分以弹性软骨为支架，外覆皮肤，皮下组织少，富含血管和神经。下部无软骨，仅含结缔组织和脂肪，称耳垂，是临床常用的采血部位。耳郭有收集声波和判断声波来源的作用。

（二）外耳道

外耳道是从外耳门至鼓膜、略呈S形的管道，成人长2.5~3.5cm，其外侧1/3段为软骨部，内侧

2/3 段为骨部，是声波传导的通道。做外耳检查时，向后上方牵拉耳郭，可将外耳道拉直，以便观察鼓膜。婴儿因颞骨尚未骨化，外耳道短而狭窄，鼓膜位置接近于水平位，检查鼓膜时，需将耳郭拉向后下方。外耳道皮肤与软骨膜、骨膜结合紧密，炎性或疖肿时疼痛剧烈。外耳道皮肤内含有耵聍腺，可分泌黏稠的液体称耵聍，作用是保持外耳道清洁，防止昆虫侵入。

（三）鼓膜

鼓膜位于鼓室和外耳道之间，呈椭圆形半透明的薄膜状，与外耳道底成 45～50° 的倾斜角（图 9－8）。鼓膜呈浅漏斗状，周缘较厚，中心向内凹陷，称鼓膜脐。鼓膜上 1/4 的三角形区薄而松弛称为松弛部，在活体呈淡红色。鼓膜下 3/4 坚实而紧张，称为紧张部，活体呈灰白色。鼓膜脐前下方有一个三角形的反光区，称光锥。临床上做耳镜检查时，可窥见光锥，当鼓膜异常时光锥改变或消失。

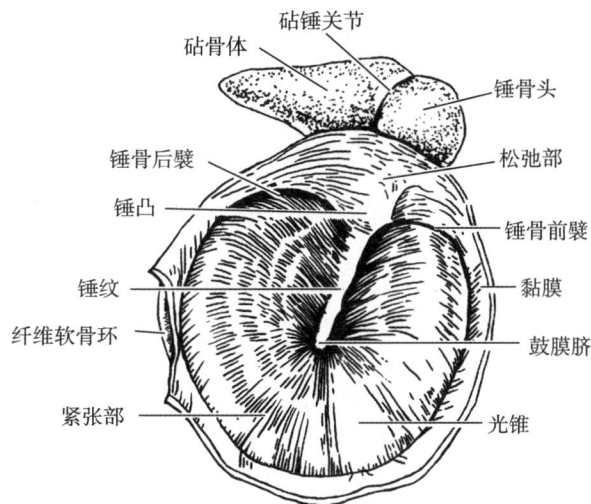

图 9－8　鼓膜

练一练9-2

关于外耳道的叙述，错误的是

A. 外耳道是从外耳门至鼓膜的管道

B. 成人外耳道长 2.0～2.5cm

C. 外耳道外侧 1/3 为软骨部，内侧 2/3 为骨性部

D. 婴儿外耳道几乎由软骨支持，长而弯曲，鼓膜近于水平位，检查时须拉耳郭向后下方

E. 当发生外耳道皮肤疖肿时疼痛难以忍受

答案解析

二、中耳

中耳包括鼓室、咽鼓管、乳突窦和乳突小房。

（一）鼓室

鼓室是颞骨岩部内的含气小腔，位于鼓膜和内耳之间。鼓室内覆有黏膜，此黏膜与咽鼓管乳突窦和乳突小房内的黏膜相续。鼓室有六个壁。上壁又称盖壁，与颅中窝相隔；下壁又称颈静脉壁，分隔鼓室与颈内静脉窝；前壁又称颈动脉壁，上方有咽鼓管的开口，后壁又称乳突壁，上部有乳突窦的开口，由此向后连于乳突小房；外侧壁又称鼓膜壁，大部分是鼓膜；内侧壁又称迷路壁，后上方有卵圆形的孔称前庭窗，后下方有圆形的孔，称蜗窗，蜗窗被第二鼓膜封闭。

鼓室内有三块听小骨，即锤骨、砧骨和镫骨。三块听小骨以关节相连，构成听骨链（图9-9）。锤骨居外侧，紧附鼓膜内面，砧骨居中，镫骨在内侧，附于前庭窗的周缘。

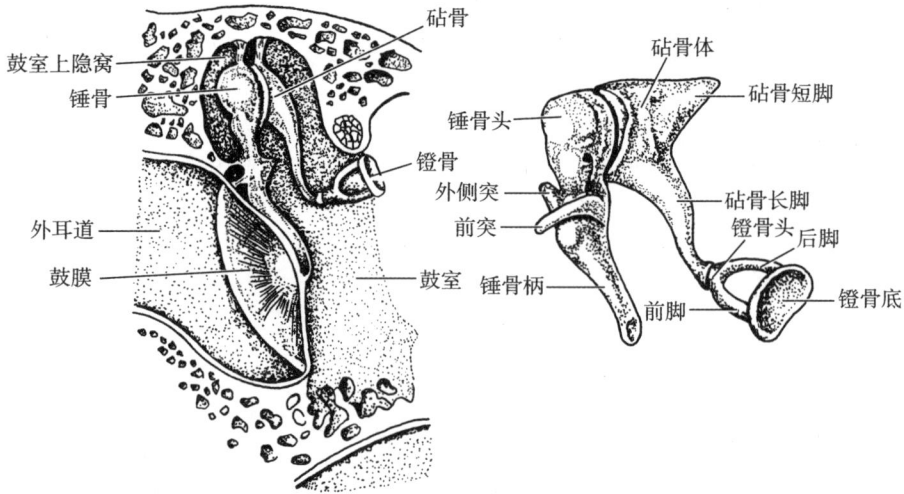

图9-9 听小骨

当声波引起鼓膜振动时，听小骨链相继运动，使镫骨在前庭窗上来回摆动，将声波的振动传至内耳。由于鼓膜的振动面积大，前庭窗的面积小，加上听骨链具有杠杆放大的作用，使声波转换成机械传感效应并加以放大，提高了传音的效率。

（二）咽鼓管

咽鼓管是鼓室与咽的通道，长3.5~4cm，可使鼓室内的气压与外界大气压相等，保持鼓膜内、外压力平衡。咽鼓管外侧1/3段位于颞骨内，称咽鼓管骨部；内侧2/3段位于颅底外面，为咽鼓管软骨部。小儿咽鼓管较成人的粗短，并近水平位，故咽部感染易经此管蔓延至鼓室，引起中耳炎。

👁️ **看一看**

咽鼓管

咽鼓管是连通鼻咽部与鼓室之间的管道，外侧1/3段位于颞骨鳞部与岩部之间，称骨部，内径3~4mm，始终处于开放状态；内侧2/3段由软骨构成支架，称软骨部，距峡部约1cm处的部位有软组织形成的具有"单向活瓣"的结构，在咀嚼运动或张大口时可开放。咽鼓管的作用是调节鼓室内的气压，使其与外界大气压保持平衡。急性中耳炎是中耳黏膜的急性化脓性炎症，多由咽鼓管途径感染。感冒后咽部、鼻部的炎症向咽鼓管蔓延，咽鼓管咽口及管腔黏膜出现充血、肿胀，纤毛运动发生障碍，引起中耳炎。

（三）乳突窦和乳突小房

乳突窦为鼓室与乳突小房之间的通道，向前开口于鼓室，向后与乳突小房相通。乳突小房为颞骨乳突内的许多含气小腔，大小、形态不一，互相连通，黏膜相续，向前经乳突窦通鼓室。中耳炎症可经乳突窦蔓延至乳突小房而引起乳突炎。耳内手术可经乳突小房入路。

三、内耳 📱微课4

内耳位于颞骨岩部内，由一系列复杂的管道组成，故又称迷路。迷路分为骨迷路和膜迷路，骨迷路是曲折的骨性隧道，膜迷路是套在骨迷路内封闭的膜性管道，二者之间的间隙充满液体，称外淋巴，膜迷路内的液体称内淋巴。内、外淋巴互不流通（图9-10）。

（一）骨迷路

骨迷路分为骨半规管、前庭和耳蜗，三者彼此相通。

1. 骨半规管 为三个相互垂直排列的C形骨管，按其位置分别称为前骨半规管、后骨半规管和外骨半规管。每个骨半规管皆有两个骨脚连于前庭，其中一个骨脚膨大称壶腹骨脚，膨大部称骨壶腹；另一骨脚细小称单骨脚。前、后半规管的单骨脚合成一个总骨脚，故三个骨半规管共有五个口连于前庭。

2. 前庭 位于骨迷路的中部，为略呈椭圆形的腔隙。前部有一孔通耳蜗，后部与三个骨半规管相通。前庭的外侧壁上有前庭窗和蜗窗，前庭窗被镫骨底封闭，蜗窗由第二鼓膜封闭。

3. 耳蜗 位于前庭的前方，形似蜗牛壳，蜗顶朝向前外方，蜗底朝向后内方。由蜗螺旋管绕蜗轴盘曲两圈半而成（图9-11）。自蜗轴发出的骨螺旋板与蜗管一起将蜗螺旋管分隔为上部的前庭阶（通前庭窗）和下部的鼓阶（通蜗窗）。前庭阶与鼓阶在蜗顶处借蜗孔相通，均含外淋巴。

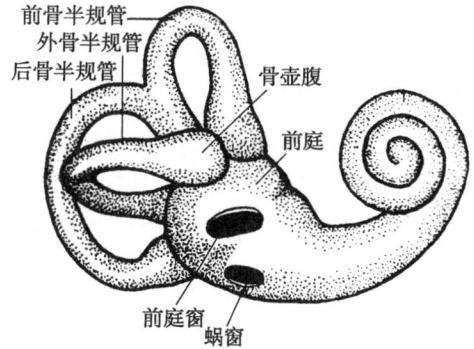

图9-10 骨迷路

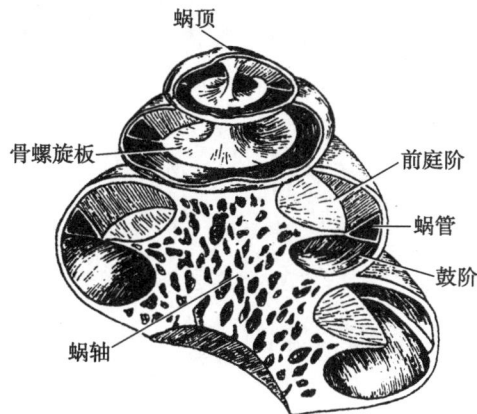

图9-11 耳蜗

（二）膜迷路

膜迷路是套在骨迷路内封闭的膜性管道，分为膜半规管、椭圆囊、球囊和蜗管。

1. 膜半规管 位于骨半规管内。在骨壶腹内有膨大的膜壶腹，壁上有壶腹嵴，是位觉（平衡觉）感受器，当机体做任何方向旋转时，引起半规管中的内淋巴惯性运动，刺激感受器，产生旋转运动的感觉，并引起姿势反射以维持身体平衡。

2. 椭圆囊和球囊 位于前庭内。椭圆囊较大，与三个膜半规管相通；球囊较小，与蜗管相通。椭圆囊与球囊壁上有相互垂直的椭圆囊斑和球囊斑。椭圆囊斑和球囊斑也是位觉感觉器，能感受头部静止的位置觉以及直线变速运动的刺激。

前庭的位觉感受器过于敏感或受到过强、过长的刺激时，会引起恶心、呕吐、眩晕、出汗等反应，如晕车、晕船等。

3. 蜗管 在前庭阶和鼓阶之间。蜗管断面呈三角形，上壁称前庭膜，下壁称基底膜。基底膜上有听觉感受器，称螺旋器（又称Corti器）。

（三）声波的传导

声波传入内耳的途径有两条，即空气传导和骨传导。

1. 空气传导 声波经耳郭、外耳道传至鼓膜，再经听骨链和前庭窗引起前庭阶外淋巴流动。外淋巴的流动经前庭膜传至蜗管的内淋巴，内淋巴流动刺激基底膜上的螺旋器（听觉感受器），将刺激转化为神经冲动，经蜗神经传入脑，产生听觉。如中耳疾患造成鼓膜或听小骨缺损时，声波可经第二鼓膜传入，但听觉敏感度大为减弱。

2. 骨传导 声波直接引起颅骨的振动，使位于颞骨骨质中的耳蜗内淋巴液产生波动。骨传导对正常听觉的产生作用极微。临床常用音叉检查骨传导的存在，以帮助诊断听力障碍。

？ 想一想9-2

简述声波传入内耳感受器的途径。

答案解析

♥ 护爱生命

药物中毒性耳聋是指使用某些药物治病或人体接触某些化学制剂所引起的位听神经系统中毒性损害而产生的听力下降、眩晕甚至全聋。抗生素的广泛运用以及其他的化学药物应用可引起药物中毒性耳聋，是听神经疾病最主要的致病原因。氨基苷类抗生素又占药物性耳聋的97%。

药物中毒性耳聋重在预防，应严格掌握各种耳中毒药物的适应证，防止滥用。对有家族中毒史和肾炎患者，应忌用氨基糖苷类抗菌药物。对婴儿、老人、孕妇、感音神经性聋患者应忌用耳毒性药物。避免利尿剂、抗癌药与氨基糖苷类抗菌药物联合使用。在应用耳毒性抗生素治病时，定期复查听力，一旦病情许可，应立即停药。

第三节 皮 肤

皮肤是人体面积最大的器官，被覆于体表，由表皮和真皮两部分构成。由皮下组织与深部组织相连。皮肤有表皮衍生的附属器，包括毛发、指（趾）甲、皮脂腺和汗腺。皮肤是人体与外界环境直接接触的界面，具有重要的屏障作用，可感受外环境的冷、热、痛、压感觉等。

一、皮肤的基本结构

皮肤由表皮和真皮构成。

（一）表皮

表皮位于皮肤的浅层，无血管分布，由角化的复层扁平上皮组成。身体各部位表皮厚度不等，肘窝处最薄，手掌及足底处最厚，具有较强的分裂增殖能力。表皮细胞可分角质形成细胞和非角质形成细胞两类。前者占表皮细胞的绝大多数，后者散在分布于表皮深层的角质形成细胞之间，包括黑色素细胞、朗格汉斯细胞和梅克尔细胞。

1. 角质形成细胞 角质形成细胞形成表皮的主体。手掌和足底等角质层较厚的皮肤，由深层至浅层分为基底层、棘层、颗粒层、透明层、角质层五层结构。正常生理情况下，表皮角质层细胞不断脱落和基底层细胞不断分裂增殖保持着动态平衡，维持表皮一定的厚度和结构。正常表皮更新周期为3～4周。

（1）**基底层** 由基底细胞构成，是位于波浪状基膜上的一层矮柱状细胞，排列整齐，胞质嗜碱性，着色较深。基底细胞是未分化的幼稚细胞（干细胞），具有活跃的分裂能力。新生细胞向浅层推移并分化为其他各层细胞。在皮肤的创伤愈合中，基底细胞具有重要的再生修复作用。

（2）**棘层** 由于细胞具有很多细小突起，呈棘状故名棘层，由4~10层较大的多角形细胞组成，胞核位于中央。相邻细胞的突起镶嵌，借桥粒紧密相连。胞质呈弱碱性，游离核糖体较多，具有旺盛的合成能力。

（3）**颗粒层** 胞质内充满嗜碱性颗粒，又称颗粒层，由3~5层梭形细胞组成。此层细胞核渐趋退化。

（4）**透明层** 由2~3层扁平细胞组成，细胞轮廓不清，细胞核与细胞器退化消失。在薄的表皮中，见不到透明层（图9-12）。

（5）**角质层** 由数层至数十层扁平的角质细胞组成，为表皮的表层。这些细胞干硬，是已完全角化的死细胞。细胞表面折皱不平，相邻细胞互相嵌合，靠近表面的细胞间的桥粒解体，细胞彼此连接不牢，逐渐脱落，成为皮屑。

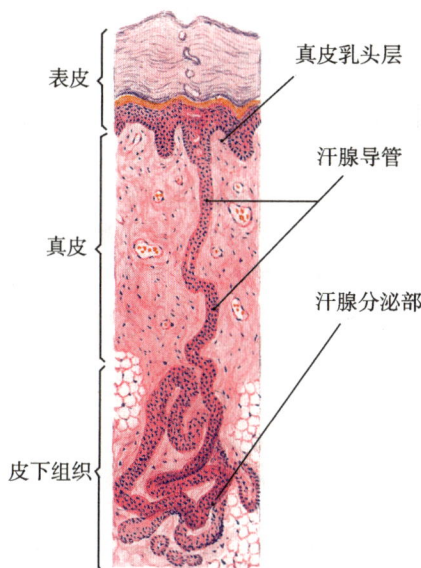

图9-12 皮肤的微细结构

表皮　真皮乳头层　汗腺导管　真皮　汗腺分泌部　皮下组织

练一练9-3

厚表皮从基底向表层依次为
A. 棘层、透明层、颗粒层和角质层
B. 基底层、棘层、颗粒层、透明层和角质层
C. 基底层、棘层、透明层、角质层
D. 基底层、棘层、透明层、颗粒层、角质层
E. 基底层、颗粒层、棘层、透明层、角质层

答案解析

2. 非角质形成细胞

（1）**黑色素细胞** 多位于基底层细胞之间，其细长突起伸入基底细胞及棘细胞之间，有许多细长突起，在HE标本上仅可见含核的着色浅的圆形胞体。

（2）**朗格汉斯细胞** 位于表皮深层，在镀金标本中，此种细胞呈星状，细长突起伸入棘细胞间。在HE标本中，此种细胞与黑色素细胞形态相近。

（3）**梅克尔细胞** 位于表皮基层，细胞基部附有盘状神经纤维末梢，可能与感受触觉有关。

（二）真皮

真皮为皮肤的深层，由致密结缔组织构成，具有很大的韧性和弹性，分为浅部的乳头层和深部的网织层。其厚度随身体部位而异，一般为1~2mm，足跟处可达3mm。

1. 乳头层 凹凸不平，位于真皮与表皮交界处，真皮突起的乳头与表皮相嵌合。这种相嵌可增强真皮与表皮连接的紧密性，有利于表皮从真皮中获得营养。乳头层由结缔组织构成，含成纤维细胞、肥大细胞和巨噬细胞及毛细血管、触觉小体和游离神经末梢。

2. 网织层 为乳头层深面较厚的致密结缔组织，细胞较少，密集的胶原纤维束及弹性纤维排列不规则，纵横交织，富有弹性和韧性，此层含大血管、环层小体、神经纤维、汗腺、毛囊及皮脂腺。

真皮的深面是由疏松结缔组织和脂肪组织构成的皮下组织，即浅筋膜。浅筋膜将皮肤与深层组织器官相连，内有丰富的血管、淋巴管、浅淋巴结等。皮下组织具有缓冲、保温、储存能量等功能。

👁 看一看
─────────────────────────

皮内注射与皮下注射

皮内注射是将药液注射于表皮以下，真皮以上，未到皮下组织，主要用于皮肤过敏试验、预防接种及局部麻醉的先驱步骤。

皮下注射是指将药液注入皮下组织。常用注射部位为上臂及股外侧。药液在组织间隙弥散，迅速达到药效。

二、皮肤的附属结构

皮肤的附属结构包括毛发、皮脂腺、汗腺、指（趾）甲（图9-13）。

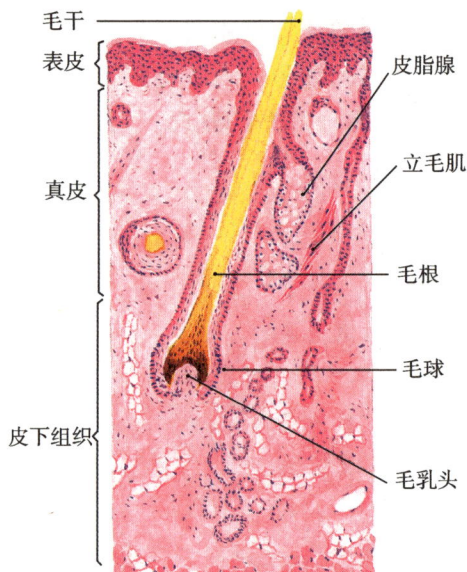

图9-13　皮肤的附属器

皮脂腺分泌皮脂，对毛发和皮肤有润滑作用。汗腺分小汗腺和大汗腺两种。大汗腺主要分布于腋窝、会阴等处，其分泌物黏稠，经细菌分解后产生特殊的臭味，俗称"狐臭"。小汗腺遍及全身，以手掌和足底最多，其分泌汗液，有湿润皮肤、调节体温的作用。

❓ 想一想9-3
─────────────────────────

简述皮肤的附属器的构成及功能。

答案解析

（夏青青）

目标检测

一、选择题

【A 型题】

1. 眼球前房和眼球后房借（　　）相通

    A. 虹膜角膜角　　　B. 巩膜静脉窦　　　C. 瞳孔　　　D. 泪点　　　E. 鼻泪管

2. 属于眼球血管膜的结构是

    A. 角膜　　　B. 睫状体　　　C. 巩膜　　　D. 视网膜　　　E. 视神经盘

3. 视网膜感光最敏锐的部位是

    A. 视神经盘　　　　　　B. 黄斑　　　　　　C. 中央凹

    D. 视神经盘的中央　　　E. 以上都不是

4. 能调节晶状体曲度的肌是

    A. 眼轮匝肌　　　B. 上睑提肌　　　C. 瞳孔开大肌　　　D. 睫状肌　　　E. 瞳孔括约肌

5. 不属于眼球屈光装置的结构是

    A. 角膜　　　B. 脉络膜　　　C. 晶状体　　　D. 玻璃体　　　E. 房水

6. 成人检查鼓膜时，需将耳郭拉向

    A. 上　　　B. 后上　　　C. 下　　　D. 后下　　　E. 以上都不是

7. 内耳的听觉感受器是

    A. 球囊斑　　　B. 椭圆囊斑　　　C. 螺旋器　　　D. 壶腹嵴　　　E. 前庭

8. 不属于骨迷路的是

    A. 乳突窦和乳突小房　　　B. 骨半规管　　　C. 耳蜗

    D. 前庭　　　　　　　　　E. 蜗窗

9. 鼓室的外侧壁

    A. 颈动脉壁　　　B. 颈静脉壁　　　C. 鼓膜　　　D. 迷路壁　　　E. 盖壁

10. 组成表皮的两类细胞是

    A. 角质细胞和黑色素细胞　　　　　　B. 角质形成细胞和梅克尔细胞

    C. 朗格汉斯细胞和角质细胞　　　　　D. 角质形成细胞和非角质形成细胞

    E. 黑色素细胞和角质形成细胞

11. 关于真皮乳头层的特征，下列错误的是

    A. 是真皮向表皮突入形成的许多乳头状突起

    B. 内含毛细血管网

    C. 含有触觉小体

    D. 由大量胶原纤维和弹性纤维交错构成密网

    E. 有利于表皮从真皮组织液中获得营养

12. 触觉小体位于

    A. 表皮　　　　　　B. 真皮乳头层　　　　　　C. 真皮网织层

    D. 皮下组织　　　　E. 以上都不是

【B 型题】

(13～17 题共用备选答案)

    A. 角膜   B. 虹膜   C. 视网膜   D. 玻璃体   E. 结膜

13. 具有屈光功能的是

14. 内含瞳孔括约肌的是

15. 可感受光刺激的是

16. 对眼球起支撑作用的是

17. 覆盖在眼睑的内面的是

二、简答题

1. 试述房水的产生及其循环途径。

2. 简述位觉及听觉感受器的位置和功能。

3. 试述表皮分层及各层的结构特点。

书网融合……

第十章　神经系统

学习目标

📖 导学情景

情景描述：患者，男，67 岁。因右侧肢体麻木无力 1 天来诊，无头痛、头晕及恶心呕吐，无尿便障碍。既往高血压病史 2 年。查体：BP 160/92mmHg，右侧鼻唇沟浅，伸舌右偏，右侧肢体偏瘫，肌张力正常，右侧病理征阳性，右侧痛觉减退。辅助检查：血常规、血糖、血脂正常。诊断为左侧脑血栓形成。

情景分析：脑血栓形成是神经系统的常见病，多发生于中老年，发病时头痛、呕吐少见，主要表现为"三偏综合征"。

讨论：脑血栓形成发病的原因有哪些？生活中有哪些预防措施？

学前导语：脑血栓形成是神经系统的常见病、多发病，其常见病因有动脉粥样硬化、高血压、糖尿病和血脂异常等。脑血栓形成最易累及颈内动脉系，约占 80%；累及椎－基底动脉系的约占 20%，闭塞最好发的血管是大脑中动脉。为什么脑血栓形成会引起"三偏综合征"？

神经系统由脑和脊髓及其相连的周围神经组成，通过反射调控人体的各种生命活动。

第一节 概 述

PPT

一、神经系统的组成 ⓔ 微课1

神经系统分中枢神经系统（CNS）和周围神经系统（PNS）两部分（图10-1）。中枢神经系统包括位于颅腔的脑和位于椎管的脊髓；周围神经系统包括脑神经和脊神经。脑神经与脑相连，共12对；脊神经与脊髓相连，共31对。周围神经又根据分布对象，分为躯体神经和内脏神经。躯体神经分布于体表、骨、关节和骨骼肌；内脏神经分布于内脏、心血管、平滑肌和腺体。根据功能又分为感觉神经和运动神经，感觉神经将神经冲动自感受器传向中枢，又称传入神经；运动神经将神经冲动自中枢传向效应器，又称传出神经。内脏运动神经支配心肌、平滑肌和腺体，分为交感神经和副交感神经，因其活动不受人的主观意志控制，故又称为自主神经或植物神经。

二、神经系统的活动方式

神经系统对内、外环境的刺激做出适宜反应的过程，称反射，是神经系统的基本活动方式。反射的结构基础是反射弧，由感受器、传入神经、中枢、传出神经和效应器构成（图10-2）。反射弧中的任意环节损伤，反射都不能完成，临床上以此来检查神经系统疾病。神经系统通过各种反射来维持机体内环境的稳定和各种生命活动。

三、神经系统的常用术语

在神经系统中，不同部位的神经元胞体和突起聚集方式不同，有不同的术语名称。在中枢神经系统内，神经元胞体和树突聚集在一起，新鲜标本呈灰色，称灰质；脑的灰质位于浅层，称皮质；神经纤维聚集在一起，新鲜标本呈亮白色，称白质；脑的白质位于深部，称髓质；起止、行程和功能相同的神经纤维聚集成束，称纤维束。形态和功能相似的神经元胞体聚集成团，在中枢神经系统内称神经核，在周围神经系统内称神经节。在周围神经系统内，若干神经纤维聚集在一起，称神经。在中枢神经系统内，神经纤维交织成网，网内含有分散的神经元胞体或较小核团，称网状结构。

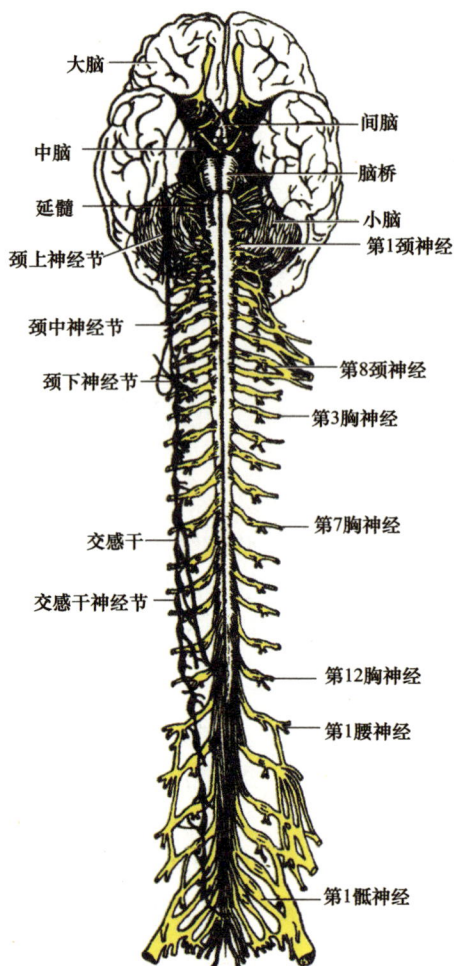

图 10-1 神经系统的组成

大脑 — 间脑
中脑 — 脑桥
延髓 — 小脑
颈上神经节 — 第1颈神经
颈中神经节 — 第8颈神经
颈下神经节 — 第3胸神经
— 第7胸神经
交感干 — 第12胸神经
交感干神经节 — 第1腰神经
— 第1骶神经

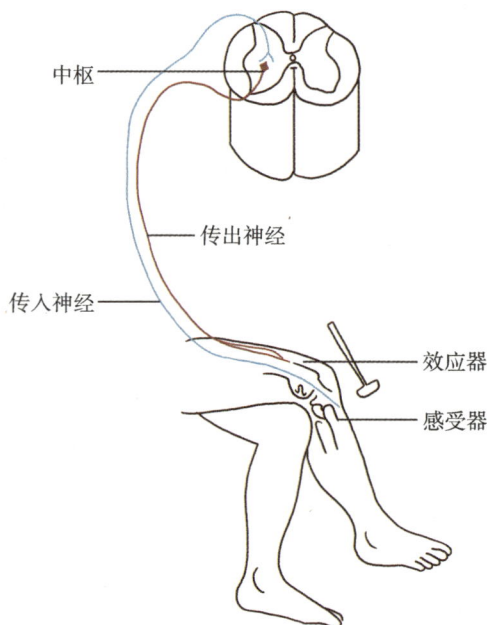

图 10-2 反射弧示意图

中枢
传出神经
传入神经
效应器
感受器

练一练10-1

在中枢神经系统内，神经元胞体和树突聚集在一起，在新鲜标本上呈灰色，称为

A. 灰质   B. 白质   C. 神经核

D. 纤维束   E. 髓质

答案解析

PPT

第二节　中枢神经系统

一、脊髓 🅔 微课2

（一）脊髓的位置与外形

脊髓位于椎管内，上端在枕骨大孔处与延髓相续，下端在成人约平第1腰椎体下缘，新生儿可达第3腰椎体下缘。

脊髓呈前后略扁的圆柱形，全长42～45cm，粗细不等，有两处膨大，上方的称颈膨大，连有支配上肢的神经；下方的称腰骶膨大，连有支配下肢的神经。脊髓末端变细，呈倒置的圆锥状，称脊髓圆锥。脊髓圆锥向下延伸为无神经组织的细丝，附于尾骨的背面，称终丝（图10-3）。

脊髓表面有6条平行的沟，纵贯脊髓全长。位于前面正中的沟称前正中裂，较深；位于后面正中的沟称后正中沟，较浅。在前正中裂和后正中沟的两侧各有两条平行的沟，分别称前外侧沟和后外侧沟，沟内分别有31对脊神经的前、后根附着。前根由运动纤维组成，后根由感觉纤维构成，后根在近椎间孔处的膨大称脊神经节。每对脊神经的前根和后根在椎间孔处合并成一条脊神经（图10-4），从相应的椎间孔穿出。

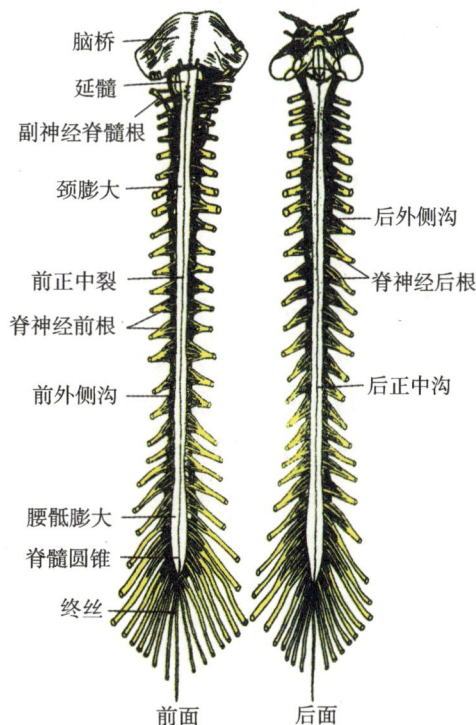

脑桥
延髓
副神经脊髓根
颈膨大
前正中裂
脊神经前根
前外侧沟
腰骶膨大
脊髓圆锥
终丝
后外侧沟
脊神经后根
后正中沟
前面　　后面

图 10-3　脊髓的外形

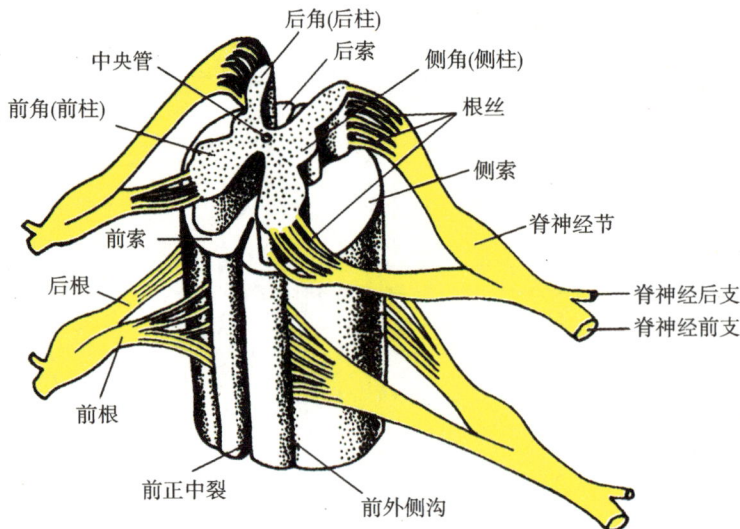

图 10－4　脊髓结构示意图

（二）脊髓节段与椎骨的对应关系

脊髓在外形上无明显节段性，通常把每对脊神经根丝相连的一段脊髓，称一个脊髓节段。脊髓分为 31 个节段，包括颈节（C）8 个、胸节（T）12 个、腰节（L）5 个、骶节（S）5 个和尾节（Co）1 个。

胚胎早期，脊髓与脊柱的长度相近，所有的脊神经均呈水平方向经过相应的椎间孔。自胚胎 3 个月后，脊髓增长的速度逐渐慢于脊柱增长的速度。由于脊髓上端连于脑而被固定，因此脊髓上段与脊柱的位置关系变化较小，而中、下部的脊髓节段渐高于相应的椎骨，脊神经根随椎间孔被拉向下方。成年后，脊髓下端位于第 1 腰椎下缘水平，腰、骶和尾神经根在椎管内斜向下行，围绕终丝形成马尾。因此，临床腰椎穿刺常在第 3、4 或第 4、5 腰椎之间进行，以免损伤脊髓。

由于脊髓长度比脊柱短，所以成人的脊髓节段与相应序数的椎骨不完全对应（图 10－5），两者的位置关系见表 10－1。了解脊髓节段与椎骨的对应关系，可凭借受伤的椎骨来推算脊髓可能受损的节段，也可根据脊髓节段的病变推算出平对的椎骨平面，有重要的临床意义。

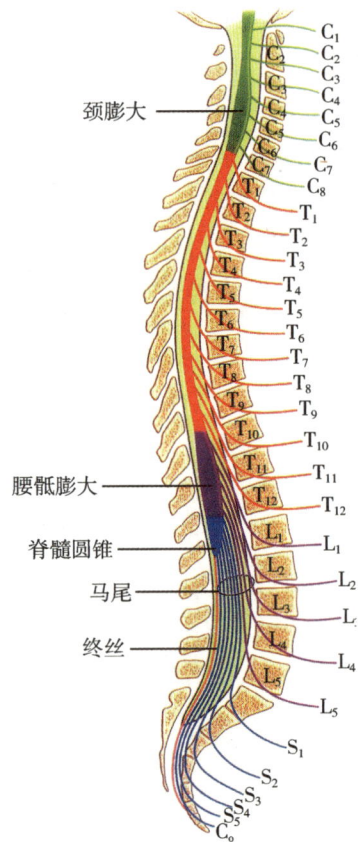

图 10－5　脊髓节段与椎骨的对应关系

？ 想一想10-1

为什么临床上腰椎穿刺常在第 3、4 或第 4、5 腰椎之间进行？

答案解析

表 10 - 1 脊髓节段与椎骨的对应关系

脊髓节段	对应椎骨	推算举例
上颈髓 $C_{1~4}$	与同序数椎骨同高	C_3 对第 3 颈椎
下颈髓 $C_{5~8}$ 上胸髓 $T_{1~4}$	较同序数椎骨高 1 个椎骨	C_7 对第 6 颈椎 T_4 对第 3 胸椎
中胸髓 $T_{5~8}$	较同序数椎骨高 2 个椎骨	T_6 对第 4 胸椎
下胸髓 $T_{9~12}$	较同序数椎骨高 3 个椎骨	T_{11} 对第 8 胸椎
腰髓 $L_{1~5}$	平对第 10 ~ 12 胸椎	
骶髓 $S_{1~5}$ 和尾髓 C_0	平对第 12 胸椎和第 1 腰椎	

(三) 脊髓的内部结构

在脊髓横切面的中央有中央管，纵贯脊髓全长，内含脑脊液。中央管周围有略呈 "H" 状的灰质，灰质的周围是白质。每侧灰质的前部扩大称前角，后部狭长称后角。前、后角之间的区域为中间带。在胸髓和腰髓（$T_1 ~ L_3$）的前、后角之间，有向外侧突出的侧角。连接两侧灰质的横行部分称灰质连合。白质借脊髓表面的纵沟分为 3 个索：前正中裂与前外侧沟之间为前索，前、后外侧沟之间为外侧索，后外侧沟与后正中沟之间为后索。在中央管前方，左、右前索间有横越的纤维，称白质前连合（图 10 - 4，图 10 - 7）。

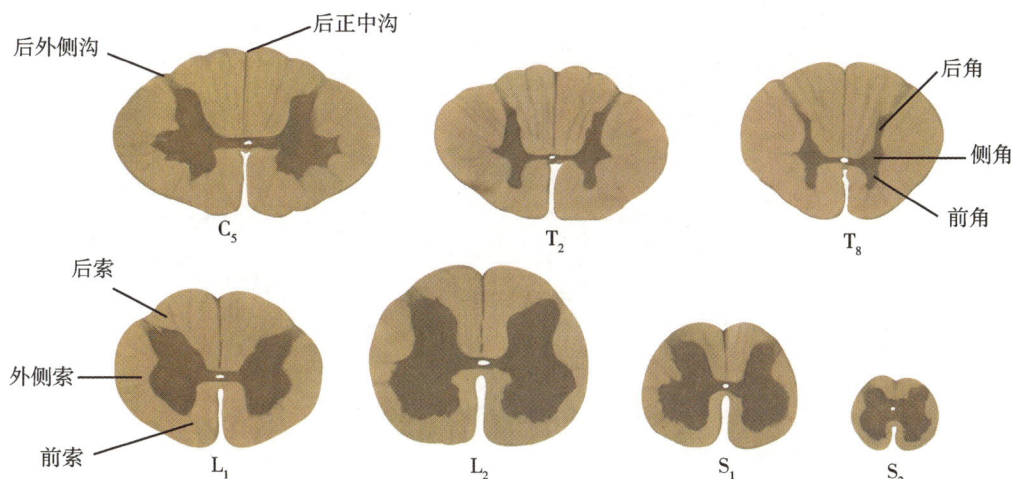

图 10 - 6 脊髓各部的横切面

1. 灰质

（1）前角　也称前柱，内含躯体运动神经元，其轴突自前外侧沟穿出，组成脊神经前根，支配躯干和四肢的骨骼肌。

（2）后角　又称后柱，内含联络神经元，接受后根的传入纤维。

（3）侧角　又称侧柱，仅见于 $T_1 ~ L_3$ 脊髓节段，内含交感神经元，是交感神经的低级中枢，其轴突随前根出椎管，构成交感神经的节前纤维。

（4）骶副交感核　仅见于第 2 ~ 4 骶髓节段，内含副交感神经元，是副交感神经的低级中枢，其轴突随前根出椎管，构成副交感神经的节前纤维。

2. 白质　主要由密集的纵行纤维束构成，有上行和下行两种，主要联系脑和脊髓（图 10 - 6）。此外，还有联系脊髓各节段的上升、下降纤维，它们紧靠灰质周围排列，称固有束，其功能是参与脊髓节段间的反射活动。

（1）上行纤维束

1）薄束和楔束：位于后索，薄束在内侧，楔束在外侧，均由脊神经节神经元的中枢突组成。薄束的纤维来自 T_5 以下，楔束的纤维来自 T_4 以上。功能是传导躯干和四肢的意识性本体感觉（肌、腱、关节的位置觉、运动觉和振动觉）和精细触觉（辨别两点间的距离和物体的纹理粗细）。

2）脊髓丘脑束：位于外侧索和前索，将来自躯干和四肢的痛、温、触压觉冲动传入脑。

3）脊髓小脑后束和脊髓小脑前束：位于外侧索边缘，传导躯干和四肢的非意识性本体感觉至小脑。

（2）下行纤维束

1）皮质脊髓束：纤维起自大脑皮质的躯体运动中枢，下行至脊髓灰质前角的运动神经元。在延髓的锥体交叉处，大部分纤维交叉至对侧形成皮质脊髓侧束，小部分不交叉的纤维形成皮质脊髓前束，分别下行于外侧索和前索中。主要功能是支配躯干和四肢骨骼肌的随意运动。

2）其他下行纤维束：红核脊髓束位于外侧索，前庭脊髓束位于前索，网状脊髓束起自脑干的网状结构，在前索和外侧索中下行。以上三束与骨骼肌张力和运动协调有关。

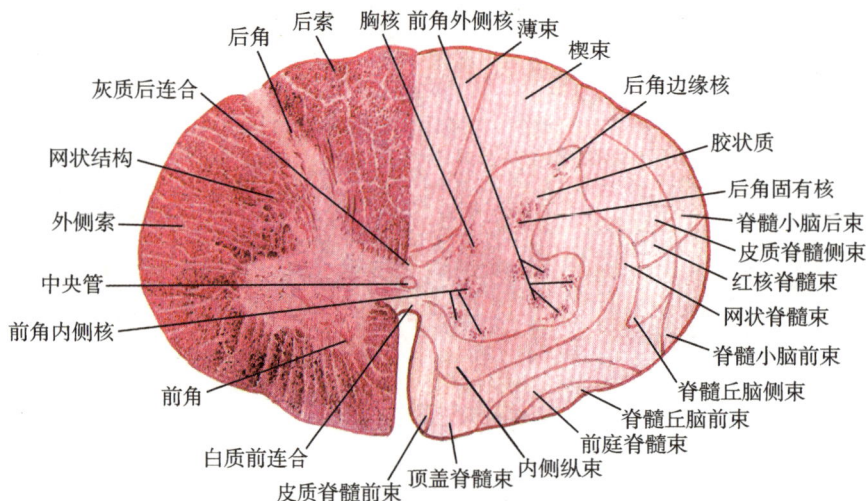

图 10-7　脊髓的横切面示意图

（四）脊髓的功能

1. 传导功能　脊髓内上、下行的纤维束是神经冲动传导的主要结构。因此，脊髓是脑与躯干、四肢感受器、效应器发生联系的重要枢纽。

2. 反射功能　脊髓的反射功能是对内、外刺激所产生的不随意性反应。脊髓内有多种反射中枢，如膝反射的中枢位于 $L_{2~4}$ 节段，排便中枢在骶髓，血管舒缩中枢在脊髓侧角。

👁 看一看

脊髓损伤的类型

脊髓全横断指脊髓完全横断，横断平面以下感觉和运动全部丧失，反射消失，称脊髓休克。数周或数月后，各种反射可逐渐恢复，但断面以下的感觉和运动功能不能恢复。

脊髓半横断指外伤、肿瘤、脊髓空洞症等可导致的脊髓损伤。典型脊髓半横断的临床表现为薄束、楔束损伤导致同侧损伤平面以下躯干和四肢本体感觉障碍，脊髓丘脑束损伤导致损伤平面以下对侧痛、温觉障碍，皮质脊髓束损伤导致损伤平面以下同侧躯干和四肢骨骼肌中枢性瘫。

脊髓前角受损主要伤及前角运动神经元，表现为受损神经元所支配的骨骼肌呈弛缓性瘫痪，肌张力低下，腱反射消失，肌萎缩，无病理反射，感觉无异常，如脊髓灰质炎。

二、脑

脑位于颅腔内，分为端脑、间脑、中脑、脑桥、延髓和小脑 6 部分（图 10 - 8）。通常把中脑、脑桥和延髓合称脑干。

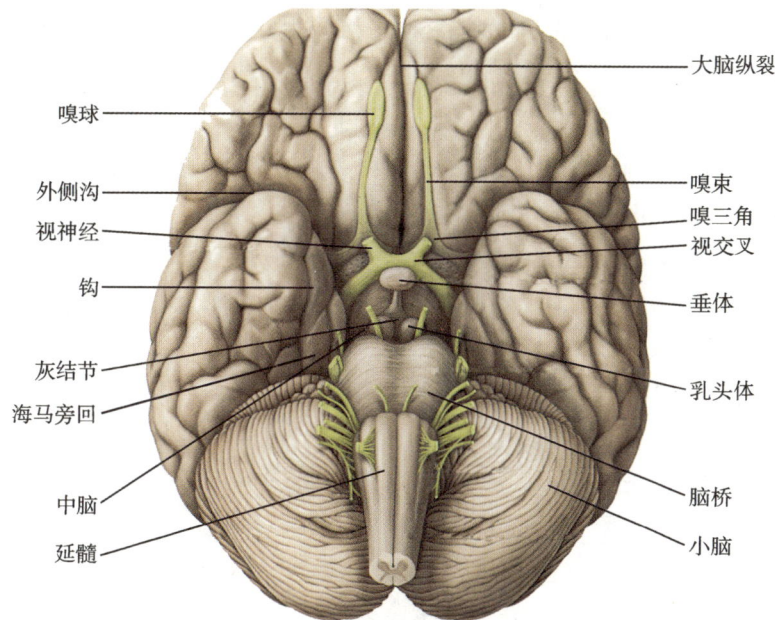

图 10 - 8 脑的底面

（一）脑干

自上而下依次是中脑、脑桥和延髓，上接间脑，下续脊髓，背连小脑。脑桥、延髓和小脑之间的腔隙为第四脑室（图 10 - 9）。

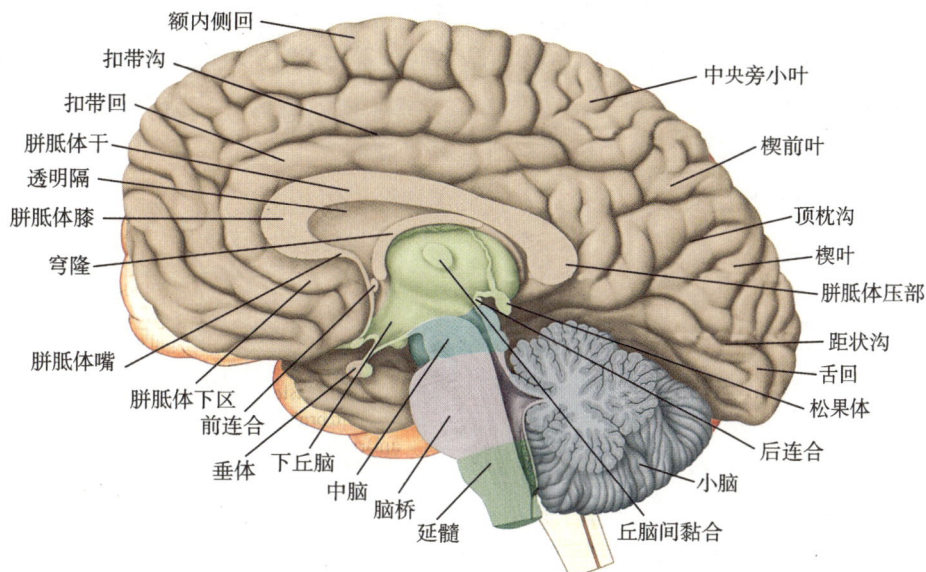

图 10 - 9 脑的正中矢状切面

1. 脑干的外形

（1）腹侧面　延髓上宽下窄，表面有与脊髓相续的同名沟、裂。前正中裂两侧各有一个锥形隆起，称锥体。锥体下端有左、右纤维相互交叉，称锥体交叉。锥体外侧有呈椭圆形隆起的橄榄。锥体与橄榄间的前外侧沟内有舌下神经根出脑。在橄榄背侧，自上而下依次是舌咽神经、迷走神经和副神经根（图 10－10）。脑桥的腹侧面宽阔而膨隆，称基底部。基底部正中有一纵行的基底沟，沟内有基底动脉通过；基底部向两侧逐渐变细形成小脑中脚，与背侧的小脑相连。基底部与小脑中脚移行处有三叉神经根附着。脑桥的上缘与中脑相接，下缘借延髓脑桥沟与延髓分开，沟中自内侧向外侧依次有展神经、面神经和前庭蜗神经根附着。中脑的腹侧面有一对柱状结构，称大脑脚。两脚之间的凹窝称脚间窝，动眼神经由此穿出。

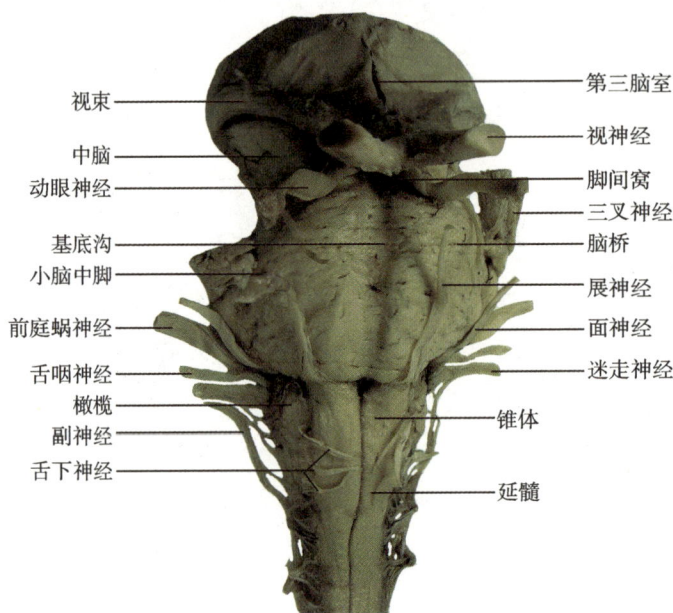

图 10－10　脑干腹侧面

（2）背侧面　延髓背侧面下半部形似脊髓，其后正中沟两侧各有一对隆起，内侧的称薄束结节，外侧的称楔束结节，深面分别有薄束核和楔束核。楔束结节外上方的粗大纤维束称小脑下脚。延髓上部和脑桥共同形成菱形窝（图 10－11），又称第四脑室底。菱形窝中部有横行的髓纹，为脑桥和延髓的分界。菱形窝中线有正中沟，将其分为左、右两半，每侧又被纵行的界沟分为内、外侧两部分。内侧为内侧隆起，外侧的三角区称前庭区。中脑的背面有两对隆起，上方的一对称上丘，与视觉反射有关；下方的一对称下丘，与听觉反射有关。下丘下方有滑车神经根附着。

练一练10-2

附着于脑干背侧面的脑神经根是

A. 动眼神经　　　B. 滑车神经　　　C. 三叉神经

D. 展神经　　　　E. 面神经

答案解析

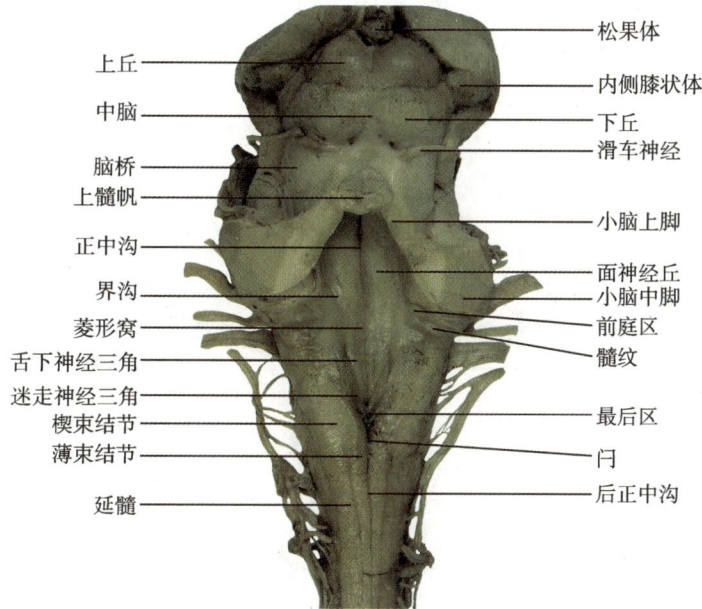

图 10 - 11　脑干背侧面

（3）第四脑室　位于脑桥、延髓和小脑之间，由菱形窝和第四脑室顶构成（图 10 - 12）。第四脑室向上经中脑水管通第三脑室，向下经延髓中央管通脊髓中央管，并借第四脑室正中孔和第四脑室由左、右外侧孔与蛛网膜下隙相通。

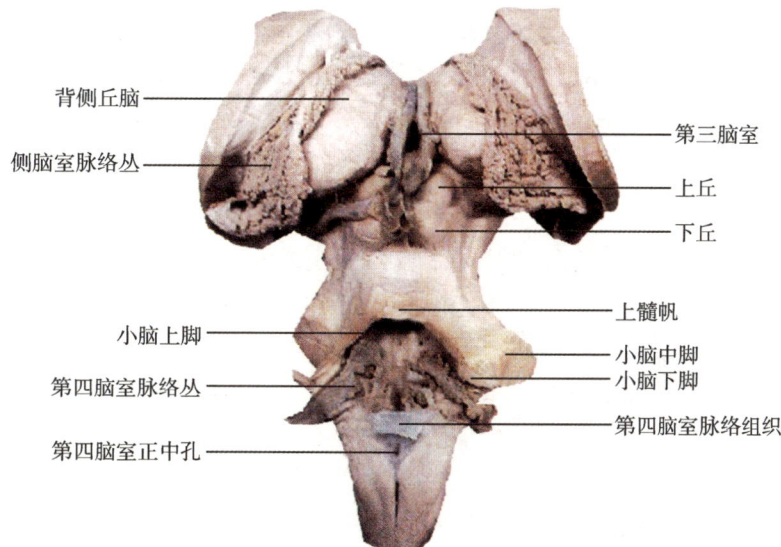

图 10 - 12　第四脑室

2. 脑干的内部结构　脑干的内部结构包括灰质、白质和网状结构。与脊髓相比有以下特征：①与脑神经相连的灰质不再呈连续的柱状，而是分段聚合成彼此独立的神经核。②延髓上部的中央管向后敞开成为菱形窝，致使在脊髓呈腹背侧分布的灰质变成内外侧分布，即界沟内侧为运动神经核，外侧为感觉神经核。在脊髓呈内、外排列的灰质和白质在脑干内大部分变成了背腹排列。③许多纤维束在脑干内交叉传导，打乱了灰质、白质的界线。

（1）脑干的灰质　脑干内的灰质可分为脑神经核和非脑神经核两部分。

脑神经核是脑神经的发起核或终止核。第 3～12 对脑神经的核都位于脑干内，位置基本与其连脑部位一致。脑神经核按功能不同可分为 4 类（图 10 − 13），自内侧向外侧分别是躯体运动核、内脏运动核、内脏感觉核和躯体感觉核。非脑神经核即中继核，主要有薄束核和楔束核（图 10 − 14），与本体感觉和精细触觉的传导有关。

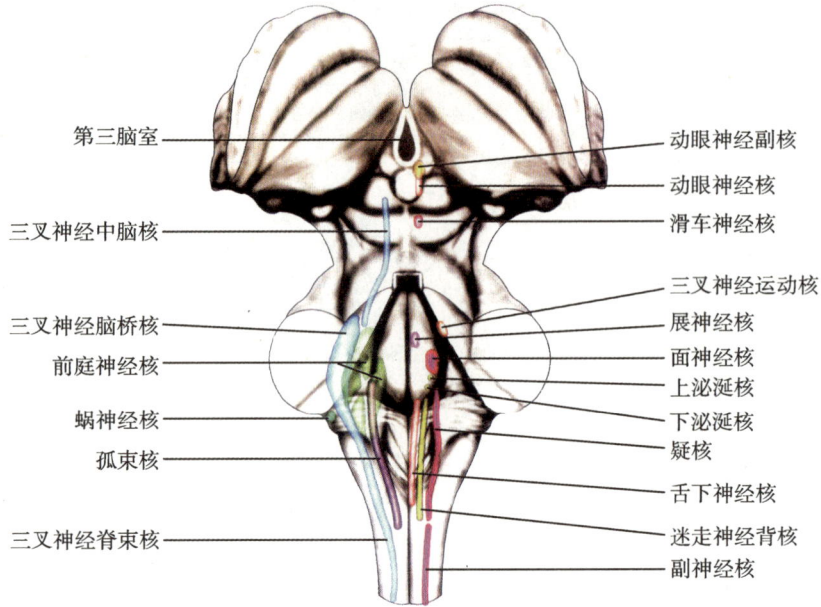

图 10 − 13　脑神经核在脑干背侧面的投影

图中标注（左侧）：第三脑室、三叉神经中脑核、三叉神经脑桥核、前庭神经核、蜗神经核、孤束核、三叉神经脊束核

图中标注（右侧）：动眼神经副核、动眼神经核、滑车神经核、三叉神经运动核、展神经核、面神经核、上泌涎核、下泌涎核、疑核、舌下神经核、迷走神经背核、副神经核

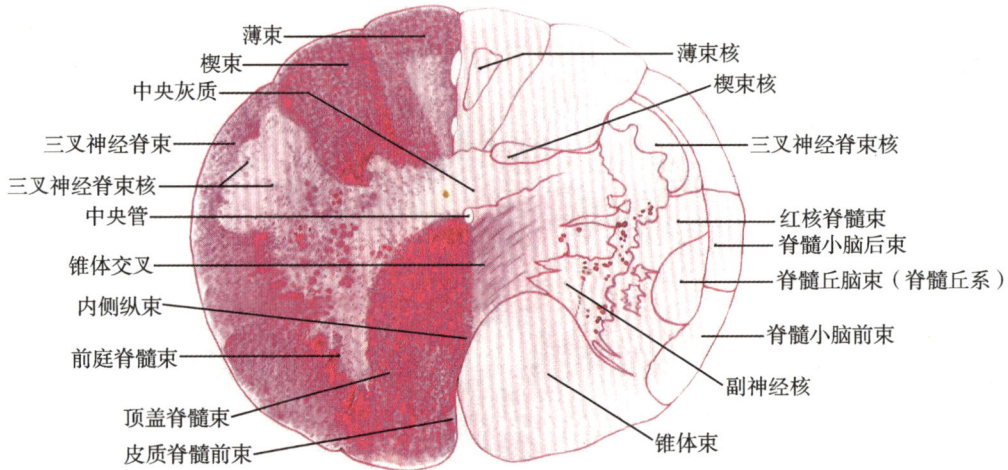

图 10 − 14　延髓的水平切面（经椎体交叉平面）

图中标注（左侧）：薄束、楔束、中央灰质、三叉神经脊束、三叉神经脊束核、中央管、锥体交叉、内侧纵束、前庭脊髓束、顶盖脊髓束、皮质脊髓前束

图中标注（右侧）：薄束核、楔束核、三叉神经脊束核、红核脊髓束、脊髓小脑后束、脊髓丘脑束（脊髓丘系）、脊髓小脑前束、副神经核、锥体束

（2）脑干的白质

1）上行纤维束：内侧丘系由薄束核和楔束核发出的纤维呈弓状走向中央管的腹侧，在正中线与对侧的纤维交叉，称内侧丘系交叉，交叉后的纤维折而上行形成内侧丘系，终于背侧丘脑腹后外侧核。传导对侧躯干、四肢的本体感觉和精细触觉。脊髓丘系也称脊髓丘脑束，脊髓内的脊髓丘脑前束和侧束上升至延髓中部合并后称脊髓丘系，终于背侧丘脑腹后外侧核。传导对侧躯干、四肢的痛温觉和粗触觉。三叉丘系由三叉神经脑桥核和三叉神经脊束核发出的纤维交叉到对侧上行，组成三叉丘系，终于背侧丘脑腹后内侧核。传导对侧头面部的痛温觉和触压觉。外侧丘系由蜗神经核发出的纤维大部分在脑桥中、下部交叉到对侧后折行向上，形成外侧丘系，终于间脑的内侧膝状体，传导双侧听觉。

2）下行纤维束：锥体束是大脑皮质控制随意运动的下行纤维束，包括皮质核束和皮质脊髓束。前者在脑干内下行过程中，陆续发出纤维止于脑神经运动核；后者经脑干下行至脊髓，止于脊髓前角运动神经元。

（3）脑干的网状结构　脑干内除边界清晰的神经核团和纤维束外，还有纵横交错成网的纤维，其间散在有大小不等的神经细胞群，这些区域称网状结构。网状结构是进化上较古老的部分，其细胞为多突触联系，可接受各种感觉信息，其传出纤维可直接或间接到达中枢神经系统的各个部分。

3. 脑干的功能

（1）传导功能　联系大脑皮质、小脑和脊髓的上行、下行纤维束都经过脑干。因此，脑干是大脑皮质联系脊髓和小脑的重要通路。

（2）反射功能　脑干内具有多个反射活动的低级中枢，如延髓内有调节呼吸运动和心血管活动的"生命中枢"，若损伤可危及生命。此外，脑干内还有呕吐反射、角膜反射和瞳孔反射等反射的中枢。

? 想一想10-2

为什么脑干损伤是一种死亡率极高的致命脑损伤？

答案解析

（3）网状结构　是中枢神经系统的整合中心，能维持大脑皮质的觉醒，调节肌张力和内脏活动，促进睡眠发生，参与脑的学习和记忆。

👁 看一看

觉醒的维持

经脑干上行的特异性感觉传导束都向脑干的网状结构发出侧支，与多个神经元形成多突触联系，经多次更换神经元后，止于背侧丘脑的非特异性核团，后者发出纤维弥散地投射到大脑皮质的广泛区域，这种非特异性的上行投射系统称脑干网状结构的上行激动系统。这一系统失去了传导的专一性和定位性，其功能主要是维持和调整大脑皮质的兴奋性，使之保持觉醒状态。当上行激动系统受到损伤或阻断时，机体将处于昏睡状态。

（二）间脑

间脑位于中脑和端脑之间，背面和两侧均被大脑半球所掩盖，仅腹侧下丘脑部分露于脑底。间脑可分为背侧丘脑、上丘脑、后丘脑、底丘脑和下丘脑5部分。间脑内部的矢状位狭窄间隙称第三脑室（图10-15）。

1. 背侧丘脑　又称丘脑，为一对卵圆形的灰质团块，借丘脑间黏合相连，前端称丘脑前结节，后端称丘脑枕。背侧丘脑内部有一自外上斜向内下的"Y"形白质板，称内髓板，将背侧丘脑分为前核群、内侧核群和外侧核群（图10-16）。外侧核群腹侧部的后份称腹后核，腹后核又分为腹后内侧核和腹后外侧核。腹后内侧核接受三叉丘系和味觉纤维，腹后外侧核接受内侧丘系和脊髓丘系的纤维。腹后核发出的纤维投射到大脑皮质中央后回的感觉中枢。

2. 上丘脑　位于第三脑室顶部的周围，包括髓纹、缰三角和松果体等。

3. 后丘脑　位于丘脑枕的下方，包括内侧膝状体和外侧膝状体。前者借下丘臂连于下丘，为听觉反射中枢；后者借上丘臂连于上丘，为视觉反射中枢。

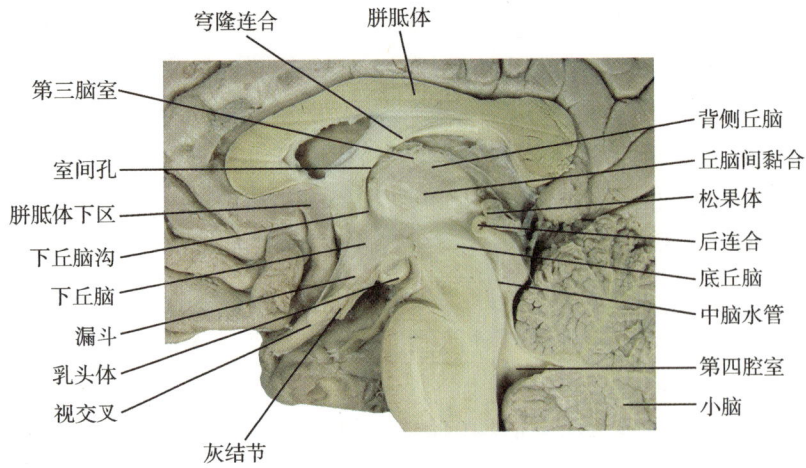

图 10 - 15　间脑的正中矢状面

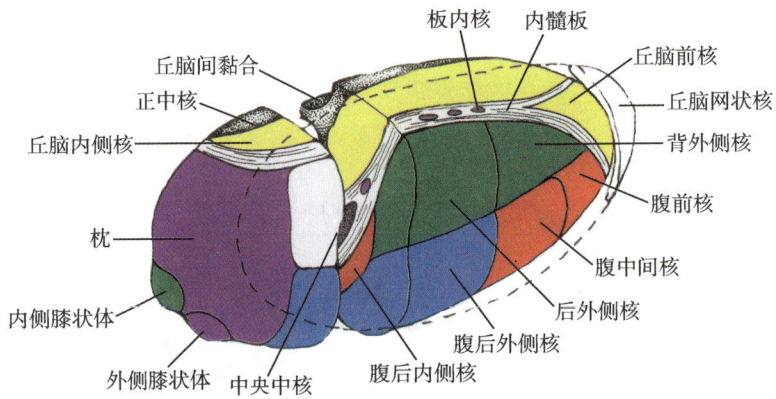

图 10 - 16　背侧丘脑核团立体示意图（右侧）

4. 下丘脑　位于丘脑的前下方，构成第三脑室的下壁和侧壁的下部，包括视交叉、灰结节、乳头体、漏斗和垂体等结构（图 10 - 17）。

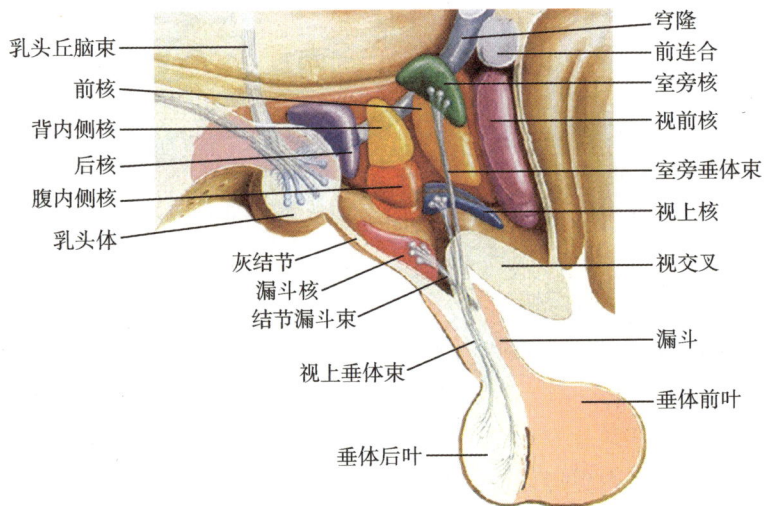

图 10 - 17　下丘脑示意图

视交叉前续视神经，向后移行为视束。灰结节位于视交叉的后方，向前下移行为漏斗，漏斗的末端与垂体相连，垂体属内分泌腺。乳头体是灰结节后方的一对隆起，与内脏活动有关。下丘脑中含有多个核群，重要的有视上核和室旁核。视上核位于视交叉的上方，分泌加压素，具有调节水盐代谢的作用；室旁核位于第三脑室的侧壁，分泌催产素。视上核和室旁核分泌的激素，各经其核内神经元的轴突输送至垂体后叶，释放入血液而发挥作用。此外，下丘脑还发出下行纤维，直接或间接到达脑干的内脏运动核和脊髓侧角的交感神经元及骶副交感核，借此调节内脏活动。

下丘脑是神经内分泌中枢，通过与垂体间的纤维联系将神经调节和体液调节融为一体。下丘脑还是皮质下调控内脏活动的高级中枢，参与调节体温、摄食、生殖、水盐平衡和内分泌活动，也参与情绪的调节。

5. 底丘脑　为间脑和中脑的移行区。

6. 第三脑室　是位于背侧丘脑和下丘脑之间的一个矢状位裂隙。前方借室间孔与两个侧脑室相通，向后经中脑水管通第四脑室。

（三）小脑 e 微课3

小脑位于颅后窝内，在脑桥和延髓的背侧（图10 – 18）。

1. 小脑的外形　小脑上面平坦，前、中 1/3 交界处有一略呈"V"形的深沟，称原裂。两侧部膨大，称小脑半球；中间部缩细，称小脑蚓。下面膨隆，靠近延髓的部分较突出，称小脑扁桃体。

小脑扁桃体紧靠枕骨大孔，当颅内压突然增高时，可被挤压而嵌入枕骨大孔内，压迫延髓，危及生命，临床上称为小脑扁桃体疝或枕骨大孔疝。

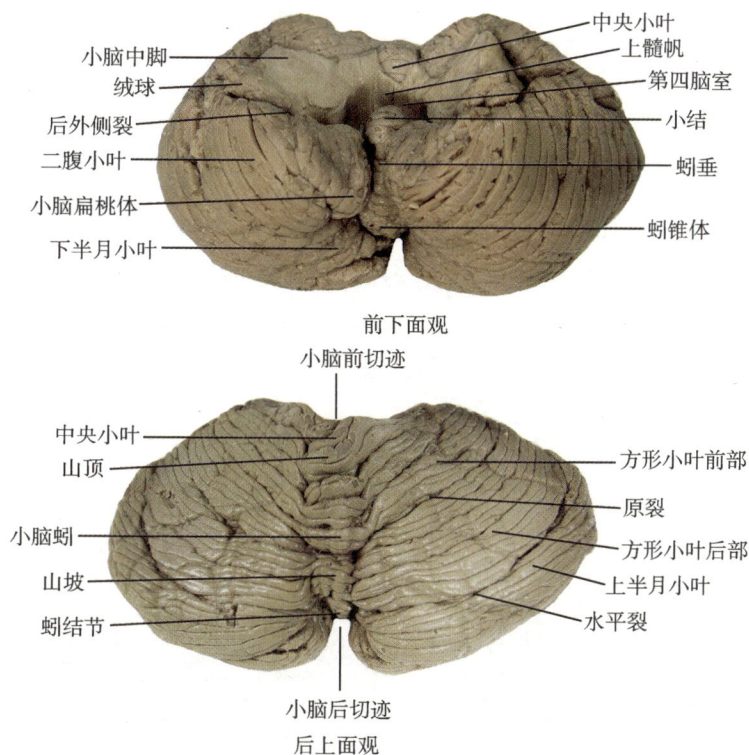

前下面观

后上面观

图 10 – 18　小脑的外形

2. 小脑的分叶　根据小脑的发生、功能和纤维联系，可分为 3 个叶。

（1）绒球小结叶　位于小脑下面的最前部，包括半球上的绒球和小脑蚓前端的小结，其间以绒球脚相连。因在发生上最古老，称原（古）小脑，其纤维主要与脑干前庭神经核联系，所以又称前庭小脑。

（2）前叶　包括小脑上面原裂以前的部分和小脑下面的蚓垂、蚓锥体，因在发生上晚于绒球小结叶，又称旧小脑。主要接受来自脊髓的信息，又称脊髓小脑。

（3）后叶　位于原裂以后的部分，占小脑的大部分。在进化中出现最晚，故称新小脑。主要接受大脑皮质经脑桥核中继后的信息，又称大脑小脑。

3. 小脑的内部结构 小脑的灰质位于表层，称小脑皮质。皮质深面的白质称小脑髓质。髓质深部的 4 对灰质核团，称小脑核，包括齿状核、顶核、栓状核和球状核（图 10-19）。其中齿状核最大，位于小脑半球的中心部，接受新小脑皮质的纤维，是小脑传出纤维的主要发起核。

4. 小脑的功能 主要是维持身体平衡、调节肌张力和协调肌肉的运动。小脑蚓的主要功能是维持躯体的平衡，该部损伤时，患者身体平衡功能障碍，表现为站立不稳，步态蹒跚。小脑半球的主要功能是调节肌张力，协调运动中各肌群的动作。因此，

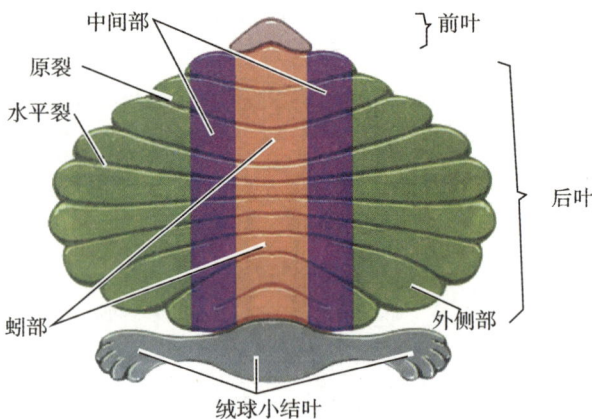

图 10-19 小脑分叶示意图

小脑半球受损时，患者表现为同侧肌张力降低、腱反射减弱和共济运动失调，如指鼻试验阳性等。

（四）端脑 📱 微课 4

端脑又称大脑，分左、右两个半球，是脑的最高级部分。大脑半球和小脑之间有大脑横裂。两侧大脑半球之间纵行的深裂，称大脑纵裂，其底部有连接左、右两个半球的白质板，称胼胝体。

1. 外形和分叶 大脑半球表面凹凸不平，凹陷处称大脑沟，相邻大脑沟之间隆起的部分称大脑回。大脑半球可分为内侧面、上外侧面和下面。借助表面 3 条重要的大脑沟，大脑半球还可分为 5 个叶，即额叶、顶叶、颞叶、枕叶和岛叶。

外侧沟起于半球下面，先行向前外经半球下缘折向后上，行于半球上外侧面。中央沟自半球上缘中点稍后方斜行向前下，上端延伸至半球内侧面。顶枕沟位于半球内侧面，末端延伸至半球上外侧面。

外侧沟以上、中央沟之前为额叶。枕叶位于半球的后部，前界为顶枕沟与枕前切迹的连线。顶叶位于中央沟之后，枕叶的前方，下界为外侧沟的末端与枕叶前界中点的连线。颞叶位于外侧沟以下。岛叶略呈三角形，藏于外侧沟的深处（图 10-20，图 10-21，图 10-22）。

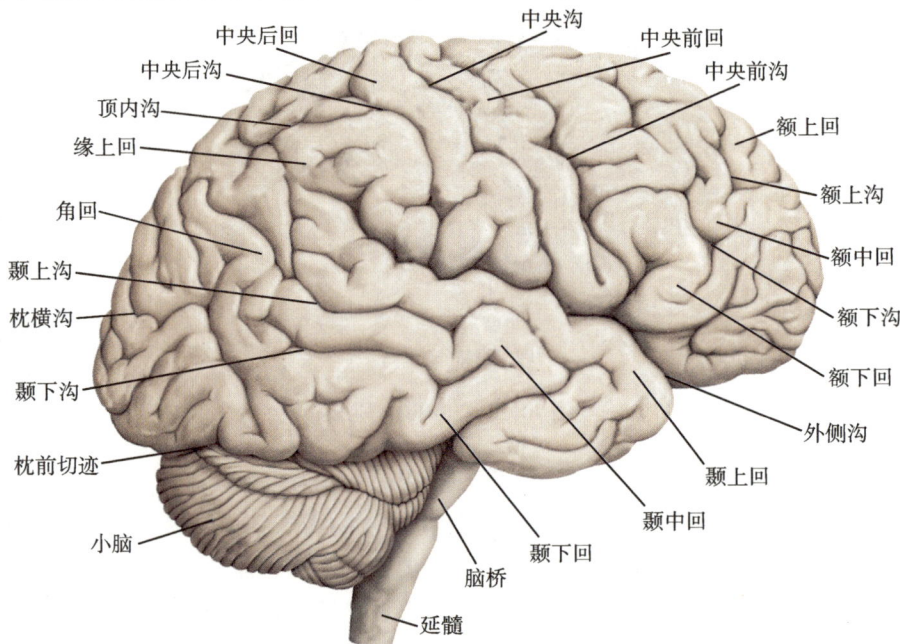

图 10-20 大脑半球上外侧面

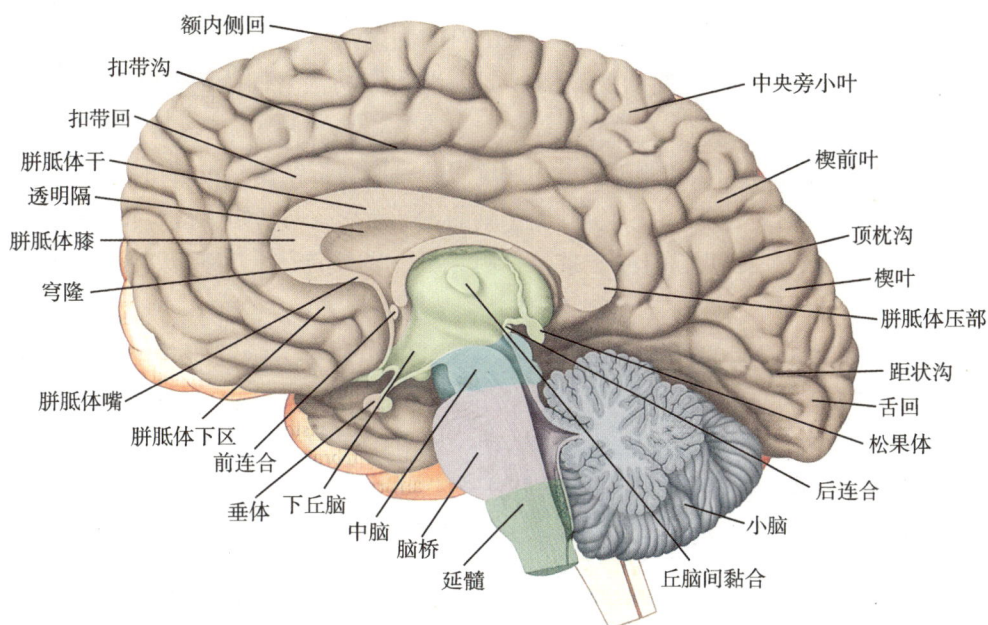

图 10 - 21 大脑半球内侧面

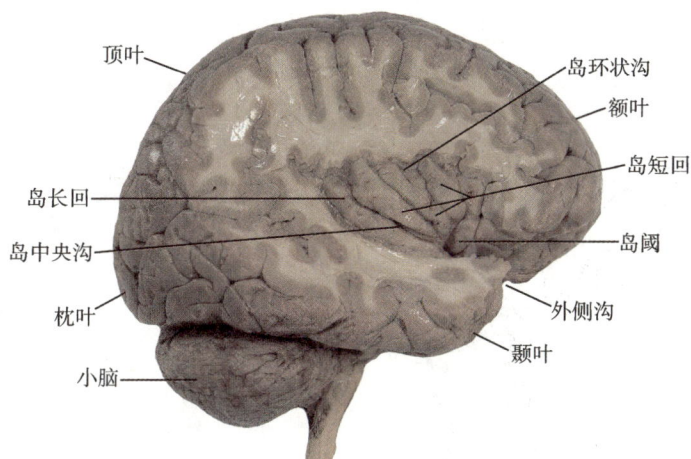

图 10 - 22 岛叶

2. 重要脑沟和脑回

（1）上外侧面 包括额叶、顶叶和颞叶。

1）额叶：位于外侧沟以上、中央沟之前。中央沟前方有与之平行的中央前沟，两沟之间为中央前回。由中央前沟向前有两条接近水平方向的沟，分别称额上沟和额下沟，将中央前沟以前的额叶分为额上回、额中回和额下回。

2）顶叶：位于中央沟之后、枕叶之前。中央沟后方有与之平行的中央后沟，两沟之间为中央后回。中央后沟的后方，有与半球上缘平行的顶内沟，它将除中央后回以外的顶叶分为顶上小叶和顶下小叶。顶下小叶内有外侧沟末端的缘上回和颞上沟末端的角回。

3）颞叶：位于外侧沟以下。颞叶内有与外侧沟大致平行的颞上沟和颞下沟，将颞叶分成颞上回、颞中回及颞下回。颞上回翻入外侧沟内的横行脑回称颞横回。

（2）内侧面 大脑半球内侧面中部可见胼胝体的纵切面。胼胝体上方的沟称胼胝体沟，此沟绕过胼胝体后端向下移行为海马沟。胼胝体沟的上方有与之平行的扣带沟。扣带沟与胼胝体沟之间是扣带回。扣带沟的上方有中央旁小叶，是中央前、后回在内侧面的延续。内侧面后部的枕叶上有前后走向的距状沟。距状沟的下方，有前后方向的侧副沟。侧副沟和海马沟之间为海马旁回，其前端弯曲向后呈钩形，称钩。

在大脑半球内侧面，胼胝体周围和侧脑室下角底壁可见一圆弧形结构，包括扣带回、海马旁回和被挤入侧脑室下角的其他脑回，合称边缘叶。边缘叶属于脑的古老系统，与情绪、行为和内脏活动有关。

（3）下面 额叶下面有一条纵行的白质带，称嗅束，其前端膨大，称嗅球，与嗅神经相连。嗅束后端扩大为嗅三角。

3. 内部结构 大脑半球表层的灰质称大脑皮质，深部的白质称大脑髓质，位于髓质深部的灰质团块称基底核。半球内部的室腔称侧脑室。

（1）大脑皮质的功能定位 大脑皮质是人体运动、感觉的最高级中枢和语言、思维活动的物质基础。机体各种功能活动的最高级中枢在大脑皮质上具有明确的定位。

1）躯体运动区：主要位于中央前回和中央旁小叶的前部，管理对侧半身的骨骼肌运动，身体各部在运动区形成倒立的人体投影（头面部正立）。即中央前回的下部管理头面部的运动，中部与躯干和上肢的运动有关，上部及中央旁小叶的前部则管理下肢的运动（图10-23）。身体各部代表区的大小与该部运动的灵巧和精细程度成正比。

2）躯体感觉区：主要位于中央后回和中央旁小叶的后部。它接受来自对侧半身的浅、深感觉冲动，也形成一个倒立的人体投影（头面部正立）。即头面部的感觉冲动投射到中央后回的下部，躯干和四肢的感觉冲动投射到中央后回的中、上部和中央旁小叶的后部（图10-24）。身体各部投射区面积的大小与该部感觉的敏感程度成正比。

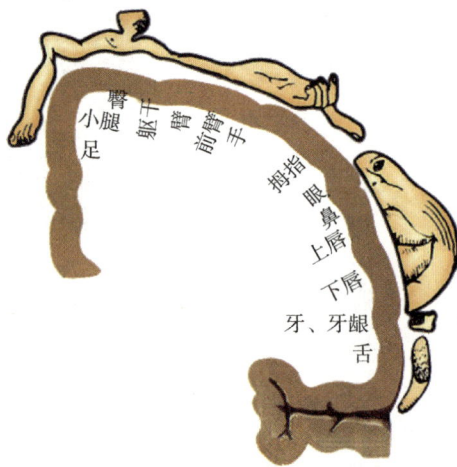

图10-23 人体各部在躯体运动中枢的定位

图10-24 人体各部在躯体感觉中枢的定位

3）视区：位于枕叶内侧面，距状沟两侧的皮质。

4）听区：位于颞横回。

5）语言区：左侧大脑半球是语言"优势半球"。语言中枢包括听话、说话、阅读、书写4个中枢。

听话中枢（听觉性语言中枢）位于颞上回后部。此区受损，听觉无障碍，有说话能力，但不能理解他人的语言，称感觉性失语症。

说话中枢（运动性语言中枢）位于额下回后部。此区损伤，发音正常，但不能将音节、词组等组成有意义的语言，称运动性失语症。

阅读中枢（视觉性语言中枢）位于角回。此区受损后，视觉虽无障碍，但不能理解文字符号，称失读症。

书写中枢位于额中回后部。若此部受损，手虽能运动，但丧失了书写文字符号的能力，称失写症。

（2）基底核　包括尾状核、豆状核、杏仁体和屏状核。豆状核与尾状核合称纹状体（图10-25）。

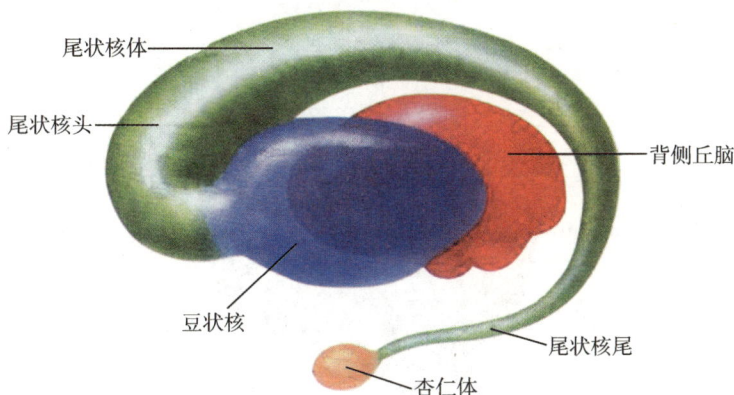

图10-25　基底核

1）尾状核：呈"C"形弯曲，分头、体、尾3部，环绕于背侧丘脑的背外侧，末端连有杏仁体。

2）豆状核：位于背侧丘脑的外侧，被穿行于其中的白质纤维分为3部，外侧部最大称壳，内侧两部合称苍白球。在种系发生上，苍白球更为古老，称旧纹状体，尾状核和壳称新纹状体。纹状体的主要功能是维持肌张力，协调肌群间的运动。

3）杏仁体：位于海马旁回的深面，连于尾状核尾部，与内脏活动、行为及内分泌有关。

4）屏状核：位于豆状核和岛叶之间，功能不明确。

（3）大脑髓质　大脑髓质的神经纤维可分为3种，即联络纤维、连合纤维及投射纤维。

1）联络纤维：联系同侧大脑半球各部之间的纤维。其中短纤维联系相邻脑回，称弓状纤维；长纤维联系各叶，如上纵束、下纵束、钩束等。

2）连合纤维：联系两侧大脑半球皮质的纤维，包括胼胝体和前连合等。胼胝体位于大脑纵裂底，连接两侧半球相应部位的皮质，在脑的正中矢状切面上，前部略呈钩状，后部粗厚弯向后下。胼胝体自前向后可分为嘴、膝、干、压部4部分，其纤维向两侧呈扇状散开，广泛联系两侧大脑半球。

3）投射纤维：联系大脑皮质与皮质下结构的上、下行纤维，这些纤维大部分经过内囊。

内囊是投射纤维形成的宽厚的白质板，位于背侧丘脑、尾状核与豆状核之间，在脑水平切面上，略呈"＞＜"形（图10-26），分前肢、膝和后肢3部分。内囊前肢位于豆状核与尾状核之间，主要有额桥束和丘脑前辐射通过。内囊后肢位于豆状核与背侧丘脑之间，主要有皮质脊髓束、丘脑中央辐射、视辐射和听辐射通过。前、后肢相交处称内囊膝，有皮质核束通过。内囊是上、下行投射纤维高度集中的区域，此处病灶即使不大，也可造成投射纤维传导阻断，导致严重的后果。一侧内囊损伤时，可出现对侧半身浅、深感觉障碍（偏感），对侧半身痉挛性瘫痪（偏瘫），患侧视野鼻侧偏盲和健侧视野颞侧偏盲（偏盲），即"三偏综合征"。

❓ **想一想10-3**

为什么一侧脑损伤会导致对侧肢体瘫痪？

答案解析

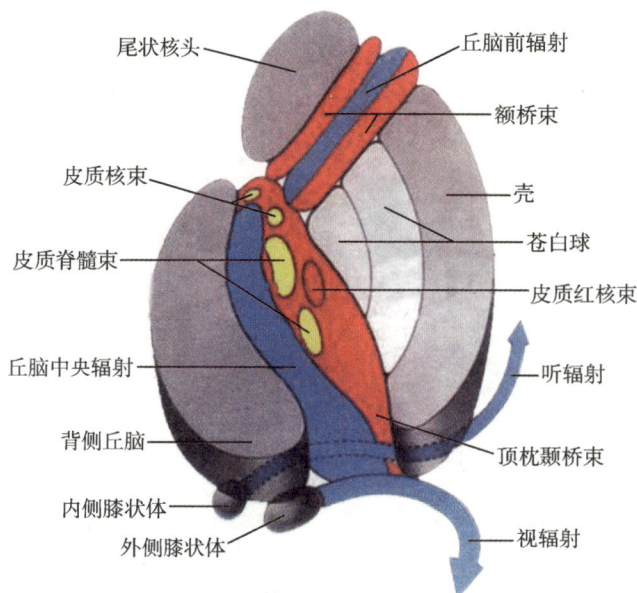

图 10 – 26　内囊示意图

（4）侧脑室　位于大脑半球内，左右各一，由位于顶叶内的中央部、伸入额叶的前角、伸入枕叶的后角和伸入颞叶的下角构成，前角有室间孔通第三脑室（图 10 – 27）。

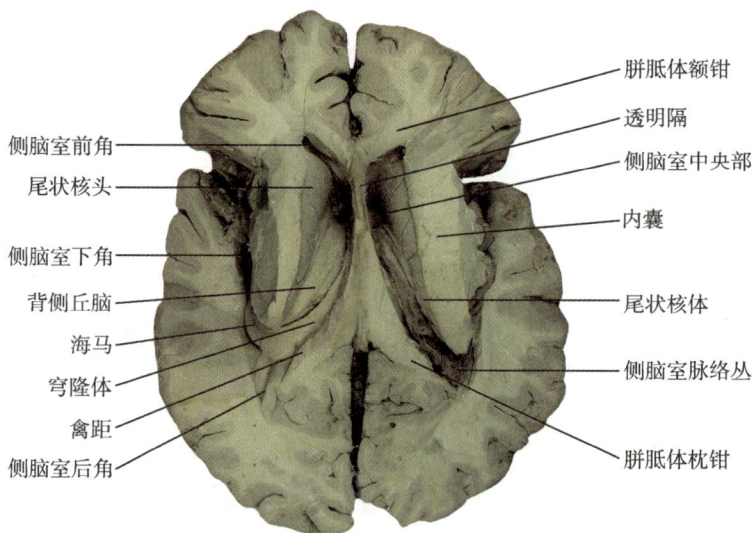

图 10 – 27　侧脑室（上面观）

三、脑和脊髓的传导通路

神经系统的传导通路是指从感受器到大脑皮质中枢，或从大脑皮质中枢到效应器之间传导神经冲动的途径。其中，将感觉冲动从感受器传到大脑皮质中枢的称感觉（上行）传导通路；将运动冲动从大脑皮质传到效应器的称运动（下行）传导通路。

（一）感觉传导通路

1. 躯干、四肢意识性本体感觉和精细触觉传导通路　本体感觉又称深感觉，指肌、腱、关节等处的位置觉、运动觉和振动觉。该通路还传导皮肤的精细触觉（辨别两点间距离和物体的纹理粗细等）。

其由 3 级神经元组成（图 10 - 28）。

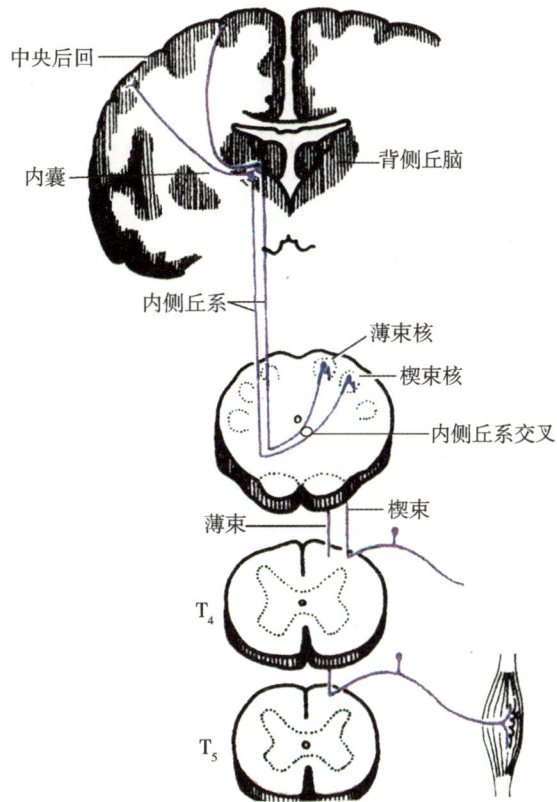

图 10 - 28　躯干、四肢本体感觉和精细触觉传导通路

第 1 级神经元胞体位于脊神经节内。其周围突随脊神经分布于肌、腱、关节及皮肤的感受器，中枢突经脊神经后根进入脊髓后索组成薄束和楔束，上行至延髓，分别止于薄束核和楔束核。

第 2 级神经元胞体位于薄束核和楔束核内。其轴突组成纤维束交叉至对侧组成内侧丘系，上行止于背侧丘脑腹后外侧核。

第 3 级神经元胞体位于背侧丘脑腹后外侧核内。其轴突组成丘脑中央辐射（丘脑皮质束），经内囊后肢投射到中央后回的中、上部和中央旁小叶后部。

2. 躯干和四肢的痛温觉、粗触觉和压觉传导通路　此通路又称浅感觉传导通路，传导躯干、四肢的痛觉、温度觉、粗触觉和压觉，由 3 级神经元组成（图 10 - 29）。

第 1 级神经元胞体位于脊神经节内，其周围突分布于躯干和四肢皮肤的感受器，中枢突随脊神经后根进入脊髓后角。

第 2 级神经元胞体位于脊髓后角固有核内，其轴突组成的纤维交叉到对侧，组成脊髓丘脑束，上行至背侧丘脑腹后外侧核。

第 3 级神经元胞体位于背侧丘脑腹后外侧核内，其轴突发出丘脑中央辐射，经内囊后肢投射至中央后回的中、上部和中央旁小叶后部。

3. 头面部的痛温觉、粗触觉和压觉传导通路　此通路传导头面部皮肤和黏膜的感觉冲动，由三叉神经传入，主要由 3 级神经元组成（图 10 - 30）。

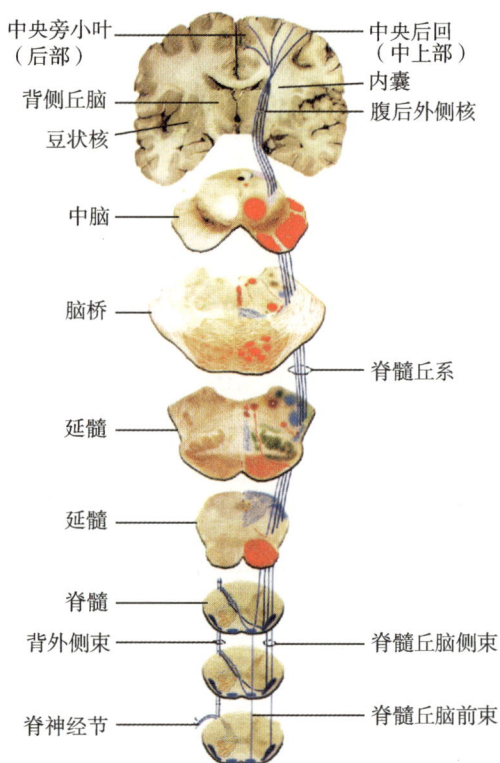

图 10-29 躯干、四肢浅感觉传导通路

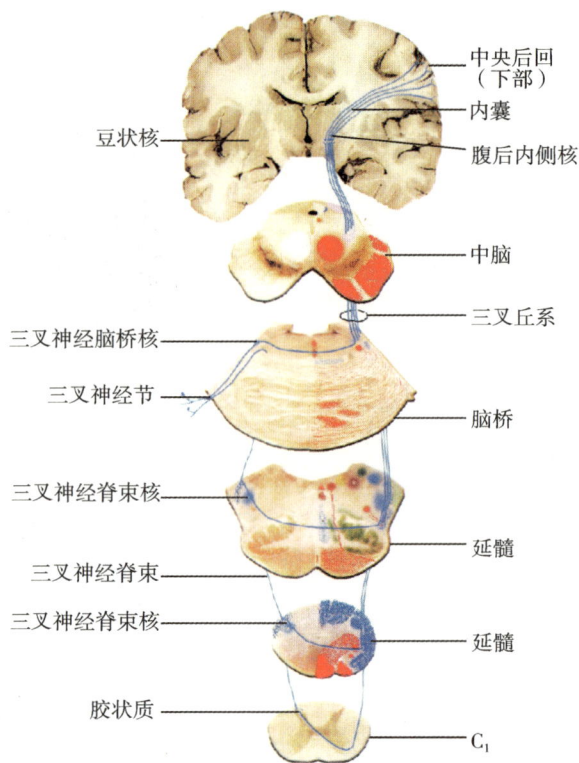

图 10-30 头面部浅感觉传导通路

第 1 级神经元胞体位于三叉神经节内，其周围突组成三叉神经感觉支，分布于头面部皮肤和口腔、鼻腔黏膜的感受器，中枢突经三叉神经感觉根入脑桥，止于三叉神经感觉核群。

第 2 级神经元胞体位于三叉神经感觉核群内，其纤维交叉至对侧组成三叉丘系，在内侧丘系的背侧上行，止于背侧丘脑腹后内侧核。

第 3 级神经元胞体位于背侧丘脑腹后内侧核内，发出纤维组成丘脑中央辐射，经内囊后肢投射到中央后回下部（图 10-30）。

4. 视觉传导通路及瞳孔对光反射通路

（1）视觉传导通路　视觉传导通路由 3 级神经元组成。

第 1 级神经元为视网膜的双极细胞，其周围突与视锥细胞和视杆细胞形成突触，中枢突与节细胞构成突触。

第 2 级神经元为节细胞，其轴突在视神经盘处集合成视神经，经视神经管入颅腔形成视交叉，后延续为视束。在视交叉中，来自双眼视网膜鼻侧半的纤维交叉，来自视网膜颞侧半的纤维不交叉。因此，每侧视束是由同侧视网膜颞侧半的纤维和对侧视网膜鼻侧半的纤维组成，视束的大部分纤维终止于外侧膝状体。

第 3 级神经元的胞体位于外侧膝状体内，其发出的纤维组成视辐射，经内囊后肢投射到枕叶距状沟两侧的皮质（图 10-31）。

（2）瞳孔对光反射通路　光照一侧瞳孔，引起双眼瞳孔都缩小的反应称瞳孔对光反射。其反射通路由光照射一侧视网膜开始，经视神经、视交叉至视束，视束部分纤维经上丘臂至顶盖前区，发出的纤维与两侧的动眼神经副核联系，动眼神经副核发出的副交感节前纤维经双侧动眼神经分别至同侧睫状神经节，节内发出的副交感节后纤维分布于瞳孔括约肌和睫状肌，调节瞳孔和晶状体。因此，当光照一侧时两侧瞳孔同时收缩。

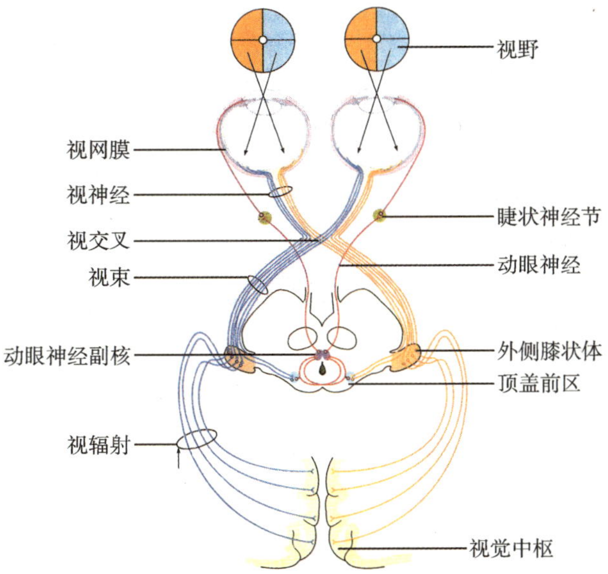

视野

视网膜
视神经
视交叉
视束

睫状神经节
动眼神经

动眼神经副核

外侧膝状体
顶盖前区

视辐射

视觉中枢

图 10 – 31 视觉传导通路与瞳孔对光反射通路

👁 看一看

视觉传导通路损伤的表现

视神经损伤：患眼全盲，直接对光反射消失、间接对光反射存在；健康眼直接对光反射存在、间接对光反射消失。

视交叉损伤：双眼颞侧视野缺损，对光反射正常。

视束及其以后部分损伤：双眼病灶对侧视野同向偏盲，对光反射正常。另外，动眼神经损伤患者视觉正常，但损伤侧直接、间接对光反射均消失，健侧对光反射正常。

（二）运动传导通路

运动传导通路管理骨骼肌的运动，包括锥体系和锥体外系两部分。

1. 锥体系 管理骨骼肌的随意运动，由上运动神经元和下运动神经元两级神经元组成。上运动神经元是位于大脑皮质中央前回和中央旁小叶前部的锥体细胞，其轴突组成下行纤维束，称锥体束。锥体束下行，经内囊至脑干和脊髓，其中下行至脊髓的纤维束称皮质脊髓束，止于脑干躯体运动核的纤维束称皮质核束。下运动神经元胞体位于脑干躯体运动核和脊髓灰质前角内，所发出的轴突分别加入脑神经和脊神经。

（1）皮质脊髓束 上运动神经元是中央前回上、中部和中央旁小叶前半部的锥体细胞，其轴突组成皮质脊髓束下行，经内囊后肢、脑桥基底部至延髓锥体。在锥体下端大部分纤维左、右交叉，形成锥体交叉，交叉后的纤维沿脊髓外侧索下行，形成皮质脊髓侧束，沿途发出侧支，逐节止于脊髓各节段的前角运动神经元，支配四肢肌。小部分未交叉的纤维在同侧脊髓前索内下行，形成皮质脊髓前束，该束一部分纤维在白质前连合交叉到对侧，支配躯干肌和四肢肌的运动；另一部分纤维始终不交叉，止于同侧前角运动神经元，支配躯干肌。因此，躯干肌是受两侧大脑皮质支配，而四肢肌只受对侧支配（图 10 – 32）。

（2）皮质核束 由中央前回下部的锥体细胞轴突组成，经内囊膝下行至脑干，大部分纤维止于双侧脑神经运动核，支配眼球外肌、咀嚼肌、睑裂以上面肌、胸锁乳突肌、斜方肌和咽喉肌等；小部分纤维止于对侧面神经核下部和舌下神经核，支配对侧睑裂以下面肌和舌肌（图 10 - 33）。

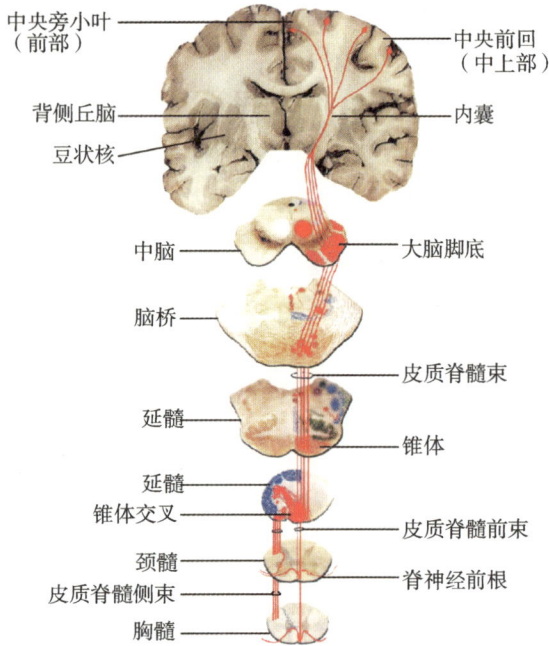

图 10 - 32　皮质脊髓束

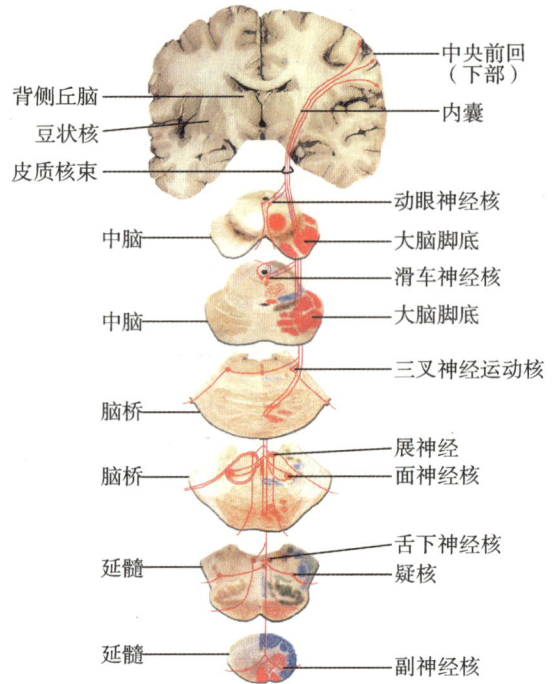

图 10 - 33　皮质核束与脑神经运动核的联系

一侧皮质核束受损，可导致对侧睑裂以下面肌和对侧舌肌瘫痪，表现为对侧鼻唇沟变浅或消失、口角低垂并向病灶侧偏斜、伸舌时舌尖偏向病灶对侧，称核上瘫（图 10 - 34，图 10 - 35）。一侧面神经核或面神经损伤可导致病灶侧面肌全瘫，表现为额横纹消失、不能闭眼、口角下垂、鼻唇沟消失等；一侧舌下神经受损，可导致病灶侧舌肌瘫痪，表现为伸舌时舌尖偏向病灶侧，称核下瘫（图 10 - 34，图 10 - 35）。

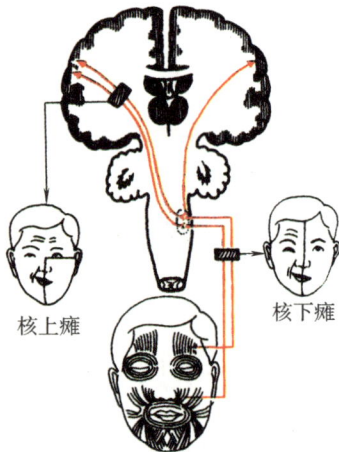

图 10 - 34　面肌瘫痪

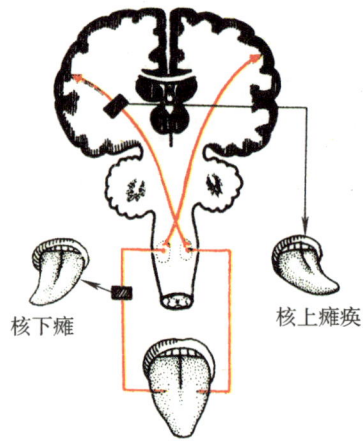

图 10 - 35　舌肌瘫痪

锥体系的任何部位损伤都可引起支配区的随意运动障碍，即瘫痪。上、下运动神经元损伤后虽都表现为瘫痪，但临床表现各不相同（表 10 - 2）。

表 10 - 2　上、下运动神经元损伤的区别

损伤部位	瘫痪类型	肌张力	腱反射	病理反射	早期肌萎缩
上运动神经元	痉挛性瘫（硬瘫、中枢性瘫）	增高	亢进	阳性	不明显
下运动神经元	弛缓性瘫（软瘫、周围性瘫）	降低	减弱或消失	阴性	明显

2. 锥体外系　是指锥体系以外的控制骨骼肌运动的神经传导通路。结构较复杂，包括大脑皮质、纹状体、背侧丘脑、红核、黑质、小脑、脑干网状结构及其纤维联系。其纤维起自大脑皮质中央前回以外的皮质，止于脊髓前角运动神经元和脑干躯体运动核。其主要功能是调节肌张力，协调肌群运动，以协助锥体系完成精细的随意运动。

四、脑和脊髓的被膜

脑和脊髓的表面包被有三层膜，由外向内依次是硬膜、蛛网膜和软膜。它们对脑和脊髓起保护和支持的作用。

（一）脊髓的被膜　🄴微课5

脊髓的被膜从外向内依次是硬脊膜、蛛网膜和软脊膜（图 10 - 36）。

1. 硬脊膜　是一层厚而且坚韧的致密结缔组织膜，包裹着脊髓。上端附于枕骨大孔的边缘，向上与硬脑膜相延续；下部在第 2 腰椎水平逐渐变细，包裹着马尾；末端附于尾骨。椎管内面的骨膜与硬脊膜之间的间隙称为硬膜外隙，此隙略呈负压，内含疏松结缔组织、脂肪、淋巴管及静脉丛，并有脊神经根通过，硬膜外隙与颅腔不相通。临床上进行硬膜外麻醉就是将药物注入此间隙，以阻滞脊神经根的神经传导。在椎间孔处，硬脊膜与脊神经的外膜相延续。

✎ 练一练10-3

临床上进行硬膜外麻醉是将药物注入

A. 硬膜下隙　　　　　　B. 硬膜外隙

C. 蛛网膜下隙　　　　　D. 终池

答案解析

2. 脊髓蛛网膜　位于硬脊膜与软脊膜之间半透明的薄膜，紧贴硬脊膜的内面，向上与脑蛛网膜相延续。硬脊膜与脊髓蛛网膜之间潜在的腔隙为硬膜下隙，脊髓蛛网膜与软脊膜之间的间隙为蛛网膜下隙，其间有许多的结缔组织小梁相连，并充满清亮的脑脊液。蛛网膜下隙的下部，自脊髓下端至第二骶椎水平处扩大，称为终池（terminal cistern），内有马尾，故临床上进行蛛网膜下隙穿刺通常选择在第三、四或第四、五腰椎之间，以抽取脑脊液或注入药物而不会伤及脊髓。脊髓蛛网膜下隙与脑蛛网膜下隙相通。

3. 软脊膜　软脊膜紧贴在脊髓表面，并延伸至脊髓的沟裂中，薄而富有血管，软脊膜向上与软脑膜相延续，向下在脊髓下端移行为终丝。软脊膜在脊髓两侧脊神经前、后根之间形成齿状韧带，此韧带附着于硬脊膜上。脊髓借齿状韧带和脊神经根固定于椎管内，并浸泡于脑脊液中，加上硬膜外隙内的脂肪组织和椎内静脉丛对脊髓起弹性垫作用，使脊髓不易受外界震荡的损伤。

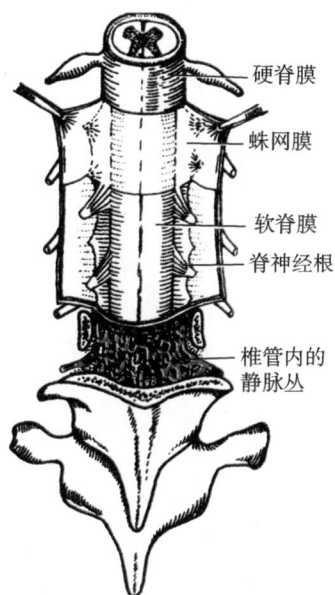

硬脊膜
蛛网膜
软脊膜
脊神经根
椎管内的静脉丛

图 10 - 36　脊髓的被膜

（二）脑的被膜

脑的被膜从外向内依次为硬脑膜、蛛网膜和软脑膜（图10-37）。

1. 硬脑膜　坚韧而有光泽，由两层合成，外层即颅骨内骨膜，内层较外层坚厚，两侧之间有丰富的血管和神经。硬脑膜与颅顶骨结合疏松，易于分离，当颅骨损伤时，可在硬脑膜与颅骨之间形成硬膜外血肿。在颅底处，硬脑膜与颅骨结合紧密，故当颅底骨折时，易将硬脑膜及蛛网膜同时撕裂，导致脑脊液外漏。当颅前窝骨折时，脑脊液可以通过鼻腔流到体外，称为鼻漏。

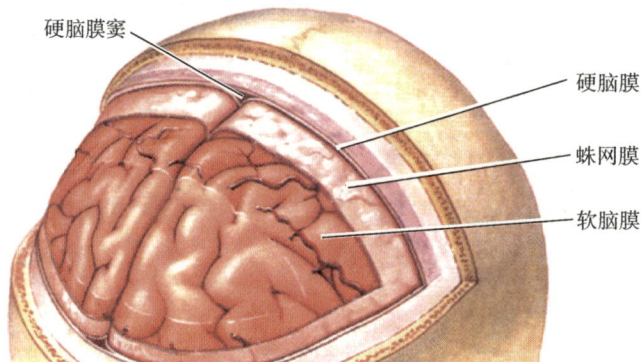

图 10-37　脑的被膜

？ 想一想10-4

什么原因导致颅前窝骨折时脑脊液鼻漏？

答案解析

硬脑膜不仅包被在脑的表面，在某些部位，硬脑膜内层还折叠形成板状突起，伸入脑的某些裂隙中，形成隔幕（图10-38），以更好地保护脑。硬脑膜形成的特殊结构主要有大脑镰、小脑幕、小脑镰。

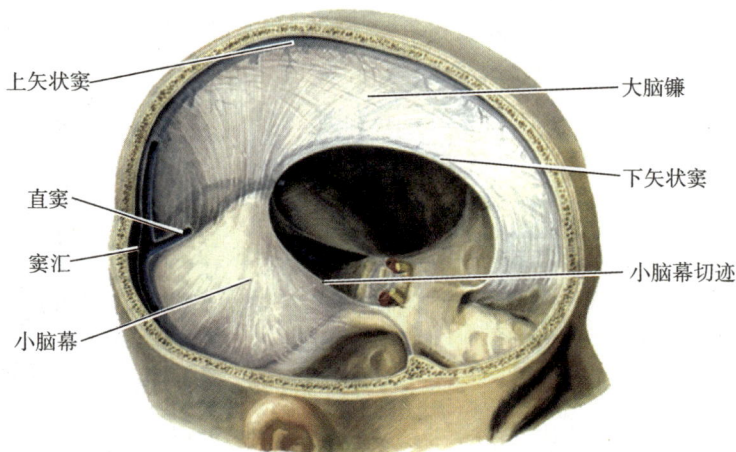

图 10-38　硬脑膜及其形成的结构

大脑镰呈镰刀形，伸入大脑纵裂，后端连于小脑幕上面，下缘游离于胼胝体上方。小脑幕形似幕帐，伸入大脑横裂。小脑幕的前缘游离，形成一弧形切迹，称为小脑幕切迹，此切迹与鞍背围成一孔，内有中脑通过，小脑幕后外侧缘附于枕骨横窦沟和颞骨岩部上缘。小脑幕将颅腔不完全的分隔为上、下两部分，当上部颅腔内压力增高时，可将位于小脑幕切迹上方的海马旁回和钩挤入切迹内，压迫大脑脚和动眼神经，称为小脑幕切迹疝。小脑镰伸入两侧小脑半球之间。

在某些部位硬脑膜两层分开，内衬内皮细胞，形成硬脑膜窦（图10－39），窦壁无平滑肌，不能收缩，窦内充满静脉血，故损伤后出血难止，易形成颅内血肿。硬脑膜形成的硬脑膜窦主要有：①上矢状窦位于大脑镰上缘，前方起自盲孔，向后流入窦汇。②下矢状窦位于大脑镰下缘，向后汇入直窦。③直窦位于大脑镰与小脑幕连接处，由大脑大静脉和下矢状窦汇合而成。④横窦位于小脑幕后外侧缘附着处的横窦沟内，成对存在，连接乙状窦和窦汇。⑤乙状窦位于乙状窦沟内，成对存在，是横窦的延续，向前于颈静脉孔处出颅，延续为颈内静脉。⑥窦汇由左右横窦、上矢状窦、直窦共同汇合而成。⑦海绵窦位于蝶鞍两侧，因形似海绵而得名，是硬脑膜两层之间的不规则腔隙（图10－40）。

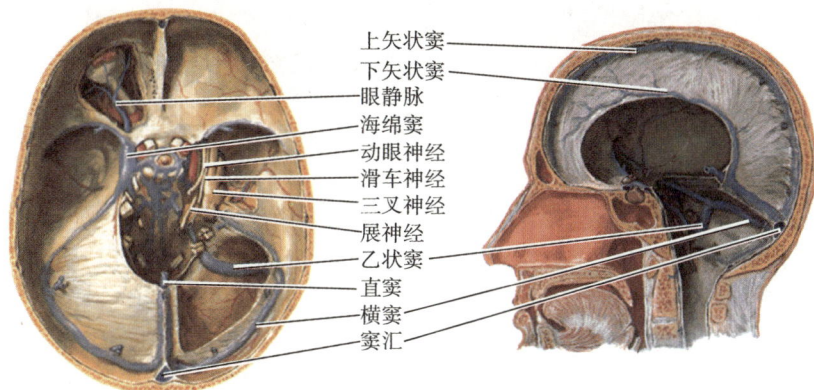

图 10－39　硬脑膜窦

海绵窦内有颈内动脉和展神经通过，窦的外侧壁，自上而下有动眼神经、滑车神经、眼神经和上颌神经通过。海绵窦连通颅内外静脉血，向前方接受眼静脉，两侧接受大脑中静脉，向后外经岩上窦、岩下窦连通横窦、乙状窦或颈内静脉。因海绵窦借眼静脉与面静脉相交通，故面部感染可累及海绵窦，引起海绵窦炎和血栓形成，进一步累及海绵窦内的神经，出现相应的症状。海绵窦向后借基底静脉丛与椎内静脉丛相交通，而椎内静脉丛又与上下腔静脉系相交通，故腹盆部的感染可经此途径进入颅内，引起颅内感染。

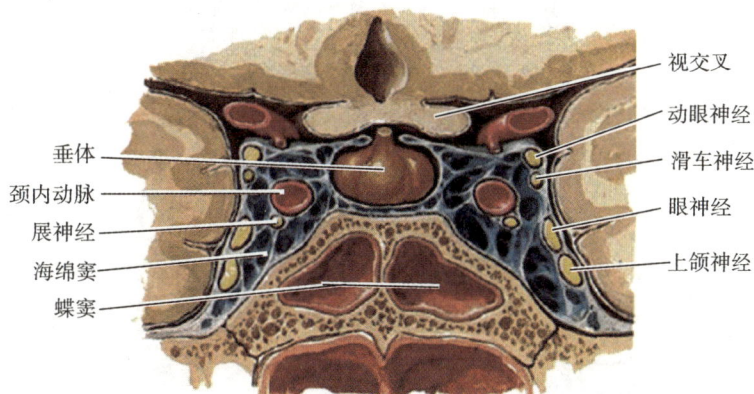

图 10－40　海绵窦

2. 脑蛛网膜　位于硬脑膜与软脑膜之间，薄而透明，缺乏血管和神经。蛛网膜和软脑膜之间的腔隙，称蛛网膜下隙，其内含有脑脊液。蛛网膜下隙在某些部位扩大，称为蛛网膜下池，如在小脑和延髓之间的为小脑延髓池，在视交叉前方的为交叉池，在大脑脚之间的为脚间池，在脑桥腹侧为桥池。

蛛网膜在上矢状窦处形成许多细小的突起，突入上矢状窦内称蛛网膜粒（图 10 - 41）。脑脊液通过蛛网膜粒渗入上矢状窦，回流入静脉血液中。

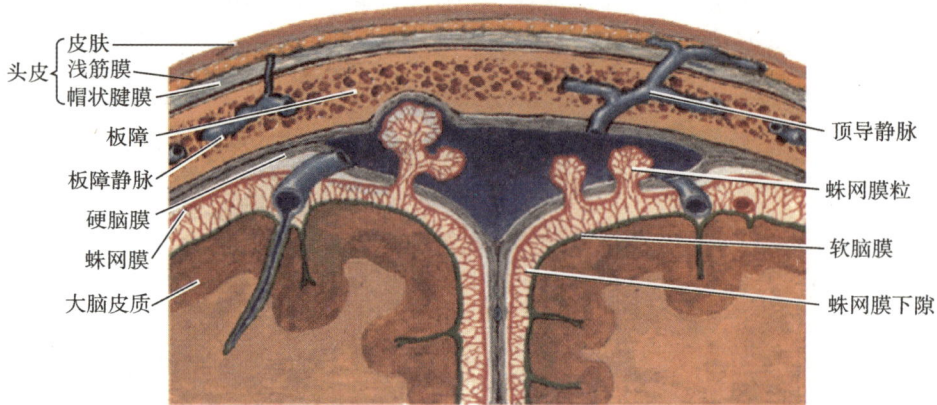

图 10 - 41　脑的被膜、蛛网膜粒和硬脑膜窦

3. 软脑膜　薄而富含血管，覆盖在脑的表面，并深入其沟、裂内。在脑室的一定部位，软脑膜及其血管与该部位的室管膜上皮共同构成脉络组织，某些部位脉络组织的血管反复分支成丛，连同其表面的软脑膜及室管膜上皮一起突入脑室内，称脉络丛，是产生脑脊液的主要结构。

五、脑和脊髓的血管

1. 脑的血管

（1）脑的动脉　脑的血液供应非常丰富，这是与脑的功能相适应的。脑的动脉来自颈内动脉和椎动脉（图 10 - 42）。以顶枕沟为界，颈内动脉分支供应大脑半球的前 2/3 与部分间脑；椎动脉供应大脑半球后 1/3 及部分间脑、脑干和小脑。故脑的动脉可归纳为颈内动脉系和椎 - 基底动脉系，其动脉的分支可分为皮质支和中央支，皮质支供应大脑皮质及其深面的髓质，中央支供应基底核、内囊及间脑等。

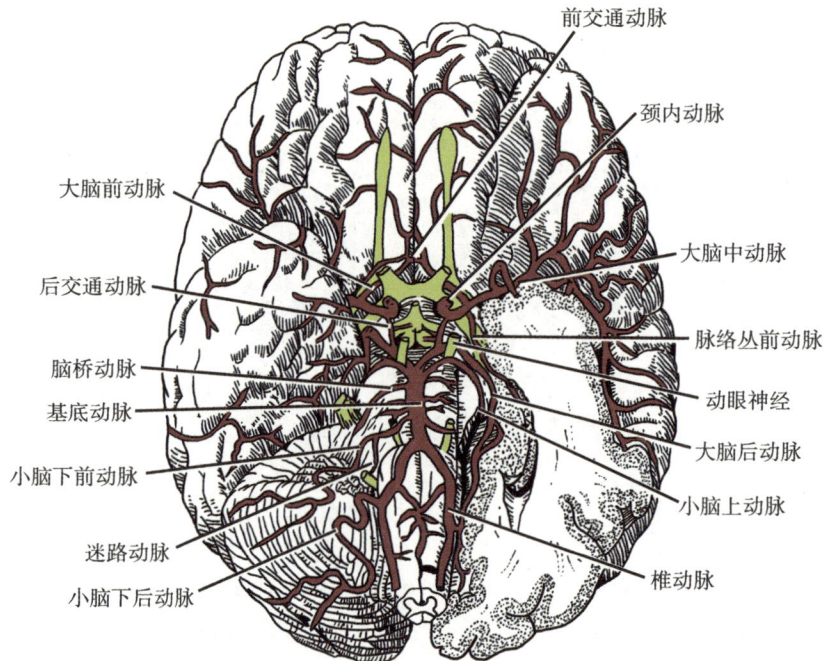

图 10 - 42　脑底的动脉

1）颈内动脉：起自颈总动脉，自颈部向上至颅底，经颈动脉管进入颅腔，在海绵窦的内侧壁向前上，至前床突的内侧又向上弯转，穿出海绵窦并分支。按其行程分为颈部、岩部、海绵窦部和前床突上部四段。其中，海绵窦部和前床突上部合称虹吸部，常弯曲成"U"或"V"形，是动脉硬化的好发部位。除在穿出海绵窦处发出眼动脉之外，颈内动脉供应脑的主要分支有：①大脑前动脉在视神经上方向前内行，进入大脑纵裂，然后沿胼胝体沟向后行，两侧的大脑前动脉借前交通动脉相连（图10-43）。

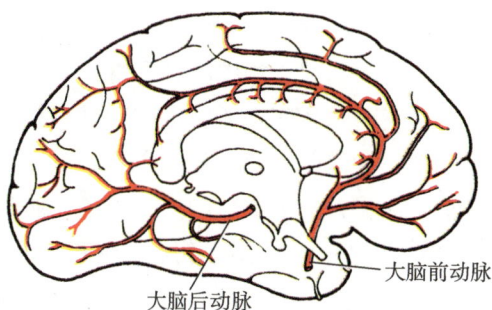

图 10-43　大脑半球内侧面的动脉

大脑前动脉的皮质支分布于顶枕沟以前的大脑半球内侧面、额叶底面的一部分及额、顶叶上外侧面的上部；中央支穿皮质进入脑实质，供应尾状核、豆状核及内囊前肢。②大脑中动脉为颈内动脉的直接延续，行于大脑半球外侧沟内，数支皮质支营养半球上外侧面的大部分和岛叶（图10-44），包括躯体运动中枢、躯体感觉中枢及语言中枢，故若该动脉发生阻塞，将出现严重的功能障碍。大脑中动脉途经前穿质时发出细小的中央支，称为豆纹动脉（图10-45），它们垂直进入脑实质，供应尾状核、豆状核、内囊前肢上部、内囊膝和内囊后肢前上部。豆纹动脉的行程呈"S"形弯曲，因血流动力学关系，在高血压动脉硬化时易破裂出血，出现严重的功能障碍，故豆纹动脉又称出血动脉。③脉络丛前动脉沿视束下面向后外走行，进入侧脑室下角，终止于脉络丛。脉络丛前动脉发出的分支主要供应外侧膝状体、内囊后肢的后下部、大脑脚底的中1/3、苍白球等结构。④后交通动脉在视束下面向后走行，与大脑后动脉吻合，是颈内动脉系与椎-基底动脉系的吻合支。

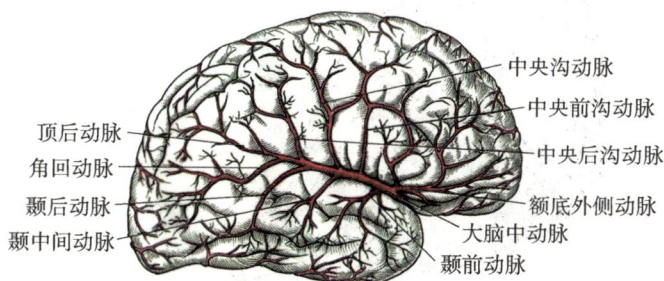

图 10-44　大脑半球上外侧面的动脉

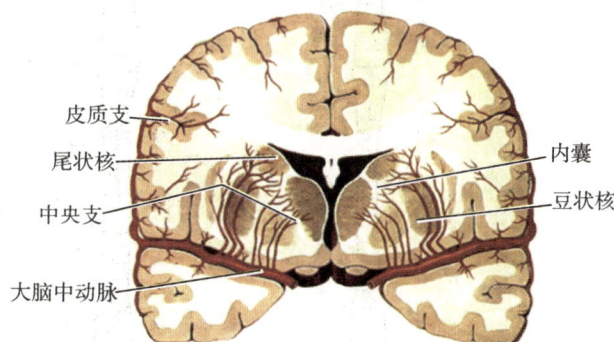

图 10-45　大脑半球中部、纹状体和内囊的动脉分布

2）椎动脉：起自锁骨下动脉，向上穿第6至第1颈椎横突孔，经枕骨大孔进入颅腔，入颅后，左、右椎动脉逐渐靠拢，在脑桥与延髓交界处，左、右椎动脉合成一条基底动脉，在脑桥腹侧的基底沟内上行，至脑桥上缘分为左、右大脑后动脉。椎动脉的主要分支有脊髓前、后动脉与小脑下后动脉，后者是椎动脉最大的分支，供应小脑下面后部和延髓后外侧部，由于其行程弯曲，易发生栓塞而出现同侧面部浅感觉障碍，对侧躯体浅感觉障碍和小脑共济失调等。小脑下后动脉还发出脉络丛支，参与组成第四脑室脉络丛。

基底动脉的主要分支有：①大脑后动脉是基底动脉的终末支，绕大脑脚向后，转至颞叶和枕叶的内侧面。皮质支分布于颞叶的内侧面和底面及枕叶，中央支供应背侧丘脑、内侧膝状体、外侧膝状体、下丘脑及底丘脑等。在大脑后动脉起始部与小脑上动脉根部之间夹着动眼神经，当颅内压升高时会牵拉、压迫动眼神经，引起动眼神经麻痹。②小脑下前动脉自基底动脉起始段发出，到达小脑下面的前部供血。③迷路动脉伴随面神经和前庭窝神经进入内耳，供应内耳迷路。④脑桥动脉供应脑桥基底部。⑤小脑上动脉近基底动脉的末端发出，绕大脑脚向后，供应小脑上部。

大脑动脉环（Willis 环）位于脑底下方，蝶鞍上方，环绕在视交叉、灰结节及乳头体周围，由两侧大脑前动脉起始部、颈内动脉末端、大脑后动脉借前、后交通支连通而构成。此环使两侧颈内动脉系与椎－基底动脉系相交通。大脑动脉环作为一种潜在的代偿装置，当此环的某一处发育不良或被阻断时，可在一定程度上使血液重新分配和代偿，以维持脑的血液供应。不正常的动脉环易出现动脉瘤，前交通动脉和大脑前动脉的连接处是动脉瘤的好发部位。

（2）脑的静脉　脑的静脉不与动脉伴行，可分为浅、深两组，两组之间相互吻合。浅静脉收集皮质及皮质下髓质的静脉血，直接注入邻近的静脉窦。深静脉收集大脑深部的髓质、基底核、间脑、脑室脉络丛等处的静脉血，最后汇成一条大脑大静脉，注入直窦。

2. 脊髓的血管　脊髓的动脉来源有两个，即椎动脉和节段性动脉（图 10－46）。椎动脉发出的脊髓前、后动脉在下行过程中，不断得到节段性动脉分支的增补，以保障脊髓足够的血液供应。脊髓前动脉分为左、右两支，在延髓腹侧部二者合二为一，沿脊髓前正中裂下行至脊髓末端；脊髓后动脉自椎动脉发出后，绕延髓两侧向后，沿脊神经后根两侧下行至脊髓末端。脊髓前、后动脉之间借环绕脊髓表面的吻合支互相交通，形成动脉冠，后者再发出分支进入脊髓内部。脊髓前动脉的分支主要分布于脊髓前角、侧角、灰质连合、后角基部、前索和侧索；脊髓后动脉分支分布于脊髓后角的其余部分、后索和侧索后部。

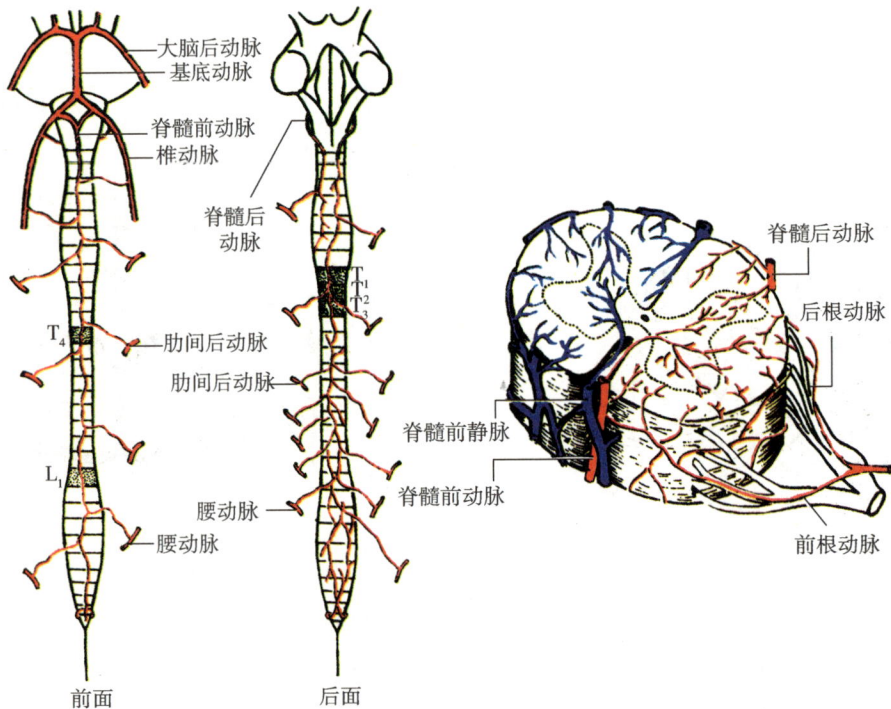

图 10－46　脊髓的动脉

六、脑脊液的产生与循环　🅴 微课6

脑脊液主要由脑室脉络丛产生，少量由室管膜上皮和毛细胞产生，为无色透明的液体，充满脑室系统、蛛网膜下隙和脊髓中央管。脑脊液中含有各种不同浓度的无机盐离子、葡萄糖、微量蛋白和少量淋巴细胞，对中枢神经系统起到缓冲、保护、运输代谢产物和调节颅内压等作用。正常情况下，成人的脑脊液总量约为150ml，并处于不断产生、循环和回流的平衡状态。

脑脊液的循环是由侧脑室脉络丛产生的脑脊液经室间孔流入第三脑室，与第三脑室脉络丛产生的脑脊液一起，经中脑水管流入第四脑室，再与第四脑室脉络丛产生的脑脊液一起经第四脑室正中孔和两个外侧孔流入蛛网膜下隙，因脊髓蛛网膜下隙与脑蛛网膜下隙相通，故脑脊液可在脑和脊髓周围循环流动，最后经蛛网膜粒渗透到硬脑膜窦内，回流至静脉（图10-47）。若脑脊液的循环通路发生阻塞，可导致脑脊液在脑室内潴留，造成脑积水和颅内压升高，挤压脑组织，造成其位移，甚至形成脑疝而危及生命。有少量的脑脊液可经室管膜上皮、蛛网膜下隙的毛细血管、脑膜的淋巴管和脑、脊神经周围的淋巴管回流。

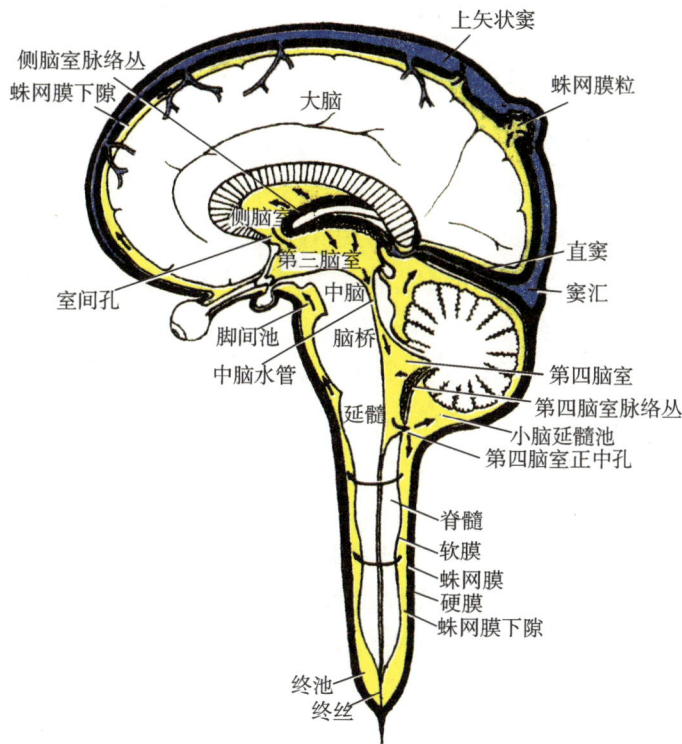

图10-47　脑脊液循环模式图

👁 看一看

脑积水

脑积水是由脑脊液循环障碍（脑脊液吸收障碍，脑脊液分泌过多）引起，导致脑脊液异常积聚于脑室内或蛛网膜下腔，使其一部分或全部异常扩大的一个病理生理过程。按年龄分为儿童和成人脑积水。肿瘤是成人脑积水最常见的病因，成人颅内压增高的高压性脑积水主要表现为头痛、恶心、呕吐、视力障碍等症状及视乳头水肿和共济失调的体征。婴幼儿脑积水主要表现为其头围在出生后数周或数月内出现快速增大，头型变圆，头发稀疏，头皮薄而亮，脑颅大而面颅较小。

七、血-脑屏障

在中枢神经系统内，毛细血管内的血液和脑组织之间有一层选择性通透的结构，这层结构称血-脑屏障。血-脑屏障由毛细血管内皮、基膜和神经胶质膜三层结构构成，可阻止有害物质进入脑组织，维持脑组织内环境的相对稳定。临床选用药物治疗脑部疾病时，必须考虑其通过血-脑屏障的能力，才能达到预期效果。

第三节　周围神经系统

周围神经系统是指脑和脊髓以外的神经成分。根据与中枢神经系统相连部位的不同，可分为脑神经和脊神经。脑神经与脑相连，脊神经与脊髓相连。根据周围神经系统在身体各系统、器官中分布对象的不同，周围神经系统又可分为躯体神经和内脏神经。躯体神经分布于体表、骨、关节和骨骼肌；内脏神经分布于内脏、心血管、平滑肌和腺体。

一、脊神经

脊神经共 31 对，包括颈神经 8 对、胸神经 12 对、腰神经 5 对、骶神经 5 对和尾神经 1 对。每对脊神经连于一个脊髓节段，借前根和后根分别连于脊髓前外侧沟和后外侧沟。前根属运动性，后根属感觉性，两者在椎间孔处合成一条脊神经。脊神经后根在椎间孔附近有椭圆形的膨大，称脊神经节，内含假单极神经元，其中枢突构成了脊神经后根，周围突随脊神经分布至感受器。

每条脊神经均含有四种纤维成分：①躯体感觉纤维，分布于皮肤、骨骼肌、肌腱和关节，将皮肤的浅感觉（痛、温觉等）和肌、腱、关节的深感觉（运动觉、位置觉等）冲动传入中枢；②内脏感觉纤维，分布于内脏、心血管和腺体，将这些结构的感觉冲动传入中枢；③躯体运动纤维，分布于骨骼肌，支配其随意运动；④内脏运动纤维，分布于内脏、心血管和腺体，支配心肌、平滑肌的运动，控制腺体的分泌（图 10 - 48）。因此，脊神经都是混合性神经。

脊神经干很短，出椎间孔后主要分为前支和后支，均为混合性。①前支，粗大，主要分布于躯干前外侧及四肢的皮肤和骨骼肌。除胸神经前支保持明显的阶段性分布外，其余脊神经前支则先相互交织形成 4 个神经丛，即颈丛、臂丛、腰丛和骶丛，再由各丛发出分支分布于相应区域；②后支，细小，主要分布于项、背部皮肤及深群肌，节段性明显。

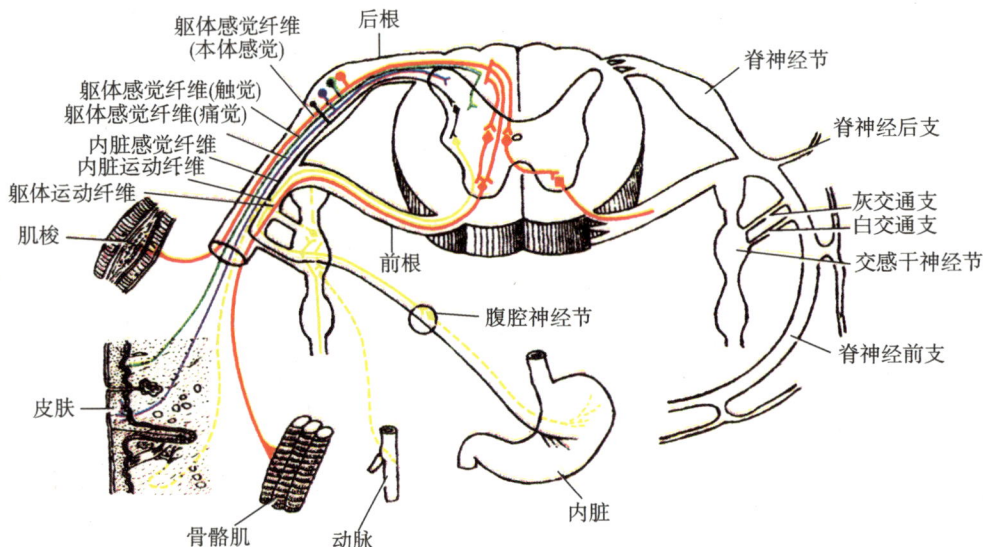

图 10 - 48　脊神经的组成和分布

（一）颈丛

1. 颈丛的组成和位置　颈丛由第 1~4 颈神经前支组成，位于胸锁乳突肌上部深面。

2. 颈丛的主要分支　颈丛的分支包括皮支和肌支（图 10 - 49）。肌支分布于深层肌肉。皮支行走表浅，集中于胸锁乳突肌后缘中点附近浅出，主要有枕小神经、耳大神经、颈横神经和锁骨上神经，呈辐射状分布于枕部、耳后、颈部和肩部的皮肤。

膈神经是颈丛中最重要的分支，经前斜角肌前面下降，在锁骨下动、静脉之间经胸廓上口入胸腔，再经肺根前方下行至膈（图 10-50）。膈神经为混合性神经，其运动纤维支配膈肌，感觉纤维分布于胸膜、心包及膈下面的部分腹膜。膈神经损伤的主要表现是同侧半膈肌瘫痪，腹式呼吸减弱或消失，严重者可有窒息感。膈神经受刺激时可产生呃逆。

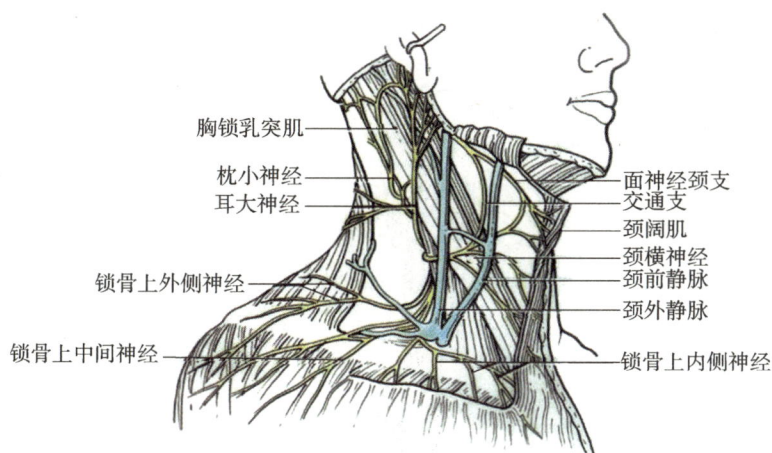

图 10-49　颈丛皮支的分布

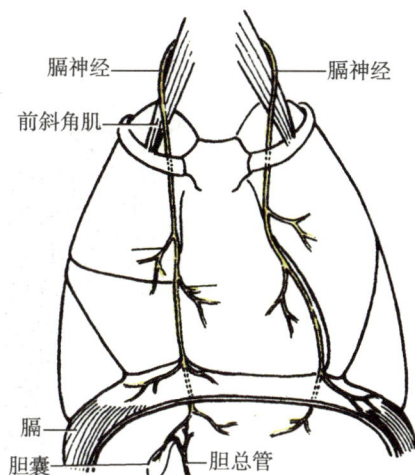

图 10-50　膈神经的行程与分布

❓ 想一想10-5

颈部浅层结构浸润麻醉时，为什么进针部位常在胸锁乳突肌后缘中点处？

答案解析

（二）臂丛

1. 臂丛的组成和位置　臂丛由第 5~8 颈神经前支和第 1 胸神经前支的大部分纤维组成，经斜角肌间隙穿出进入腋腔。行程中臂丛的 5 个神经根反复分支、组合，最后围绕腋动脉中段形成 3 个束，即内侧束、后束和外侧束（图 10-51）。臂丛在锁骨中点的后方比较集中易于触摸，临床上常在此作臂丛阻滞麻醉。

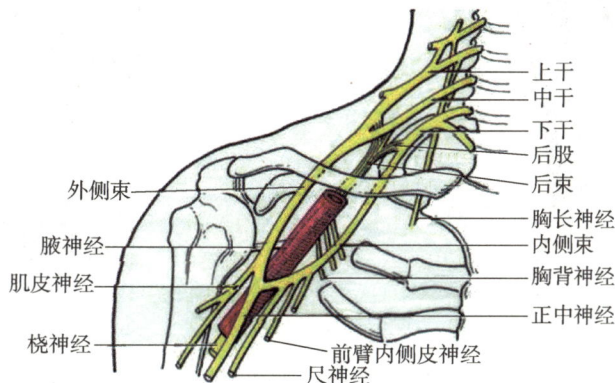

图 10-51　臂丛

2. 臂丛的主要分支　臂丛的分支较多，主要分布于上肢的肌和皮肤，也支配部分背部浅层肌和胸上肢肌（图 10 – 52）。

（1）肌皮神经　发自臂丛外侧束，向外侧斜穿喙肱肌，经肱二头肌与肱肌间下行，发出的肌支分布于此 3 块肌。其终支延续为前臂外侧皮神经，分布于前臂外侧皮肤（图 10 – 52）。

（2）正中神经　由来自臂丛内、外侧束的两根合成，伴肱动脉沿肱二头肌内侧沟下行至肘窝，继而沿前臂正中下行，经腕管至手掌。正中神经在臂部一般无分支。在肘部及前臂发出许多肌支，分布除肱桡肌、尺侧腕屈肌和指深屈肌尺侧半以外的所有前臂前群肌。在手部，正中神经分布于第 1、2 蚓状肌及鱼际肌（拇收肌除外），掌心、桡侧 3 个半指掌面及其中节和远节指背面的皮肤（图 10 – 52，图 10 – 53）。

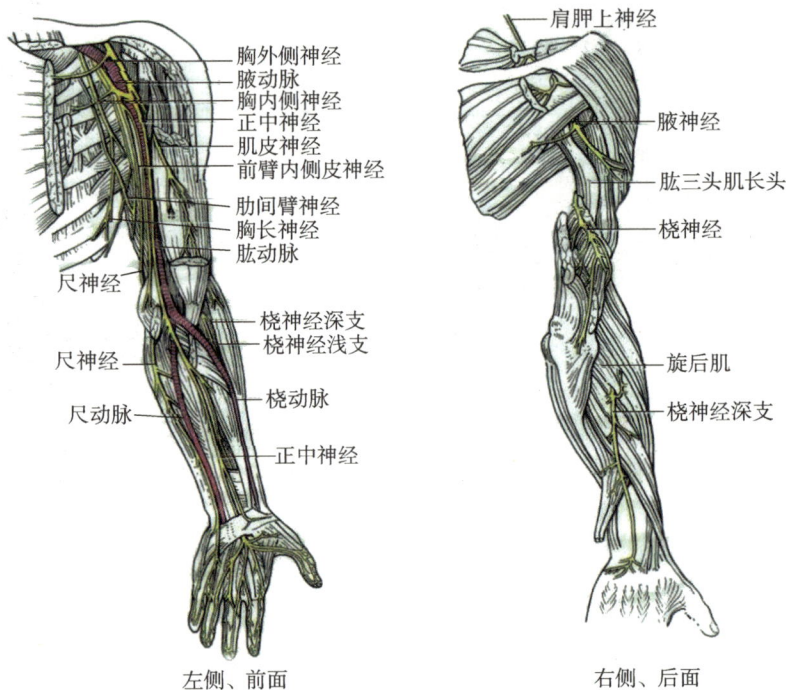

左侧、前面　　　　　　右侧、后面

图 10 – 52　上肢的神经

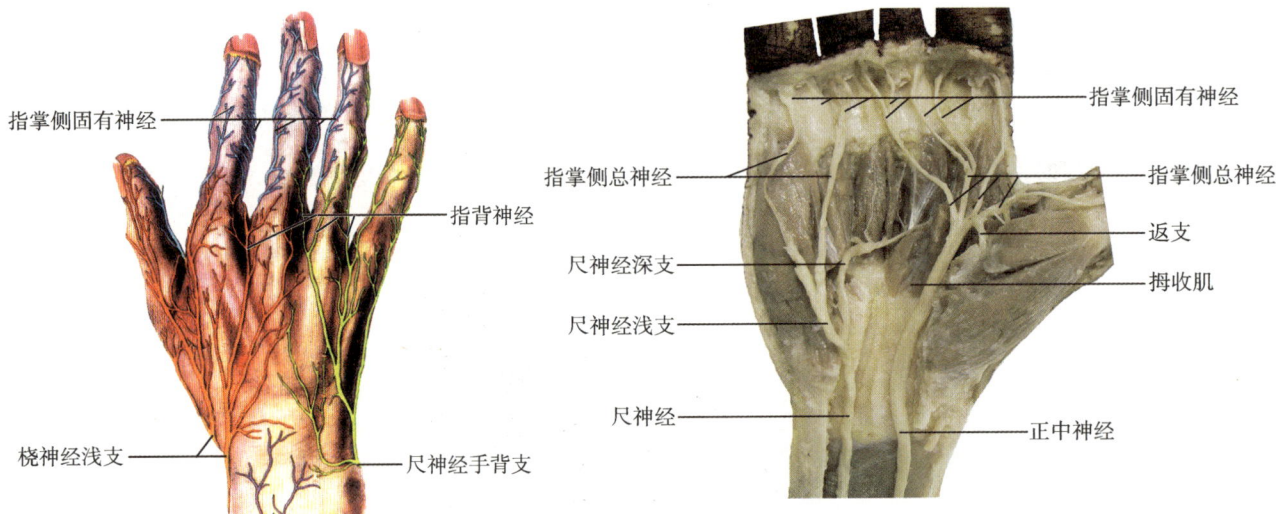

图 10 – 53　手掌和手背的神经

（3）尺神经　发自臂丛内侧束，沿肱动脉内侧、肱二头肌内侧沟下行，经尺神经沟转至前臂内侧，与尺动脉伴行至手部。尺神经在臂部未发分支，在前臂上部分支分布于尺侧腕屈肌和指深屈肌尺侧半。在手部，尺神经分布于小鱼际肌、拇收肌、骨间掌侧肌、骨间背侧肌及第 3、4 蚓状肌，其皮支分布于小鱼际、小指和环指尺侧半掌面皮肤以及手背尺侧半和尺侧 2 个半手指背侧皮肤（图 10-52，图10-53）。

（4）桡神经 发自臂丛后束，紧贴肱骨背面的桡神经沟并伴肱深动脉行向下外，在肱骨外上髁上方穿过外侧肌间隔至肱桡肌与肱肌之间，在肱骨外上髁前方分为浅、深两终支。桡神经粗大，支配整个上肢背侧的肌和皮肤，在手背的皮支分布于手背桡侧半和桡侧 2 个半手指近节背面的皮肤（图10-52，图 10-53）。

✎ 练一练10-4

患者，男。因车祸伤导致臂部中段骨折，伤后不能伸肘、不能伸腕、不能伸指关节，合并"虎口"区皮肤感觉丧失，最可能伤及

A. 正中神经　　　B. 桡神经　　　C. 肌皮神经

D. 尺神经　　　E. 腋神经

答案解析

（5）腋神经 发自臂丛后束，与旋肱后血管伴行向后外，绕肱骨外科颈至三角肌深面，发出的肌支分布于三角肌和小圆肌；其皮支分布于肩部、臂外侧区上部的皮肤（图 10-52）。

👁 看一看

上肢神经损伤后的表现

正中神经损伤可导致前臂不能旋前、屈腕力弱、皮支分布区感觉障碍等，如鱼际肌萎缩可出现"猿手"特征（图 10-57）。尺神经损伤后可导致屈腕力减弱、拇指不能内收等，肌萎缩时呈"爪形手"特征（图 10-57）。肱骨骨干骨折容易合并桡神经损伤，表现为不能伸腕和伸指、"虎口"区皮肤感觉丧失以及"垂腕"特征（图 10-57）。肱骨外科颈骨折、肩关节脱位等可造成腋神经损伤而导致三角肌瘫痪，臂不能外展。由于三角肌萎缩，肩部可失去圆隆的外形，骨突耸出，呈现为"方形肩"特征。

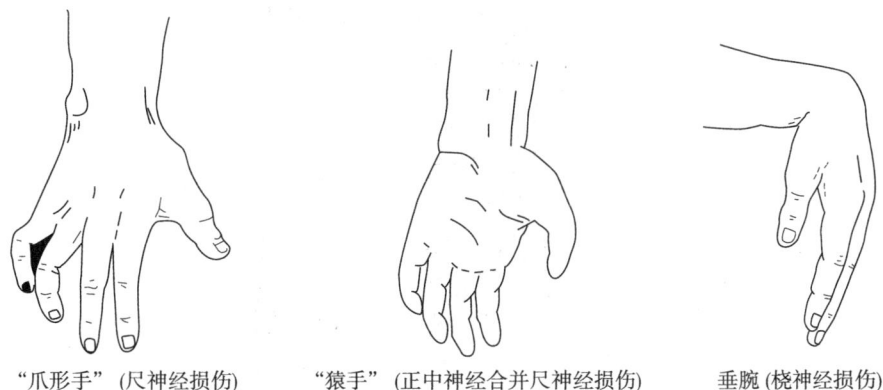

"爪形手"（尺神经损伤）　　　"猿手"（正中神经合并尺神经损伤）　　　垂腕（桡神经损伤）

图 10-54 手的神经损伤时的病理手型

（三）胸神经前支

胸神经前支共 12 对，第 1~11 对位于相应的肋间隙中，称肋间神经，第 12 对位于第 12 肋下方，称肋下神经（图 10-55）。肋间神经和肋下神经的肌支支配肋间肌和腹前外侧肌群，皮支分布于胸、腹壁皮肤和胸、腹膜壁层。

胸神经前支在胸、腹壁皮肤的节段性分布最为明显，由上向下按顺序依次排列。如 T_2 分布区相当

于胸骨角平面，T_4相当于乳头平面，T_6相当于剑胸结合平面，T_8相当于肋弓平面，T_{10}相当于脐平面，T_{12}则分布于脐与耻骨联合连线中点平面（图10-56）。临床常以节段性分布区的感觉障碍来推断脊髓损伤的平面。

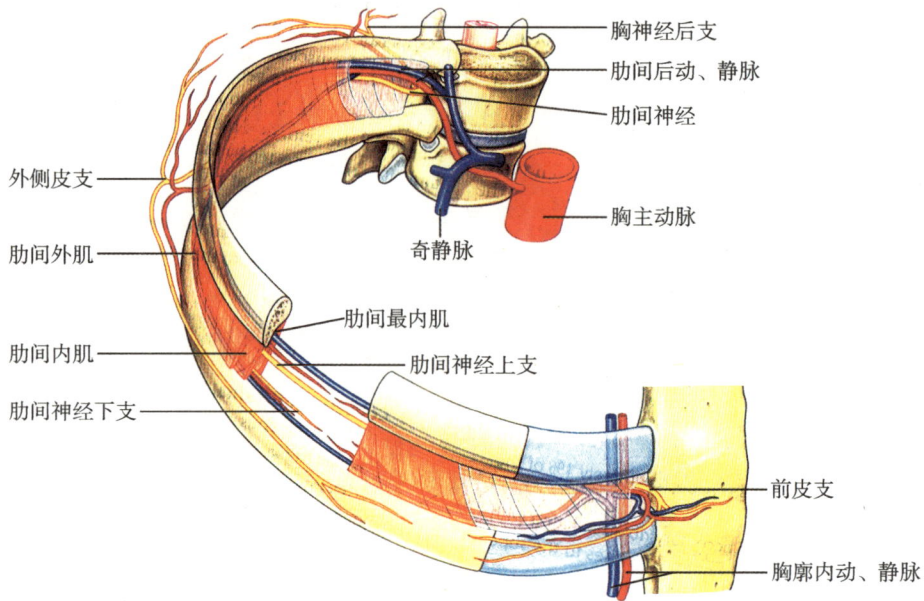

图 10-55 肋间神经

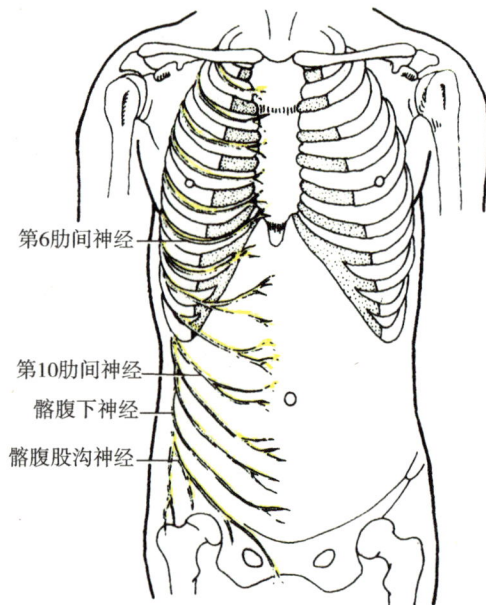

图 10-56 胸神经前支的分布

（四）腰丛

1. 腰丛的组成和位置　腰丛位于腰大肌的深面，由第12胸神经前支一部分、第1至第3腰神经前支及第4腰神经前支的一部分组成（图10-57）。

2. 腰丛的主要分支　腰丛的分支主要分布于腹股沟区及大腿的前面和内侧面，主要分支如下。

（1）股神经　是腰丛最大的分支，于腰大肌外侧缘与髂肌之间下行，在腹股沟韧带中点稍外侧深面进入股前部。股神经肌支主要支配大腿肌前群，皮支分布于大腿前面和小腿内侧面的皮肤（图10-57，图10-58），最长的皮支为隐神经，与大隐静脉伴行，分布于小腿内侧面及足内侧缘皮肤。股神经损伤后出现屈髋无力，坐位时不能伸膝，行走困难，膝跳反射消失，大腿前面和小腿内侧面皮肤感觉障碍。

（2）闭孔神经　从腰大肌内侧缘穿出，穿闭孔至大腿内侧。闭孔神经肌支支配大腿内收肌群；皮支分布于大腿内侧面皮肤（图10-57，图10-58）。

（五）骶丛

1. 骶丛的组成及位置　骶丛是全身最大的脊神经丛，位于盆腔内，骶骨和梨状肌的前面。由第4腰神经前支的部分纤维和第5腰神经前支合成的腰骶干及全部骶神经和尾神经前支组成（图10-57）。

2. 骶丛的主要分支　骶丛的分支主要分布于盆壁、臀部、会阴、股后部、小腿和足部的肌肉及皮肤，主要的分支如下（图10-59，图10-60）。

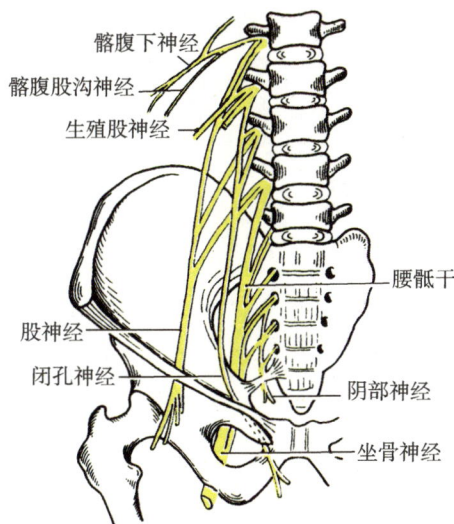

图 10-57　腰丛、骶丛组成

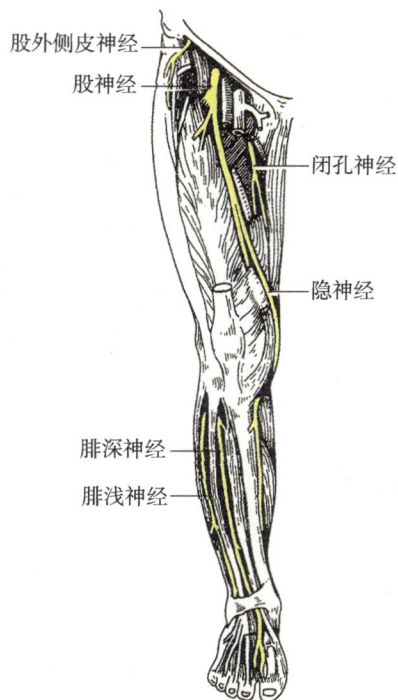

图 10-58　下肢的神经（前面）

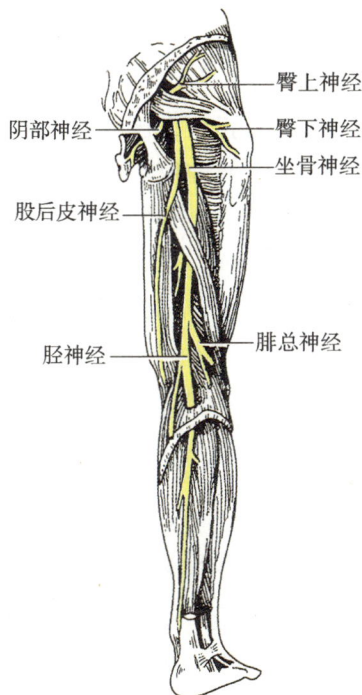

图 10-59　下肢的神经（后面）

（1）臀上神经　伴臀上血管经梨状肌上孔出盆腔，行于臀中、小肌之间，分布于臀中、小肌和阔筋膜张肌。

（2）臀下神经　伴臀下血管经梨状肌下孔出盆腔，行于臀大肌深面，分布于臀大肌。

（3）阴部神经　伴阴部内血管出梨状肌下孔，绕过坐骨棘穿坐骨小孔进入坐骨肛门窝，分布于会阴部、外生殖器、肛门的肌肉和皮肤。

（4）坐骨神经　是全身最粗大、最长的神经，起始段最宽可达2cm，经梨状肌下孔出盆腔至臀大肌深面，在坐骨结节与大转子之间下行至股后区，继而在股二头肌长头深面下行，一般在腘窝上方分为胫神经和腓总神经两大终支。坐骨神经干在股后区发出肌支分布于大腿肌后群。

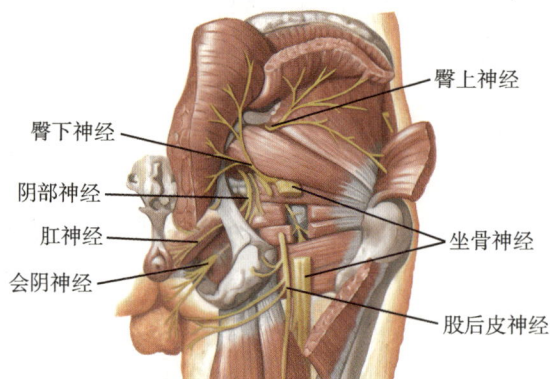

图 10 – 60　臀部神经

? 想一想10-6

选用"十字法"臀大肌肌内注射时，为什么选择在臀部的外上象限并避开内角位置？

答案解析

1）胫神经：为坐骨神经本干的直接延续，于股后区下部沿中线下行入腘窝，与其深面的腘血管伴随下行，继而在小腿后区，比目鱼肌深面伴胫后血管下行，在内踝后方分为足底内、外侧神经进入足底区。胫神经分布于小腿肌后群和足底肌，小腿后面和足底的皮肤。

2）腓总神经：由坐骨神经分出后，自腘窝上角沿股二头肌内侧缘走向外下，继而绕过腓骨颈，穿过腓骨长肌达小腿前面，分为腓浅神经和腓深神经。腓浅神经在腓骨长、短肌之间下行，肌支支配腓骨长、短肌，皮支分布于小腿外侧、足背和趾背的皮肤。腓深神经与胫前血管伴行，其分支分布于小腿前群肌、足背肌和第 1、2 趾相对缘的皮肤。

👁 看一看

下肢神经损伤的表现

胫神经损伤时可导致足不能跖屈、不能屈趾和足内翻，呈现"钩状足"畸形（图 10 – 61）；感觉障碍主要在小腿后面及足底较为明显。腓总神经绕行腓骨颈处位置表浅，易受损伤。受损伤后，足不能背屈，不能伸趾，足下垂且内翻，呈现"马蹄内翻足"畸形，行走时呈"跨阈步态"；感觉障碍主要在小腿前外侧及足背较为明显。

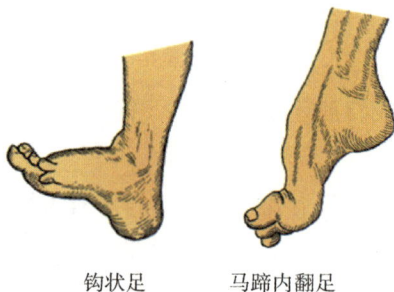

钩状足　　马蹄内翻足

图 10 – 61　"钩状足"和"马蹄内翻足"

二、脑神经

脑神经是指与脑相连的周围神经部分，共 12 对，其排列顺序通常用罗马数字Ⅰ～Ⅻ表示（图 10 - 62）。脑神经的纤维成分有 4 种：①躯体感觉纤维，分布于皮肤、肌、肌腱和眶腔、口腔、鼻腔的黏膜以及视器和前庭蜗器；②内脏感觉纤维，分布于头、颈、胸、腹部的脏器以及味蕾和嗅器；③躯体运动纤维，支配眼球外肌、舌肌和鳃弓衍化来的横纹肌，如咀嚼肌、面肌、咽喉肌、胸锁乳突肌和斜方肌；④内脏运动纤维，支配平滑肌、心肌的运动，控制腺体分泌。

根据脑神经所含纤维性质的不同，将脑神经分为感觉性神经（Ⅰ、Ⅱ、Ⅷ），运动性神经（Ⅲ、Ⅳ、Ⅵ、Ⅺ、Ⅻ）和混合性神经（Ⅴ、Ⅶ、Ⅸ、Ⅹ）三种。

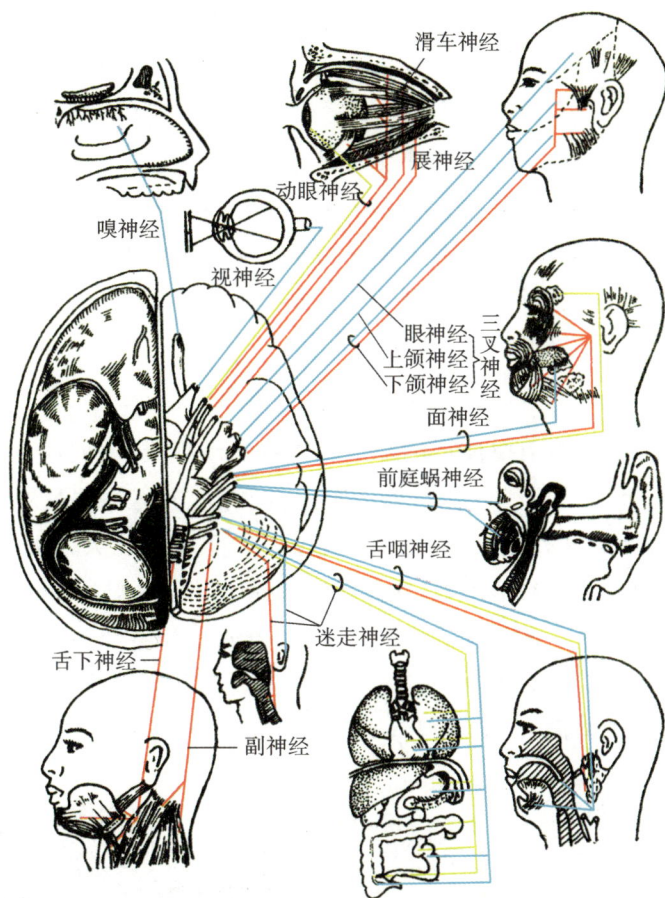

图 10 - 62　脑神经概况

（一）嗅神经

嗅神经为感觉性脑神经，含有内脏感觉纤维，由上鼻甲及其对应的鼻中隔黏膜内嗅细胞的中枢突聚集形成，有 20 多条嗅丝（即嗅神经）穿筛孔进入颅前窝（图 10 - 63），连于嗅球并传导嗅觉。

？ 想一想10-7

一颅前窝骨折患者，出现了嗅觉障碍和脑脊液鼻漏，其可能原因是什么？

答案解析

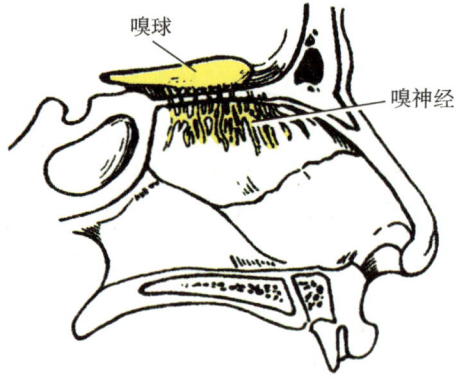

图 10 - 63　嗅神经

（二）视神经

视神经为感觉性脑神经，含有传导视觉冲动的躯体感觉纤维，由视网膜节细胞的轴突在视神经盘处聚集穿过巩膜而形成。视神经在眶腔内行向后内侧，穿过视神经管进入颅中窝，在垂体前方连于视交叉，再经视束连于间脑的外侧膝状体。由于视神经是胚胎发生时的间脑向外突出形成视器过程中的一部分，故视神经外面包裹由三层脑膜延续而来的被膜，脑蛛网膜下隙也随之延伸至视神经周围，因此颅内压增高时常出现视神经盘水肿。

（三）动眼神经

动眼神经为运动性脑神经，含有躯体运动纤维和内脏运动纤维，分别起自中脑的动眼神经核和动眼神经副核（图 10 - 64）。动眼神经自中脑腹侧的脚间窝出脑，进入海绵窦外侧壁上部，再经眶上裂入眶后分为上、下支。上支较细小，支配上睑提肌和上直肌。下支较粗大，支配下直肌、内直肌和下斜肌。下斜肌支分出一小支称睫状神经节短根，由内脏运动纤维组成，进入睫状神经节内交换神经元后，其节后纤维分布于眼球内的睫状肌和瞳孔括约肌，参与调节瞳孔对光反射。

动眼神经损伤可导致上睑提肌、上直肌、下直肌、内直肌和下斜肌瘫痪，出现上睑下垂、瞳孔斜向外下方和瞳孔散大、对光反射消失等症状。

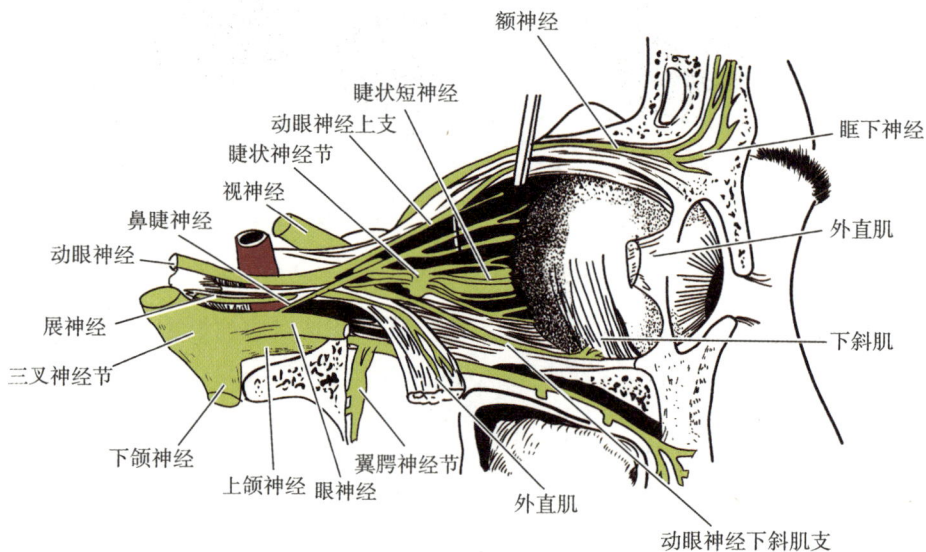

图 10 - 64　眶内神经（外侧面观）

（四）滑车神经

滑车神经为运动性脑神经，含有躯体运动纤维，起自中脑的滑车神经核。滑车神经自中脑的下丘下方出脑后，穿经海绵窦外侧壁，经眶上裂进入眶，支配上斜肌。

（五）三叉神经

三叉神经为混合性脑神经，含有躯体感觉纤维和躯体运动纤维。躯体运动纤维起自脑桥的三叉神经运动核，组成三叉神经运动根加入下颌神经，经卵圆孔出颅，支配咀嚼肌等。躯体感觉纤维的胞体位于三叉神经节，是假单极神经元，其中枢突聚集成粗大的三叉神经感觉根，止于三叉神经脑桥核和三叉神经脊束核；周围突组成三叉神经的分支眼神经、上颌神经和下颌神经（图10-65，图10-66）。

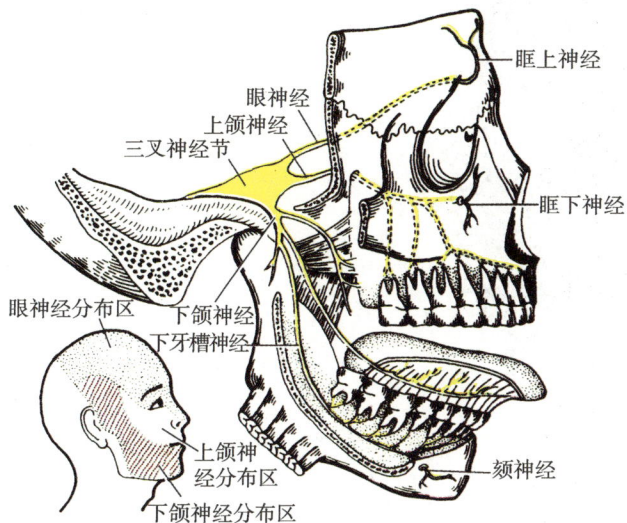

图10-65　三叉神经

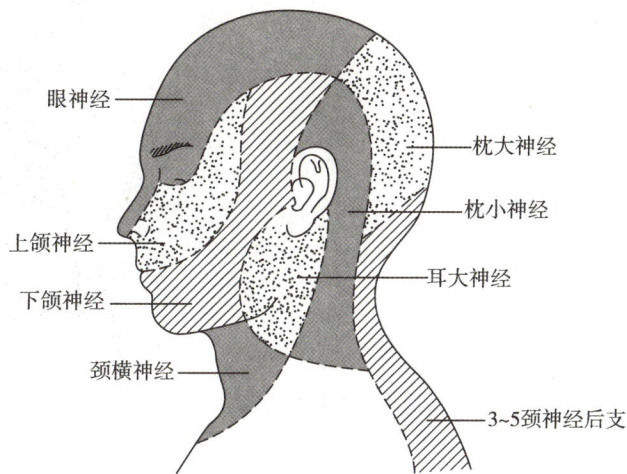

图10-66　三叉神经皮支分布区

1. 眼神经　感觉性，自三叉神经节发出后，穿经海绵窦外侧壁，经眶上裂进入眶，分布于眶、眼球、泪腺、结膜、硬脑膜、部分鼻黏膜和额顶部、上睑、鼻背的皮肤。

2. 上颌神经　感觉性，自三叉神经节发出后，穿经海绵窦外侧壁，经圆孔出颅腔进入翼腭窝，再经眶下裂进入眶，延续为眶下神经。上颌神经分布于硬脑膜、眼裂与口裂之间的皮肤、上颌牙齿和鼻腔、口腔的黏膜。

3. 下颌神经　自卵圆孔出颅后分为前、后干。下颌神经为混合性神经，其肌支支配咀嚼肌；感觉纤维分布于硬脑膜、下颌牙齿及牙龈、舌前2/3及口腔底的黏膜和口裂以下的皮肤。

（六）展神经

展神经为运动性脑神经，含有躯体运动纤维，起自脑桥的展神经核。展神经自延髓脑桥沟出脑，向前穿经海绵窦，再经眶上裂进入眶，支配外直肌。

✂ **练一练10-5**

患者，男。因眼部受伤后出现复视、内斜视，最可能损伤的神经是
A. 眼神经　　　　B. 展神经　　　　C. 滑车神经
D. 视神经　　　　E. 动眼神经

答案解析

（七）面神经

面神经为混合性脑神经，含有4种纤维成分：①躯体运动纤维，起自脑桥的面神经核，支配面肌

运动。②内脏运动纤维，起自脑桥的上泌涎核，分布于泪腺、下颌下腺、舌下腺和鼻、腭的黏膜腺，控制腺体分泌。③内脏感觉纤维（味觉），其胞体位于膝神经节，周围突分布于舌前 2/3 的味蕾，中枢突止于脑干的孤束核上半部。④躯体感觉纤维，传导耳部皮肤的躯体感觉和面部肌的本体感觉。

面神经由运动根和混合根（感觉纤维和副交感纤维）组成，自延髓脑桥沟的外侧部出脑，进入内耳门后汇合成一干，穿过内耳道底进入面神经管，在面神经管起始部有膨大的膝神经节，然后经茎乳孔出颅，向前穿过腮腺到达面部（图 10 – 67，图 10 – 68）。

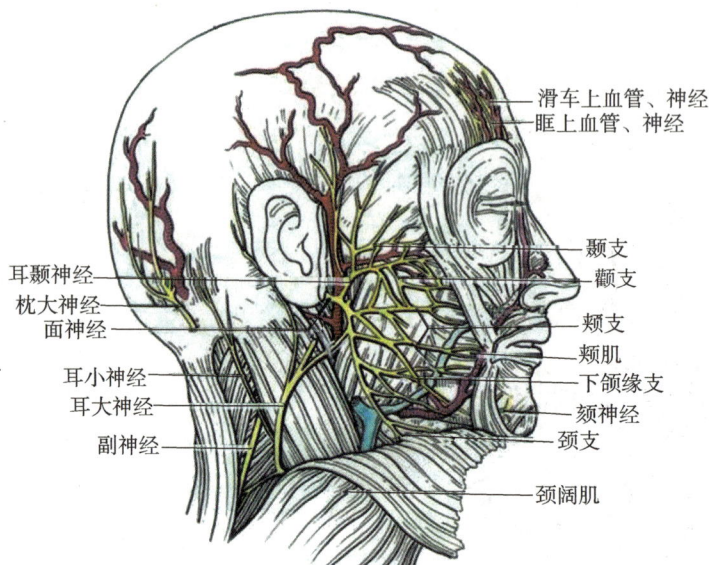

图 10 – 67　面神经在面部的分支

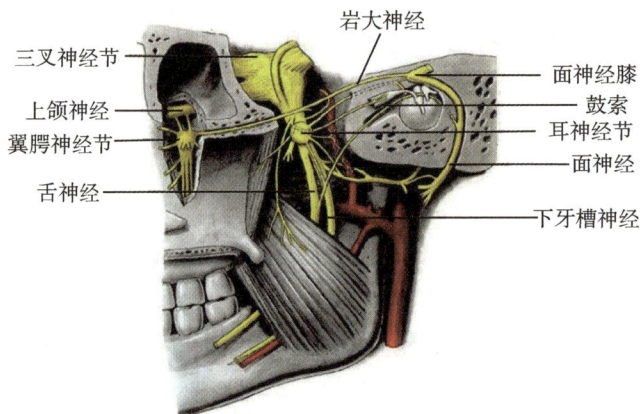

图 10 – 68　面神经管内的分支

1. 面神经管内的分支

（1）鼓索　含有两种纤维，味觉纤维随舌神经分布于舌前 2/3 的味蕾，传导味觉；副交感纤维分布于下颌下腺和舌下腺，控制腺体分泌。

（2）岩大神经　含有副交感纤维，分布于泪腺、腭和鼻腔黏膜，控制腺体分泌。

（3）镫骨肌神经　支配鼓室内的镫骨肌。

2. 面神经的管外分支　面神经穿出茎乳孔后，其主干向前进入腮腺，在腮腺内发出分支交织成丛，由丛再发出颞支、颧支、颊支、下颌缘支和颈支 5 组分支，呈扇形分布于面部表情肌和颈阔肌等。

👁 **看一看**

面神经麻痹

面神经麻痹又称面神经炎，是以面部表情肌群运动功能障碍为主要特征的一种疾病，发病不受年龄限制。临床上根据损害发生的部位分为中枢性面神经炎和周围性面神经炎。中枢性面神经炎的病变位于面神经核以上至大脑皮层之间的皮质核束。周围性面神经炎的病损发生于面神经核和面神经。面神经损伤的部位不同而有不同的临床表现。面神经管外损伤主要表现为损伤侧表情肌瘫痪，出现患侧额纹消失，鼻唇沟变浅；口角偏向健侧，不能鼓腮；角膜反射消失等。面神经管内损伤除表情肌瘫痪外，还可出现听觉过敏、舌前2/3味觉消失和泪腺、下颌下腺、舌下腺分泌障碍等。

（八）前庭蜗神经

前庭蜗神经由前庭神经和蜗神经组成，属于感觉性脑神经（图10-69）。

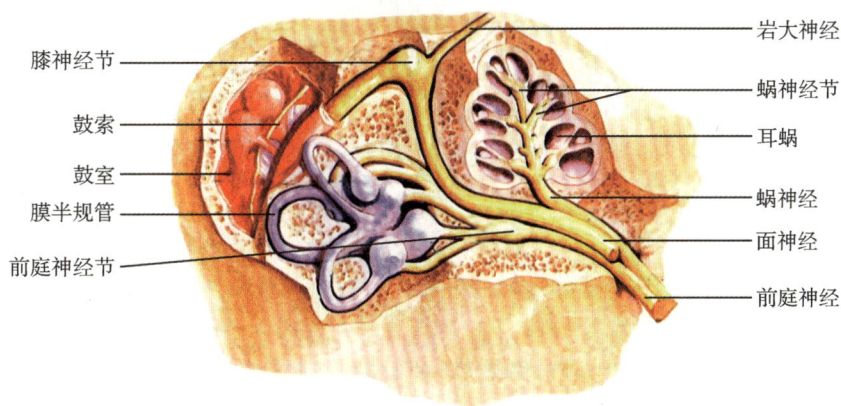

图 10-69 前庭蜗神经

1. 前庭神经 传导平衡觉。其双极神经元的胞体在内耳道底聚集成前庭神经节，周围突分布于内耳的球囊斑、椭圆囊斑和壶腹嵴，中枢突组成前庭神经，经内耳门入颅腔，止于脑干的前庭神经核。

2. 蜗神经 传导听觉。其双极神经元的胞体在内耳蜗轴内聚集成蜗神经节，其周围突分布于内耳的螺旋器，中枢突组成蜗神经，自内耳门进入颅腔，经延髓脑桥沟外侧部止于脑干的蜗神经核。

前庭蜗神经损伤表现为伤侧耳聋和平衡功能障碍，并伴有恶心、呕吐等症状。

（九）舌咽神经

舌咽神经为混合性脑神经，含有4种纤维成分：①躯体运动纤维，起自疑核，支配茎突咽肌。②内脏运动纤维，起自下泌涎核，分布于腮腺，控制腮腺分泌。③内脏感觉纤维，其胞体位于颈静脉孔处的舌咽神经下神经节，中枢突止于孤束核，周围突分布于舌后1/3的味蕾和黏膜、咽、咽鼓管、鼓室等处的黏膜和颈动脉窦、颈动脉小球。④躯体感觉纤维，其胞体位于舌咽神经上神经节，中枢突止于三叉神经脊束核，周围突分布于耳后皮肤。

舌咽神经连于延髓侧面，与迷走神经、副神经共同经颈静脉孔出颅。舌咽神经出颅后的主要分支如下（图10-70）。

1. 鼓室神经 发自下神经节，经颅底进入鼓室，在鼓室内侧壁黏膜内与交感神经纤维共同形成鼓室丛，发出数个分支分布于鼓室、乳突小房和咽鼓管黏膜，传导内脏感觉。鼓室神经的终末支为岩小神经，含有来自下泌涎核的副交感纤维，在耳神经节内交换神经元，随耳颞神经分布于腮腺，控制腮腺分泌。

2. 颈动脉窦支 自颈静脉孔下方发出，沿颈内动脉下行，分布于颈动脉窦和颈动脉小球，将动脉血压和血液中二氧化碳浓度变化的刺激传入中枢，可反射性地调节血压和呼吸。

3. 舌支 为舌咽神经的终末支，分布于舌后 1/3 黏膜和味蕾，传导一般感觉和味觉。

4. 咽支 与迷走神经和交感神经的咽支相互交织成咽丛，由丛再发出分支分布于咽部。

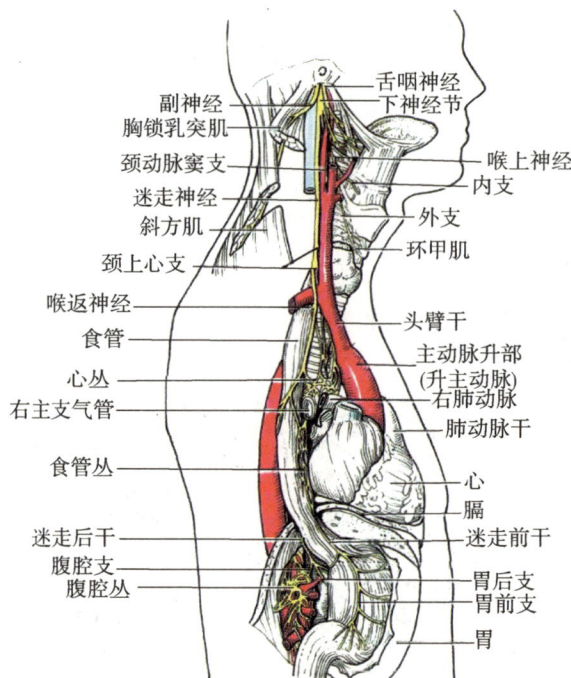

图 10－70 舌咽神经、迷走神经、副神经和舌下神经

一侧舌咽神经损伤，可出现患侧舌后 1/3 味觉丧失、舌根与咽峡区痛觉障碍以及咽肌无力。

（十）迷走神经

迷走神经为混合性脑神经，含有 4 种纤维成分：①内脏运动纤维，起自延髓的迷走神经背核，分布于颈、胸、腹部脏器，在器官旁节或器官内节交换神经元后，其节后纤维支配平滑肌、心肌的运动和腺体的分泌。②内脏感觉纤维，其胞体位于迷走神经下神经节，中枢突止于孤束核，周围突分布于颈、胸、腹部脏器。③躯体感觉纤维，其胞体位于迷走神经上神经节，中枢突止于三叉神经脊束核，周围突分布于耳郭、外耳道的皮肤和硬脑膜。④躯体运动纤维，起自延髓的疑核，支配咽喉肌（图 10－71）。

迷走神经连于延髓侧面，经颈静脉孔出颅，在颈静脉孔处有膨大的迷走神经上、下神经节。迷走神经干在颈部颈动脉鞘内下行至颈根部。左迷走神经在左颈总动脉与左锁骨下动脉之间下行，越过主动脉弓的前方，经左肺根后方至食管前方，分为数个细支形成左肺丛和食管前丛，在食管下端又聚集延续为迷走神经前干。右迷走神经经右锁骨下动脉前方，沿气管右侧下行，经右肺根后方到达食管后方，发出分支形成右肺丛和食管后丛，向下聚集延续为迷走神经后干。迷走神经前、后干向下与食管共同穿过膈的食管裂孔进入腹腔，分布于胃前、后壁。迷走神经沿途发出许多分支，其中较重要的分支。

1. 颈部的分支

（1）喉上神经 起自迷走神经下神经节，经颈内动脉内侧下行，在舌骨大角水平分为内、外支。外支支配环甲肌；内支为感觉支，伴随喉上动脉穿过甲状舌骨膜进入喉腔，分布于咽、会厌、舌根和声门裂以上的喉黏膜。

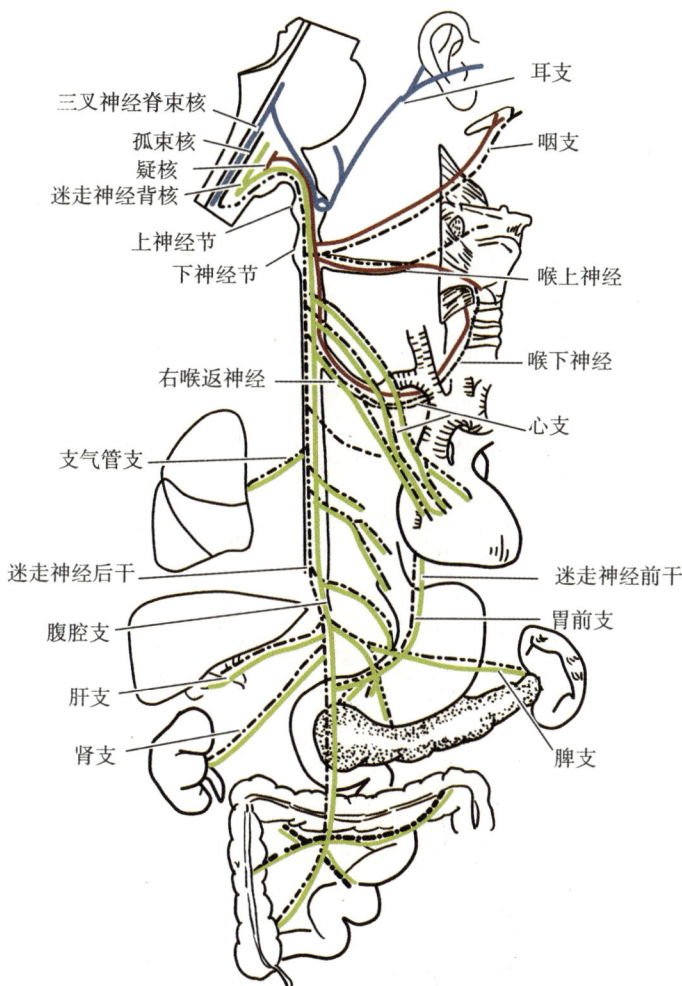

图 10－71　迷走神经的纤维成分及分布示意图

红色，特殊内脏运动纤维；黄色，一般内脏运动纤维
蓝色，一般躯体感觉纤维；黑色，一般内脏感觉纤维

（2）颈心支　有上、下两支，下行进入胸腔，与交感神经相互交织形成心丛。

2. 胸部的分支

（1）喉返神经　右喉返神经起自右迷走神经，在右锁骨下动脉前方处发出，勾绕右锁骨下动脉返回至颈部。左喉返神经起自左迷走神经，在主动脉弓前方发出，勾绕主动脉弓返回至颈部。在颈部两侧喉返神经均上行于气管食管间沟内，至甲状腺侧叶深面和环甲关节后方进入喉内，终末支称喉下神经，含有的躯体运动纤维支配除环甲肌以外的所有喉肌，内脏感觉纤维分布于声门裂以下的喉黏膜。

（2）支气管支和食管支　为左、右迷走神经在胸部发出的小分支，与交感神经的分支共同形成肺丛和食管丛，自丛再发出细支至气管、支气管、肺和食管。

3. 腹部的分支

（1）胃前支　在贲门附近自迷走神经前干发出，分布于胃前壁，其终末支以"鸦爪"形的分支分布于幽门部前壁。

（2）肝支　发自迷走神经前干，参与形成肝丛，分布于肝和胆囊等处。

（3）胃后支　在贲门附近发自迷走神经后干，分布于胃后壁，其终末支以"鸦爪"形分支分布于幽门窦和幽门管后壁。

（4）腹腔支　发自迷走神经后干，与交感神经共同形成腹腔丛，分布于肝、胆、胰、脾、肾和结肠左曲以上的消化管。

迷走神经主干损伤后可导致内脏活动障碍，主要表现为脉速、心悸、恶心、呕吐、呼吸深慢和窒息等。由于咽喉感觉障碍和骨骼肌瘫痪，可出现声音嘶哑、语言和吞咽困难，腭垂偏向患侧等症状。

（十一）副神经

副神经为运动性脑神经，含有躯体运动纤维，经颈静脉孔出颅，有颅根和脊髓根。颅根起自延髓的疑核，加入迷走神经，支配咽喉肌。脊髓根起自副神经核，在椎管内上行，经枕骨大孔进入颅腔，与其颅根汇合后经颈静脉孔出颅腔，支配胸锁乳突肌和斜方肌（图10-72）。

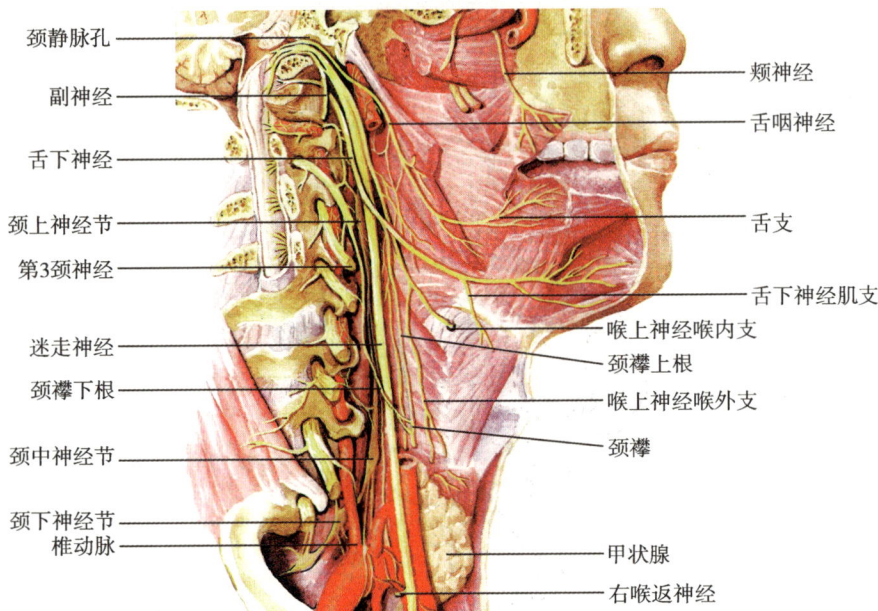

图10-72　副神经和舌下神经

（十二）舌下神经

舌下神经为运动性脑神经，含有躯体运动纤维，起自延髓的舌下神经核。舌下神经自延髓前外侧沟出脑，经舌下神经管出颅，支配舌内肌和大部分的舌外肌（图10-72）。

一侧舌下神经损伤时患侧舌肌瘫痪，伸舌时舌尖偏向患侧。

三、内脏神经 ❷微课7

内脏神经是周围神经系统中分布于内脏、心血管和腺体的部分，含有感觉纤维和运动纤维两种成分。其中，内脏运动神经的主要功能是调节内脏、心血管的运动和腺体分泌，这种调节不受人的意志控制，故称自主神经或植物神经。内脏感觉神经分布于内脏和心血管等处的内感受器，内感受器感受各种刺激，并通过内脏感觉神经传递到各级中枢，中枢整合后作出反应，通过内脏运动神经调节相应脏器的活动，以维持机体内、外环境的动态平衡。

❓ 想一想10-8

为什么不能控制自己的心跳？

答案解析

（一）内脏运动神经

内脏运动神经与躯体运动神经在形态结构、分布范围、功能上存在较大差异，主要表现在以下方面（图 10－73）。①支配对象不同：躯体运动神经支配骨骼肌，而内脏运动神经则支配平滑肌、心肌和腺体。②纤维成分不同：躯体运动神经只有一种纤维成分，而内脏运动神经则有交感纤维和副交感纤维两种成分，且多数内脏器官同时接受交感神经和副交感神经的双重支配。③神经元数目不同：躯体运动神经自低级中枢至骨骼肌只有一个神经元，而内脏运动神经自低级中枢至效应器有两个神经元（肾上腺髓质除外）。第一级神经元的胞体位于脑干和脊髓内，称节前神经元，其轴突称节前纤维；第二级神经元的胞体位于周围部的植物性神经节内，称节后神经元，其轴突称节后纤维。节后神经元的数目较多，一个节前神经元可以与多个节后神经元形成突触。④分布形式不同：躯体运动神经以神经干的形式分布于效应器，而内脏运动神经的节后纤维常攀附脏器或血管形成神经丛，再由神经丛发出分支分布于平滑肌、心肌和腺体。⑤纤维种类不同：躯体运动神经常为较粗的有髓纤维，而内脏运动神经则为薄髓（节前纤维）或无髓（节后纤维）的细纤维。⑥接受机体控制的程度不同：躯体运动神

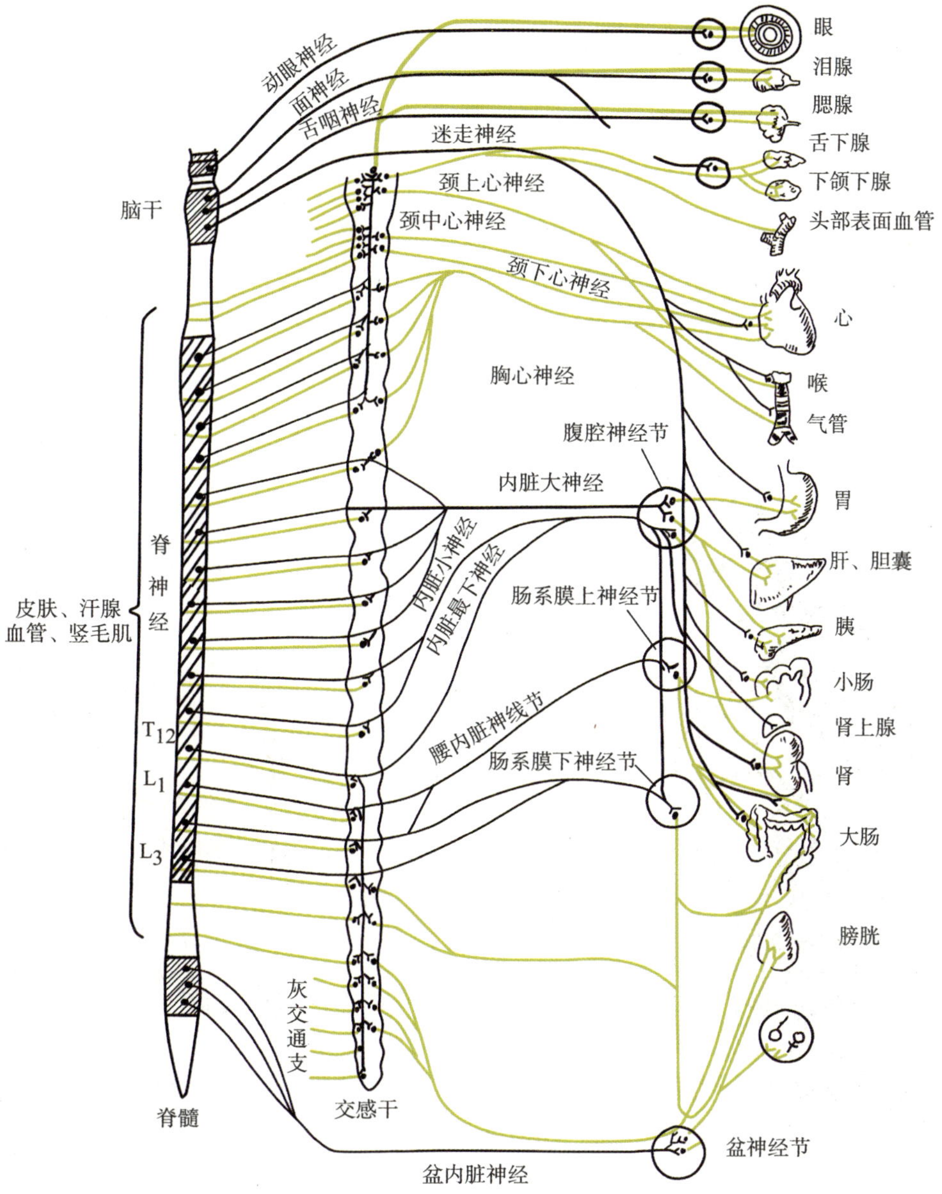

图 10－73　内脏运动神经分布模式图

经是在意识控制下对效应器进行支配，而内脏运动神经在一定程度上不受人的意识控制。

内脏运动神经依据其形态、功能和药理学的特点，可分为交感神经和副交感神经（图 10－74）。

1. 交感神经　低级中枢位于脊髓 $T_1 \sim L_3$ 节段灰质侧柱内，由此处发出节前纤维。交感神经的周围部由交感干、交感神经节及其分支和交感神经丛等组成。

（1）交感神经节　依据交感神经节所处的位置可分为椎旁神经节和椎前神经节。

1）椎旁神经节：位于脊柱两旁，每侧有 19～24 个，借节间支连成左、右两条交感干，故椎旁神经节也称交感干神经节。交感干沿脊柱两侧走行，向上至颅底，向下至尾骨，在尾骨前方左、右交感干合并。

2）椎前神经节：位于脊柱前方、腹主动脉脏支的根部，主要有腹腔神经节、肠系膜上神经节、肠系膜下神经节和主动脉肾神经节。

（2）交通支　在椎旁神经节与相应的脊神经之间借交通支相连，可分为白交通支和灰交通支两种（图 10－75）。

1）白交通支：主要由具有髓鞘的纤维形成，呈白色，仅存在于 $T_1 \sim L_3$ 脊神经前支与相应的交感干神经节之间。

2）灰交通支：由无髓鞘的纤维形成，颜色灰暗，存在于交感干与 31 对脊神经前支之间。

（3）节前纤维和节后纤维的去向

1）节前纤维的去向：交感神经节前纤维经白交通支进入交感干后，通常有三种去向。①终止于相应的椎旁神经节并交换神经元；②在交感干内上升或下降，终止于其上方（颈部）或下方（腰骶部）的椎旁神经节并交换神经元；③穿过椎旁神经节，至椎前神经节内交换神经元。

2）节后纤维的去向：也有三种。①经灰交通支返回 31 对脊神经，随脊神经分布于头颈部、躯干、四肢的血管、汗腺和竖毛肌等；②攀附动脉走行，在动脉外膜处形成相应的神经丛，并随动脉分布到所支配的脏器；③由交感神经节发出分支直接分布到所支配的脏器。

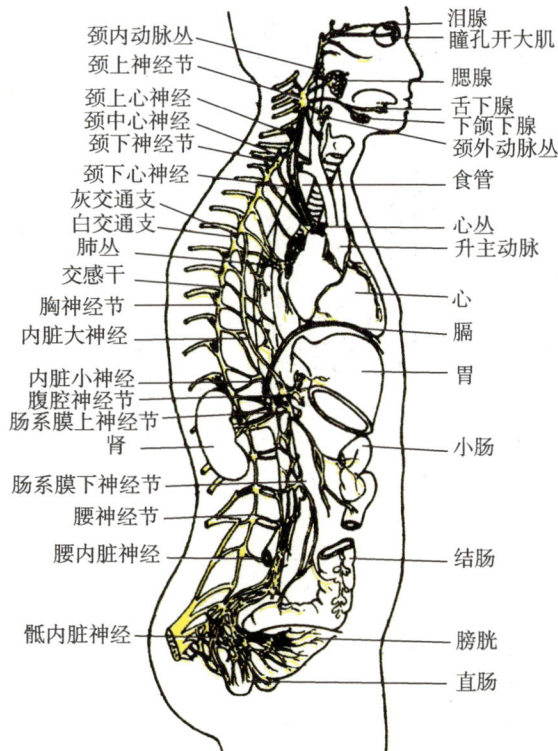

图 10－74　交感干和交感神经节

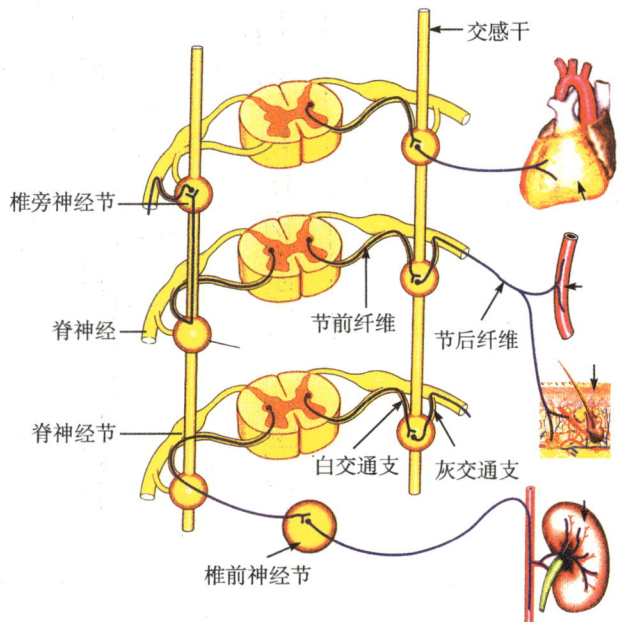

图 10－75　交感神经交通支及纤维分布模式图

2. 副交感神经 低级中枢位于脑干的内脏运动神经核和脊髓的骶副交感核，由这些核发出节前纤维至周围部的副交感神经节内交换神经元，其节后纤维到达所支配的脏器。副交感神经节多位于脏器附近或脏器壁内，分别称器官旁节和器官内节。位于颅部的副交感神经节的体积较大，如睫状神经节、下颌下神经节、翼腭神经节和耳神经节等；身体其他部位的副交感神经节体积较小，肉眼难以辨别。

（1）颅部副交感神经 其节前纤维起自脑干的副交感神经核，参与组成Ⅲ、Ⅶ、Ⅸ、Ⅹ对脑神经。①动眼神经副核发出的副交感节前纤维伴随动眼神经走行，在睫状神经节交换神经元，其节后纤维进入眼球，分布于瞳孔括约肌和睫状肌。②上泌涎核发出的副交感节前纤维伴随面神经走行，一部分节前纤维在翼腭神经节内交换神经元，其节后纤维分布于泪腺和鼻腔、口腔、腭黏膜的腺体。另一部分节前纤维在下颌下神经节内交换神经元，其节后纤维分布于下颌下腺和舌下腺。③下泌涎核发出的副交感节前纤维伴随舌咽神经走行，其节前纤维在耳神经节内交换神经元，其节后纤维分布于腮腺。④迷走神经背核发出的副交感节前纤维伴随迷走神经走行，并随其分支到达胸、腹腔脏器附近或器官壁内的副交感神经节内交换神经元，其节后纤维分布于胸、腹腔脏器（降结肠、乙状结肠和盆腔脏器除外）。

（2）骶部副交感神经 由脊髓的骶副交感核发出节前纤维，随骶神经出骶前孔，最后加入盆丛，并随盆丛到达盆部脏器附近或器官壁内的副交感神经节，其节后纤维分布于结肠左曲以下的消化管和盆腔脏器。

3. 交感神经与副交感神经的主要区别 内脏运动神经分为交感神经和副交感神经，大多数脏器常同时接受这两种纤维的共同支配，但两者在神经来源、形态结构、分布范围和功能上又有显著区别。

（1）低级中枢的部位不同 交感神经的低级中枢位于脊髓 $T_1 \sim L_3$ 节段灰质侧柱；副交感神经的低级中枢位于脑干的内脏运动神经核和脊髓的骶副交感核。

（2）周围部神经节的位置不同 交感神经节分为椎旁神经节和椎前神经节，分别位于脊柱两旁和脊柱前方；副交感神经节分为器官旁节和器官内节，分别位于所支配的器官附近或器官壁内。因此，副交感神经的节前纤维较交感神经的节前纤维长，而节后纤维则较短。

（3）节前神经元与节后神经元的比例不同 一个交感节前神经元的轴突可与多个节后神经元形成突触，而一个副交感节前神经元的轴突则与较少的节后神经元形成突触。因此，交感神经的作用范围较广泛，而副交感神经的作用则较局限。

（4）分布范围不同 交感神经的分布范围较广泛，除分布于头颈部和胸、腹腔脏器外，尚遍及全身血管、腺体、竖毛肌等，而副交感神经的分布不如交感神经广泛，一般认为大部分血管、腺体、竖毛肌和肾上腺髓质均无副交感神经支配。

（5）对同一脏器所起的作用不同 交感神经和副交感神经对于同一脏器的作用既相互拮抗又相互统一。当机体运动加强时，交感神经兴奋，而副交感神经受到抑制，此时心跳加快、血压升高、支气管扩张、瞳孔开大、消化活动受到抑制，表明机体的代谢增强，能量消耗加快，以适应环境的剧烈变化。反之，机体处于安静或睡眠状态下，副交感神经兴奋，交感神经受到抑制，表现为心跳减慢、血压降低、支气管收缩、瞳孔缩小和消化活动增强等，有利于体力恢复和能量储存。

👁 **看一看**

内脏神经的分布

内脏神经在分布于脏器的过程中，往往会形成内脏神经丛，再由神经丛发出分支分布于相应脏器。这些神经丛主要攀附于头、颈部和胸、腹腔内的动脉周围，或者分布于脏器附近和器官壁内。多数内脏神经丛由交感神经、副交感神经和内脏感觉神经的纤维相互交织形成。主要的内脏神经丛有心丛、肺丛、腹腔丛、腹主动脉丛、盆丛等。

（二）内脏感觉神经

内脏神经系统不仅有交感纤维和副交感纤维两种运动成分，还有感觉纤维成分，即内脏感觉神经。内脏感觉神经的特点是：①正常内脏活动一般不引起主观感觉，较强烈的内脏活动，则可产生内脏感觉；②内脏一般对触、切割、冷热刺激不敏感，而对空腔器官的扩张、平滑肌痉挛性收缩、突然且大幅度地牵拉以及缺血或炎症刺激较敏感；③内脏感觉传入途径较分散，内脏痛觉往往定位不确切，呈弥散性。

（三）牵涉性痛

牵涉性痛是指当某一内脏器官发生病变时，常在体表一定区域产生感觉过敏或疼痛感觉的现象。牵涉性痛可发生在患病脏器邻近的皮肤区域，也可以发生在距离患病脏器较远的皮肤区域。例如，心绞痛时胸前区和左臂内侧的皮肤常感到疼痛，肝胆疾患时常在右肩部感到疼痛等（图 10 - 76）。了解各器官病变时牵涉性痛的发生部位，有助于内脏疾病的诊断。

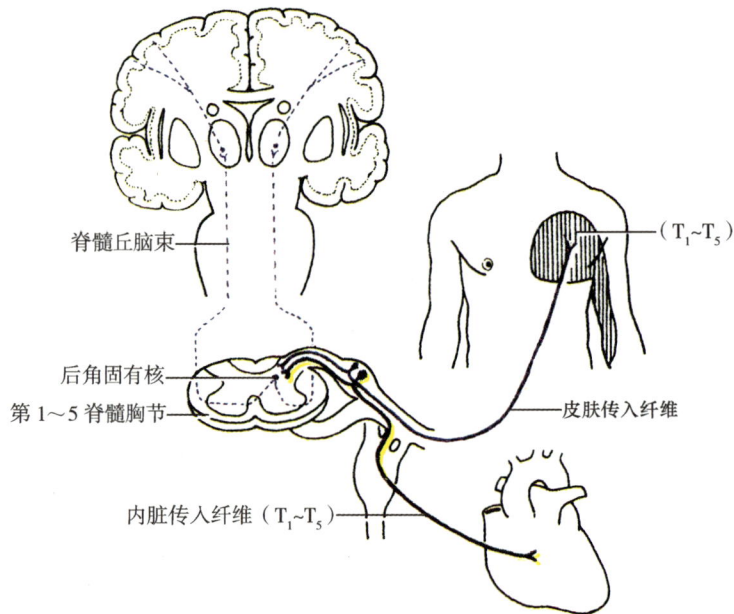

图 10 - 76 心的牵涉性痛反射途径示意图

（张敏平　郭新庆　赵　鹏）

·目标检测·

答案解析

一、选择题

【A 型题】

1. 在中枢神经系统内，形态与功能相同的神经元胞体聚集成一团称

    A. 神经节　　　　　B. 灰质　　　　　C. 神经核　　　　　D. 白质

2. 脊髓内传导躯干、四肢皮肤粗触觉的纤维束是

    A. 皮质脊髓束　　　B. 脊髓丘脑束　　C. 薄束　　　　　D. 楔束

3. 属于脑干躯体运动核的是

    A. 孤束核　　　　　B. 动眼神经副核　C. 面神经核　　　　D. 蜗神经核

4. 维持身体平衡、调节肌张力，协调肌群运动的是

    A. 中脑　　　　　　B. 小脑　　　　　　C. 间脑　　　　　　D. 延髓

5. 视区（视觉中枢）位于

    A. 颞横回　　　　　　　　　　　　　B. 距状沟上、下方皮质

    C. 中央后回　　　　　　　　　　　　D. 中央前回

6. 通过内囊膝的纤维束是

    A. 皮质脊髓束　　　　　　　　　　　B. 皮质核束

    C. 丘脑中央辐射　　　　　　　　　　D. 视辐射和听辐射

7. 头面部痛、温觉传导通路的第 1 级神经元胞体位于

    A. 三叉神经节　　　　　　　　　　　B. 三叉神经脑桥核

    C. 三叉神经脊束核　　　　　　　　　D. 三叉神经中脑核

8. 脑和脊髓的被膜由外向内依次为

    A. 硬膜、软膜、蛛网膜　　　　　　　B. 软膜、硬膜、蛛网膜

    C. 硬膜、蛛网膜、软膜　　　　　　　D. 软膜、蛛网膜、硬膜

9. 腰椎穿刺是将穿刺针刺入

    A. 小脑延髓池　　　B. 硬膜外隙　　　C. 脊髓的终池　　　D. 蛛网膜下隙

10. 连于中脑腹侧面的脑神经是

    A. 滑车神经　　　　B. 动眼神经　　　C. 三叉神经　　　　D. 展神经

11. 位于额中回后部的是

    A. 运动性语言中枢　　　　　　　　　B. 书写中枢

    C. 视觉性语言中枢　　　　　　　　　D. 听觉中枢

12. 支配三角肌的神经是

    A. 尺神经　　　　　B. 桡神经　　　　C. 腋神经　　　　　D. 肌皮神经

13. 受肌皮神经支配的肌是

    A. 三角肌　　　　　B. 肱二头肌　　　C. 小圆肌　　　　　D. 肱桡肌

14. 不属于骶丛的神经是

    A. 阴部神经　　　　B. 臀上神经　　　C. 坐骨神经　　　　D. 股神经

15. 乳头平面分布的胸神经前支是

    A. 第 4 对　　　　　B. 第 2 对　　　　C. 第 6 对　　　　　D. 第 8 对

16. 眼球不能转向下外方是由于损伤了

    A. 动眼神经　　　　B. 展神经　　　　C. 眼神经　　　　　D. 滑车神经

17. 支配瞳孔括约肌的纤维来自

    A. 动眼神经　　　　B. 眼神经　　　　C. 展神经　　　　　D. 滑车神经

18. 面神经管理

    A. 面部皮肤感觉　　　　　　　　　　B. 下颌下腺分泌活动

    C. 咀嚼肌运动　　　　　　　　　　　D. 舌前 2/3 黏膜痛、温感觉

19. 管理舌后 1/3 一般感觉与味蕾的神经是

    A. 舌咽神经　　　　B. 面神经　　　　C. 迷走神经　　　　D. 三叉神经

20. 支配腮腺分泌活动的神经是

    A. 面神经　　　　B. 舌咽神经　　　C. 迷走神经　　　D. 耳颞神经

21. 经圆孔出入颅底的神经是

    A. 眼神经　　　　B. 下颌神经　　　C. 滑车神经　　　D. 上颌神经

22. 交感神经的低级中枢位于

    A. 脑干内　　　　　　　　　　B. 脊髓 $T_1 \sim L_3$ 节段灰质侧柱

    C. 骶髓 2~4 节段内　　　　　　D. 椎旁神经节

23. 关于内脏运动神经的描述，下列错误的是

    A. 不直接受意志控制　　　　　　B. 受大脑皮质和皮质下中枢的控制

    C. 支配心肌、平滑肌和腺体　　　D. 从中枢发出后直达所支配的器官

24. 不含副交感神经节前纤维的神经是

    A. 三叉神经　　　　B. 面神经　　　C. 动眼神经　　　D. 舌咽神经

【B 型题】

(25~28 题共用备选答案)

    A. 正中神经损伤　　　　　　　　B. 尺神经损伤

    C. 桡神经损伤　　　　　　　　　D. 胫神经损伤

25. 可导致"钩状足"畸形的是

26. 可导致"猿手"畸形的是

27. 可导致"爪形手"畸形的是

28. 可导致"垂腕"畸形的是

二、简答题

1. 眼球外肌分别由哪些神经支配？

2. 大脑皮质有哪些语言中枢？各位于何处？

书网融合……

重点回顾　　 微课1　　 微课2　　 微课3　　 微课4

微课5　　 微课6　　 微课7　　 习题

第十一章 内分泌系统

<table>
<tr><td rowspan="7">学习目标</td><td>

知识目标：

1. 掌握 甲状腺、肾上腺的位置和毗邻关系；甲状腺和肾上腺的微细结构及内分泌细胞分泌的主要激素。

2. 熟悉 腺垂体和神经垂体的功能；甲状旁腺的功能。

3. 了解 内分泌系统的组成；下丘脑与垂体的关系。

技能目标：

正确判断部分内分泌器官分泌的激素与常见内分泌系统疾病的关系。

素质目标：

理解在食盐中加碘的积极意义。

</td></tr>
</table>

导学情景

情景描述： 患者，女，42岁。主诉：心慌、消瘦，伴颈部增粗，眼球突出两个月。现病史：患者2个月前无明显诱因出现心慌、消瘦、畏热、多汗，食欲亢进、失眠，自己发现颈部增粗，眼球突出，脾气急躁。体格检查（专科）：眼球突起，甲亢眼征阳性；颈软，双侧甲状腺弥漫性Ⅱ度肿大，质软，无压痛，未触及结节，未闻及血管杂音；心率120次/分，律齐，心尖区闻及Ⅱ级收缩期杂音。

辅助检查： ①实验室检查：FT_3 10.9pmol/L，FT_4 46.7pmol/L，TRAb 66.3U/L。②心电图：窦性心动过速，心率120次/分。③甲状腺B超：双侧甲状腺弥漫性增大，血流丰富，内部回声欠均。④甲状腺摄碘率：2小时50.2%、6小时74.9%、24小时78.9%。诊断为甲状腺功能亢进症。

情景分析： 甲状腺功能亢进症简称甲亢，是甲状腺功能亢进或血液中有甲状腺激素水平增高所致的常见病。临床症状有出汗、心悸、进食和排便次数增多、体重减少、眼突等。

讨论： 甲状腺激素增高引起的高代谢综合征有哪些？眼球突起的原因有哪些？

学前导语： 内分泌系统是人体重要的调节系统，通过分泌激素和神经系统共同调节人体的各种活动。当内分泌系统的某器官和细胞分泌异常，会导致相应激素的减少或增多，进一步导致相应的内分泌系统的疾病。糖尿病、甲亢、呆小症、侏儒症、巨人症等均是内分泌器官功能异常引起的疾病。

内分泌系统由内分泌腺和分布于其他器官的内分泌细胞组成。内分泌腺包括甲状腺、甲状旁腺、肾上腺、垂体和松果体等（图11-1）。内分泌腺的结构特点是腺细胞排列成索状、团块状或围成滤泡，腺细胞间有丰富的毛细血管，无排送分泌物的导管。

内分泌细胞的分泌物称激素，通过血液循环作用于其他器官或细胞。能够接受激素刺激的器官或细胞，称该激素的靶器官或靶细胞。

内分泌系统与神经系统相辅相成，共同维持机体内环境的平衡与稳定，调节机体的新陈代谢及生长、发育、生殖等活动，并影响机体各种行为。

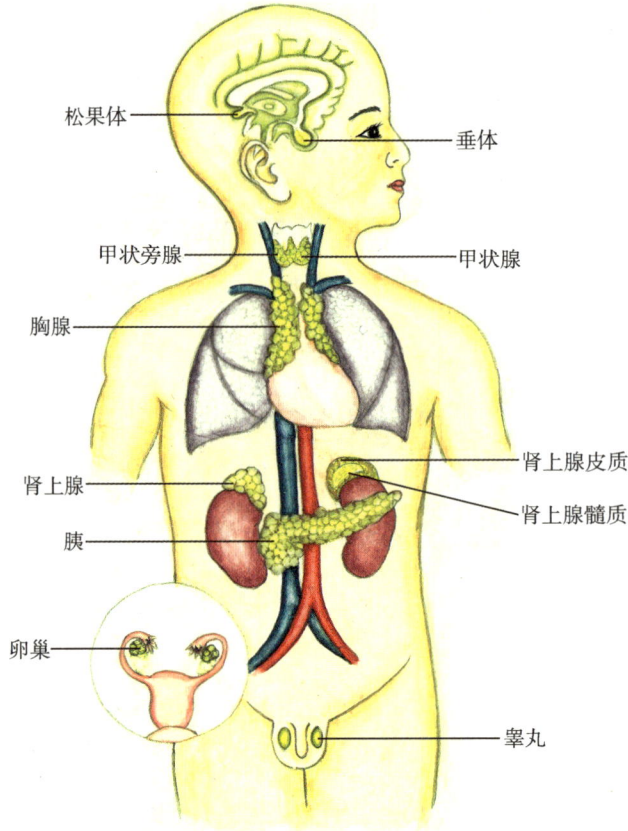

图 11 - 1　内分泌系统

第一节　甲状腺 e 微课 1

一、甲状腺的形态和位置

　　甲状腺是人体最大的内分泌腺，位于喉下部、气管上部的两侧和前面，略呈"H"形，由左、右两个侧叶和中间的甲状腺峡组成。甲状腺侧叶呈锥体形，贴于喉和气管上段的侧面，上端达甲状软骨中部，下端达第 6 气管软骨环，甲状腺峡连接两侧叶，位于第 2～4 气管软骨的前面。约有 2/3 的人自甲状腺峡向上伸出一锥状叶（图 11－2）。

　　成人甲状腺平均重 20～40g，柔软，血液供应丰富，呈深红色。外面有薄层结缔组织形成甲状腺被囊，囊外包有颈深筋膜（气管前层）形成的腺鞘，又称假被囊，将甲状腺固定在喉和气管壁上，吞咽时甲状腺可随喉上、下移动。甲状腺过度肿大时，可压迫喉和气管而引起呼吸和吞咽困难。

二、甲状腺的微细结构

　　甲状腺被囊的结缔组织伸入腺实质，将实质分隔成大小不等的小叶，腺实质由甲状腺滤泡和滤泡

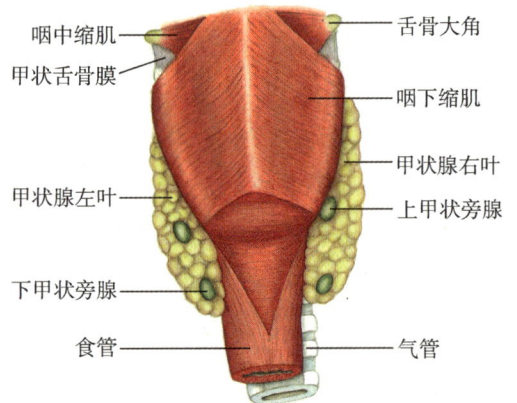

图 11－2　甲状腺及甲状旁腺的位置形态

旁细胞组成（图 11 - 3）。

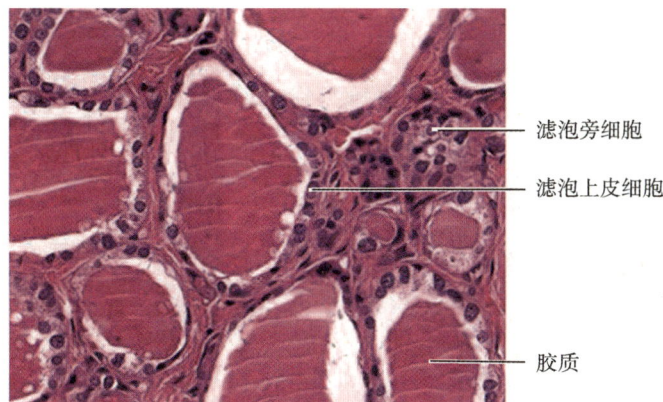

图 11 - 3 甲状腺光镜图

（一）甲状腺滤泡

甲状腺滤泡由单层立方的滤泡上皮细胞围成，腔内充满透明的胶质。滤泡大小不等，呈圆形、椭圆形或不规则形。滤泡上皮细胞的形态和滤泡腔内胶质的量与其功能状态密切相关。功能活跃时，细胞增高呈低柱状，滤泡腔内胶质减少，反之，细胞变矮呈扁平状，腔内胶质增多。胶质是滤泡上皮的分泌物，即碘化的甲状腺球蛋白，在切面上呈均质状，嗜酸性。

滤泡上皮细胞合成和分泌甲状腺素，即 T_3 和 T_4，甲状腺素可促进机体新陈代谢，提高神经兴奋性，促进生长发育。甲状腺素分泌过多，引起甲状腺功能亢进症；甲状腺素分泌不足，成人可导致黏液性水肿，小儿则导致呆小症。当饮食中缺碘时，可引起甲状腺组织增生，引起甲状腺腺体的增大，即地方性甲状腺肿。

🧡 护爱生命

碘是人体的必需微量元素之一，健康成人每天需摄入碘约 150 微克。而自然饮食中碘含量较少，如果人体长期摄入不足，则会引起碘缺乏，危害广泛。常见的包括地方性甲状腺肿、地方性克汀病和对儿童智力发育的潜在性损伤等。

为了消除碘缺乏的危害，保护公民身体健康。1994 年 8 月 23 日，中华人民共和国国务院令第 163 号发布了《食盐加碘消除碘缺乏危害管理条例》。该条例规定：采取长期供应加碘食盐（简称碘盐）为主的综合防治措施，以消除碘缺乏的危害。这一举措，从根本上摒除了地方性碘缺乏疾病的发生，体现了党和政府"人民至上，生命至上"的执政理念。

（二）滤泡旁细胞

滤泡旁细胞位于滤泡间和滤泡上皮细胞间（图 11 - 3）。胞体较大，在 HE 染色切片中，胞质着色稍淡，银染可见其胞质内有嗜银颗粒。滤泡旁细胞分泌降钙素，使血钙降低。

第二节 甲状旁腺

一、甲状旁腺的形态和位置

甲状旁腺呈扁椭圆形，棕黄色，黄豆大小，每个重 30 ~ 50mg，附于甲状腺侧叶背面的甲状腺被囊之外，一般有上、下各1对（图11-5），少数人的甲状旁腺埋在甲状腺内。

二、甲状旁腺的微细结构

甲状旁腺表面被覆薄层结缔组织被膜。腺细胞呈团索状，间质中有丰富的有孔毛细血管，腺细胞分为主细胞和嗜酸性细胞（图11-4）。

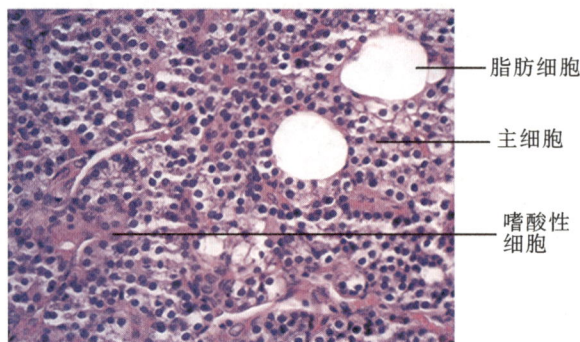

图11-4 甲状旁腺光镜图

主细胞数量最多，体积小，呈多边形，核圆居中，HE染色胞质着色浅。主细胞分泌甲状旁腺激素，使血钙升高。在甲状旁腺激素与降钙素协同作用下，维持血钙的稳定。

嗜酸性细胞单个或成群分布于主细胞之间。体积稍大于主细胞，核较小，染色深，胞质强嗜酸性，功能尚不明确。

第三节 肾上腺 📱微课2

一、肾上腺的形态和位置

肾上腺位于腹膜后间隙，脊柱两侧，肾的上方，左右各一。左侧呈半月形，右侧近似三角形，左侧比右侧略大。肾上腺和肾一起包在肾筋膜内，但它有独立的膜，故不会随肾下垂而下降（图11-5）。

二、肾上腺的微细结构

肾上腺表面包有结缔组织被膜，少量结缔组织伴随神经和血管伸入腺实质内。肾上腺实质由周围的皮质和中央的髓质构成（图11-6A）。

（一）皮质

皮质占肾上腺体积的80%～90%，根据细胞的形态和排列特征，由外向内分为球状带、束状带和网状带（图11-6B）。

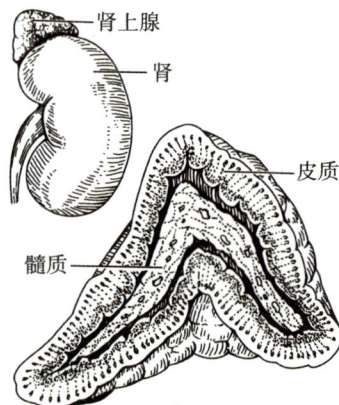

图11-5 肾上腺的位置形态

1. 球状带 位于被膜下方，较薄。细胞较小，呈锥形，排列成球团状。球状带细胞分泌盐皮质激素，其主要成分为醛固酮，能促进肾远端小管和集合管重吸收Na^+和排出K^+。

2. 束状带 位于球状带的深层，此层最厚。束状带细胞较大，呈多边形，胞质内含大量脂滴，因脂滴在石蜡切片制作过程中被溶解，故HE染色较浅而呈泡沫状。腺细胞排列成单行或双行的细胞索，由深部向浅部呈放射状排列。束状带细胞分泌糖皮质激素，主要为皮质醇和皮质酮，其主要作用是促使蛋白质及脂肪分解并转变成糖，还有抑制免疫应答和抗炎作用。

3. 网状带 位于皮质的最深层。细胞排列成索，并互相连接成网，网状带细胞主要分泌雄激素、少量雌激素和糖皮质激素。

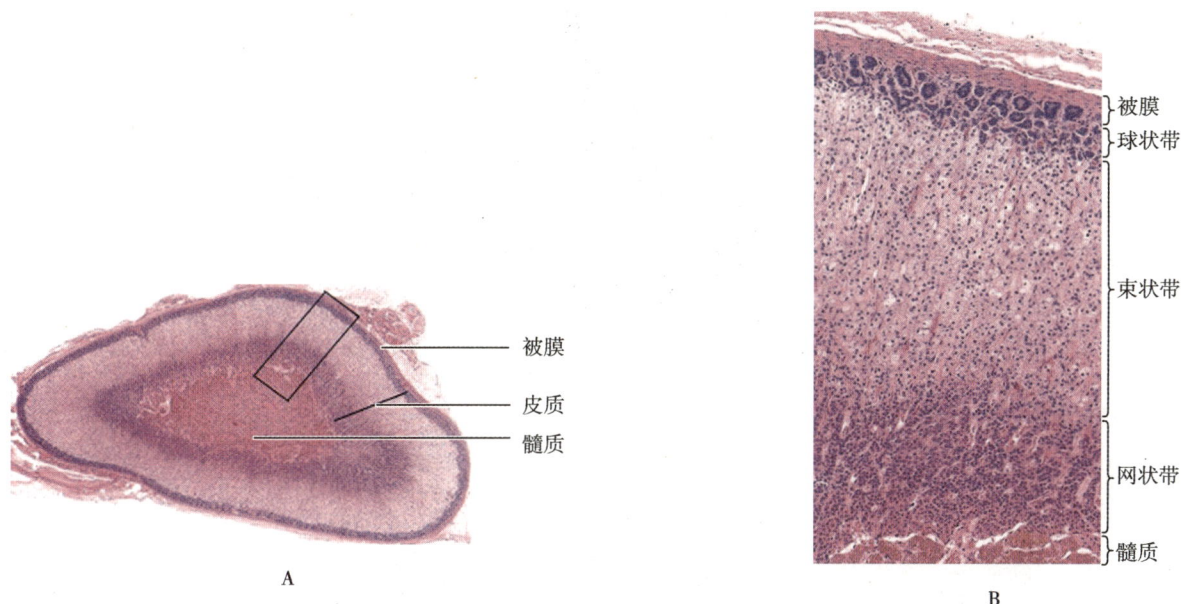

图 11－6 肾上腺光镜图

? **想一想**

男性和女性体内都有一定量的雄激素和雌激素，为什么？

答案解析

（二）髓质

髓质位于肾上腺中央，占总体积的 10%～20%，主要由排列成索状或团状的髓质细胞构成。髓质细胞较大，呈多边形。如用铬盐处理标本，胞质内可见黄褐色的嗜铬颗粒，故髓质细胞又称嗜铬细胞。细胞间有丰富的血窦、少量交感神经节细胞和结缔组织，髓质中央有中央静脉。

髓质细胞分为肾上腺素细胞和去甲肾上腺素细胞，前者数量多，分泌肾上腺素，后者数量较少，分泌去甲肾上腺素，肾上腺素能使心率加快，心和骨骼肌的血管扩张，去甲肾上腺素可使血压增高，心脏、脑和骨骼肌内的血流加速。

第四节 垂 体 微课3

一、垂体的形态和位置

垂体位于颅骨蝶鞍的垂体窝内，呈椭圆形，灰红色，重 0.6～0.7g。分腺垂体（图 11－7）和神经垂体。

二、垂体的微细结构

（一）腺垂体

腺垂体包括远侧部、中间部和结节部。

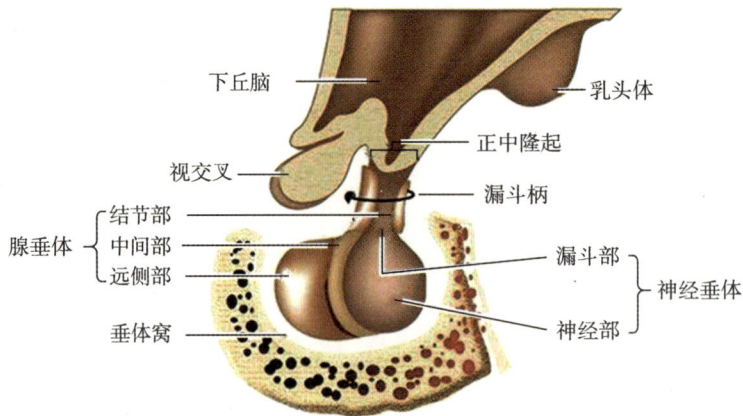

图 11 – 7　腺垂体结构模式图

1. 远侧部　又称垂体前叶，此部最大，腺细胞排列成团索状，少数围成小滤泡，腺细胞间有少量结缔组织和丰富的血窦。在 HE 染色标本中，根据腺细胞对染料的亲和性不同，分为嗜色细胞和嫌色细胞；嗜色细胞又分为嗜酸性细胞和嗜碱性细胞（图 11 – 8）。

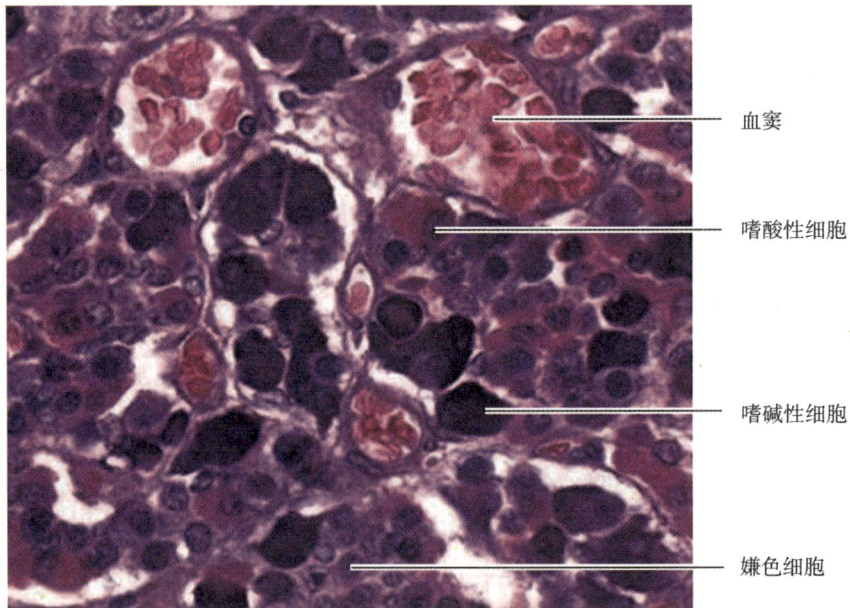

图 11 – 8　腺垂体远侧部光镜图

（1）嗜酸性细胞　数量较多，约占远侧部细胞总数的 40%。细胞呈圆形或椭圆形，胞质嗜酸性。嗜酸性细胞又分为生长激素细胞和催乳激素细胞。

①生长激素细胞：数量较多，分泌生长激素，促进机体的生长和代谢，特别是刺激骺软骨生长，促进骨骼增长。如分泌过盛，在未成年时期则引起巨人症，成人则引发肢端肥大症；未成年时期生长激素分泌不足可致垂体性侏儒。

👁️**看一看**

生长激素增多症

肢端肥大症是腺垂体分泌生长激素（GH）过多所致的体型和内脏器官异常肥大并伴有相应生理功能异常的一种内分泌与代谢性疾病。生长激素过多主要引起骨骼、软组织和内脏过度增长，发生在青少年时期可引起巨人症，发生在成年人则导致肢端肥大症，表现为颅骨增厚、头颅及面容宽大、颧骨高、下颌突出、牙齿稀疏和咬合不良、手脚粗大、驼背、皮肤粗糙、毛发增多、色素沉着、鼻唇和舌肥大、声带肥厚和音调低粗等。

②催乳激素细胞：分泌催乳激素，促进乳腺发育和乳汁分泌。

（2）嗜碱性细胞　约占远侧部细胞总数的10%。细胞呈椭圆形或多边形，胞质嗜碱性。嗜碱性细胞分为三种。

①促甲状腺激素细胞：分泌促甲状腺激素，促进甲状腺激素的合成和释放。

②促肾上腺皮质激素细胞：分泌促肾上腺皮质激素，促进肾上腺皮质束状带细胞分泌糖皮质激素。

③促性腺激素细胞：分泌卵泡刺激素和黄体生成素。卵泡刺激素促进女性卵泡发育，刺激男性生精小管支持细胞合成雄激素结合蛋白，促进精子的发生。黄体生成素促进女性卵巢排卵和黄体形成，刺激男性睾丸间质细胞分泌雄激素。

（3）嫌色细胞　数量最多，约占远侧部细胞总数的50%，体积小，胞质少，着色浅，细胞轮廓不清。电镜下嫌色细胞含有少量分泌颗粒，因此，嫌色细胞可能是脱颗粒的嗜色细胞，或处于嗜色细胞形成的初级阶段。

2. 中间部　位于远侧部与神经部之间的狭长部分，仅占垂体体积的2%，主要由滤泡及其周围的嗜碱性细胞和嫌色细胞构成。滤泡由单层立方或柱状上皮细胞围成，大小不等，内有胶质。

3. 结节部　呈薄层套状包围着神经垂体的漏斗，结节部有丰富的纵行毛细血管。腺细胞主要为嫌色细胞，也含有少量嗜酸性细胞和嗜碱性细胞。

4. 腺垂体的血管及与下丘脑的关系　垂体上动脉从结节部进入神经垂体的漏斗，在该处分支并吻合成有孔毛细血管网，称第一级毛细血管网。该网下行到结节部下端汇集形成数条垂体门微静脉，进入远侧部再次形成第二级毛细血管网，垂体门微静脉及两端的毛细血管网共同构成了垂体门脉系统。远侧部的毛细血管最后汇集成垂体静脉（图11-9）。

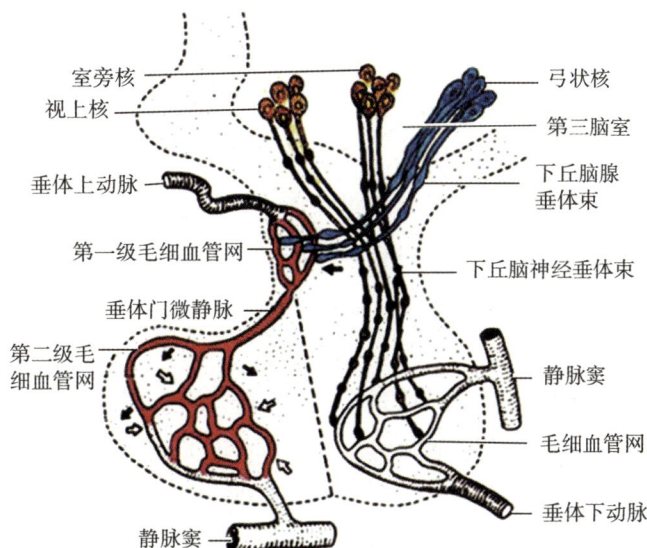

图11-9　垂体的血管分布及其与下丘脑的关系示意图

下丘脑的弓状核等神经核的神经元具有内分泌功能，称神经内分泌细胞。这些细胞能产生多种激素，其中对腺细胞分泌起促进作用的激素，称释放激素；反之，称释放抑制激素。含有激素的分泌颗粒沿神经内分泌细胞的轴突运输到漏斗处，将激素释放入该处的第一级毛细血管网，再经垂体门微静脉到远侧部的第二级毛细血管网，其中各种激素分别调节相应腺细胞的分泌活动。

✎ 练一练

下丘脑可以通过什么物质对腺垂体进行调节？

A. 甲状腺素　　　　B. 肾上腺素　　　　C. 释放激素

D. 促甲状腺激素　　E. 生长激素

答案解析

（二）神经垂体

神经垂体由神经部和漏斗（包括正中隆起和漏斗柄）组成，漏斗与下丘脑相连。神经部主要由无髓神经纤维、神经胶质细胞和毛细血管组成（图11-10）。

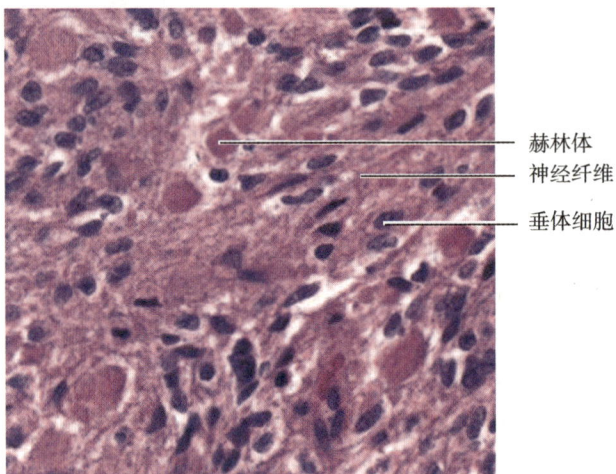

赫林体
神经纤维
垂体细胞

图 11-10　神经垂体光镜图

神经垂体与下丘脑在结构和功能上有直接联系。下丘脑视上核和室旁核等处的大型神经内分泌细胞形成的分泌颗粒沿轴突运输至神经部。在轴突沿途或终末，分泌颗粒常聚集成团，呈串珠状膨大，形成大小不等的嗜酸性团块，称赫林体。神经部的胶质细胞又称垂体细胞，具有支持和营养神经纤维的作用。视上核的神经内分泌细胞主要合成抗利尿激素，又称加压素，可促进肾远端小管和集合管对水的重吸收，使尿量减少；当超过一定含量时，可使小血管平滑肌收缩，血压升高。室旁核的神经内分泌细胞主要合成催产素，可引起妊娠子宫平滑肌收缩，并促进乳腺分泌。轴突内的分泌颗粒以胞吐方式释放，激素进入神经部的窦状毛细血管，经血液循环作用于靶器官。神经垂体无分泌功能，只是贮存和释放下丘脑激素。

附：弥散神经内分泌系统

机体内除上述内分泌腺外，其他器官内还存在大量散在的内分泌细胞，这些细胞分泌多种激素，在调节机体生理活动中起重要作用。这些细胞都具有通过摄取胺前体并在细胞内脱羧后合成和分泌胺的特点，统称为摄取胺前体脱羧细胞（amine precursor uptake and decarboxylation，简称 APUD 细胞）。

APUD 细胞不仅产生胺，还产生肽。神经系统内的许多神经元也合成和分泌与 APUD 细胞相同的胺和（或）肽类物质。因此，这些有分泌功能的神经元和 APUD 细胞统称为弥散神经内分泌系统（diffuse neuroendocrine system，DNES）。DNES 细胞有 50 余种，分中枢和周围两大部。中枢部包括下丘脑－垂体轴的细胞（如视上核、室旁核、弓状核及腺垂体远侧部和中间部的内分泌细胞）和松果体细胞。周围部包括分布在胃、肠、胰、呼吸道、泌尿生殖管道内的内分泌细胞，以及甲状旁腺的滤泡旁细胞、甲状旁腺细胞、肾上腺髓质细胞和部分心肌与平滑肌纤维等。

（胡华麟）

目标检测

答案解析

一、单项选择题

1. 不属于内分泌腺的是

    A. 甲状腺   B. 肾上腺   C. 垂体   D. 胰腺   E. 甲状旁腺

2. 甲状腺滤泡上皮分泌胶质其实质是

    A. 甲状腺素   B. 甲状腺球蛋白的前体

    C. 甲状腺球蛋白   D. 碘化的甲状腺球蛋白

    E. 降钙素

3. 甲状腺滤泡上皮细胞合成和分泌的激素是

    A. 甲状腺素   B. 甲状腺球蛋白

    C. 碘化的甲状腺球蛋白   D. 降钙素

    E. 生长激素

4. 滤泡旁细胞分泌

    A. 甲状旁腺激素   B. 甲状腺激素

    C. 降钙素   D. 碘化的甲状腺球蛋白

    E. 生长激素

5. 人体内调节血钙浓度的内分泌细胞是

    A. 甲状腺滤泡上皮细胞和甲状旁腺主细胞

    B. 甲状腺滤泡旁细胞和甲状旁腺嗜酸性细胞

    C. 甲状腺滤泡上皮细胞和甲状旁腺嗜酸性细胞

    D. 甲状腺滤泡旁细胞和甲状旁腺主细胞

    E. 甲状旁腺主细胞和甲状旁腺嗜酸性细胞

6. 肾上腺盐皮质激素作用于肾脏的

    A. 近端小管   B. 远端小管   C. 细段

    D. 肾小管   E. 肾小球

7. 在内分泌腺中，腺上皮排列成滤泡状的是

    A. 肾上腺皮质与肾上腺髓质   B. 肾上腺髓质与神经垂体

    C. 神经垂体与甲状腺   D. 甲状腺与腺垂体中间部

    E. 甲状旁腺与甲状腺

8. HE 染色肾上腺束状带细胞的胞质呈泡沫状是由于

    A. 线粒体丰富   B. 脂滴多

    C. 高尔基复合体发达   D. 粗面内质网丰富

    E. 核糖体丰富

9. 关于肾上腺皮质的功能，错误的是

    A. 球状带分泌醛固酮   B. 束状带分泌醛固酮

    C. 束状带分泌皮质醇   D. 网状带分泌雄激素

    E. 网状带分泌少量雌激素

10. 肾上腺髓质细胞分泌

    A. 醛固酮和糖皮质激素　　　　B. 肾上腺素和去甲肾上腺素

    C. 雄激素和雌激素　　　　　　D. 生长激素和催乳素

    E. 雄激素和雌激素和糖皮质激素

11. 垂体哪种细胞分泌过多可引起肢端肥大症

    A. 垂体细胞　　　　　　　　　B. 嗜碱性细胞

    C. 嗜酸性细胞　　　　　　　　D. 嫌色细胞

    E. 神经胶质细胞

12. 下列激素不属于嗜碱性细胞分泌的是

    A. 促甲状腺激素　　　　　　　B. 促肾上腺皮质激素

    C. 催乳激素　　　　　　　　　D. 卵泡刺激素

    E. 黄体生成素

13. 垂体细胞是一种

    A. 神经胶质细胞　　　　　　　B. 结缔组织细胞

    C. 神经元　　　　　　　　　　D. 上皮细胞

    E. 神经内分泌细胞

14. 与垂体神经部不相关的结构是

    A. 赫林体　　　　　　　　　　B. 垂体细胞

    C. 无髓神经纤维　　　　　　　D. 窦状毛细血管

    E. 嫌色细胞

15. 神经垂体的赫令体是

    A. 垂体细胞的分泌物

    B. 下丘脑弓状核的分泌物

    C. 由结缔组织细胞钙化形成的

    D. 下丘脑视上核和室旁核分泌颗粒的团块

    E. 神经内分泌细胞

二、简答题

1. 腺垂体远侧部结构特点及构成细胞分类有哪些?

2. 简述甲状腺的结构特点及功能。

3. 试述肾上腺皮质的结构特点及功能。

书网融合……

第十二章　人体胚胎学概论

PPT

知识目标：

1. 掌握　受精、植入的概念，胚泡的结构；三胚层的形成与分化；胎盘的结构与功能；胎膜的组成，先天畸形发生的原因。

2. 熟悉　生殖细胞的发育和成熟；二胚层胚盘的形成；胎膜的功能；致畸敏感期。

3. 了解　蜕膜形成；胚体形成；双胎与多胎。

技能目标：

初步具备备孕和孕期指导能力，能够熟练地计算预产期，在后续课程的学习和临床工作中能够主动利用本章的内容促进理解和记忆。

素质目标：

培养学生敬畏生命、尊重患者的医者仁爱精神。

学习目标

导学情景

情景描述：患者，女，26 岁。妊娠晚期，因无痛性阴道反复出血来诊。主诉：妊娠 31 周，有 3 次人工流产史。体格检查：晚期妊娠，贫血貌，胎先露部高浮。彩超检查见胎盘边缘紧靠宫颈内口，但未覆盖宫颈内口。诊断为边缘性前置胎盘。

情景分析：前置胎盘可分为中央性、部分性和边缘性三种，以无痛性阴道流血为主要症状，常与多次妊娠、人工流产、刮宫、剖宫产手术和滋养层发育迟缓等有关。

讨论：基于导致前置胎盘的常见病因，应如何指导女性生活中的注意事项？

学前导语：前置胎盘是临床常见的妊娠期疾病，对孕晚期的胎儿发育和孕妇健康都有较大影响，甚至威胁孕妇和胎儿的生命安全。请结合受精卵植入过程和条件，理解胎儿的发育过程。

人体胚胎学是研究人体出生前发生、发育过程及其规律的一门科学。人胚胎在母体内发育是一个连续复杂的过程，可分为胚期和胎期两个时期，历经约 38 周。胚期从受精卵形成到第 8 周末，包括受精、卵裂、胚层形成和器官原基的建立；胎期从第 9 周至出生，此期内胎儿逐渐长大，各器官的结构和功能逐渐完善。

由胚胎发育异常引起的先天性畸形也是人体胚胎学的重要研究内容。

第一节　生殖细胞的发育

人的生殖细胞包括精子和卵子。在其发生过程中，经过两次减数分裂形成单倍体细胞，染色体数目为 23 条，其中常染色体 22 条，性染色体 1 条（图 12 -1）。

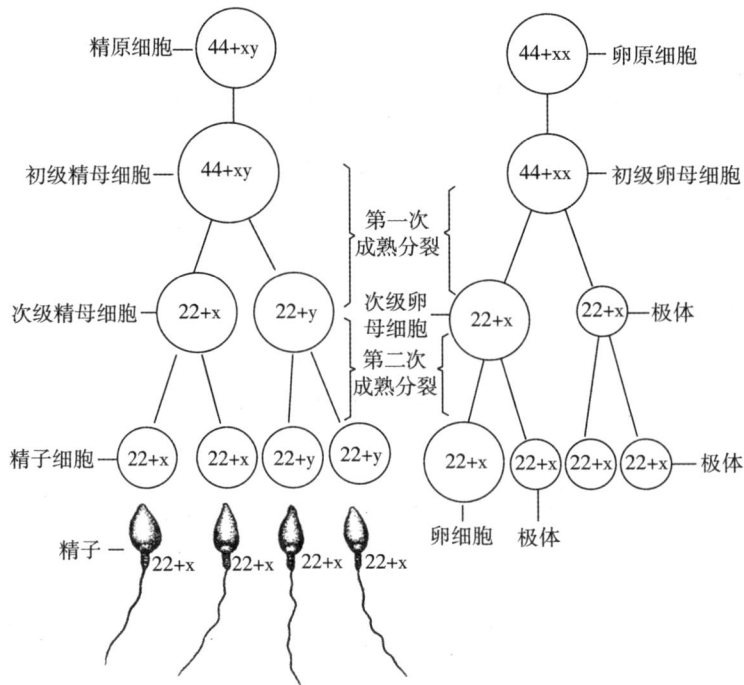

图 12-1 精子和卵子的发生

一、精子的发生、成熟和获能

精子在睾丸生精小管内发生，转运至附睾后，在附睾液的作用下获得运动能力，功能上达到成熟。精子和精浆组成精液，精液内有一种糖蛋白黏附于精子头部，阻止了顶体酶的释放。因此，射出的精子虽有运动能力，却无受精功能。

精子在女性生殖管道内运行过程中，精子头部的糖蛋白被阴道和输卵管上皮细胞分泌的酶降解，从而使精子获得受精的能力，称精子获能。精子在女性生殖管道内的受精能力一般可维持 1 天。目前已可以将某些特殊物质加入精液内，使精子在体外获能。

二、卵子的发生和成熟

卵子发生于卵巢中的卵泡，成熟于受精过程。胎儿期卵巢中的卵原细胞全部分化为初级卵母细胞，并开始第一次分裂，但停止于分裂前期。进入青春期后，在垂体促性腺激素的作用下，初级卵母细胞分期分批地发育，在排卵前完成第一次减数分裂，生成次级卵母细胞，随即开始第二次分裂并停止在分裂中期。从卵巢排出的次级卵母细胞在输卵管内发生受精时激活并完成第二次减数分裂，产生成熟的卵子；若未发生受精，则卵细胞不能成熟并于排卵后 12~24 小时退化消失。

第二节 人胚的早期发育

一、受精、卵裂和胚泡形成

（一）受精 🅔 微课1

成熟获能的精子和卵结合形成受精卵的过程，一般发生在排卵后 24 小时内。受精部位多在输卵管壶腹部。

1. 受精的过程 成年男性一次可排出 3 亿～5 亿个精子，其中 300～500 个强壮的精子可到达输卵管壶腹部。这些获能的精子接触到卵细胞的放射冠时，顶体被激活，释放顶体酶，溶解放射冠和透明带，形成只能容许一个精子进入次级卵母细胞的通道。在精子穿入次级卵母细胞时，精子的质膜与次级卵母细胞的质膜融合，精子的胞质与胞核进入卵子内。在精 - 卵质膜接触的瞬间，次级卵母细胞活化，释放卵皮质颗粒，水解透明带的精子受体，使透明带性质发生变化，阻止其他精子穿越，保证了单精受精。这一过程称透明带反应。

精子的穿越激发次级卵母细胞启动并完成第二次成熟分裂，形成 1 个卵子和 1 个极体。此时精子和卵子的细胞核膨大，分别称为雄原核和雌原核。2 个原核相互靠拢，核膜消失，染色体混合，形成含 46 条染色体的二倍体受精卵，又称合子（图 12 - 2）。

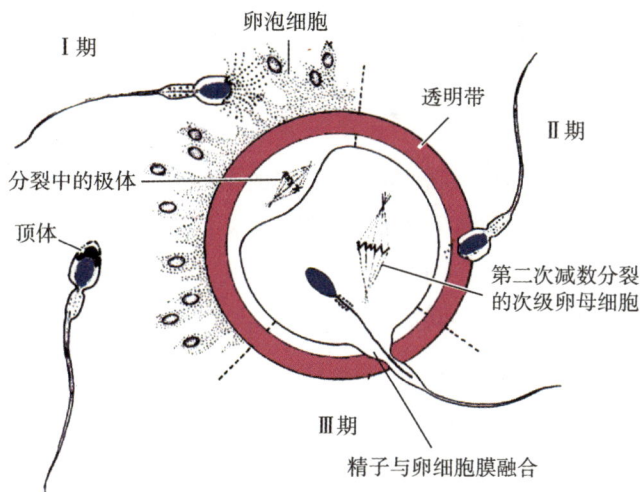

图 12 - 2 受精过程示意图

2. 受精的意义 ①启动了细胞分裂：受精促使次级卵母细胞完成第二次成熟分裂。②恢复了细胞的二倍体核型：受精使精子与卵子结合，染色体数量恢复至 46 条。③延续双亲的遗传特征：精子与卵子分别携带了父母双亲的部分遗传物质，因而由受精卵发育来的新个体既维持了双亲的遗传特点，又具有与亲代不全相同的特征。④决定新生个体的性别：受精时携带 Y 染色体的精子与卵子结合，发育为男性；携带 X 染色体的精子与卵子结合，发育为女性。

练一练

受精是产生新生个体的前提条件，正常条件下受精发生在

A. 阴道　　　　　B. 子宫　　　　　C. 输卵管壶腹

D. 卵巢　　　　　E. 腹腔

答案解析

（二）卵裂 微课2

受精卵形成后即开始细胞分裂，并逐步向子宫腔方向运行。由于受精卵外包透明带，且细胞在分裂间期无生长过程，随着细胞的分裂，受精卵的胞质被不断地分割到子细胞中，细胞数目越来越多，细胞体积逐渐变小。受精卵这种特殊的有丝分裂，称卵裂。卵裂产生的子细胞，称卵裂球。受精后第 3 天时，形成一个含 12～16 个卵裂球的实心细胞团，称桑葚胚（图 12 - 3）。在卵裂的同时，由于输卵管平滑肌的节律性收缩，黏膜上皮细胞纤毛的摆动和输卵管腔内液体的流动，受精卵逐渐向子宫方向移

动，于受精后第 4 天到达子宫腔。

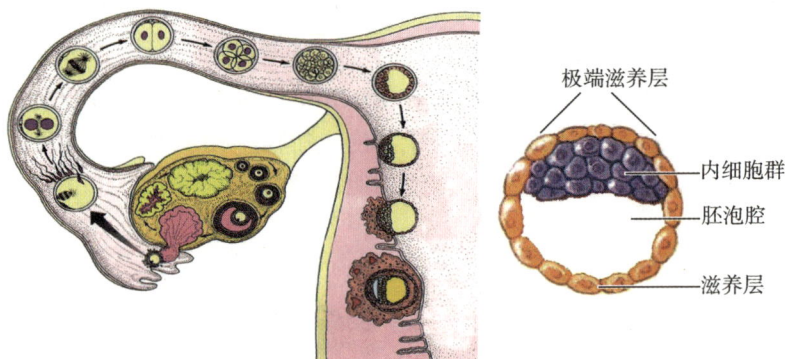

图 12-3　排卵、受精与植入过程及胚泡结构

（三）胚泡形成

桑葚胚细胞继续分裂，当卵裂球数增至 100 个左右时，细胞间开始出现小的腔隙，并逐渐融合形成一个大腔，称胚泡腔。此时，实心的桑葚胚变为中空的泡状，称胚泡。胚泡壁为一层扁平细胞，与吸收营养有关，称滋养层；腔内一侧的细胞团称内细胞群，内细胞群的细胞即为胚胎干细胞，将来分化为胚胎的各种组织和器官系统。覆盖在内细胞群外面的滋养层，称极端滋养层（图 12-3）。胚泡于受精后第 4 天形成并到达子宫腔。胚泡不断增大，第 4 天末透明带变薄、消失，胚泡逐渐与子宫内膜互相识别、接触，开始植入。

二、植入和蜕膜

（一）植入

胚泡埋入子宫内膜的过程称植入，又称着床。植入于受精后第 5~6 天开始，第 11~12 天完成。在胚泡植入子宫内膜的过程中，子宫内膜及胚泡均发生快速分化和发育。

1. 植入过程　胚泡到达子宫腔后透明带逐渐变薄、消失，外露的极端滋养层与子宫内膜接触，并分泌蛋白酶消化与其接触的子宫内膜，胚泡通过消化形成的缺口逐渐埋入子宫内膜功能层。当胚泡全部埋入子宫内膜后，缺口修复，植入完成（图 12-4）。

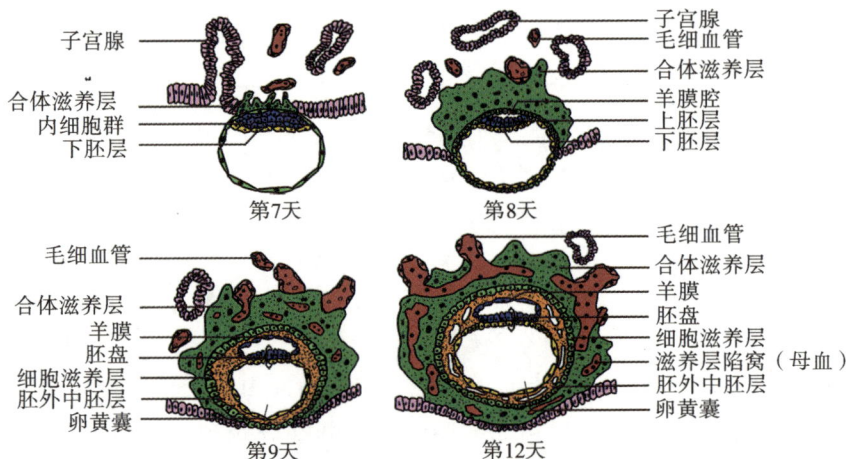

图 12-4　植入过程

2. 植入部位 通常在子宫体或底部。若植入近子宫颈处并形成胎盘，称前置胎盘。前置胎盘于妊娠晚期易发生胎盘早剥而导致大出血，于分娩时可阻塞产道，导致胎儿娩出困难。若胚泡植入到子宫以外的部位，称宫外孕，常见于输卵管，也可发于腹膜腔、肠系膜、卵巢等处（图 12 – 5）。宫外孕的胚胎多因营养供应不良早期死亡，少数植入输卵管的胚胎发育到较大后，引起输卵管破裂，导致母体严重内出血。

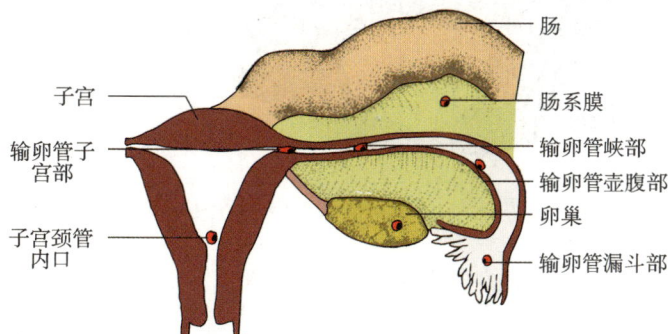

图 12 – 5 异常植入部位

3. 植入条件 正常植入需要同时满足下列条件：①子宫内环境正常；②雌激素、孕激素分泌正常；③胚泡准时进入子宫腔，透明带及时溶解消失；④子宫内膜发育阶段与胚泡发育同步。

（二）蜕膜形成

胚泡植入后，子宫内膜进一步增厚，血液供应更加丰富，腺体分泌更旺盛，基质细胞变肥大并含丰富的糖原颗粒和脂滴，子宫内膜的这些变化，称蜕膜反应。发生了蜕膜反应的子宫内膜，称蜕膜；此时的基质细胞称脱膜细胞。根据蜕膜与胚的关系，蜕膜分 3 部分。①基蜕膜：位于胚的深部，参与形成胎盘；②包蜕膜：覆盖在胚宫腔侧；③壁蜕膜：除基脱膜和包蜕膜外的蜕膜。壁蜕膜与包蜕膜之间为子宫腔（图 12 – 6）。

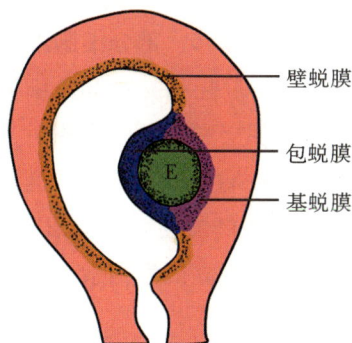

图 12 – 6 蜕膜与胚的关系

三、胚层的形成和分化

（一）二胚层胚盘及相关结构的发生

1. 滋养层的分化 植入过程中，极端滋养层迅速增生、变厚，并分化为两层：外层细胞相互融合，细胞界限消失，称合体滋养层；内层细胞界限清楚，称细胞滋养层（图 12 – 4）。合体滋养层内出现一些小的腔隙，称滋养层陷窝，与蜕膜的小血管连通，其内充满母体血液。滋养层向外长出许多突起侵入蜕膜，直接与母体血接触，并进行物质交换，为胚泡发育提供营养。

2. 二胚层胚盘的发生 植入的同时，内细胞群细胞增殖、分化成两层：邻近滋养层的一层柱状细胞，称上胚层；靠近胚泡腔一侧的一层立方形细胞称下胚层。上胚层和下胚层紧密相贴，逐渐形成一圆盘状结构，称胚盘（图 12 – 7），又称二胚层胚盘，是人体发生的原基。胚盘以外的结构形成胚的附属成分，对胚盘起营养和保护作用。

3. 羊膜囊和卵黄囊 受精后第 8 天，增殖的上胚层细胞与滋养层之间出现一个充满液体的腔隙，称羊膜腔，腔内液体称羊水。下胚层周边的细胞向腹侧生长、延伸，形成卵黄囊。

在卵黄囊和羊膜腔形成的同时，其与细胞滋养层之间形成胚外中胚层。继而，胚外中胚层内形成一个大腔，称胚外体腔。随着胚外体腔的扩大，有少部分胚外中胚层连于胚盘尾端与滋养层之间，称

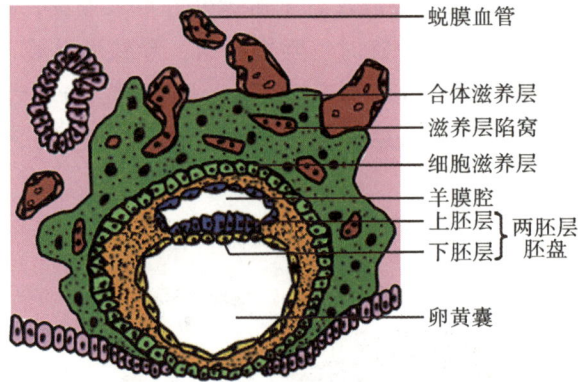

图 12 - 7　二胚层胚盘及相关结构示意图

体蒂（图 12 - 4）。体蒂将发育为脐带的主要成分。

（二）三胚层胚盘及相关结构的形成

1. 三胚层的发生　第 3 周初，上胚层部分细胞迅速增生，在胚盘一端中轴汇聚，形成一条增厚的细胞索，称原条。它的形成决定了胚盘的头尾方向，即原条出现的一端为胚盘尾端。原条头端略膨大，称原结（图 12 - 8）。

原条的细胞继续增殖，并向深部迁移，形成沟状凹陷，称原沟。原沟底部的细胞在上、下胚层间呈翼状扩展迁移，部分细胞在上、下胚层间形成新的细胞层，称中胚层（图 12 - 8）；中胚层在胚盘边缘与胚外中胚层衔接；部分细胞迁入下胚层，逐渐替换下胚层细胞，形成的一新的细胞层，称为内胚层；当内胚层和中胚层形成后，上胚层改称外胚层。可见，三个胚层均来源于上胚层。第 3 周末，胚盘发育成头端大、尾端小的椭圆形，称三胚层胚盘，成为人体发生的原基。

2. 脊索的发生　原结细胞增殖、下陷形成原凹。原凹的上胚层细胞向头端迁移，在内、外胚层之间形成一条独立的细胞索，称脊索。脊索对早期胚胎起支持作用，后来逐渐退化，形成椎间盘的髓核。

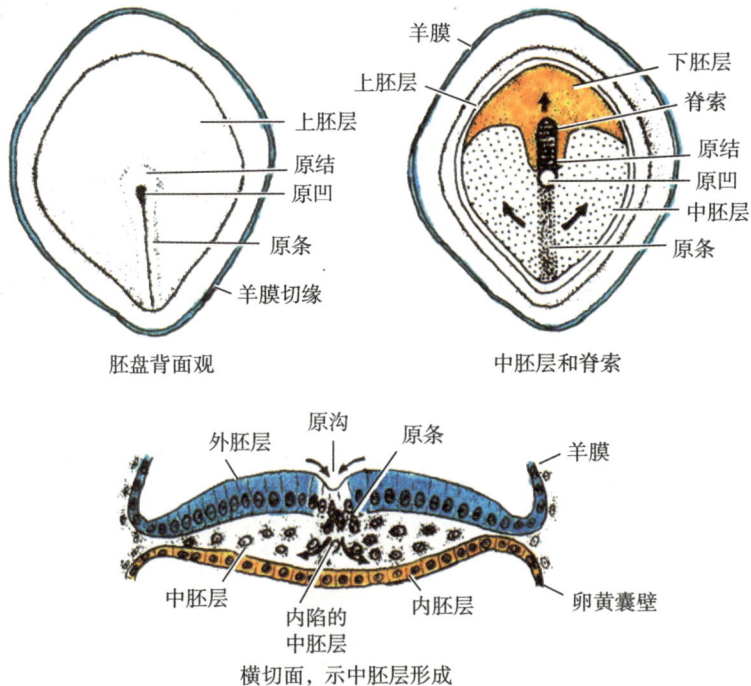

图 12 - 8　胚盘、原条、中胚层的形成

在脊索的头端和原条尾端各有一个无中胚层的区域，此处内、外胚层直接相贴，分别称口咽膜和泄殖腔膜。口咽膜前端的中胚层为生心区，是心发生的原基。

随着胚体的发育，脊索向胚盘头端增长迅速，原条生长缓慢相对缩短，最终消失。若原条细胞残留，胎儿出生后常于骶尾部形成源于三个胚层组织的肿瘤，称畸胎瘤。

（三）三胚层的分化

在第4~8周，三个胚层逐渐分化形成各器官的原基。

1. 外胚层的分化 在脊索诱导下，脊索背侧的外胚层细胞增厚形成头端宽大、尾端狭小的神经板，神经板中央沿胚体长轴生长并下陷形成神经沟，两侧边缘隆起形成神经褶。第3周末，神经沟加深、神经褶向内靠拢愈合形成神经管，神经管的头端和尾端分别留有前神经孔和后神经孔（图12-9），神经孔在第4周末闭合。神经管是中枢神经系统的原基，其头端发育为脑的原基，尾端发育为脊髓的原基，中央的管腔演化为脑室和中央管；神经管还发育形成松果体、神经垂体和视网膜等。若前神经孔不闭合，将形成无脑畸形，常伴有颅顶骨发育不全；若后神经孔不闭合，将形成脊髓裂，常伴有相应节段的脊柱裂。

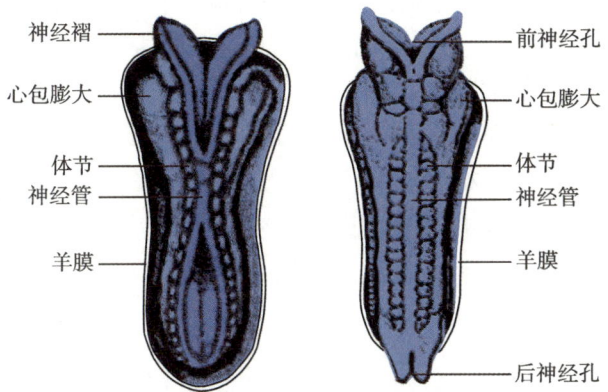

图12-9 神经管及体节的形成

未参与形成神经沟的神经褶细胞将分化形成脑神经节、脊神经节、自主神经节及周围神经，并能远距离迁移，形成肾上腺髓质及某些神经内分泌细胞等。

外胚层的其余部分称表面外胚层。将分化为表皮及其附属结构、釉质、角膜上皮、晶状体、内耳迷路和腺垂体等。

2. 中胚层的分化 第3周初，中胚层细胞快速增殖，从脊索两侧由内向外依次形成轴旁中胚层、间介中胚层和侧中胚层（图12-10）。

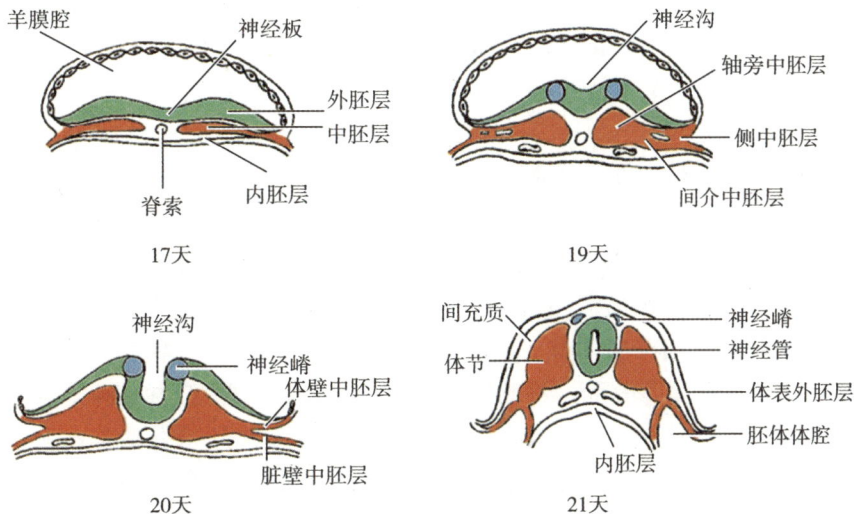

图12-10 外胚层及中胚层的早期分化

轴旁中胚层分化为中轴骨、骨骼肌和背部的真皮及皮下组织。间介中胚层分化为泌尿生殖系统的主要器官。侧中胚层分化为腹膜、消化与呼吸系统器官管壁的肌以及胸腹部和四肢的真皮、骨、骨骼肌、结缔组织等。间充质分化为结缔组织、肌组织和血管。

3. 内胚层的分化 在胚体形成的同时，内胚层逐渐被包卷入胚体内，形成管状的原始消化管，又称原肠（图 12 – 11），将来发育为消化系统和呼吸系统的上皮与腺体，以及中耳、甲状腺、甲状旁腺、胸腺、膀胱等器官的上皮。

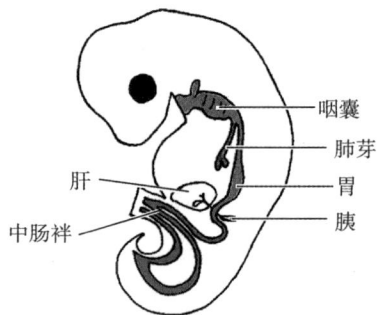

咽囊
肺芽
肝
胃
胰
中肠祥

图 12 – 11　内胚层的早期分化

（四）胚体的形成

早期胚盘为扁平的盘状结构。第 4 周初，由于体节及神经管生长迅速，胚盘中央部的生长速度远较边缘部快，致使边缘部向腹侧卷折，胚盘向羊膜腔内隆起；头、尾两端逐渐向腹侧脐部卷折，胚体由圆盘状变为"C"字形的圆柱状。随后，鳃弓、眼泡、耳泡、肢芽、鼻窝等相继出现，各器官原基初步形成，至第 8 周末胚体初具人形。第 3 ～ 8 周是人胚的外形和内部主要器官、系统原基发生的重要时期，称器官发生期。

👁 **看一看**

预产期计算法

预产期是指对胎儿出生日期的预计。根据受精一般发生在末次月经第一天后的 2 周左右，结合胚胎发育的时限，推导出了临床上计算预产期的公式，即：年 +1、月 –3（或当年的月 +9）、日 +7。例如某孕妇末次月经的第 1 天是 2019 年 10 月 12 日，其预产期应为 2019 年 +1 = 2020 年，10 月 –3 = 7 月，12 日 +7 = 19 日，即预产期为 2020 年 7 月 19 日。如果孕妇末次月经的月份≤3 时，则年不变、月 +9、日 +7，如 2019 年 2 月 12 日是末次月经的第一天，预产期为 2019 年 11 月 19 日。此推算日期并非绝对准确，前后 2 周之内均属正常。

第三节　胎膜和胎盘

胎膜与胎盘是胚胎发育过程中的附属结构，对胚胎起保护、营养、呼吸和排泄作用，胎盘有分泌功能。胎儿娩出后，胎膜和胎盘一并排出，总称衣胞。

一、胎膜

胎膜包括绒毛膜、羊膜、卵黄囊、尿囊和脐带（图 12 – 12）。

1. 绒毛膜 由合体滋养层、细胞滋养层和贴附于细胞滋养层内面的胚外中胚层发育而成。胚胎早期，绒毛膜的绒毛分布均匀。第 8 周后，基蜕膜侧的绒毛因营养丰富而生长旺盛，形成丛密绒毛膜，与基蜕膜共同构成胎盘；包蜕膜侧的绒毛因营养不良而退化，称平滑绒毛膜，参与衣胞的构成。

2. 羊膜 为半透明薄膜，由单层羊膜上皮和薄层胚外中胚层构成。随着圆柱形胚体的形成，羊膜逐渐在胚体腹侧汇集并包裹于体蒂表面，将胎儿封闭于羊膜腔。羊膜腔内充满羊水，妊娠早期的羊水无色透明，由羊膜上皮细胞不断分泌和吸收；妊娠中期以后，胎儿开始吞咽羊水，其消化和泌尿系统的排泄物及脱落的上皮细胞进入羊水，羊水变浑浊。羊水为胚胎的发育提供适宜的环境，并具有保护胎儿免受外力损伤、防止肢体粘连等作用。足月胎儿的羊水为 1000 ～ 1500ml，少于 500ml 为羊水过少，多于 2000ml 为羊水过多。

3. 卵黄囊 人胚卵黄囊不发达，一般于胚胎第 6 周开始退化。卵黄囊壁外的胚外中胚层增殖形成血岛，是造血干细胞的原基；卵黄囊顶壁的内胚层形成原始消化管，留在胚外的部分被包入脐带成为卵黄蒂，于第 5 周闭锁退化；卵黄囊尾侧的内胚层细胞分化为原始的生殖细胞。

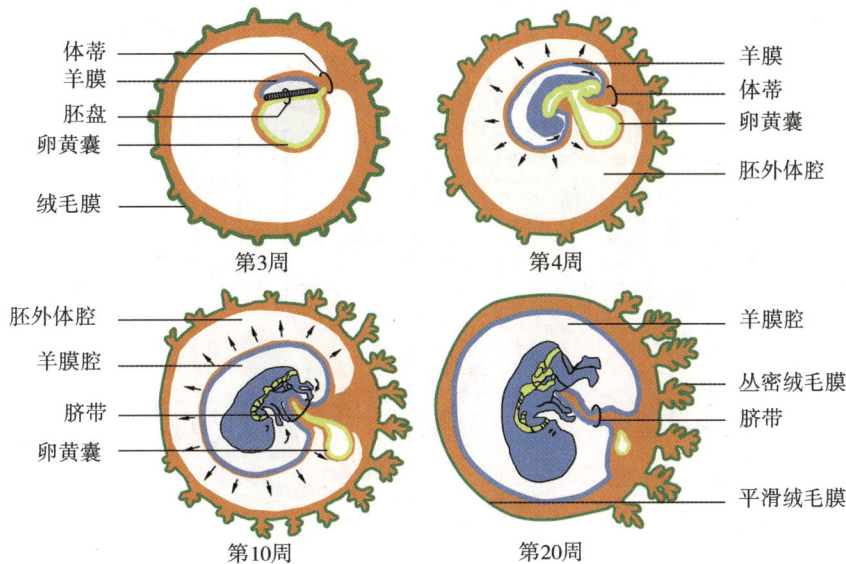

图 12 – 12　胎膜的演变

4. 尿囊　是卵黄囊顶部尾侧的内胚层向体蒂内伸入的一个盲管。尿囊根部参与形成膀胱顶部，其余部分形成脐尿管，闭锁后参与构成脐正中韧带。尿囊壁的胚外中胚层分化形成脐动脉和脐静脉。

5. 脐带　连于胎儿脐部和胎盘间的条索状结构，是胎儿与母体进行物质交换的唯一通道，其内包含 2 条脐动脉、1 条脐静脉和黏液性结缔组织。胎儿出生时，脐带长 40～60cm。脐带过短（短于 30cm）可影响胎儿娩出或分娩时引起胎盘早期剥离，导致出血过多；脐带过长（长于 80cm）则可能缠绕胎儿颈部或其他部位，影响胎儿发育甚至导致胎儿死亡。

二、胎盘

胎盘是由胎儿的丛密绒毛膜与母体的基蜕膜共同组成的圆盘状结构，具有物质交换、分泌激素和防御屏障等功能的重要器官。

1. 胎盘的结构　足月胎儿的胎盘重约 500g，呈中央厚、周边薄的圆盘状，直径 15～20cm。胎盘的胎儿面光滑，表面覆有羊膜，脐带附于中央或稍偏；胎盘的母体面粗糙（图 12 – 13）。

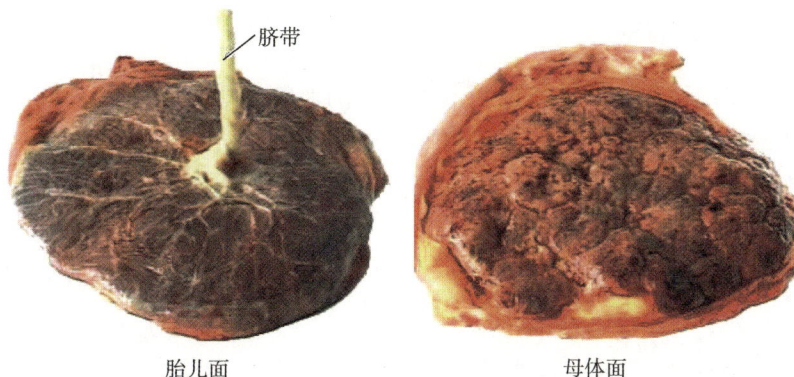

图 12 – 13　胎盘整体观

2. 胎盘的血液循环　胎盘内有母体和胎儿两套血液循环，两者的血在各自的封闭管道内循环，互不混合但可进行物质交换。胎儿血与母体血在胎盘内进行物质交换所通过的结构，称胎盘膜或胎盘屏障。胎盘屏障由合体滋养层、细胞滋养层及其基膜、绒毛内结缔组织、毛细血管基膜及内皮构成（图

12-14）。妊娠晚期胎盘屏障逐渐变薄，更有利于胎儿与母体间的物质交换。

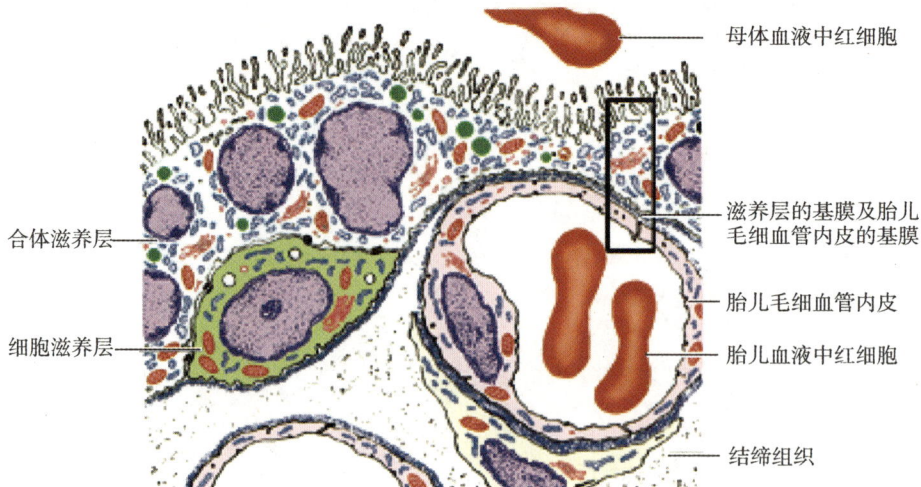

图 12-14　胎盘屏障

3. 胎盘的功能

（1）物质交换和屏障作用　选择性物质交换是胎盘的主要功能。胎儿通过胎盘从母体血中获取营养和 O_2，排出代谢废物和 CO_2。胎盘膜可以阻挡母血中的大分子物质进入胎儿血液，称胎盘的屏障作用；但某些小分子药物、病毒和激素等可以透过胎盘膜进入胎儿体内，影响胎儿发育，故孕妇用药需慎重。

（2）内分泌功能　胎盘能够分泌多种激素，对维持妊娠有重要作用，主要有：①人绒毛膜促性腺激素：促进黄体的生长发育，维持妊娠；抑制母体对胎儿、胎盘的免疫排斥作用。该激素在受精后第 2 周末开始分泌，第 9~11 周达高峰，常作为早孕诊断的指标之一。②人胎盘催乳素：既能促进母体乳腺的生长发育，又能促进胎儿的代谢和生长发育。③孕激素和雌激素：妊娠第 4 个月开始分泌，维持继续妊娠。

第四节　胎儿血液循环的特点及出生后的变化

一、胎儿血液循环的特点

胎儿发育需要的营养物质和氧气是通过胎盘和脐带的血管从母体获得的，继而通过胎儿的血管系统在体内循环，保证胎儿进行新陈代谢。胎儿的血液循环有如下特点。

（1）胎儿通过脐血管和胎盘与母体之间以弥散方式进行物质交换。

（2）胎儿时期只有体循环，几乎无肺循环。

（3）胎儿体内绝大部分是混合血，至上肢、头部、心、肝的氧含量及营养较多，至肺和下肢的氧含量及营养较少。

（4）静脉导管、卵圆孔及动脉导管是胎儿血液循环中的特殊通道。

二、胎儿出生后血液循环的变化

胎儿出生后脐带结扎，胎盘血液循环中断，肺开始呼吸，动脉导管、脐动脉和脐静脉等发生功能性关闭，血液循环的途径与成年人相同。具体变化如下。

（1）卵圆孔闭合　胎儿出生后肺静脉的血液大量回流入左心房，左心房的压力升高，使卵圆孔关闭；生后一年左右形态学上闭合，并在房间隔的右心房侧形成卵圆窝。

（2）动脉导管闭锁　绝大多数婴儿生后 3 个月左右，动脉导管逐渐闭合形成动脉韧带。

（3）静脉导管闭锁形成静脉韧带。

（4）脐动脉大部分闭锁成为脐外侧韧带，仅尾侧段演化为膀胱上动脉。

（5）脐静脉闭锁形成肝圆韧带。

? 想一想

胎儿出生前后血液循环途径有哪些不同？心血管的结构发生了哪些变化？

答案解析

第五节　双胎、多胎与联胎

一、双胎

双胎又称孪生，双胎的发生率约占新生儿的 1%。双胎有两种。

1. 双卵双胎　又称假孪生，占双胎的 2/3，由两个受精卵发育形成。两个胎儿的性别相同或不同，体貌和生理特性的差异如同一般的同胞兄妹。

2. 单卵双胎　又称真孪生，由一个受精卵发育形成。这种双胎的遗传基因完全一致，性别相同，体貌和生理特性等极为相似。常见的单卵双胎有以下三种情形：①卵裂球分离成两个胚泡，分别植入并发育成胎儿；两个胎儿分别形成羊膜腔和胎盘。②形成两个内细胞群并分别发育成胎儿；两个胎儿共用胎盘和绒毛膜，但有独立的羊膜腔。③形成两个原条与脊索，并发育成两个胎儿；胎盘、绒毛膜、羊膜腔等均为共用（图 12－15）。

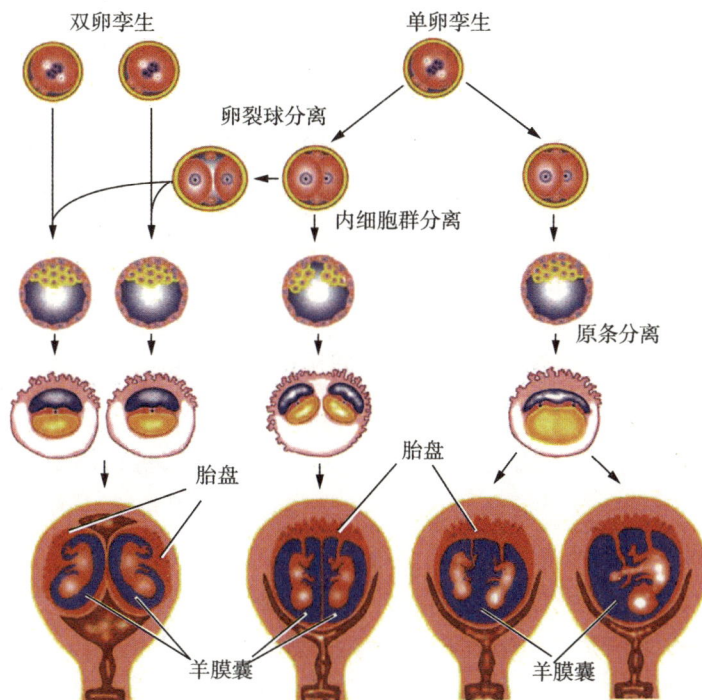

图 12－15　双胎形成

二、多胎

多胎是指一次分娩出生两个以上的新生儿。多胎形成的原因与孪生相同。有单卵多胎、多卵多胎和混合多胎三种类型。混合性多胎最常见。自然受孕状态下，多胎发生率极低。

三、联胎

联胎是指两个未完全分离的单卵双胎。当一个胚盘出现两个原条并分别发育为胚胎时，若胚体形成时发生局部联接，则导致联体双胎。联体双胎有对称型和不对称型两类。

第六节　先天畸形

先天畸形是由于胚胎发育紊乱所致的出生时即可见的形态结构异常。器官内部的结构异常或生化代谢异常，则在出生后一段时间或相当长时间内才显现。故将形态结构、功能、代谢和行为等方面的先天性异常，统称出生缺陷。

一、先天畸形的发生原因

在胚胎发育全过程中，因为遗传因素调控或者环境因素刺激导致的胚胎发育紊乱。多数先天畸形是遗传因素和环境因素共同作用的结果。

1. 遗传因素　包括基因突变和染色体畸变。若这些遗传改变累及了生殖细胞，由此引起的畸形就会遗传给后代。

2. 环境因素　能引起出生缺陷的环境因素，统称致畸因子。影响胚胎发育的环境因素包括母体周围环境、母体内环境和胚胎周围的微环境。

二、致畸敏感期

胚期第 3~8 周，胚体内细胞增殖分化活跃，此时最易受致畸因子的干扰而发生畸形，称致畸敏感期；孕妇在此期应特别注意避免与致畸因子接触。胚期 2 周以内，受致畸因素损伤后多致早期流产或胚胎死亡、吸收；若能存活，则说明胚未受损或已由未受损细胞代偿而不产生畸形，临床上常把受精后的前 2 周称"安全期"。如损伤发生在 8 周以后，则造成畸形较轻。由于各器官的发生与分化时间不同，故致畸敏感期也不尽相同。

❤ **护爱生命**

孕期合理用药

胎儿畸形包括形态、结构、功能等方面的异常，多由遗传因素、环境因素等所致，而孕期用药不当是最常见的致畸因素之一。虽然胎盘有屏障作用，但分子量小、脂溶性高、血浆蛋白结合率低的药物易通过胎盘直接作用于胚胎，同时胎盘的生物转化作用也能使某些药物的中间产物或终产物获得致畸活性，如苯妥英、利福平等，可导致胎儿畸形甚至死亡，因此孕期评估药物的安全性尤为重要。根据不同妊娠阶段胎儿对致畸因素的敏感度和药物对胎儿危害程度，国际上现将药物分成 A、B、C、D、X 类，孕期推荐使用 A、B 类，慎用 C 类，不用 D 及 X 类。

同时，应注意有些药物的致畸作用会随着用药剂量和用药时间而发生改变，如小剂量的维生素 A 是 A 类药物，而每日剂量 2 万 IU 及以上，维生素 A 即成为 X 类药物；长期使用外用药物也可影响胎儿正常发育等。药物只是致畸因素的一部分，因此，孕期应加强全方位的保护。维持良好的心情、健康的身体尤为重要。

（王家增）

答案解析

目标检测

一、选择题

【A 型题】

1. 导致人生殖细胞中染色体数目减半的是
    A. 有丝分裂　　　　B. 卵裂　　　　C. 减数分裂　　　　D. 复制　　　　E. 无丝分裂

2. 精子获能发生在
    A. 睾丸　　　　B. 附睾　　　　C. 射精管　　　　D. 女性生殖管道　E. 卵巢

3. 女性生殖细胞来源于
    A. 子宫　　　　B. 阴道　　　　C. 卵泡　　　　D. 初级卵母细胞　E. 次级卵母细胞

4. 受精的意义不包括
    A. 启动了细胞分裂　　　　　　　　B. 恢复了细胞的二倍体核型
    C. 延续双亲的遗传特征　　　　　　D. 决定新生个体的性别
    E. 保证了单精受精

5. 卵母细胞完成第二次成熟分裂是在
    A. 原始卵泡阶段　　　　　　　　　B. 初级卵泡阶段
    C. 受精后　　　　　　　　　　　　D. 排卵前
    E. 排卵后受精前

6. 卵裂是指
    A. 卵细胞的第一次成熟分裂　　　　B. 受精卵的早期分裂
    C. 卵细胞的第二次成熟分裂　　　　D. 卵细胞的分裂
    E. 卵裂球进行的分裂

7. 正常情况下胚泡形成的时间是
    A. 受精后 3 天　　B. 受精后 4 天　　C. 受精后 5 天　　D. 受精后 6 天　　E. 植入后

8. 二胚层胚盘形成的时间是受精后
    A. 第 1 周　　　　B. 第 2 周　　　　C. 第 3 周　　　　D. 第 4 周　　　　E. 第 5 周

9. 器官发生期是
    A. 第 2～7 周　　B. 第 3～6 周　　C. 第 3～8 周　　D. 第 3～10 周　　E. 第 4～9 周

10. 下列不是胎膜和胎盘共有的功能的是
    A. 保护　　　　B. 营养　　　　C. 呼吸　　　　D. 排泄　　　　E. 分泌

11. 关于羊水的叙述，不正确的是
    A. 充填于羊膜腔内　　　　　　　　B. 为胚胎的发育提供适宜的环境
    C. 可保护胎儿　　　　　　　　　　D. 足月胎儿的羊水为 1000～1500ml
    E. 是无色透明的液体

12. 关于脐带的描述，不正确的是

A. 连于胎儿脐部和胎盘之间

B. 是物质交换的通道

C. 其内包含 2 条脐动脉和 2 条脐静脉

D. 脐带长 40~60cm

E. 脐带过短和过长均可影响胎儿发育和分娩

【B 型题】

(13~17 题共用备选答案)

    A. 23 条   B. 22 条   C. 1 条   D. 46 条

13. 精子和卵子的染色体数目是

14. 精子和卵子的常染色体数目是

15. 精子和卵子的性染色体数目是

16. 受精卵的染色体数目是

17. 除生殖细胞外,人的细胞正常染色体数目是

二、简答题

1. 患者,女,27 岁,已婚。停经 45 天,尿妊娠试验阳性,末次月经为 2021 年 5 月 8 日。请帮助李女士推算预产期。

2. 简述蜕膜的分部和功能。

书网融合……

  重点回顾   微课 1   微课 2   习题

参考文献

［1］叶明，谭毅主编．人体解剖学与组织胚胎学［M］．北京：中国医药科技出版社，2020．

［2］叶明，张春强．正常人体结构［M］．北京：中国医药科技出版社，2018．

［3］韩中保．人体解剖学与组织胚胎学［M］．北京：中国医药科技出版社，2018．

［4］谭毅，张义伟．人体形态与结构［M］．北京：中国医药科技出版社，2018．

［5］丁文龙，刘学政．系统解剖学［M］．北京：人民卫生出版社，2018．

［6］张卫光，张雅芳，武艳．系统解剖学［M］．北京：北京大学医学出版社，2018．

［7］段斐，任明姬，组织学与胚胎学［M］．北京：中国医药科技出版社，2016．

［8］唐军民，张雷．组织学与胚胎学［M］．北京：北京大学医学出版社，2016．

［9］苏衍萍，吴春云．组织学与胚胎学［M］．北京：中国医药科技出版社，2016．

［10］柳洁．组织学与胚胎学［M］．北京：北京大学医学出版社，2015．

［11］刘江舟，唐鹏．人体解剖学与组织胚胎学［M］．北京：中国医药科技出版社，2015．